Commerce extérieur et développement économique de l'Europe au XIXe siècle

ÉCOLE DES HAUTES ÉTUDES EN SCIENCES SOCIALES
CENTRE DE RECHERCHES HISTORIQUES

Civilisations et Sociétés 53

MOUTON . PARIS . LA HAYE
ÉCOLE DES HAUTES ÉTUDES EN SCIENCES SOCIALES . PARIS

PAUL BAIROCH

Professeur à
l'Université de Genève

Commerce extérieur et développement économique de l'Europe au XIXe siècle

MOUTON . PARIS . LA HAYE
ÉCOLE DES HAUTES ÉTUDES EN SCIENCES SOCIALES . PARIS

Ouvrages du même auteur

Révolution industrielle et sous-développement. Paris 1963. 4e éd., Mouton, Paris-La Haye 1974, 382 p.
Éditions espagnole et italienne.

La formation des prix des fruits, légumes et produits laitiers, en collaboration avec G. Thorn, Bruxelles, Institut de Sociologie, 1964, 215 p.

L'économie belge et internationale : tableaux synoptiques, 1900-1965. Bruxelles, Institut de Sociologie, 1966, et éds. succ., 120 p.

The Economic Development of the Third World since 1900. Londres, Methuen, 1975, 260 p.

Diagnostic de l'évolution économique du Tiers-Monde, 1900-1968. Paris, Gauthier-Villars, 1967. 4e éd. revue et augmentée, 1970, 260 p.

Sous la direction de P. Bairoch : *La population active et sa structure* (ouvrage français-anglais) par T. Deldycke, H. Gelders, J.-M. Limbor et la participation de G. Lefevre, G. Thorn et G. Vandenabeele (" Statistiques internationales rétrospectives, no 1 "). Bruxelles, Institut de Sociologie, 1968 ; New York 1968, 236 p.

Agriculture and the Industrial Revolution (" The Fontana Economic History of Europe ") Londres, Collins, 1969, 72 p.

Le Tiers-Monde dans l'impasse : le démarrage économique du XVIIIe au XXe siècle. Paris Gallimard, 1971, 371 p.
Éditions allemande, espagnole, italienne et turque.

Le chômage urbain dans les pays en voie de développement. Genève, BIT, 1972, 106 p.
Éditions anglaise et espagnole.

ISBN : 2-7193-0437-9 (Mouton)
2-7132-0050-4 (EHESS)

Introduction générale

La question de l'influence du commerce extérieur sur le développement économique en général et sur les inégalités de développement en particulier sera le problème pivot de cette analyse. Le cadre géographique et historique de cette étude étant l'Europe du XIXe siècle, cela implique que le problème très intéressant des conséquences de l'expérience libre-échangiste occupera naturellement une place importante. Expérience d'autant plus intéressante qu'elle constitue en fait la seule période où le système des échanges extérieurs de ce continent ait connu une libéralisation de réelle ampleur. Seule période depuis le début du XVIIIe siècle jusqu'au milieu du XXe siècle, pour ne parler que de la période suivant la révolution industrielle. Et cette expérience libre-échangiste a été surtout et avant tout une confrontation économique d'un pays très développé, déjà largement industrialisé, avec ses voisins sur le continent alors pour la plupart en voie de développement. C'est cette différence dans les niveaux de développement et le stade peu avancé de l'industrialisation de certains pays européens vers 1860, ainsi que la forte différence de taille des diverses entités économiques qui donnent à l'analyse de ce problème son grand intérêt. Dès lors, l'analyse de l'expérience européenne permet d'apporter des éléments de réponse à cette question cruciale qui touche le développement en général : protection ou libéralisme, quelle est la politique la plus favorable ? Sans prétendre trancher d'une façon péremptoire, il apparaît que l'exemple de l'Europe du XIXe siècle peut aider à résoudre ce dilemme.

Mais dire que l'expérience libre-échangiste est un point central de cette étude n'implique cependant pas que nous allons étudier uniquement cet aspect du problème des rapports entre commerce extérieur et développement économique. En fait, comme nous l'avons noté au début et comme l'indique le titre de cette étude, c'est l'ensemble du problème du commerce extérieur et du développement de l'Europe au XIXe siècle que nous essaierons d'aborder ici. Mais dans ce cadre, davantage encore que pour le problème plus spécifique des conséquences économiques des changements des politiques douanières, il n'est pas question d'espérer extrapoler purement et simplement de l'expérience de l'Europe au XIXe siècle des modèles pour le problème complexe du développement au XXe siècle, qu'il s'agisse des pays industrialisés ou du Tiers-Monde. Car si l'histoire économique peut et doit apporter des éléments essentiels à l'élaboration des théories économiques, l'un des plus importants et des plus évidents de ces éléments qu'elle permet de dégager est qu'il n'y a pas de lois économiques absolues, de lois agissant d'une façon égale dans des structures économiques ou sociales différentes. Un des enseignements que nous avons retirés de l'histoire économique est que l'influence de chaque variable est profondément déterminée par la structure économique et sociale de la société dans laquelle ce variable vient s'insérer. Et si, par exemple, une politique économique spécifique a eu des conséquences favorables dans un pays et défavorables dans un autre, l'objectif de l'économiste historien ou de l'historien économiste doit être de tenter de mettre en relief l'ensemble des conditions structurelles ayant conduit à une telle différence.

Mais s'il est illusoire d'espérer que l'histoire économique des pays actuellement industrialisés, et de l'Europe en particulier, puisse livrer des recettes simples pour résoudre tous les problèmes du développement et notamment ceux du sous-développement, il est absurde — et dangereux de surcroît — d'ignorer les leçons qu'on peut tirer de l'évolution économique du XIXe siècle européen. Ceci d'autant plus que, en matière de sciences économiques, l'expérimentation en laboratoire est impossible (malgré les progrès dans la stratégie des jeux et des calculs de simulation), ce qui implique que l'échec d'une expérience économique est coûteux pour la société sur laquelle a porté cette expérience et que les dommages ainsi causés peuvent parfois être irrémédiables à moyen terme. Le commerce extérieur est un de ces domaines par excellence où, comme le notait Haberler. « l'histoire économique peut offrir plus que l'analyse économique » [1].

L'étude que nous présentons ici se veut essentiellement une analyse de caractère empirique, analyse dans laquelle nous avons cherché, d'une façon assez systématique, à combler les lacunes de la documentation statistique. Bien entendu, nous ne sommes pas parvenu à réaliser entièrement cette ambition ; et c'est la raison pour laquelle, bien qu'ayant débuté nos recherches dans ce domaine dès 1965-1966, celles-ci n'ont permis une publication globale qu'en 1976 [2]. Il est vrai que le métier d'enseignant chercheur et aussi, pendant deux ans, celui de fonctionnaire international (même s'il s'agit d'un organisme intéressé aux problèmes du commerce extérieur) ne permettent pas toujours de consacrer suffisamment de temps aux problèmes de recherche fondamentale [3].

1. G. Haberler : *A Survey of International Trade Theory*, Princeton 1961, p. 58.
2. Notons que certains résultats partiels et provisoires de nos recherches ont fait l'objet de publications sous forme d'articles. Il s'agit notamment de : « Commerce extérieur et développement économique : quelques enseignements de l'expérience libre-échangiste de la France au XIXe siècle », *Revue Économique*, vol. XXI, n° 1, janvier 1970, p. 1-31 ; « Free Trade and European Economic Development in the 19th Century », *European Economic Review*, n° 3, 1972, p. 211-245. Ainsi que les deux articles suivants qui ne sont que partiellement repris dans la présente étude : « European Foreign Trade in the XIXth Century : The Development of the Value and Volume of Exports (Preliminary Results) », *The Journal of European Economic History*, vol. 2, n° 1, Spring 1973, p. 5-36 ; « Geographical Structure and Trade Balance of European Foreign Trade from 1800 to 1970 », *The Journal of European Economic History*, vol. 3, n° 3 ; Winter 1974, p. 557-608.
3. A cette occasion nous tenons à remercier le Conseil des Arts du Canada d'avoir subventionné, durant l'année 1970-1971, une partie de nos recherches en ce domaine ; et la sixième section de l'École Pratique des Hautes Études (Sorbonne, Paris) qui, en nous accueillant en tant que Directeur d'études associé, nous a permis de concilier la recherche et l'enseignement. En définitive, cette étude est donc doublement internationale : par son sujet et par les lieux géographiques de sa réalisation. Commencée en Belgique, dans le cadre de l'Institut de Sociologie de l'Université Libre de Bruxelles, elle a été poursuivie à Genève, dans le cadre d'une organisation des Nations Unies, puis à Montréal, dans le cadre de Sir George Williams University, puis à Paris, à l'École Pratique des Hautes Études, pour être achevée à Genève (ville internationale par excellence) dans le cadre du Département d'Histoire Économique de l'Université de Genève.

L'étude est partagée en deux parties complémentaires, mais assez distinctes. La première, intitulée « Commerce extérieur et développement économique de l'Europe : analyse globale », cherche à l'aide d'une étude et d'une reconstitution des divers grands agrégats à tirer des conclusions préliminaires que la seconde partie permettra de confirmer. En effet, en confrontant les évolutions du commerce extérieur (valeur et volume) et les phases de politique douanière à celles notamment de la croissance et de l'industrialisation, certaines conclusions assez nettes pourront déjà être dégagées. La première partie comporte également deux chapitres qu'on peut considérer comme introductifs, mais qui, néanmoins, comportent une part de recherches spécifiques pour cette étude. L'ensemble des sept chapitres de cette première partie fait de celle-ci une histoire économique quantitative de l'Europe, qui incorpore un grand nombre de données inédites.

La seconde partie est consacrée essentiellement à l'analyse des résultats de l'expérience libre-échangiste sur le développement économique des divers pays européens. Expérience libre-échangiste qui a joué un rôle primordial dans l'histoire économique de l'Europe de 1840 à 1914. Après deux chapitres destinés à présenter, d'une part, les protagonistes en présence dans cette joute économique et, d'autre part, les expectatives des libre-échangistes, les chapitres suivants seront consacrés aux rapports entre commerce et développement économique dans chacun des principaux pays d'Europe, en axant cette analyse sur les conséquences de l'expérience libérale.

Cette double approche nous permettra de conclure avec une marge relativement restreinte d'erreur sur les interactions probables entre commerce et développement en Europe au XIXe siècle et de tirer très prudemment quelques implications pour les problèmes contemporains. Mais le fait de tirer ces implications ne doit cependant pas laisser supposer que le commerce extérieur est le seul facteur susceptible par excellence d'expliquer les grandes tendances de l'histoire économique du XIXe siècle. Certes, il s'agit d'un facteur important, mais non de la seule variable. C'est dire qu'en aucun cas cette étude ne prétend être une explication globale de l'histoire économique de l'Europe au XIXe siècle, mais seulement une approche de cette histoire. Notons cependant que, comme nous le verrons, le XIXe siècle est le siècle où le rôle du commerce extérieur a été le plus déterminant pour l'économie européenne de toute l'histoire économique. Et d'autre part, comme nous le notons ci-dessus, la diversité des sujets abordés alliée à l'élaboration de données nouvelles conduisent à faire également de cette étude une histoire économique quantitative qui, sous cette approche, faisait totalement défaut, jusqu'ici.

Les questions méthodologiques ainsi que certains points ayant trait aux définitions seront abordés soit dans les introductions de chacune des deux parties, soit dans les chapitres concernés et surtout dans l'annexe méthodologique et statistique qui figure à la fin de cet ouvrage. Signalons ici que, partout dans cette étude, on utilise des parenthèses pour présenter les chiffres ayant une plus forte marge d'erreur ; ce qui ne signifie évidemment pas que la marge d'erreur soit faible ou nulle pour les autres chiffres. D'ailleurs, à ce propos, on peut se référer pour les séries que nous avons élaborées à l'annexe méthodologique et statistique.

Première partie

Commerce extérieur et développement économique de l'Europe

Analyse globale

Introduction

Le XIXe siècle s'ouvre et s'achève en Europe — c'est-à-dire dans ce qui est encore le centre de gravité économique du monde — avec des restrictions aux échanges internationaux. Il s'ouvre avec le blocus continental, péripétie d'une guerre, et s'achève avec la montée du protectionnisme, protectionnisme qui, pour beaucoup, est un des éléments qui ont conduit à la première guerre mondiale. Mais peut-on réellement faire coïncider le XIXe siècle et ce qu'il représente avec la période de cent ans qui débute en 1800 ?

Le point de vue traditionnel, selon lequel le XIXe siècle débuta réellement avec la fin des hostilités entre la France et une grande partie de l'Europe et ne s'acheva en fait qu'avec le début de la première guerre mondiale, a une valeur certaine pour le problème qui nous intéresse ici. C'est la raison pour laquelle nous l'adoptons ; ainsi donc la période qui fait surtout l'objet de notre étude s'étendra de 1815 à 1913. Cependant, les contingences statistiques nous obligeront souvent à faire débuter nos analyses à l'année 1830.

Nous commencerons cette partie par un chapitre qui peut être considéré comme une introduction élargie. Il s'agit de situer dans un contexte plus large — celui du développement économique général — la place de l'Europe, du commerce extérieur, et du XIXe siècle. En quelque sorte ce chapitre est complété par le suivant qui situe l'environnement démographique et technique du XIXe siècle. Puis nous ne surprendrons personne en disant que nous débuterons l'analyse proprement dite par un exposé sur l'histoire douanière de l'Europe. Après quoi, nous passerons à l'analyse de l'évolution du commerce extérieur proprement dit (chapitre IV). Bien que ce sujet se place un peu en marge de cette analyse, nous avons décidé de présenter une analyse de l'évolution des investissements à l'étranger et des migrations de l'Europe et des conséquences de ces mouvements. Cette analyse fera l'objet du chapitre V. Le chapitre VI sera consacré à l'analyse, toujours globale, de l'industrialisation et du rattrapage technologique. Enfin, le chapitre VII sera consacré à la croissance économique.

Quelques mots sur la définition géographique de l'Europe adoptée par nous pour cette étude. Sauf indication contraire, il s'agit de l'Europe y compris l'ensemble de la Russie, mais non compris la partie européenne de la Turquie [1]. Le choix d'une telle définition a été dicté par des considérations de statistique et de structure économique. Il est difficile d'exclure des statistiques des échanges

1. Partie européenne de la Turquie selon la définition politique de 1913, c'est-à-dire un territoire de l'ordre de 28 000 km² seulement et d'une population d'un million d'habitants.

de la Russie la part assez faible [2] qui concerne la Russie d'Asie. D'ailleurs, dans la plupart des cas, cette exclusion est impossible lorsqu'il s'agit des statistiques des partenaires commerciaux de la Russie. De même il est impossible de séparer du commerce extérieur turc celui de la partie européenne de ce pays (d'ailleurs très faible). Or, comme la structure économique de l'ensemble de la Turquie était très différente de celle de l'Europe, nous avons décidé d'exclure ce pays du total européen. Notons cependant, en ce qui concerne les pays européens qui ont été pendant une grande partie du XIXe siècle sous la domination ottomane, que nous avons intégré ceux-ci à l'Europe, même pour ces périodes, et ce grâce à un ajustement statistique.

2. Vers les années 1890, les exportations de la partie asiatique de la Russie représentaient quelque 10-12 % des exportations totales de ce pays, soit 0,7 % des exportations de l'Europe. Cette proportion était beaucoup plus faible auparavant. D'autre part, dans ces exportations il y avait une proportion assez importante de réexportations.

CHAPITRE PREMIER

La place du XIXe siècle et de l'Europe dans le processus du développement

En quelque sorte, ce chapitre, comme d'ailleurs les suivants, peut être considéré comme une introduction élargie. Il s'agit, d'une part, de situer dans un contexte plus vaste l'espace économique et la période qui feront l'objet principal de notre étude ; et, d'autre part, de présenter quelques éléments importants, mais un peu marginaux. Bien entendu, c'est un peu « enfoncer des portes ouvertes » que de mettre en relief le rôle privilégié du XIXe siècle dans le processus du développement économique « moderne » et de montrer la place primordiale qu'a occupée l'Europe dans ce XIXe siècle. Mais, dans une étude destinée tant aux spécialistes des problèmes du développement économique et du commerce extérieur qu'à ceux de l'histoire économique, il n'est pas superflu de présenter une telle introduction ; et ce d'autant plus que nous utiliserons, à côté des données traditionnelles, des estimations personnelles inédites (ou utilisées partiellement dans d'autres de nos travaux). Ces deux éléments introductifs seront suivis d'une brève section qui mettra en relief l'évolution de la place relative du commerce extérieur dans le processus du développement de l'Europe.

A. *La place du XIXe siècle dans le processus du développement économique.*

Le XIXe siècle, que l'on fait traditionnellement, et à juste titre, s'achever avec le début des hostilités de la première guerre mondiale, n'est probablement pas *la* période d'une centaine d'années la plus importante dans l'histoire du développement économique. S'il fallait choisir un tel siècle, on obtiendrait probablement un consensus des spécialistes pour une période à cheval sur le XVIIIe et le XIXe siècle. Les années 1730-1740 et 1840-1850 étaient probablement les plus cruciales dans ce bouleversement qu'a constitué la révolution industrielle. Nous nous plaçons ici évidemment du point de vue économique et surtout du point de vue du développement économique moderne. Sur le plan plus général de l'histoire de la « civilisation mondiale », on peut en tout cas trouver un autre siècle dont l'importance est aussi cruciale. Il s'agit de la période 1440-1540 qui est notamment marquée par le début d'une histoire (et aussi d'une économie) planétaire découlant de la mise en contact directe de l'Europe avec l'Asie et de la découverte de l'Amérique. Deux phénomènes qui non seulement allaient avoir une incidence profonde sur la civilisation européenne, mais surtout sur celle du reste du monde que l'exploitation coloniale transformera en Tiers-Monde. Ce siècle est également marqué par la diffusion rapide de l'imprimerie, ferment de progrès futurs.

Mais revenons à la période 1730-1740 à 1840-1850. Avant 1730, nous sommes placés devant un monde qui a certes des caractéristiques spécifiques, mais qui ne se différencie pas fondamentalement de celui des siècles précédents. Il s'agit d'un monde où, même dans les sociétés les plus avancées, la vie était encore très largement rurale et traditionnelle. Dès 1840-1850, et en Europe surtout, la société traditionnelle est du domaine du passé pour un grand nombre de pays. La révolution industrielle a non seulement profondément transformé les structures du pays où elle s'est d'abord produite (l'Angleterre n'avait plus alors que 20 % de sa population active occupés dans l'agriculture) mais également celles de la grande majorité des autres pays européens.

Cependant, sur le plan de l'Europe continentale et des autres continents, et par là pour le monde considéré dans son ensemble, les bouleversements les plus profonds se situent après le début du XIXe siècle. En 1800, la structure économique des activités mondiales était encore très proche de celle des siècles précédents : d'après nos estimations 78-80 % de la population active mondiale étaient encore occupés dans l'agriculture, c'est-à-dire un taux très proche des 80-82 %, qui devait être celui des siècles précédents. La production mondiale de fer était de l'ordre de 1 kg par habitant. Le volume des échanges internationaux restait faible. Bref, le développement économique au sens moderne du terme était spatialement parlant une exception limitée à une frange de la population ne représentant que quelque 5-6 % du total mondial. En 1913, la production mondiale de fer par habitant dépassait les 40 kg, c'est-à-dire était quarante fois plus élevée que celle de 1800. A ce moment il n'y avait plus que 70 % de la population active mondiale occupés dans l'agriculture ; et pour les régions développées ce pourcentage était descendu au-dessous de 50. Le réseau de chemins de fer existant en 1913 représentait déjà plus d'un million de kilomètres, la flotte à vapeur mondiale dépassait les 23 millions de tonnes, soit un tonnage six fois plus important que l'ensemble de la flotte vers 1800. L'essentiel des indices de cette rapide transformation du monde se trouve d'ailleurs présenté dans le tableau 1. En raison de la croissance extrêmement rapide qui a caractérisé le dernier quart de siècle, nous avons séparé la période 1900-1970 en deux. De même, afin de ne pas biaiser vers le bas la première partie de ce XXe siècle, nous avons inclu les années 1900-1914 — appartenant en fait au XIXe siècle — dans cette période, car autrement celle-ci aurait été trop fortement influencée par la grande crise des années 1930.

Certes, il est assez arbitraire de raisonner en termes de données mondiales quand on parle de développement, et cela surtout à partir du moment où la révolution industrielle a introduit une césure profonde dans les rythmes de croissance économique entre ce qui deviendra les pays industrialisés et les pays du Tiers-Monde. Cependant, dans le but qui est le nôtre ici, c'est-à-dire celui de situer la place du XIXe siècle dans le processus du développement, une telle agrégation n'est pas trop grave et ce d'autant plus qu'elle tend à réduire le rôle de ce XIXe siècle et non à l'exagérer. Nous reviendrons d'ailleurs sur le problème des inégalités de développement.

Tableau 1 : *Indicateurs du niveau de développement économique du monde, 1700-1970.*

	1700	1800	1900	1953	1970
Population totale (en millions)	630	975	1 595	2 640	3 630
Produit national brut (en dollars et prix des États-Unis 1960)					
Total (en milliards de dollars)	—	156	444	1 330	3 060
Par habitant (en dollars)	—	160	280	500	840
Structure de la population active (en pourcentage du total)					
Agriculture	81,0	79,0	72,2	61,5	54,5
Industrie	9,5	10,5	13,2	16,9	20,0
Services	9,5	10,5	14,6	21,6	25,5
Production de fer [a] (milliers de tonnes)	±600	± 1 100	39 600	235 000	593 000
par habitant (kg)	1,0	1,1	25,0	89,0	163,0
Consommation d'énergie [b] (millions de tonnes d'équivalent charbon)	± 40	± 75	765	2 870	6 820
par habitant (kg)	± 63	± 77	480	1 110	1 880
Flotte mondiale (milliers de tonneaux de jauge brute)	± 2 500	4 030	34 400	93 350	227 490
Volume du commerce international (1900 = 100)	± 2	± 4	100	286	960
par habitant (1900 = 100)	± 5	± 7	100	169	420

a. Fonte et fer direct ; en 1953 et 1970 : acier brut.

b. Formes modernes d'énergie : charbon, lignite, pétrole, gaz naturel, électricité hydraulique et nucléaire.

Sources : 1953 et 1970, d'après diverses livraisons des annuaires statistiques des Nations Unies et World Bank Atlas (IBRD, Washington), sauf Structure de la population active : nos estimations (voir ci-dessous).

1700 à 1900 : Population, d'après J. D. Durand : « The Modern Expansion of World Population », dans *Proceedings of the American Philosophical Society*, vol. 111, n° 3, 1967, p. 136-159. Notons que nous avons révisé certains sous-totaux, de sorte que nos chiffres sont légèrement différents. PNB : P. Bairoch : « World's Gross National Product, 1800-1975 (Computations Estimates and Guesses) », à paraître. Structure de la population active, d'après P. Bairoch (sous la direction de), T. Deldycke, H. Gelders, J.-M. Limbor : *La population active et sa structure*, Bruxelles et New York, 1968. Production de fer : nos estimations (avant 1950, moyennes annuelles quinquennales). Consommation d'énergie (énergie moderne) : nos estimations. Flotte mondiale, d'après *Lloyds Register of Shipping*, Londres, diverses années. Commerce extérieur : nos estimations (voir le chapitre IV).

NB : Le faible degré d'arrondissement des chiffres n'implique pas une marge d'erreur correspondante.

Le caractère exceptionnel du XIXe siècle ressort non seulement par rapport au siècle précédent et aux autres siècles, mais également par rapport aux cinquante années qui l'on suivi [1]. Ainsi, alors que de 1800 à 1900 la production mondiale de fer par habitant s'accroît de 3,2 % par an, de 1900 à 1953 le taux correspondant pour l'acier n'est que de 2,4 %. Plus significative du rythme d'industrialisation est la consommation d'énergie par habitant : pour cet indi-

1. Mais non par rapport aux vingt-cinq dernières années qui, du point de vue du taux de croissance de la production et des échanges internationaux, n'ont jamais été égalées auparavant.

cateur la croissance est de 1,8 et 1,6 % respectivement. Pour ce qui a trait à l'objet principal de cette étude, à savoir les échanges internationaux, notons que le volume du commerce mondial par habitant s'est accru à un taux annuel de l'ordre de 2,8 % de 1800 à 1900, alors que de 1900 à 1953 il ne s'agit que de 1,0 %. Enfin, mais ici les données sont plus aléatoires, le volume du produit national brut par habitant des pays développés — qui s'est probablement accru de 1,3 % par an de 1850 à 1913 — n'a progressé que de 1,2 % de 1913 à 1950. Bien entendu, comme la croissance démographique mondiale a été plus rapide de 1900 à 1950 que durant le XIXe siècle (respectivement 0,5 et 0,8 %), pour tous les indicateurs dont nous avons relevé les taux de croissance par habitant, l'écart est encore plus accusé en ce qui concerne les données globales.

La présence de la grande crise des années 1930 et des deux guerres mondiales est certes une des raisons essentielles qui expliquent ces différences de rythmes de croissance. Mais il importe peu qu'il s'agisse de facteur exogène ou endogène, l'essentiel est que le XIXe siècle, par rapport aux siècles précédents et même par rapport au demi-siècle qui l'a suivi, présente un caractère exceptionnel.

L'inclusion des treize années du début du XXe siècle dans le XIXe siècle ne ferait qu'accroître le caractère exceptionnel de ce XIXe siècle, car, comme nous le verrons plus loin, la croissance économique et, surtout, l'expansion des échanges internationaux y ont été extrêmement rapides durant ces années. Le XIXe siècle a donc été la période de transition par excellence entre l'économie « traditionnelle », qui a été celle des civilisations avancées depuis plus d'un millénaire, et l'économie « développée » d'aujourd'hui, caractérisée par un haut niveau d'industrialisation et par un déséquilibre spatial des niveaux de revenus d'une ampleur inconnue auparavant. Déséquilibre spatial qui masque d'ailleurs, par l'importance démographique des pays du Tiers-Monde, la progression rapide de l'industrialisation réalisée au cours de ce XIXe siècle en Europe.

Déséquilibre spatial qui, d'autre part, est lui aussi un phénomène qui a résulté de l'évolution économique du XIXe siècle. Certes, vers le début du XIXe siècle, les inégalités de développement avaient déjà pris une forme nouvelle avec l'industrialisation accélérée de l'Angleterre qui avait alors une avance technique considérable sur les autres pays européens, sans parler du reste du monde. Mais, traduite en termes de niveau moyen de vie, cette avance n'était pas encore très accusée et, d'autre part, le « monde développé » se limitait pratiquement à cette Angleterre. Vers 1830, le produit intérieur brut par habitant de l'Angleterre était de l'ordre de 340 dollars (dollars et prix des États-Unis de 1960), alors que pour l'Europe continentale il s'agissait de quelques 230 dollars, et pour ce qui est aujourd'hui le « Tiers-Monde » de quelque 160 dollars. Soit un écart de l'ordre de 1 à 2 entre le « monde non développé » et le « monde développé ». Vers 1910, le pays le plus riche, les États-Unis, avait un produit par habitant de l'ordre de 1 300 dollars, pour le Tiers-Monde il s'agissait de quelque 150 dollars, soit un écart de l'ordre de 1 à 9 [2].

Enfin, il y a encore une autre raison qui donne à ce XIXe siècle un caractère privilégié ; c'est en fait la seule période de très longue durée de l'histoire euro-

2. Pour ces données voir : P. Bairoch : « Europe's Gross National Product, 1800-1975 » à paraître dans *The Journal of European Economic History*, vol. 5, nº 2, 1976 et « World's Gross National Product, 1800-1975 (Computations Estimates and Guesses) », op. cité.

péenne moderne à peu près dégagée de perturbations économiques majeures. Qu'il s'agisse de guerres ou de crises économiques, nous ne trouvons rien, au moins durant les années 1815-1913, qui ressemble de près en ampleur aux deux guerres mondiales et à la crise des années 1930. Au XXe siècle, en Europe, la plus longue période relativement dégagée de distorsions importantes est celle que nous connaissons depuis 1951-1953 (fin de la période de reconstruction), donc d'une durée de l'ordre de deux décennies et demie alors que celle du XIXe siècle s'étend au moins sur neuf décennies. Le XIXe siècle se trouve ainsi être non seulement la période de croissance et de transition par excellence, mais aussi une période d'observation privilégiée.

B. *La place de l'Europe dans l'économie mondiale au cours du XIX*e *siècle.*

Au XIXe siècle, le développement économique et l'industrialisation ont été surtout le développement et l'industrialisation de l'Europe. Cette évolution s'est produite à une période où la plupart des pays d'Afrique, d'Asie et d'Amérique latine étaient non seulement marqués par une quasi-stagnation inhérente aux sociétés traditionnelles, mais également, dans certains cas, par une régression du niveau de vie due aux conséquences économiques de l'expansion coloniale européenne. L'expansion coloniale du XIXe siècle (ou néo-coloniale dans le cas de l'Amérique latine) s'est souvent traduite par la désindustrialisation d'un grand nombre de sociétés du Tiers-Monde, ce qui a eu comme corollaire un renversement du courant des échanges entre l'Europe et ces sociétés. Par exemple, c'est ainsi que la balance commerciale d'articles manufacturés, qui était encore positive pour l'Inde pendant tout le XVIIIe siècle, devient fortement négative au fur et à mesure qu'on s'approche du milieu du XIXe siècle. Et, comme jusqu'en 1870-1880 le contrepoids des zones tempérées de peuplement européen ne signifiait pas encore une masse importante [3], cette désindustrialisation s'est traduite par une prépondérance très forte de l'économie européenne dans le monde. Le XIXe siècle a été le siècle de l'Europe.

En raison de l'avance britannique, la suprématie économique de l'Europe est manifeste dès le début du XIXe siècle. Vers 1800, avec seulement un cinquième de la population mondiale, l'Europe produisait 60 % du fer utilisé dans le monde ; consommait près des deux cinquièmes de l'énergie ; et effectuait les deux tiers du commerce mondial. On peut estimer que, dès 1880 environ [4], le

3. En considérant les pays suivants comme étant les principaux de ceux des zones tempérées de peuplement européen : États-Unis, Canada, Australie, Nouvelle-Zélande, Uruguay, Argentine et Chili, nous obtenons l'évolution suivante des populations totales (en millions) :

	1800	1850	1860	1870	1880	1890	1900	1910	1913
1. Europe	205	275	294	320	347	378	414	464	481
2. Pays de peuplement européen	7	29	39	49	63	78	94	116	123
Ratio 2/1	3,4	10,5	13,3	15,3	18,2	20,6	22,7	25,0	25,6

4. Il va de soi que les données sur le produit national durant le XIXe siècle comportent une forte marge d'erreur, ne serait-ce qu'en raison des fortes marges d'erreur des

produit national brut de l'Europe représentait quelque 40 % du produit national brut mondial et, vers cette date, l'Europe consommait 50 % de plus d'énergie que le reste du monde et produisait quatre fois plus de fer que le reste du monde. Tout cela avec une population trois fois inférieure à celle du reste du monde. La suprématie en matière de commerce, vue à travers la part de l'Europe dans les exportations mondiales (tableau 2), paraît plus faible qu'elle ne l'était en réalité et surtout la tendance (baisse de l'importance relative dès 1800) peu conforme à la réalité des faits. Car l'expansion des échanges de l'Europe avec le reste du monde a entraîné un développement à peu près parallèle (et même plus rapide) des échanges du reste du monde.

Tableau 2 : *Part relative de l'Europe (Russie incluse) dans l'économie mondiale sur base de quelques indicateurs, 1800-1970.*

	1800	1860	1880	1900	1910	1953	1970
Population (millions)							
Monde	975	1 260	1 380	1 595	1 750	2 640	3 632
Europe	205	294	347	414	464	591	705
Ratio *	21,0	23,3	25,1	26,0	26,5	22,4	19,4
Produit national brut (milliards de dollars et prix constants de 1960)							
Monde	156	254	318	444	547	1 330	3 060
Europe	41	91	127	189	232	490	1 280
Ratio	26,1	35,6	39,9	42,6	42,4	36,8	41,8
Énergie (consommation)							
Monde	75	200	390	765	1 160	2 867	6 820
Europe	28	120	240	480	700	1 200	2 860
Ratio	37,0	60,0	61,5	62,7	60,3	41,9	42,0
Fer brut (acier après 1910)							
Monde	± 1 100	7 200	17 600	39 600	62 800	235 100	593 000
Europe	± 650	6 500	13 950	25 500	36 900	113 600	316 100
Ratio	59,0	89,7	79,3	64,4	58,8	48,3	53,3
Exportations (valeurs courantes millions de dollars)							
Monde	990	3 220	6 370	9 210	14 810	82 700	314 700
Europe	660	2 100	4 050	5 480	8 650	35 200	169 000
Ratio	66,7	65,2	63,6	59,5	58,4	42,6	53,7

* Les ratios ont été calculés sur des chiffres moins arrondis que ceux présentés dans ce tableau.

Sources : voir le tableau 1, p. 15, pour les unités et les sources utilisées.

NB : Le faible degré d'arrondissement des chiffres n'implique pas une marge d'erreur correspondante.

Cette très forte suprématie européenne commence à s'effriter vers les années 1890-1900 (voir le tableau 2) en raison surtout de la place rapidement croissante prise par les États-Unis dans l'économie mondiale. Dans ce dernier pays, la

chiffres de la population des pays non européens. Il faut donc considérer ces données comme très approximatives.

conjonction d'une progression extrêmement rapide de la population avec une croissance économique accélérée [5] a conduit à faire des États-Unis, dès 1875-1880, la plus grande puissance économique du monde développé et aussi du monde tout court. La notion de puissance économique est ici considérée dans son sens très étroit de pays ayant le produit national brut *total* le plus élevé. Dans cette optique — dont la valeur n'est que très relative [6] — la Chine est restée, en raison de son poids démographique, la première puissance économique du monde jusqu'aux environs de 1885-1895. Les États-Unis ont été le premier pays à dépasser la Chine aux environs de 1890. Bien entendu, il ne faut pas confondre puissance économique et puissance militaire ou politique et ce surtout avant le XXe siècle. L'histoire abonde en exemples de puissances militaires et politiques dominantes qui n'étaient pas des puissances économiques.

Il faudra cependant attendre la première guerre mondiale et ses effets opposés sur l'économie américaine et l'économie européenne pour voir la fin de la suprématie de cette dernière. En 1923, les États-Unis produisaient 58 % de la production mondiale d'acier, alors qu'en 1913 cette proportion n'était que de 41 %. Cependant, la régression de la part relative de l'Europe dans l'économie mondiale depuis 1890, dans la mesure où elle est surtout attribuable à l'émergence de la puissance américaine, n'implique pas une régression parallèle du rôle économique mondial de l'Europe. En effet, en raison de la diversité et de l'abondance de leurs richesses naturelles auxquelles est venu s'ajouter l'élément taille, les États-Unis ont toujours eu un taux de commerce extérieur très faible par rapport au produit national [7] et, jusqu'en 1914, une balance négative dans les mouvements de capitaux.

Pour l'ensemble de ces raisons, le XIXe siècle a été réellement, comme nous le notions plus haut, le siècle de l'Europe, tout comme il a été le siècle de tran-

5. Entre 1860 et 1880, la population des États-Unis passe de 31,5 à 50,3 millions d'habitants alors que son revenu par habitant aux prix constants s'accroît de quelque 45 % durant ces 20 années, ce qui fait des États-Unis de 1880 une puissance économique plus de 2,3 fois plus importante qu'en 1860. Entre 1880 et 1913, cette puissance sera encore multipliée par 3,2. Globalement, entre 1860 et 1913, celle-ci est multipliée par 7,3 environ alors que pour l'Europe le chiffre comparable n'est que de 2,8 environ.
6. La notion de puissance économique réelle est très complexe à définir sur des bases quantitatives, car elle doit tenir compte notamment du niveau par habitant. Elle se situe probablement entre les deux formules extrêmes suivantes :

$$P_c = Y \quad \text{et} \quad P_c = \frac{Y}{\left(\frac{Z_d}{Z_c}\right)}$$

où P = Puissance économique
Y = Revenu national total
Z = Revenu national par habitant
c = Pays considéré
d = Pays le plus développé.

Sur le plan théorique, les recherches sur la notion de puissance sont assez peu développées. Il est significatif que l'*International Encyclopedia of the Social Sciences* (17 volumes ; New York 1967) ne traite pas de cet aspect. Cependant, relevons dans ce domaine l'article déjà ancien, mais très intéressant, de M. Pantaleoni : « An Attempt to Analyse the Concept of ' Strong and Weak' in their Economic Connection », *The Economic Journal*, vol. VIII, n° 30, juin 1898, p. 183-205.
7. Ainsi, alors qu'en 1913 pour l'Europe (voir plus loin) les exportations représentaient 14 % du produit national brut, pour les États-Unis le taux correspondant était de 6 %.

sition par excellence entre l'économie traditionnelle des siècles (et même des millénaires) précédents et l'économie industrialisée du XXe siècle.

C. *La place du commerce extérieur dans le processus du développement économique européen du XIX*[e] *siècle.*

Cette section sera très brève, car il ne s'agit pas ici de répondre réellement à la question qu'implique le titre de cette section (c'est là l'objet de ce livre). Ici, il s'agit simplement de montrer que c'est durant le XIXe siècle que s'est produit l'essentiel des modifications dans l'importance relative du commerce extérieur par rapport à la production intérieure. Le tableau 3 nous fournit l'essentiel des indications à ce propos en confrontant l'évolution probable de la valeur du produit national brut européen avec celle des exportations. Ces éléments résument d'ailleurs les données qui seront développées dans le chapitre IV, section C (importance relative du commerce extérieur).

Tableau 3 : *Évolution du taux d'exportations de l'Europe (millions de dollars courants).*

Année	Produit national brut	Exportations	Taux d'exportations %
1830	(14 660)	(645)	(4,4)
1860	22 370	2 105	9,4
1890	36 730	4 630	12,6
1913	75 160	10 550	14,0
1970	1 372 000	169 100	12,3

Sources : Produit national brut : P. Bairoch : « Europe's Gross National Product, 1800-1975 », op. cité. Exportations : nos estimations (voir le chapitre IV).

NB : Les chiffres entre parenthèses comportent une marge d'erreur sensiblement plus importante que les autres.

Au début du XIXe siècle, le taux d'exportations de l'économie européenne devait être de l'ordre de 3 % si l'on base le calcul sur l'agrégat produit national brut aux prix du marché [8], comme c'est le cas dans le tableau 3. A partir de 1830, la progression de ce taux est très rapide et atteint un premier sommet vers 1887-1889 avec 13 %. La réintroduction du protectionnisme dans les pays d'Europe continentale (voir le chapitre II) entraîne un léger recul de ce taux, qui a dû atteindre son creux vers les années 1891-1892 ; à ce moment il devait se situer au-dessous des 11 %. Mais, à partir de ces années, le taux d'exportations recommença à croître, pour atteindre en 1913 un sommet de 14 %. Ce sommet constitue, du moins jusqu'à maintenant, un sommet historique, puisque, dès après la première guerre mondiale, ce taux se retrouve à un niveau plus faible qu'avant et que la crise des années 1930 et les réactions protectionnistes qu'elle suscita amenèrent ce taux au niveau d'avant 1850. Après la seconde guerre mondiale,

8. Étant donné, par exemple, qu'entre le revenu national net aux prix des facteurs et le produit national brut aux prix des marchés il peut y avoir un écart de 15 à 25 % (le RNN étant de 15 à 25 % inférieur au PNB), il va de soi que, par rapport au revenu national, il s'agit alors de 4 % environ.

le taux d'exportations des économies européennes recommence à progresser en raison notamment de la rapide croissance des échanges intra-européens [9]. Mais, même en 1970, ce taux n'a pas encore retrouvé le niveau de 1913.

Certes, dans ce calcul, il faudrait tenir compte du fait que, dans la structure économique contemporaine, les activités liées aux services (qui n'entraînent pas directement, en théorie du moins, d'échanges extérieurs de marchandises) sont beaucoup plus importantes actuellement que vers 1913 [10]. Mais, en définitive, le biais n'est pas très important, car les activités tertiaires ont, en pratique, remplacé les activités primaires qui, elles, avaient en Europe un faible taux d'exportations. De sorte que la part du secondaire, et notamment de l'industrie manufacturière, est actuellement plus importante en termes relatifs que vers 1913. D'ailleurs, en ce qui concerne les articles manufacturés, Maizels [11] a estimé la part des exportations dans la production d'articles manufacturés pour les pays industrialisés. Cette part passe de 19 % en 1899 à 18 % en 1913, pour tomber à 15 % en 1929, 12 % en 1937, 10 % en 1950 et 11 % en 1959. Pour les pays européens, sur la base des données de Maizels, nous avons calculé les taux suivants pour l'Europe occidentale : 33 % pour 1889, 32 % pour 1900, 28 % pour 1929, 20 % pour 1950 et 20 % également pour 1959.

Donc on peut conclure que non seulement le XIXe siècle a vu la plus forte progression de l'importance relative du commerce extérieur, mais que les sommets atteints en ce domaine à la fin du XIXe siècle, c'est-à-dire 1913, n'ont pas été retrouvés durant les soixante ans qui ont suivi [12]. De cette constatation importante on peut déduire que, quel que soit l'impact du commerce extérieur sur le processus du développement, cet impact a dû être plus sensible au cours du XIXe siècle qu'à n'importe quelle autre période de l'histoire économique de l'Europe [13], si l'on considère la longue période.

9. Voir P. Bairoch : « Geographical Structure and Trade Balance of European Foreign Trade from 1800 to 1970 », *The Journal of European Economic History*, vol. 3, n° 3, Winter 1974, p. 557-608.
10. Sur le plan de l'emploi, le secteur tertiaire représentait environ 22 % de l'emploi total des pays d'Europe occidentale vers 1910 et en représentait déjà plus de 40 en 1970.
11. A. Maizels : *Industrial Growth and World Trade*, Cambridge 1965 (notamment page 223).
12. En raison de la forte hausse des prix des matières premières il est probable que le taux d'exportations de l'économie de l'Europe occidentale atteindra et dépassera les niveaux de 1913, soit en 1974, soit un peu plus tard.
13. Il va de soi que pour d'autres types d'économies, et notamment pour les pays exportateurs de matières premières, il y a des périodes où l'impact du commerce extérieur sur le processus du développement économique a été plus important que pour l'Europe au XIXe siècle.

CHAPITRE II

La démographie, la technique, les transports et les métaux précieux

Il est difficile de traiter des rapports entre commerce extérieur et développement économique au XIXe siècle sans tracer des cadres plus généraux, car ceux-ci se sont fortement modifiés. C'est le modeste but de ce chapitre qui complète en quelque sorte le précédent. Toutefois, nous avons également cherché ici à combler certaines lacunes dans la documentation statistique. Cela a été notamment le cas pour la section démographique dans laquelle nous avons recalculé, pour les besoins des chapitres suivants, l'évolution décennie par décennie de la population européenne. Après la section consacrée ainsi à l'homme — point de départ et aboutissement de l'activité économique — nous avons voulu présenter également d'une façon schématique l'environnement technique qui s'est considérablement transformé au cours de ce XIXe siècle. Nous aurons d'ailleurs l'occasion de revenir sur les problèmes technologiques dans le chapitre VI consacré à l'industrialisation et dans lequel une section traite des rattrapages technologiques de l'Europe continentale vis-à-vis du Royaume-Uni.

A l'intérieur des bouleversements technologiques dont a été témoin le XIXe siècle, nous avons choisi de nous arrêter un peu plus longuement sur l'aspect des transports (section C). Dans cette section d'ailleurs quelques pages seront consacrées aux conséquences de ces modifications technologiques sur les prix des transports. Enfin, la dernière section (section D) sera consacrée à un autre bouleversement du XIXe siècle, celui occasionné par la découverte, sur plusieurs points du globe, de riches filons d'or et d'argent ; découverte qui entraîna un accroissement considérable des stocks de métaux précieux dans le monde. Semblable situation méritait au moins quelques pages, car elle implique un accroissement des moyens de paiement du commerce international et, de ce fait, influence ce commerce qui nous concerne ici au premier chef.

A. *L'environnement démographique.*

Comme pour les autres domaines, le XIXe siècle a vu des modifications profondes des divers aspects de la démographie européenne. Croissance quantitative rapide, changements des mouvements naturels, forte émigration vers l'outre-mer, urbanisation, et modernisation de la structure de la population active, sont les principales facettes de ces modifications de la démographie européenne.

Très brièvement nous allons passer en revue chacun de ces aspects. D'emblée notons que le mouvement d'émigration — qui est un aspect important du problème auquel est consacrée cette étude — sera analysé avec un peu plus de détails, mais ceci dans le chapitre V consacré au déplacement des facteurs de la production.

La population européenne compte au début du XIXe siècle un peu plus de 200 millions d'habitants. Dès la fin des guerres napoléoniennes et jusque vers 1860 le taux annuel de croissance de la population est de l'ordre de 0,6-0,7 % [1]. Ce qui porte la population européenne au niveau des 300 millions dès les années 1862-1863. Le taux de croissance était de l'ordre de 0,9-1,0 % de 1870 jusqu'à la première guerre mondiale ; la croissance de la population s'accélérant, les 400 millions sont atteints dès 1895-1896 et les 500 millions auraient été atteints, sans le déclenchement de la première guerre mondiale, vers 1916. Globalement de 1820 à 1913 le taux annuel de croissance a été de l'ordre de 0,8 % par an, ce qui représente, pour une période de cette durée, un taux jamais enregistré auparavant [2]. De 1900 à 1913, il s'agit de 1,15, taux qui, lui, n'a jamais été égalé même dans la période contemporaine [3]. Comme nous l'avons vu dans le chapitre précédent (tableau 2), cette croissance rapide conduisit à donner une place croissante à la part relative de l'Europe dans la population mondiale.

Dans le tableau 4 on trouve les résultats de nos estimations sur l'évolution de la population européenne par décennies. Il s'agit de calculs faits sur base des plus récentes estimations disponibles par pays [4]. Pour la Russie, nous avons jugé préférable de reviser en hausse les données d'avant 1890 (le premier recensement russe est de 1897). Rappelons que la définition géographique de l'Europe

1. D'après nos estimations, voici les taux annuels de croissance de la population européenne (le faible degré d'arrondissement des chiffres n'implique pas une marge d'erreur correspondante) :

1800 à 1810	0,44	1860 à 1870	0,85
1810 à 1820	0,56	1870 à 1880	0,82
1820 à 1830	0,66	1880 à 1890	0,86
1830 à 1840	0,61	1890 à 1900	0,91
1840 à 1850	0,66	1900 à 1910	1,15
1850 à 1860	0,66	1910 à 1913	1,18

Les taux des dernières décennies, notamment de 1900 à 1910, sont sensiblement influencés par la forte croissance de la population russe (peut-être surestimée). Sans la Russie, les taux sont les suivants : 1880-1890 : 0,75 % ; 1890-1900 : 0,85 % ; 1900-1910 : 0,89 % ; 1910-1913 : 0,89 %.

2. Au XVIIIe siècle la population européenne s'était accrue d'environ 0,5-0,6 % par an et de 1500 à 1700 de 0,2 %. La seule période où la population européenne s'est accrue peut-être à des taux voisins de ceux du XIXe siècle est celle qui a suivi l'effondrement dû à la grande peste du milieu du XIVe siècle qui avait entraîné une baisse de la population de l'ordre d'un tiers.

3. Même en excluant les guerres, notons que de 1920 à 1940 le taux annuel de croissance démographique de l'Europe a été de 0,90 %. De 1950 à 1970 il a été de 1,05 %. De 1920 à 1970 de 0,78 %. Et, selon les prévisions récentes des Nations Unies (« Estimations totales de la population par régions et pays, 1975-2000 », *Bulletin Mensuel de Statistique*, Nations Unies, avril 1971, p. XX-XXIV), il sera de l'ordre de 0,8 % de 1970 à 2000.

4. Il s'agit de la population ajustée au milieu de l'année. Soulignons le fait que les données de 1800 à 1830 comportent une marge d'erreur plus importante que les données ultérieures. Pour les sources et la méthodologie voir la section F de l'annexe méthodologique et statistique.

utilisée dans cette étude comprend la Russie (y compris la partie asiatique de ce pays), mais exclut la partie européenne (définition de 1913) de la Turquie. La population de cette partie européenne de la Turquie était de l'ordre de 1 million vers 1800 et 1,5 million vers 1913. Pour plus de détails sur les aspects méthodologiques voir la section F de l'annexe méthodologique et statistique.

En ce qui concerne l'évolution par pays — à laquelle nous aurons l'occasion de revenir dans les divers chapitres de la seconde partie de cette étude — nous nous contenterons de souligner l'évolution divergente de la France et de la Russie. La France, qui représentait 14 % de la population européenne en 1800, n'en représente plus que 8,5 % en 1913 [5]. Par contre, la croissance démographique russe apparaît comme très rapide, notamment après 1900, période pour laquelle on dispose de recensements. De 1900 à 1913, le taux de croissance de la population russe est de l'ordre de 1,7 % par an, ce qui constitue le premier cas d'inflation démographique de type pays sous-developpé. En effet, le taux brut de natalité était en Russie de 46,5 ‰ de 1900 à 1910, alors que le taux brut de mortalité était de 29,7 ‰ [6].

Tableau 4 : *Évolution de la population européenne (en millions), ajustée au milieu de l'année.*

Année	Europe (sans la Russie)	Russie *	Total Europe
1800	(152,5)	(53,0)	(205,5)
1810	(159,7)	(55,0)	(214,7)
1820	(169,0)	(58,0)	(227,0)
1830	180,5	(62,0)	(242,5)
1840	191,8	(66,0)	257,8
1850	202,8	(72,5)	275,3
1860	212,9	81,1	294,0
1870	228,2	91,7	320,0
1880	243,5	103,7	347,2
1890	262,4	116,1	378,5
1900	285,4	129,0	414,4
1910	311,7	152,7	464,4
1913	320,1	161,0	481,1

* Sans la Finlande.

Sources : Nos estimations : voir le texte et la section F de l'annexe méthodologique et statistique.

NB : Le faible degré d'arrondissement des chiffres n'implique nullement une marge d'erreur correspondante.

Ces deux cas extrêmes de l'évolution de la population européenne illustrent le décalage dans le temps de l'accélération de la baisse de la natalité qui fut une des caractéristiques essentielles de la démographie européenne au XIXe siècle. Cette baisse s'est accélérée dans la plupart des pays européens vers 1870-1880, mais nettement plus tôt en France et nettement plus tard en Europe

5. Ajustée au territoire constant actuel.
6. A titre de comparaison, signalons que cette structure russe des mouvements naturels de la population a été celle de l'Asie du Sud (Inde, Pakistan, etc.) dans les années 1950-1954, période pour laquelle le taux brut de natalité était de 47 ‰ et celui de la mortalité de 27 ‰ (*Trends in Developing Countries*, Banque Mondiale, Washington 1973).

de l'Est et dans les Balkans [7]. Dans les pays d'Europe occidentale, le taux de natalité est passé de quelque 35 ‰ avant 1840 à 26-27 ‰ vers 1901-1910.

Cependant la baisse de la natalité n'a pas été suffisamment rapide pour amener un ralentissement du taux de croissance démographique qui résulta de la réduction de la mortalité. Rappelons que cette réduction de la mortalité a débuté dès le milieu du XVIIIe siècle dans beaucoup de pays européens. Et l'accroissement de la population a été généralement plus rapide dans les pays ou régions moins développées de l'Europe ; car, comme aujourd'hui, les progrès de la médecine se sont propagés plus rapidement que les progrès économiques. Cette évolution n'est pas étrangère au fort courant d'émigration vers l'outre-mer qui s'est accentué après 1870 et que nous étudierons dans la section B du chapitre V.

Mais, parallèlement à ces migrations internationales, il faut insister sur les migrations internes et, surtout, sur le processus d'urbanisation qui a caractérisé l'Europe du XIXe siècle. Le tableau 5, qui résulte d'une série d'estimations que nous avons effectuées, résume très bien cette évolution.

Cette urbanisation a été évidemment causée par une modification profonde de la structure de la population active. Suivant les schémas classiques, on constate une régression de l'importance relative du secteur agricole au profit d'abord des secteurs industriels, puis progressivement des services. Alors que, vers le début du XIXe siècle, la structure des activités de l'Europe — et même de l'Europe sans la Russie — était encore proche des sociétés traditionnelles, vers 1900 (comme on peut le voir dans le tableau 6) moins de la moitié des actifs étaient engagés dans les activités agricoles.

Tableau 5 : *Évolution de la population urbaine et du nombre de villes en Europe.*

	1800	1850	1900	1910
Pourcentages de population urbaine *	12,3	18,5	33,2	36,0
Nombre de villes de plus de 100 000 habitants				
de 100 000 à 200 000	16	29	76	98
de 200 000 à 500 000	6	15	42	58
de 500 000 à 1 000 000	1	1	19	21
de plus de 1 000 000	1	2	5	8
Total (de plus de 100 000 habitants)	24	47	142	185

* Population urbaine définie ici comme celle habitant les agglomérations de 5 000 habitants et plus.

Sources : Pourcentages de population urbaine : nos calculs d'après les données des recensements des divers pays (complétés pour 1800 par des extrapolations sur base des recensements ultérieurs et des situations de pays à structure voisine). Nombre de villes : comptage d'après les données de G. Sunbarg : *Aperçus statistiques internationaux*, Stockholm 1908, p. 26-28, partie rétrospective de l'*Annuaire Statistique de la France* ; et T. Chandler et G. Fox : *3 000 Years of Urban Growth* ; New York 1974, p. 19-20.

7. Voir P. Bairoch : *Tendances démographiques et développement industriel dans une perspective historique* (ronéoté), Symposium on Population and Development, Nations Unies, Le Caire 1973.

Notons que la structure des activités vers 1913 était très proche de celle de 1920. Sur le plan des pays, la structure des activités reflète, en général, les inégalités des niveaux de développement atteints par les différents pays européens. Nous aurons l'occasion de revenir sur cet aspect du problème ; mais, ici, il convient de noter les deux cas extrêmes importants : le Royaume-Uni et la Russie. Pour la Russie, comme on peut le déduire du tableau 6, la structure des activités, même à la fin du XIXe siècle, est encore très traditionnelle en raison de la date tardive du début du processus d'industrialisation. En Russie, à la fin du XIXe siècle, environ 80 % de la population active est occupée dans l'agriculture. Par contre, au Royaume-Uni, dès le début du XIXe siècle l'agriculture n'occupe plus qu'environ un tiers des actifs et ce ratio n'est plus que de l'ordre du dixième vers 1900.

Tableau 6 : *Évolution de la structure par activités de la population active de l'Europe (en pourcentages par rapport à la population active totale).*

	Agriculture	Industries	Services
Europe			
1800 *	75,0	14,0	11,0
1880	63,7	19,7	16,6
1900	61,2	21,2	17,6
1920	59,5	21,4	18,8
Europe (Russie exclue)			
1800 *	73,0	16,0	11,0
1860 *	57,0	26,0	17,0
1880	54,8	25,6	19,6
1900	49,7	28,8	21,5
1920	46,1	29,1	24,8
Europe continentale (Russie exclue)			
1800 *	76,0	13,0	10,0
1880	60,4	23,1	16,6
1900	56,4	26,0	17,6
1920	52,5	26,0	21,5

* Chiffres arrondis.

Sources : Chiffres ajustés pour la définition géographique utilisée ici d'après les données rassemblées pour nos études : P. Bairoch et J.-M. Limbor : « Évolution de la population active dans le monde par branches d'activité et par régions, 1880-1960 », *Revue Internationale du Travail*, vol. 98, n° 4, oct. 1968 ; et P. Bairoch : « Évolution de la structure de la population active mondiale de 1700 à 1970 », *Annales, Économies, Sociétés, Civilisations*, 26e année, n° 5, sept.-oct. 1971.

B. *L'environnement technique.*

Le fait que la révolution industrielle ait débuté en Angleterre a évidemment eu des conséquences importantes sur les niveaux relatifs de l'application des techniques nouvelles dans les industries de ce pays par rapport à celles des autres pays européens. Mais, comme nous le verrons brièvement ici, la situation se modifie graduellement au cours du XIXe siècle. Dès les années 1840, non seulement les délais de diffusion vont se réduire considérablement, mais l'Angleterre cessera progressivement d'être le centre géographique des innovations, celui-ci se déplaçant vers l'Europe continentale et également vers les États-Unis. Signalons ici que nous reviendrons au problème de l'écart technologique dans le chapitre VI (section C : le rattrapage technologique).

Quand le XIXe siècle débute, les principales innovations techniques, qui allaient caractériser l'industrie d'une grande partie de ce siècle, étaient déjà en usage généralisé au Royaume-Uni, alors que très marginales dans les autres pays d'Europe continentale. Il s'agit notamment de la mécanisation de la filature textile et de la constitution d'une sidérurgie moderne.

En Angleterre, la mécanisation de la filature, dont les débuts pratiques remontent aux années 1770, était déjà généralisée dans le secteur du coton dès les années 1790 [8]. Pour les autres fibres, il faut ajouter à ces dates 10 à 20 ans. Dans le domaine de l'industrie du fer, la principale innovation fut, rappelons-le, l'utilisation du charbon au lieu du bois pour la production de la fonte (et, de ce fait, du fer). Sans cette innovation, le développement quantitatif de la production de fer aurait été une impossibilité [9]. Cette innovation remonte au début du XVIIIe siècle et se répand rapidement en Angleterre après 1750. Dès 1790, environ 80 % du fer anglais étaient produits par les hauts-fourneaux au coke, proportion qui était pratiquement de 100 % vers 1810. D'autres innovations dans le domaine de la sidérurgie, notamment le puddlage, étaient déjà généralisées en Angleterre dès le début du XIXe siècle.

Le délai de la généralisation de ces innovations dans les pays avancés d'Europe continentale est de l'ordre de 40 ans pour la filature et de 60 ans pour la sidérurgie. Ainsi, par exemple, en France il faut attendre les années 1820-1830 pour que la filature du coton soit pratiquement mécanisée ; et en ce domaine la France n'était pas en retard sur les autres pays d'Europe continentale. Le taux de 80 % de fonte produite au coke a été atteint en Belgique vers 1840, en Prusse vers 1860 et en France vers 1865 [10].

8. Les lecteurs intéressés par ces problèmes pourront trouver dans l'annexe historique (p. 211-348) de notre étude *Révolution industrielle et sous-développement* (Paris 1963, 4e éd., Mouton, Paris-La Haye 1974) un résumé de l'évolution technique des principaux secteurs industriels.

Plus complète est évidemment l'excellente étude de D. Landes : *The Unbound Prometheus : Technological Change and Industrial Development in Western Europe from 1750 to the Present*, Cambridge 1969. Et pour l'histoire des techniques proprement dites, signalons que les titres les plus importants sont : Ch. Singer, E.-J. Holmyard, A. R. Hall et T. I. Williams : *A History of Technology*, 5 vol., Oxford 1954-1958, dont une excellente synthèse a été réalisée dans T. K. Derry et T. I. Williams : *A Short History of Technology*, Oxford 1960. Et M. Daumas (éd.) : *Histoire générale des techniques*, notamment vol. 2 et 3, Paris 1965 et 1968.

9. Pour l'Angleterre nous avions estimé (P. Bairoch : *Révolution industrielle et sous-développement*, op. cité, p. 104) que, vers 1806 déjà, si sa sidérurgie avait toujours été basée sur le bois, elle aurait dû consommer la production d'une forêt couvrant le quart de la superficie totale de l'Angleterre (dans l'hypothèse d'une non-réduction du patrimoine forestier). Sur le plan de l'Europe (sans la Russie), pour satisfaire en combustibles la production sidérurgique de 1913 il aurait fallu une forêt de l'ordre de 11,0 millions de km², et cela si l'on suppose une division par deux des quantités de combustibles nécessitées par une tonne de fer eu égard à la situation du début du XIXe siècle. Or la superficie totale de l'Europe (sans la Russie) n'est que de l'ordre de 4,9 millions de km² et la superficie mondiale des forêts n'est, actuellement, que de 4,0 millions de km².

10. D'après D. Landes : *The Unbound Prometheus...*, op. cité, p. 217.

En ce qui concerne l'introduction de la vapeur dans les transports, les délais entre l'Angleterre et l'Europe continentale sont déjà beaucoup plus restreints : de l'ordre de 10 à 15 ans. La première ligne publique de chemins de fer fut ouverte en 1825 en Angleterre, en 1832 en France, en 1835 en Belgique et en Allemagne, et entre 1835 et 1840 dans les pays suivants d'Europe : Autriche, Italie, Russie, Pays-Bas. Les premiers 10 000 km de voies exploitées furent atteints au Royaume-Uni en 1850, en Allemagne dès 1859 et en France dès 1862. Au Royaume-Uni le tonnage des navires à vapeur a dépassé celui des navires à voile en 1883 ; ceci s'est produit en France dès 1886 [11]. Notons que nous reviendrons sur ce problème dans la section suivante où nous fournirons notamment un tableau consacré à l'évolution de la longueur des voies ferrées par continents (tableau 7) et un autre à celle de la flotte mondiale (tableau 8).

Le raccourcissement considérable des délais est lié non seulement à l'accélération générale des transferts d'information qui a caractérisé le XIXe siècle, mais aussi au fait que les techniciens, les équipements et les capitaux anglais ont participé plus largement qu'auparavant à l'introduction des innovations techniques sur le continent européen [12]. Cette participation plus large de l'Angleterre a été favorisée par deux mesures législatives britanniques : la première date de 1825 ; il s'agit de la levée de l'interdiction de l'émigration d'artisans qui avait été édictée en 1717 déjà ; la seconde date de 1843 et concerne la levée de l'interdiction d'exportations d'équipement. Certes ces mesures ont été adoptées surtout en raison de la prise de conscience de leur inutilité croissante, mais il n'en reste pas moins qu'elles ont accéléré le flux des informations techniques.

Dans les années 1860-1880 se placent les débuts de nouvelles grappes d'innovations importantes pour l'économie européenne : il s'agit notamment de procédés économiques de production d'acier et de nombreuses innovations dans l'industrie chimique. Avec ces innovations non seulement les délais de diffusion sont extrêmement courts, mais surtout il n'y a plus de suprématie anglaise.

Certes, les deux premiers en date des procédés économiques de production d'acier, à savoir le procédé Bessemer (brevet de 1860) et celui de Thomas (brevet de 1878) étaient anglais, mais les autres procédés utilisés et qui allaient progressivement supplanter les précédents, nous voulons parler de celui de Siemens (1861) et de celui de Martin (1863), étaient l'œuvre de continentaux. De ce fait, comme nous le verrons dans le chapitre VI, en matière de production d'acier la suprématie de l'Angleterre — pour autant qu'il y en eût réellement une dans ce domaine — s'effrite assez vite. En ce qui concerne la chimie, l'essentiel des innovations provient de l'Europe continentale. Sur le plan industriel, parmi les innovations les plus importantes citons le procédé Solvay (Belgique 1863) de production de soude, la gamme d'explosifs de Nobel (Suède 1866-1875), la carbonisation et notamment les colorants artificiels, pour lesquels, bien que ce soit un Britannique (Perkin 1856) qui ait ouvert la voie, ce sont

11. D'après diverses sources, notamment B. R. Mitchell et P. Deane : *Abstract of British Historical Statistics*, Cambridge 1962 ; partie rétrospective de l'*Annuaire Statistique de la France* ; et *Lloyds Register of Shipping*, Londres.
12. Pour une excellente synthèse sur le problème de la participation des Britanniques au processus d'industrialisation de l'Europe, voir : W. O. Henderson : *Britain and Industrial Europe 1750-1870*, 2e éd., Leicester 1965.

les Allemands qui jouèrent le rôle majeur [13] avec Griess (1863), Gabe et Liebermann (1869) et surtout von Bayer (1880). Dès 1900, alors que la valeur des exportations allemandes ne représente que 79 % de celle des exportations du Royaume-Uni, les exportations allemandes de produits chimiques dépassent de 20 % celles du Royaume-Uni et de 88 % en 1913 (voir le chapitre IV, section E).

Les nombreuses innovations techniques des années 1880-1910 sont beaucoup plus marginales en ce qui concerne leur impact sur l'économie jusqu'en 1914. En matière de chimie, citons les matières plastiques et notamment celles qui allaient jouer un grand rôle dans l'entre-deux-guerres : le celluloïd (mis au point par le Britannique Parkes, en 1855, et développé par l'Américain Nyatt en 1888) et la bakélite (mise au point par le Belge Bakeland, aux États-Unis, en 1907). Il faut aussi mentionner les textiles synthétiques et dans ce cas la rayonne (appelée alors souvent soie artificielle) qui a une très longue genèse, mais qui fut mise au point finalement par Chardonnet (France 1884) ; mais dont la production n'atteindra que 13 mille tonnes en 1913, soit moins de 0,2 % de la production des fibres textiles naturelles [14]. La production d'électricité, qui débute réellement après 1880, n'atteindra que quelque 55 milliards de KwH vers 1913, c'est-à-dire en équivalent charbon moins de 0,6 % de la production mondiale de charbon et de lignite. Bien que la production en série d'automobiles ait débuté dès 1909 (aux États-Unis avec le fameux modèle T de Ford) et malgré le fait que les innovations techniques principales aient été d'origine européenne, la production d'automobiles européennes n'atteignait vers 1913 que quelque 120 000 unités par an contre 485 000 aux États-Unis la même année et 6 314 000 pour le monde entier dès 1929 [15].

Les quelques développements sommaires de l'environnement technique que nous venons de passer en revue concernent directement l'Europe ; mais il faut également tenir compte d'un certain nombre d'innovations qui étaient surtout appliquées hors d'Europe et qui, toutefois, ont influencé d'une façon indirecte mais substantielle l'économie européenne. Nous allons passer en revue les principales d'entre elles dans l'ordre chronologique en mettant rapidement en relief leur mode d'action sur l'économie européenne [16].

Il nous faut débuter ici avec une innovation antérieure au XIXe siècle : la machine à égrener le coton de Whitney (États-Unis, 1793). Cette invention a joué un rôle déterminant dans l'extension de la culture du coton aux États-Unis [17]. Ce qui, à son tour, a eu une double conséquence : la première, une plus grande disponibilité et, de ce fait, une baisse des prix du coton brut. La seconde

13. Ainsi, alors qu'en Grande-Bretagne le nombre de brevets déposés pour les colorants passe de 20 pour 1860-1865 à 52 pour 1900-1905, en Allemagne les chiffres correspondants sont de 8 et de 427 (dans T. K. Derry et T. I. Williams : *A Short History of Technology*, op. cité, p. 546).
14. D'après *Annuaire Statistique International*, Genève 1927 et *Annuaire International de Statistique agricole*, Rome (diverses années).
15. Ensemble de véhicules automobiles (y compris camions, autobus, etc.). Pour l'Europe, il s'agit d'une estimation approximative que nous avons effectuée sur base de sources nationales pour les principaux pays (marge d'erreur de l'ordre de 25 %).
16. C'est là un problème assez délicat, car pratiquement non traité. Les données qui suivent résultent de notre intérêt de longue date pour l'histoire des techniques confrontée avec l'analyse de l'évolution économique du XIXe siècle.
17. Voir notamment D. North : *The Economic Growth of the United States, 1790-1860*, Englewood 1961.

tient au rôle important joué par le coton dans la croissance économique des États-Unis dans la première moitié du XIXe siècle [18]. Or, comme nous le verrons, les États-Unis ont influé fortement sur l'évolution économique européenne dans la seconde moitié du XIXe siècle.

Nous allons faire un bond d'un demi-siècle tout en demeurant aux États-Unis et retenir la date de 1848 qui marque le début de la fabrication des moissonneuses Mc Cormick qui sont les plus significatives de cette gamme de machines agricoles (surtout mises au point aux États-Unis) ; la fabrication de ces machines et d'autres allait permettre, surtout dans les pays aux vastes ressources en terres, de produire des céréales à un coût de revient très bas et, par là, d'exporter celles-ci vers l'Europe.

Dans la période 1840-1870, il nous faut parler de quelques innovations liées à l'exploitation du Tiers-Monde qui, de ce fait, allaient contribuer à accroître les échanges des pays européens et surtout des pays d'Europe continentale avec ce Tiers-Monde, le Royaume-Uni ayant eu dès le début du XIXe siècle un commerce extérieur très axé vers le Tiers-Monde, comme nous le verrons dans le chapitre IV. Il s'agit notamment de l'utilisation médicale de la quinine [19], due largement aux travaux de Binz, qui allait faciliter la pénétration européenne en Afrique. La vulcanisation du caoutchouc, réalisée par Goodyear (États-Unis, 1841), permettra d'élargir l'utilisation de cette matière première ; de même que la fabrication de la margarine Megé-Mouriez (France, 1869) accrut l'utilité économique des huiles végétales et notamment de l'huile de palme d'Afrique. Notons que, dès 1831, avec Milly et Mottard (France), la fabrication de bougies stéariques, remplaçant celles en cire, avait déjà élargi la demande des corps gras. Enfin, et sans pour cela être exhaustif, rappelons l'ouverture du canal de Suez en 1869.

A propos du Tiers-Monde, il convient de mentionner également des innovations qui eurent des effets négatifs sur le volume des échanges extérieurs ; il s'agit de la mise au point de produits de synthèse. Certes, l'effet de ces substitutions se fera essentiellement sentir dans la seconde moitié du XXe siècle [20]. Mais ici il faut quand même signaler la mise au point de l'indigo synthétique dont la production débuta en 1897 et qui amena la disparition presque totale de la production et des exportations d'indigo naturel, dont les seules importations britanniques annuelles représentaient, pour 1866-1872, 13,7 millions de dollars (soit un montant de l'ordre de 1,4 % de la valeur totale des exportations de l'ensemble du Tiers-Monde) et qui tombèrent à 3,7 millions pour 1899-1901 et à 0,4 million pour 1911-1913 [21]. Pour les textiles synthétiques, nous

18. Vers 1791, les États-Unis fournissaient 0,4 % de la production nationale mondiale de coton brut ; dès 1801, cette part était passée à 9,2 % et dès 1837 les États-Unis produisaient une quantité de coton supérieure à la production mondiale de 1820 (d'après M. G. Mulhall : *A Dictionary of Statistics*, Londres 1898, p. 156 et *Historical Statistics of the United States : Colonial Times to 1957*, Washington 1960, p. 302).
19. L'utilisation de l'écorce du quinquina contre le paludisme date déjà du milieu du XVIIIe siècle.
20. Voir : P. Bairoch : *Diagnostic de l'évolution économique du Tiers-Monde, 1900-1968*, 4e éd., Paris 1970, notamment le tableau 37 (Évolution de la part des produits synthétiques dans la production de fibres textiles et de caoutchouc, p. 165).
21. Entre-temps les importations (toujours du Royaume-Uni) de colorants résultant de la carbochimie, pratiquement inexistants vers 1870, atteignirent un montant annuel de 3,6 millions de dollars pour 1899-1901 et 8,9 millions pour 1911-1913 (d'après *Statistical Abstract for the United Kingdom*, diverses années).

avons vu que l'impact économique était négligeable jusqu'en 1913 ; et notons enfin que la production de caoutchouc synthétique n'a débuté pratiquement qu'à partir des années 1930 [22].

En ce qui concerne les pays de peuplement européen, il faut encore mentionner la première exportation de viande congelée, qui paraît être celle faite par l'Argentine vers la France en 1877, et la mise au point en 1895 d'une variété de blé, la « red five », adaptée au court été des plaines plus septentrionales du Canada. Enfin, nous terminerons cet exposé très schématique par un rappel du progrès dans la transmission rapide des informations à grande distance qui facilitera les échanges internationaux : le télégraphe, dont le premier câble opérationnel entre l'Europe continentale et le Royaume-Uni date de 1851 et entre l'Europe et l'Amérique du Nord de 1865.

C. *Les transports : évolution générale et coûts.*

Si, à juste titre, on insiste sur les progrès de productivité et, par là, sur la baisse des prix de certains articles manufacturés grâce aux progrès techniques intervenus, on néglige souvent les bouleversements économiques entraînés par ces mêmes progrès techniques dans le domaine des transports. Or, selon toute probabilité, les modifications en ce domaine ont été plus importantes dans les transports que dans l'industrie manufacturière. Il y a une douzaine d'années nous avions fait l'estimation du nombre de charrettes attelées d'un cheval qu'il aurait fallu, dans les conditions prévalant au XVIIIe siècle, pour transporter le volume du trafic terrestre de la France de 1964. On obtient un chiffre de l'ordre de 60 millions. Et encore, ce calcul ne tient compte que des transports terrestres effectués par les chemins de fer et par les camions à charge utile de plus d'une tonne, à l'exclusion des véhicules d'une tonne et moins. Or, actuellement, on peut estimer que ces activités emploient environ 500 000 actifs (en 1962, les transports terrestres occupaient 650 600 personnes, mais y compris les transporteurs des camions d'une tonne et moins). La comparaison de ces deux chiffres nous fournit une mesure grossière de l'accroissement de la productivité intervenu dans ce secteur qui est donc de l'ordre de 1 à 120.

Ici, nous allons d'abord présenter quelques éléments quantitatifs permettant de suivre les modifications intervenues dans les réseaux modernes de transport, puis passer à une tentative d'estimation de l'ampleur de la baisse des coûts des transports qui a résulté de ces modifications. Nous négligerons ici les changements importants qui ont précédé les chemins de fer, notamment la création d'un important réseau de canaux qui s'est développé en Angleterre dès la décennie 1760 [23], et dans certains pays d'Europe continentale des 1810-1820 [24].

22. Bien que pendant la première guerre mondiale l'Allemagne réussît à fabriquer 2 500 tonnes de caoutchouc synthétique, ce furent les États-Unis et l'URSS qui amorcèrent la fabrication dans des conditions normales de rentabilité (C. von Klinckowstroem : *Nouvelle Histoire des Techniques*, Paris 1967, p. 388-389).
23. Le fameux canal du duc de Bridgewater est considéré comme étant le premier de l'ère industrielle britannique ; il fut terminé en 1761. Et, vers 1835, l'Angleterre comptait quelque 3 500 km de canaux.
24. Ainsi, en France, alors que du milieu du XVIIe siècle à 1820 on avait construit quelque 1 200 km de canaux, ce chiffre s'élevait à 3 750 dès 1847.

C.1. *L'extension du réseau des chemins de fer et de la navigation à vapeur.*

Le chemin de fer, tel que nous l'entendons, est somme toute un développement assez tardif de la machine à vapeur. N'oublions pas que les machines de Newcomen et de Savary datent du début du XVIIe siècle et que la machine du type de Watt a été développée pratiquement dès 1776. Or, la première ligne publique de chemin de fer utilisant une machine à vapeur ne fut ouverte qu'en 1825 [25]. Il a fallu attendre que des machines à vapeur à plus fort rendement soient mises au point afin d'alléger sensiblement leur poids. Or, des rendements accrus ne peuvent être atteints que par des pressions accrues et celles-ci ne peuvent être atteintes que par une plus forte résistance des chaudières ; c'est Trevithick, à partir de 1800-1804, qui fera les innovations essentielles en ce domaine.

Tableau 7 : *Évolution de la longueur du réseau des chemins de fer (en fin d'année et en kilomètres)*

Année	Total mondial	Europe [a]	Amérique du Nord [b]	Amérique du Sud [c]	Asie [d]	Afrique
1830	212	175	37	—	—	—
1840	7 680	2 930	4 560	195	—	—
1850	38 500	23 500	14 600	410	—	—
1860	108 000	51 900	52 700	1 280	1 390	460
1870	209 800	104 900	89 200	3 980	8 190	1 790
1880	372 400	169 100	161 800	12 900	16 200	4 650
1890	617 300	225 300	291 100	40 300	32 300	9 390
1900	790 100	292 400	340 800	61 400	51 400	20 100
1910	1 030 000	351 300	429 000	97 400	84 500	36 900
1913	1 105 500	362 700	456 200	110 900	92 100	48 000

a. Y compris la Russie d'Asie.
b. États-Unis, Canada (y compris Terre-Neuve).
c. Ensemble de l'Amérique ; à l'exception des États-Unis et du Canada.
d. Sans la Russie d'Asie.

Sources : 1830 : nos estimations d'après les données par pays ; *1840-1913* : d'après W. L. Woytinsky : *Die Welt in Zahlen*, Berlin 1927, vol. 5, p. 34-35.

Si la première ligne de chemin de fer fut britannique et si jusque vers 1880 le Royame-Uni demeura le pays d'Europe au réseau le plus important, dès 1840 l'extension du réseau européen fut très rapide (voir le tableau 7). En ce domaine et grâce en partie aux techniciens et aux capitaux britanniques, le transfert fut très rapide. Sept ans après le Royaume-Uni, la France ouvrait en 1832 sa première ligne de chemin de fer, et elle fut suivie en 1835 par la Belgique et l'Allemagne [26]. Dès 1860, le réseau européen dépassait les 50 000 km et les

25. L'utilisation des rails pour le transport est bien antérieure à cette date (elle remonterait à la première moitié du XVIe siècle ; des améliorations sensibles furent apportées au XVIIIe siècle) et les premières utilisations de locomotives à vapeur sur des rails en fer remontent à 1805.
26. Voici, dans l'ordre chronologique, pour les pays européens les dates d'ouverture des premières lignes publiques de chemins de fer : Angleterre 1825 ; France 1832 ; Belgique et Allemagne 1835 ; Russie 1837 ; Autriche 1838 ; Italie et Pays-Bas 1839 ; Danemark et Suisse 1847 ; Espagne 1848 ; Portugal 1854 ; Norvège 1855 ; Suède

100 000 km ont été dépassés dès 1870 (dont 90 000 pour l'Europe sans la Russie). Ce qui fait, pour l'Europe sans la Russie, 20 km de voies ferrées par 1 000 km^2 ; autrement dit, dans l'hypothèse où ces lignes auraient été uniformément réparties, aucune partie du territoire européen ne se serait trouvée alors à plus de 12 km d'une voie ferrée.

Signalons ici — et ceci est important pour le problème européen — que l'Amérique du Nord (et surtout les États-Unis) a connu un développement encore plus rapide du réseau des chemins de fer (voir le tableau 7) ; développement qui s'explique non seulement par l'immensité du territoire, mais également par l'absence de réseaux de transports plus traditionnels. D'ailleurs, à partir des années 1885 environ, l'Amérique du Nord dépasse définitivement l'Europe en ce domaine (ensemble de l'Europe). Mais, bien sûr, la densité est plus faible car l'Amérique du Nord a une superficie deux fois plus importante que celle de l'Europe [27].

Pour les navires à vapeur, l'évolution a été plus lente, l'avantage de la vapeur n'étant pas aussi net que celui des chemins de fer. Et si la première traversée de l'Atlantique date de 1819 [28], il faudra attendre le milieu du XIXe siècle pour que la flotte des navires à vapeur ait un tonnage significatif (voir le tableau 8). En 1840, la flotte à vapeur ne représentait que 4 % de la flotte totale. Cependant, il convient de noter que la capacité de transport des navires à vapeur était, en raison de leur plus grande vitesse, environ quatre fois plus importante que celle des navires à voile [29]. Donc, en termes de capacité de transport, il s'agit, pour 1840, de quelque 14 %.

Dans le domaine des navires à vapeur, l'ouverture du canal de Suez en 1869 a précipité l'évolution. Dès 1880, en termes de capacité de transport, les navires à vapeur représentent plus de 60 % du total pour atteindre près de 90 % en 1900.

1856 ; Grèce et Roumanie 1869. (Sources : *Universal Dictionary of Railways Officials and Railways Year Book 1946/47*, Londres 1946, p. 398-399, et quelques sources nationales.)

27. Dans un article (« Niveaux de développement économique de 1810 à 1910 » *Annales, Économies, Sociétés, Civilisations*, n° 6, novembre-décembre 1965, notamment p. 1105-1106) nous avons mis au point un indicateur de la densité de développement des chemins de fer qui tient compte à la fois de la population et de la superficie. Empiriquement, nous avons adopté la formule suivante :

$$\text{Indice de développement des chemins de fer : } \frac{V}{P + 3S}$$

où V = Longueur en km des chemins de fer
P = Population en 100 000 unités
S = Superficie en 10 000 km^2.

Sur cette base, les États-Unis ont, dès 1870-1880, le niveau des pays avancés d'Europe, et vers 1890 se trouvent à la première place mondiale en ce domaine. Pour des données par pays (européens), voir dans le chapitre VIII le tableau 54.

28. Il s'agit du *Savannah*. Mais ce navire — comme les autres navires à vapeur qui, dans les années suivantes, traversèrent l'Atlantique — le faisait grâce à l'apport des voiles. Ce n'est qu'à partir de 1837 que les navires purent traverser l'Atlantique entièrement grâce à la vapeur et, de ce fait, réduire considérablement la durée du trajet. Voir notamment : M. Daumas et P. Gille : « Navires et navigation », dans M. Daumas, éd., *Histoire générale des techniques*, t. III : *L'expansion du machinisme*, Paris 1968, p. 345.

29. C'est notamment le ratio utilisé par M. G. Mulhall (*A Dictionary of Statistics*, op. cité, p. 520).

Tableau 8 : *Évolution de la flotte marchande mondiale* [a] *(en milliers de tonnes de jauge nette).*

Année	A vapeur [b]	A voile	Total
1800	—	4 026	4 026
1820	20	5 814	5 834
1840	368	9 012	9 380
1860	1 710	14 890	16 600
1870	3 040	12 900	15 940
1880	5 880	14 400	20 280
1890	8 296	9 166	17 462
1900	13 857	6 674	20 531
1910	23 046	4 624	27 670
1914	28 254	3 686	31 940

a. Navires de moins de 100 tonnes exclus.
b. Y compris navires à moteur.

Sources : L. Isserlis : « Shipping : Merchants Ships of the World », dans *Encyclopedia Britannica*, 14e éd., vol. 20, p. 548-551.

A côté de ces bouleversements entraînés par l'utilisation de la vapeur dans les transports, il ne faut pas négliger la continuation du processus d'amélioration des moyens de transports plus traditionnels. Certes, après 1840, il y a ralentissement du taux d'expansion de la longueur des canaux, mais non régression [30]. Et surtout il y a amélioration et extension du réseau routier dans pratiquement tous les pays européens [31]. A présent, nous allons passer aux conséquences de ces bouleversements sur les prix des transports.

C.2. *Évolution des prix des transports durant le XIXe siècle.*

Les fortes différences des coûts entre les transports par eau et par terre, tant aujourd'hui que, surtout, avant la révolution des chemins de fer, nous obligent à traiter de ces aspects séparément. Nous examinerons d'abord rapidement l'évolution des prix des transports terrestres, pour nous concentrer ensuite sur les prix des transports maritimes.

Pour les transports terrestres, nous nous contenterons de reprendre les données que nous avions rassemblées pour une précédente étude [32] complétées par quelques éléments supplémentaires réunis depuis lors. L'établissement d'un canal entraînait dans les régions directement desservies une baisse très forte des coûts des transports puisqu'on peut estimer qu'avant les chemins de fer le prix moyen du transport par voie de terre était 6 à 8 fois plus élevé que celui du transport par voie d'eau. Mais, hors des régions directement touchées par de tels travaux, il ne semble pas que l'amélioration des autres moyens de transports ait modifié

30. Ainsi, par exemple, en France, alors que, de 1815 à 1830, on construisait en moyenne par an 62 km de canaux et, de 1830 à 1847, 85 km, ce chiffre tombe à 20 km de 1848 à 1908. (Voir P. Bairoch : *Révolution industrielle et sous-développement*, op. cité, p. 32.)
31. L'exception notable en ce domaine est le Royaume-Uni où l'on note même une régression dans l'étendue des routes principales.
32. P. Bairoch : *Révolution industrielle et sous-développement*, op. cité, notamment p. 129-256 et 329-330.

très sensiblement les prix des transports jusqu'à l'avènement des chemins de fer. Les chemins de fer entraînèrent dès le début (les années 1830-1840) une baisse des prix de l'ordre de 2 à 1. Baisse des prix qui va se poursuivre durant tout le siècle et devenir à partir des années 1860-1870 — avec l'extension rapide des réseaux — significative des coûts des transports terrestres moyens. On peut estimer que, de 1850 (sans les chemins de fer) à 1913, la baisse réelle (compte tenu du mouvement général des prix) a été de l'ordre de 10 à 1. Sans les chemins de fer, de 1800 à 1850 la baisse a probablement été de l'ordre de 2 à 1.

En ce qui concerne les transports maritimes, on trouvera dans le tableau 9 les indices des frets les plus représentatifs durant le XIXe siècle. Si l'on peut considérer que l'indice de Kindleberger pour 1870 à 1913 est très probablement suffisamment complet pour décrire l'évolution réelle, le cas est moins net pour l'indice de North (États-Unis-Europe) qui, somme toute, ne concerne que les réseaux Europe-Amérique du Nord. Il est vrai que vers les années 1840-1850 le commerce Europe-Amérique du Nord représentait près de 40 % du commerce extra-européen total.

L'indice général qui figure dans le tableau 9 est basé, pour la période 1870-1913, sur l'indice de Kindleberger. Pour la période précédente, nous avons utilisé l'indice de North, mais en accentuant faiblement la baisse (de 20 % de 1820 à 1870) afin de tenir compte de la probabilité d'une baisse du prix des frets beaucoup plus importante sur les autres trajets. L'indice des prix utilisé pour « déflater » l'indice des prix des frets en valeur courante est la moyenne simple des prix de gros du Royaume-Uni, de la France et des États-Unis pour cette période [33].

A propos de l'indice des frets de Kindleberger, notons qu'il ne s'agit pas d'un indice calculé par cet économiste à partir de données de base, mais d'un indice basé sur d'autres indices de frets. Pour la période 1870-1884, cet indice est basé sur ceux de Hobson et Cairncross ; de 1884 à 1903, sur celui du « Board of Trade » (britannique) ; et de 1903 à 1913, sur l'indice calculé par la revue *Economist.* Ainsi Kindleberger (comme d'ailleurs Cairncross) exclut l'indice de Isserlis [34] jugé non pleinement représentatif car ne concernant que le trafic des lignes non régulières (tramp).

33. Pour le Royaume-Uni nous avons retenu les indices de prix de gros suivants : de 1820 à 1840 la moyenne des indices de Rousseaux et de Gayer-Rostow-Schwartz. De 1850 à 1860 la moyenne des indices de Rousseaux et de Sauerbeck ; et pour la période 1870-1913, à cette moyenne s'ajoute encore l'indice du Board of Trade. (Sources : d'après B. R. Mitchell et P. Deane : *Abstract of British Historical Statistics*, op. cité).

Pour la France, nous avons utilisé la moyenne de l'indice des prix de gros de 45 articles (*Bulletin de la Statistique générale de la France*, oct. 1911 et avr.-juin 1928) et celui des prix intérieurs de M. Lévy-Leboyer : « L'héritage de Simiand : prix, profits et termes des échanges au XIXe siècle », *Revue Historique*, n° 493, janv.-mars 1970, p. 77-120. Pour les États-Unis, l'indice des prix de gros de Warren et Pearson a été raccordé à celui du Bureau of Labor Statistics. (Sources : d'après *Long Term Economic Growth 1860-1970*, US Bureau of Economic Analysis, Washington 1973, et *Historical Statistics of the United States : Colonial Times to 1957*, op. cité.) Notons que, dans l'ensemble, les trois séries de prix de gros ont évolué d'une façon très homogène, sauf pour 1870 où les prix américains sont nettement plus élevés. Cela est probablement la conséquence de la guerre de Sécession ; aussi avons-nous pour cette date calculé une moyenne pondérée où l'importance relative des États-Unis est deux fois plus faible que celle de chacun des deux autres pays.

34. L. Isserlis : « Tramp Shipping Cargoes and Freights », *Journal of the Statistical Society*, vol. CI, 1938, Londres 1938, p. 53-134 (notamment p. 122).

Tableau 9 : *Évolution du coût des frets (moyennes annuelles triennales, sauf 1913 ; 1899-1901 = 100).*

Année	Indice des coûts des frets à prix courants			Indice « international » des prix de gros [d]	Indice des coûts des frets à prix constants
	États-Unis Europe [a]	Europe industrialisée [b]	Indice général [c]		
1820	303.9	—	482.7	143.2	337.1
1830	213.8	—	327.3	121.9	268.5
1840	214.5	—	316.7	126.9	249.6
1850	122.4	—	174.2	104.3	167.0
1860	142.1 [e]		203.2	128.3	158.2
1870	160.5	212.4	212.4	140.0	151.7
1880	174.3	180.0	180.0	120.2	149.8
1890	120.3	126.9	126.9	102.8	123.4
1900	100.0	100.0	100.0	100.0	100.0
1910	69.0 [f]	83.2	83.2	116.9	71.2
1913 [g]	—	109.1	109.1	123.8	88.1

a. Indice calculé par D. C. North : « Ocean Freight Rates and Economic Development 1750-1913 », *Journal of Economic History*, 1958, vol. XVIII, nº 4, p. 549.
b. Indice calculé par C. P. Kindleberger : *The Term of Trade : A European Case Study*, Cambridge (Mass.) 1956, p. 19.
c. Indice basé sur les deux précédents indices, mais modifié pour la période 1820-1860 (voir le texte).
d. Nos calculs (voir le texte).
e. 1857-1859.
f. L'indice s'arrêtant à 1910, nous avons extrapolé la donnée pour 1911 en nous basant sur d'autres indices disponibles.
g. Non pleinement significatif en raison de l'importante grève de 1912.

NB : Le faible degré d'arrondissement des chiffres n'implique nullement une marge d'erreur correspondante.

Sur la base des données du tableau 9 et en tenant compte du fait que la baisse des coûts des frets a été accompagnée d'une baisse très sensible des taux d'assurances et aussi des coûts de la manutention, on peut estimer que la baisse réelle des prix du transport maritime a dû être, durant le XIXe siècle, dans les proportions proches de 7 à 1.

Les données ci-dessus se rapportent à ce qu'on pourrait considérer comme la moyenne des coûts des transports maritimes, moyenne qui incorpore des données assez divergentes. En effet, selon les trajets, l'évolution a été très diversifiée : les baisses des prix étant beaucoup plus accusées pour des axes de transports maritimes où, précédemment, le trafic était assez restreint ; ou pour des axes où les régimes des vents impliquaient de très longs trajets.

D. *Les métaux précieux : le bouleversement du XIXe siècle.*

Après le premier bouleversement entraîné par l'arrivée en Europe, aux XVIe et XVIIe siècles, des métaux précieux d'Amérique, le flux de production d'or et d'argent est demeuré relativement stable jusqu'à la fameuse découverte, en janvier 1848, de très riches filons en Californie. Cette seule région produisit, rien que jusqu'en 1870 (c'est-à-dire en vingt-deux ans), autant d'or que le monde entier en 90-100 ans avant 1848. La découverte de l'or aux États-Unis accéléra les effets de prospection à travers le monde et surtout dans les pays non européens peu densément peuplés. Et, dès février 1851, c'est l'Australie qui s'ajoute à la liste restreinte des gros producteurs d'or [35]. Celle-ci est rejointe, en 1886, par l'Afrique du Sud. Ces trois pays fournissent vers la fin du XIXe siècle les deux tiers de la production mondiale d'or.

Pour l'argent, le bouleversement du XIXe siècle est moins profond, mais néanmoins très important. Il débute plus tardivement que pour l'or. C'est également les États-Unis qui ont conduit à modifier la situation en ce domaine. La découverte, en 1859, de nouveaux gisements dans le Colorado et le Nevada (notamment le très riche filon de Comstoc Lode) entraîne une expansion extrêmement rapide de la production d'argent et fait passer dans une première étape la production annuelle des États-Unis d'une tonne par an de 1851 à 1858 à 247 tonnes de 1863 à 1865. L'ouverture de nouvelles mines d'argent et l'intensification de l'exploitation de certaines autres font passer cette production dans une deuxième étape à 817 tonnes par an pour 1872-1875 [36].

Tableau 10 : *Production mondiale d'or et d'argent (moyennes annuelles).*

Années	Quantité (en tonnes)		Valeur (en millions de dollars)		
	Or	Argent	Or	Argent	Total
1493-1600	7,7	222,3	4,7	12,3	17,0
1601-1700	9,1	372,3	6,1	17,7	23,8
1701-1800	19,0	570,4	12,6	23,7	36,3
1801-1810	17,8	894,2	12,6	37,0	49,5
1811-1820	11,5	540,8	7,6	22,5	30,1
1821-1830	14,2	460,6	9,4	19,1	28,6
1831-1840	20,3	596,5	13,5	24,8	38,3
1841-1850	54,8	780,4	36,4	32,4	68,8
1851-1860	197,5	895,6	134,1	37,2	171,3
1861-1870	206,1	1 220,1	125,3	50,7	176,0
1871-1880	185,1	2 201,0	115,1	86,6	201,8
1881-1890	161,8	3 195,2	112,6	106,7	219,3
1891-1900	316,8	5 313,2	211,5	118,5	330,0
1901-1910	567,8	5 678,5	377,9	105,8	483,7
1911-1913	696,1	6 992,0	463,2	133,7	596,9

Sources : 1493-1870, d'après A. Soetbeer : *Edelmetallproduktion...*, op. cité ; *1870-1913,* d'après G. Sunbarg, *Aperçus statistiques internationaux*, op. cité, p. 294, et *Annuaire Statistique de la France,* partie rétrospective.

---

35. C'est d'ailleurs un mineur californien qui découvrit le premier filon en Australie. Dans la décennie 1831-1840, les principaux producteurs d'or sont les suivants (production annuelle en kg) :

Russie	7 050
Brésil	3 000
Autriche-Hongrie	1 625
Chili	1 200
États-Unis	850
Monde	20 290

Sources : A. Soetbeer : *Edelmetallproduktion und Wert verhältnis zwischen Gold und Silber, seit der Entdeckung Amerikas bis zur Gegenwart,* Gotha 1879.

36. D'après *Historical Statistics of the United States*, op. cité, p. 371.

Le tableau 10 permet de suivre l'évolution de la production des métaux précieux depuis le début du XVIe siècle à 1913. Il va de soi que les estimations de la période antérieure au XIXe siècle doivent comporter une certaine marge d'erreur, toutefois pas assez importante pour modifier la tendance générale à long terme.

Alors que, durant le XVIIIe siècle et de 1800 à 1848, la valeur de la production mondiale annuelle de métaux précieux s'élevait à quelque 35-37 millions de dollars, celle-ci passa à plus de 170 millions annuellement pour la période 1850-1870. Une nouvelle inflexion de la courbe se produisit vers 1889-1891 [37]. La quantité totale d'or et d'argent extraite durant les soixante-cinq années, allant de 1848 à 1913, dépasse de quelque 60 % celle extraite durant les trois siècles et demi auparavant. De sorte que le stock mondial d'or et d'argent atteint, dès 1880, le double de celui du début de ce siècle et le triple dès 1905-1910.

37. Si l'on se base seulement sur l'évolution de la production d'or — qui, vers cette époque, est plus significative des moyens de payement (en raison de la généralisation de l'étalon-or) — cet infléchissement de la courbe se situe à partir de 1889 où, pour la première fois, la production mondiale annuelle d'or dépassa les 180 tonnes pour atteindre, dès 1895, plus de 300 tonnes, contre 158 tonnes en moyenne de 1879 à 1888.

CHAPITRE III

Un siècle d'histoire douanière de l'Europe 1815-1914

Si, en schématisant, on peut dire que les XVIe et XVIIe siècles, à savoir ceux du mercantilisme, étaient par là même des siècles de protectionnisme, le XVIIIe siècle, lui, est un siècle de transition. Sa première moitié peut encore être rattachée au mercantilisme, mais sa physionomie change après 1760. Avec les physiocrates d'abord, Adam Smith par la suite, et surtout avec le traité de commerce anglo-français de 1786, le libéralisme en matière de commerce international, partie intégrante du « laisser faire » économique, se concrétise sinon en Europe, du moins dans les échanges entre deux de ses principales puissances. Mais les espoirs non réalisés du traité de 1786 et surtout la guerre feront s'achever ce XVIIIe siècle avec un retour au protectionnisme.

Le XIXe siècle ressemble quelque peu au précédent par les alternances. L'histoire des politiques douanières des pays européens au XIXe siècle peut se diviser en cinq phases (sans compter celle du protectionnisme assez général des quinze premières années) :

1) 1815-1846 : adoption graduelle du libre-échange au Royaume-Uni, mais en général maintien ou renforcement du protectionnisme en Europe continentale ;
2) 1846-1860 : efforts du Royaume-Uni et de nombreux groupes de pression nationaux pour étendre la politique libérale à l'Europe continentale ;
3) 1860-1879 : adoption et phase libre-échangiste dans la plupart des pays européens ;
4) 1879-1892 : retour au protectionnisme de la plupart des pays d'Europe continentale ;
5) 1892-1914 : accentuation de la pression des groupes protectionnistes au Royaume-Uni et renforcement du protectionnisme en Europe continentale.

Nous allons examiner chacune de ces phases avec un peu plus de détails [1].

1. Vu l'absence d'études complètes et récentes sur l'histoire tarifaire de l'Europe, ce chapitre s'appuie sur un nombre assez large de sources. Mais, afin d'alléger le texte

A. *1815-1846 : adoption graduelle du libre-échange au Royaume-Uni, mais maintien ou renforcement du protectionnisme en Europe continentale.*

Au Royaume-Uni le combat politique entre partisans du libre-échange et partisans du protectionnisme débuta pratiquement avec la fin des hostilités avec la France, c'est-à-dire en 1815. C'est à ce moment que la « gentry » fit voter la loi sur les grains (Corn Law) destinée à protéger l'agriculture locale contre l'importation de céréales étrangères. Ce qui eut pour conséquence de maintenir à un niveau relativement élevé le prix des produits alimentaires et, de ce fait, des salaires, au mécontentement des industriels désireux d'élargir encore leur marché extérieur grâce à la combinaison d'une industrie mécanisée payant des salaires peu élevés. Ainsi débuta le conflit entre les intérêts de l'agriculture, dont l'importance relative dans la vie économique déclinait, et ceux de l'industrie manufacturière qui était en train de devenir le principal secteur d'activité. Conflit où le rapport des forces des deux secteurs et le degré de convergence de leurs intérêts détermineront les modifications des politiques douanières, non seulement du Royaume-Uni, mais de pratiquement tous les États européens.

Les intérêts de l'industrie — donc du libre-échange — avaient au Royaume-Uni des alliés convaincus et convainquants parmi les économistes les plus prépondérants. Ricardo, dès 1815, attaqua les Corn Laws en mettant en relief le coût de revient trop élevé, pour l'économie dans son ensemble, d'une trop forte protection de l'agriculture. Dès 1820, la pression des partisans du libre-échange s'accentue et se concrétise par la pétition dite des « marchands » rédigée par

---

et vu le caractère relativement objectif des informations, nous ne ferons qu'un nombre limité de renvois. Outre les indications complémentaires (voir les notes) et les histoires générales ou économiques des divers pays, le présent chapitre est basé sur les sources suivantes :

France : voir la note 4 de notre article « Commerce extérieur et développement économique : quelques enseignements de l'expérience libre-échangiste de la France au XIXe siècle » (dans *Revue Économique*, vol. XXI, n° 1, janv. 1970, p. 4) où figurent 17 titres traitant de ce problème.

Royaume-Uni : B. H. Brown : *The Tariff Reform Movement in Great Britain, 1881-1895*, New York 1943 ; W. Cunningham : *The Rise and the Decline of the Free Trade Movement*, Londres 1904 ; N. McCord : *Free Trade : Theory and Practice from Adam Smith to Keynes*, Newton Abbot 1970 ; A. Prentice : *History of the Anti-Corn League*, (1853). Nouvelle édition avec une introduction de W. H. Chaloner, Londres 1953 ; J. B. Williams : *British Commercial Policy and Trade Expansion, 1750-1850*, Oxford 1972.

Reste de l'Europe et généralités : P. Ashley : *Modern Tariff History*, 2e édition, Londres 1910 ; W. H. Dawson : *Protection in Germany : A History of German Fiscal Policy during the 19th Century*, Londres 1904 ; E. Derobert : *La politique douanière de la Confédération Suisse*, Genève 1926 ; F. J. Coppa : « The Italian Tariff and the Conflict between Agriculture and Industry », *Journal of Economic History*, vol. 30, n° 4, déc. 1970, p. 742-769 ; *Kelly's Customs Tariffs of the World*, Londres (annuellement depuis 1905) ; P. H. Schmidt : *Die Schweiz und die Europäische Handelspolitik*, Zurich 1914 ; A. Zimmermann : *Geschichte der Preussische-Deutschen Handelspolitik*, Leipzig 1891 ; A. Zimmermann : *Die Handelspolitik des Deutschen Reiches*, Berlin 1901.

l'économiste Thomas Tooke [2]. Pétition remise à la Chambre des Communes par l'influent banquier Baring.

Il appartiendra à Huskisson — influencé, semble-t-il, par le contact qu'il eut, dans sa jeunesse passée à Paris, avec les physiocrates — d'introduire, à partir de 1822, les premières mesures libérales : réduction des droits de douane sur les matières premières et produits industriels, suppression des prohibitions et surtout réforme des fameux Navigation Acts introduits à partir du milieu du XVIIe siècle afin de monopoliser en faveur de la flotte anglaise le commerce extérieur anglais. En 1828 est votée l'échelle mobile des céréales (ou les Corn Laws) qui réduisit un peu le protectionnisme agricole. L'échelle mobile des céréales est une mécanique douanière, utilisée par un certain nombre de pays, dans laquelle les droits de douane pour les céréales étaient mobiles. Ces droits variaient en relation inverse avec le niveau des prix intérieurs de céréales et, de ce fait, tendaient à réduire au maximum les importations sans cependant occasionner une disette. D'autre part, lorsque les prix intérieurs dépassaient un certain seuil, les exportations de céréales étaient prohibées afin de ne pas réduire l'offre locale. Dans le cas de l'Angleterre, l'adoption d'une échelle mobile constitua une certaine réduction du protectionnisme agricole, car les limites inférieures des droits de douane étaient nettement au-dessous du niveau général antérieur des Corn Laws. En 1833, quelques nouvelles réductions douanières sont introduites.

Mais le principal obstacle au libre-échange effectif reste cette protection substantielle accordée à l'agriculture. Et comme celle-ci implique des prix plus élevés des produits alimentaires, donc des salaires minima, la stratégie des industriels, et surtout de ceux engagés dans le secteur cotonnier, se servira de la misère des ouvriers pour renforcer leur action contre les Corn Laws. Les libre-échangistes insistaient également sur le fait qu'en réduisant les importations de produits alimentaires en provenance des pays à excédents agricoles, les Corn Laws réduisaient ainsi les possibilités d'exportation vers ces pays d'articles manufacturés britanniques. En 1836, fut fondée à Manchester la fameuse Anti-Corn Laws League, animée cependant par des hommes sincères : Bright, et surtout Richard Cobden qui sera le véritable « apôtre » (très sincère d'ailleurs) du libre-échange. L'Anti-Corn Laws League devint très rapidement un groupe de pression très actif, construisant son quartier général, le Free Trade Hall, et s'engageant dans un vaste programme de publications (hebdomadaires et autres) et de conférences.

A côté de ces aspects socio-économiques dominants, il ne faut pas négliger les implications de politique internationale mises en avant par l'Anti-Corn Laws League qui voyait dans le libre-échange un facteur puissant de paix internationale grâce à la prospérité et à l'interdépendance des nations. Richard Cobden a des accents lyriques à ce propos et va jusqu'à rêver à la « Commune » (voir le texte n° 3, p. 56). Cependant, il ne faut pas conclure que cet aspect d'idéalisme indéniable était la seule composante du groupe libre-échangiste. Comme le souligne très bien Semmel [3], une certaine visée impérialiste était

2. Étant donné leur caractère très révélateur, nous avons jugé utile de reproduire, en annexe au présent chapitre, des extraits de huit textes parmi les plus significatifs de l'histoire douanière de l'Europe au XIXe siècle. Voir le texte n° 1, p. 55, pour un extrait de la Merchants Petition.
3. B. Semmel : *The Rise of Free Trade Imperialism : Classical Political Economy, th Empire of Free Trade and Imperialism 1750-1850*, Cambridge 1970.

loin d'être absente de ce groupe. Joseph Hume ne déclarait-il pas qu'en élargissant son commerce extérieur l'Angleterre pourrait rendre tout le monde tributaire d'elle [4] ? Et si l'ampleur et la réalité de la composante « impérialiste » du libre-échange peuvent prêter à de longs débats (voir la fin de la section A du chapitre IX), il est difficile de l'absoudre totalement de ce « péché ».

En avril 1842, Peel introduisit une réforme douanière assez libérale qui non seulement réduisit sensiblement les droits de douane, mais supprima également les taxes à l'exportation de la laine et surtout abrogea totalement l'interdiction d'exporter des biens d'équipement, interdiction qui avait été introduite dès 1774. Ces mesures s'intégrèrent dans le cadre général d'une réforme financière — à laquelle s'était attaché Peel — qui, en réintroduisant l'impôt sur le revenu (aboli en 1815), permit et permettra de trouver ainsi des ressources budgétaires pour compenser celles perdues par la baisse des tarifs douaniers. Mais il convient de noter que Peel, quoique libéral en matière économique, avait été élu en 1841 sur un programme qui prévoyait le maintien des Corn Laws. Ce n'est que progressivement que Peel, dont l'intérêt pour les sciences économiques était très grand, modifia son opinion. Mais il faudra attendre décembre 1845 pour qu'il fasse connaître publiquement son « revirement ». Ce qui lui valut les attaques d'une fraction du parti conservateur et, notamment, du leader de cette fraction, Disraëli, qui l'accusa d'avoir trahi les principes de leur parti.

Bref, bien qu'atténué, le principal obstacle au libre-échange subsistait et c'est « grâce » aux mauvaises conditions climatologiques de 1845 (un été et un automne très pluvieux), auxquelles s'ajouta la récolte catastrophique de pommes de terre en Irlande, que, le 6 juin 1846, fut adoptée la loi du 15 mai abrogeant les Corn Laws. Comme l'écrivit Morley, dans son livre sur la vie de Cobden [5], « It was the rain that rained away the Corn Laws » (c'est la pluie qui emporta les lois sur les grains). Cette loi abolit également les droits sur les animaux vivants et, pratiquement, sur toutes les viandes ; elle réduisit ou supprima un grand nombre de droits sur les articles manufacturés et entraîna une scission du parti conservateur et, de ce fait, un peu plus tard la démission de Peel (les deux tiers des membres du parti n'ayant pas suivi Peel dans la question de la politique des Corn Laws).

La date du 15 mai 1846 est considérée, à juste titre, comme marquant le début de l'ère libre-échangiste au Royaume-Uni. Et, par une de ces coïncidences dont l'histoire est fertile, l'année 1846 (mais six mois plus tard : novembre) est celle du suicide de Frédéric List (malade et en butte à des ennuis financiers), le théoricien le plus influent du protectionnisme du XIXe siècle. Mais si des événements climatologiques ont été largement à la base de l'abrogation des Corn Laws, ils n'ont fait qu'accélérer une inflexion de la politique commerciale que les modifications des rapports des forces auraient, de toute façon, entraînée. Car si, vers 1810, la valeur ajoutée de l'agriculture du Royaume-Uni dépassait encore de 70 % celle du secondaire, vers 1840 c'était celle du secondaire qui dépassait de 60 % celle de l'agriculture.

Mais, en même temps que l'Angleterre — prenant conscience de son avance industrielle — tirait des conséquences sur le plan de sa stratégie des échanges

4. B. Semmel : *The Rise of Free Trade ...*, op. cité, p. 148.
5. J. Morley : *Life of Richard Cobden*, Londres 1882.

internationaux en adoptant le libre-échange, l'Europe continentale dans son ensemble prenait conscience, elle, de son retard et cherchait dans un mercantilisme de forme nouvelle — un mercantilisme plus défensif qu'offensif, bref dans ce qu'on appellera dès les années 1840 le protectionnisme — une voie pour rattraper son retard économique. Notons, et ceci est important, que pour la première fois dans l'histoire on commence à raisonner en termes de niveaux de développement qu'il faut gravir plus ou moins rapidement et non en termes de richesses totales dont il faut s'approprier la plus grande part.

En France, la chute du Premier Empire (avril 1814) fut marquée par une très éphémère libéralisation du système douanier qui ne dura que quelques mois ; car, dès décembre 1814, on assista à la mise en place d'une législation relativement protectionniste. Sous la pression conjuguée des agriculteurs et des industriels, la loi du 17 décembre 1814 fut renforcée à plusieurs reprises en 1816 et 1817. En 1819, après de successifs relèvements des droits de douane sur les céréales, la France introduisit, ou plutôt réintroduisit, cette pièce maîtresse de la politique douanière agricole qu'était « l'échelle mobile des céréales » [6]. Celle-ci fut encore renforcée en 1821. Parallèlement à ce renforcement du protectionnisme céréalier, les lois de 1820, 1822 et 1826 aggravèrent le caractère protectionniste de la législation tant pour les produits agricoles qu'industriels ou miniers.

La politique douanière de la monarchie censitaire (1830-1848) fut d'abord marquée par un léger recul du protectionnisme, en ce sens que certaines prohibitions furent levées (mais furent remplacées par des droits très élevés) et que certains droits furent réduits (lois de 1834 et 1836). A propos de la baisse de ces droits, il convient de noter qu'étant donné qu'une importante fraction de ceux-ci étaient spécifiques, la baisse des prix intervenue entre les années 1820-1824 et 1830-1834 [7] s'est traduite en fait par un certain renforcement du protectionnisme. La loi de 1841, quant à elle, « éleva plus de droits de douane qu'elle n'en baissa » [8] et celle de 1845, la dernière de ce régime politique en la matière, renforça encore la protection de l'industrie (notamment celle des biens d'équipement).

En Allemagne, la patrie de List, la période 1815-1846 est celle de la formation du Zollverein, dont la philosophie économique de base est de créer une zone de libre-échange de taille suffisante afin qu'à l'abri d'une protection douanière commune — d'abord modérée — se créent des conditions favorables à l'industrialisation. En 1818, cette union douanière est créée pour les différentes provinces prussiennes. En 1828, la Bavière et le Wurtemberg rejoignent l'union et, en 1834, celle-ci comprend toute l'Allemagne, à l'exception des villes hanséatiques tournées traditionnellement vers l'Angleterre. A partir de 1840, le caractère protectionniste du Zollverein s'accentue. En 1843, les droits de douane sur certains fils de coton sont accrus de 50 %. Et les modifications en hausse des tarifs pour les produits manufacturés se succèdent en 1844 et en 1846.

6. Une première loi instituant une échelle mobile pour les céréales fut promulguée en 1804 (et supprimée en 1814).
7. Entre ces deux périodes, les prix intérieurs des articles manufacturés ont baissé d'environ 20 % et les prix d'importation de ces articles de quelque 10 %. (D'après M. Lévy-Leboyer : « L'héritage de Simiand : prix, profits et termes des échanges au XIXe siècle », *Revue Historique*, n° 493, janv.-mars 1970, p. 108-109.)
8. E. Levasseur : *Histoire du commerce de la France*, t. II, Paris, 1912, p. 170.

Hausse des tarifs encore accentuée par la baisse des prix, la plupart des droits étant spécifiques.

De son côté, l'Autriche essaie de créer une union douanière susceptible de contrebalancer celle de l'Allemagne. Là, peut-être encore plus qu'en Allemagne, les idées de List, adoptées par l'homme d'État Bruck, sont à l'honneur. Mais la diversité, sinon la divergence, des intérêts des régions de l'Empire austro-hongrois rend leur application plus malaisée.

Laissons de côté l'Italie, dont l'unité est encore en devenir, pour dire quelques mots de deux autres grands États. En Russie, l'industrialisation ne sera un souci réel d'État qu'après 1860 et même qu'à partir de 1891. Mais le comte Kankrin, ministre des finances (desquelles relève aussi l'industrie) de 1823 à 1844, basait l'encouragement « timide » de l'industrie essentiellement sur des tarifs protecteurs. En Espagne, on passe, avec le nouveau tarif de 1825, du mercantilisme des siècles précédents au protectionnisme du XIXe siècle, car il faut mettre la législation douanière en harmonie avec la situation nouvelle d'une métropole à empire colonial considérablement réduit (notamment par l'indépendance des pays d'Amérique latine).

Par la nature même de leur taille, les petits pays d'Europe avaient des tendances protectionnistes un peu moins marquées. Mais, à part les Pays-Bas, le Danemark et le Portugal — libéraux de longue date, car spécialisés ou ayant été spécialisés dans le commerce international — ceux qui adopteront des politiques libre-échangistes le feront surtout après 1846. La Belgique, qui avait hérité des Pays-Bas une législation libérale, modifiera celle-ci dès 1840 et renforcera encore le protectionnisme en 1842 et 1845. La Suède, elle, était très protectionniste dès le début de ce siècle et la libéralisation intervenue en 1828 était assez relative. Quant à la Suisse, elle restait encore (jusqu'en 1850) sous le régime de l'indépendance des cantons en matière douanière. D'où grande diversité des régimes douaniers (dès 1815, la Confédération suisse comptait, comme aujourd'hui, vingt-deux cantons) établis en fonction des structures économiques et des politiques commerciales de chaque canton.

B. *1846-1860 : efforts du Royaume-Uni et de nombreux groupes de pression nationaux pour étendre la politique libérale à l'Europe continentale.*

Pendant qu'au Royaume-Uni le libéralisme devenait encore plus intégral, sur le continent le protectionnisme, soumis aux assauts de la propagande libre-échangiste, résistait. Certes, les partisans du libéralisme avaient obtenu, grâce à la poursuite de l'avance britannique, un atout de poids : le pays le plus développé était devenu le pays le plus libéral. Dès lors, il était facile de lier la puissance économique au libre-échange, alors qu'en fait le lien de causalité avait été inverse.

En 1849 le Royaume-Uni donnait une preuve supplémentaire de son libéralisme : le Parlement votait la loi abrogeant à partir du début de 1850 les fameux Navigation Acts. Rappelons que la série des actes de navigation, dont le premier remonte à 1651, en réservant à la marine anglaise l'essentiel du commerce extérieur de ce pays, avait contribué largement à la suprématie de la flotte anglaise qui s'était affirmée à partir du début du XVIIIe siècle. Suprématie de la flotte qui ne fut pas étrangère à la suprématie commerciale et au succès de l'expansion coloniale anglaise.

Dès août 1846, la réussite assurée de ses idées dans son pays, Cobden commençait ses tournées européennes. Il vécut pratiquement à l'étranger jusqu'en juin 1859, poursuivant sa croisade commencée à Manchester en octobre 1838. Un peu partout en Europe, des groupes de pression, généralement animés par des industriels et des économistes, se constituaient en vue de lutter contre certains tarifs jugés prohibitifs. En France et en Belgique, il s'agit surtout des saint-simoniens : avec la Société d'Économie Politique et le *Journal des Économistes* pour la France ; la Société Belge d'Économie Politique et *L'Économiste Belge* pour la Belgique. Belgique où, d'ailleurs, dès 1847 se fonda l'Association Belge pour la Liberté Commerciale, sous l'égide de laquelle se réunit, en 1847, à Bruxelles, le Congrès des Économistes qui, en fait, était un congrès international des libre-échangistes. En Allemagne, il se forma un grand nombre d'associations favorables au libéralisme, notamment la Freihandelsverein. D'ailleurs, il est intéressant de noter que le principal leader de ces associations allemandes était un anglais : John Prince Smith, installé dans ce pays depuis l'âge de vingt et un ans [9].

Et c'est généralement à l'instigation de ces groupes nationaux de pression et parfois aussi sous l'influence plus directe des Britanniques que des réductions tarifaires furent effectuées dans la plupart des grands pays d'Europe. Mais celles-ci ne furent pas très importantes, de sorte qu'elles n'ont fait qu'atténuer légèrement le caractère nettement protectionniste des législations douanières des grands pays d'Europe continentale [10].

Par contre, parmi les pays de faible taille, le libéralisme en matière de commerce extérieur progressait. La Hollande, dès 1846, supprimait ses droits très faibles d'importations. Toutefois ce pays garda, jusqu'en 1864, un tarif préférentiel pour ses produits dans ses dépendances d'outre-mer. En Belgique, une législation douanière moins protectionniste est mise en place à partir de 1849 et, surtout, à partir de 1851 ; modification de la politique commerciale rendue possible par l'arrivée au pouvoir des libéraux qui obtenaient, pour la première fois, la majorité aux élections de juin 1847. Mais il faudra attendre le traité franco-belge (mai 1861) pour l'instauration d'un véritable libre-échange. De même en Suisse, l'arrivée au pouvoir des libéraux entraîna une libéralisation de la politique douanière ; d'ailleurs le premier tarif confédéral de 1850 était de caractère non protectionniste. La Suède, qui, au début du XIXe siècle, avait, comme nous l'avons vu, un système douanier hautement protectionniste, le libéralisa légèrement en 1828, et une nouvelle étape vers le libre-échange fut

9. W. O. Henderson : « Prince Smith and the Free Trade in Germany », *The Economic History Review*, vol. II, n° 3, 1950, p. 295-302.
10. C'est ainsi que, juste avant 1860 en France, en sus des droits élevés, la prohibition était encore absolue pour les produits suivants : « Fils et tissus de laine, de coton, tissus de lin brodés en coton, fils et tissus de poils autres que les châles et écharpes de cachemire, vêtements confectionnés, peaux préparées, ouvrages en peau ou en cuir, plaqués, coutellerie, ouvrages en métaux, fontes en morceaux de moins de 15 kg, fer forgé en massiaux ou en prismes, fils de laiton poli, sucre raffiné, savons autres que de parfumerie, extraits de bois de teinture, garancine, produits chimiques non dénommés, poterie de terre de pipe et de grès fin, verres et cristaux, mélasse étrangère, curcuma en poudre, médicaments composés non dénommés, extrait de quinquina, chicorée moulue, tissus de crin, tissus d'écorce, voitures suspendues, bâtiments de mer et tabletterie. » M. Ame : *Étude sur les tarifs de douanes et les traités de commerce*, vol. I, Paris 1876, p. 287.

franchie en 1857. Le Portugal et le Danemark, dont l'essentiel du commerce s'effectuait avec l'Angleterre, étaient liés à ce pays par des traités de commerce qui donnaient un caractère libéral à ces échanges.

C. *1860-1879 : adoption et phase libre-échangiste de la plupart des pays européens.*

Toutefois, malgré ces succès, somme toute de portée limitée, puisque ces quelques petits pays — que l'on peut considérer comme libre-échangistes — ne représentaient que 4-5 % de la population totale d'Europe continentale, la période libre-échangiste ne débuta réellement qu'en 1860 avec le traité de commerce franco-britannique. La concentration des efforts des libre-échangistes anglais sur la France, plutôt que sur un autre pays européen, s'explique en grande partie par le fait que la France était non seulement un des principaux partenaires commerciaux européens de la Grande-Bretagne, mais qu'elle était surtout le pays pour lequel le déficit commercial était le plus élevé. De 1854 à 1860, la moyenne des exportations britanniques à destination de la France s'élevait à 25,6 millions de dollars annuellement, alors que les importations en provenance de la France atteignaient 62,5 millions, soit un déficit de 36,9 millions. Vers l'Allemagne, les exportations britanniques s'élevaient à 56,9 millions, mais le déficit était de 6,9 millions seulement.

Ce que les tenants du protectionnisme de l'époque, c'est-à-dire la grande majorité des notables qui siégeaient à la Chambre, qualifièrent de nouveau « coup d'État » fut révélé par une lettre de Napoléon III au Ministre d'État. Cette lettre, datée du 5 janvier 1860 et publiée par le *Moniteur* du 15 janvier, présente un vaste programme de réformes libérales dans lequel s'inscrit clairement l'intention de l'Empereur de signer des traités de commerce (voir texte nº 4, p. 57). En quelque sorte, par cette lettre on rendait publiques les négociations secrètes dont on peut faire remonter l'origine à la rencontre, à Paris, en 1846, de Richard Cobden avec Michel Chevalier, ancien saint-simonien, professeur d'économie politique au Collège de France. Devenu membre du Conseil d'État, Chevalier joua un rôle important dans les négociations officieuses qui débutèrent en octobre 1859 avec le Royaume-Uni en vue de la conclusion d'un traité de commerce entre les deux pays [11] ; celui-ci, conclu pour dix ans, fut signé le 23 janvier 1860. Grâce à une disposition législative, on évita l'écueil parlementaire qui aurait été probablement fatal au projet. Ainsi, fort du soutien de Napoléon III, acquis aux idées libre-échangistes lors de ses longs séjours (deux et six ans) en Grande-Bretagne et qui voyait des implications politiques dans ce traité, un groupe de théoriciens parvint à introduire en France, et par là indirectement sur le continent européen, le libre-échangisme ; et cela contre la volonté de la grande majorité des responsables des divers secteurs économiques. Ce fut donc une victoire pour les libéraux ; car, comme le note Lutfalla [12],

11. A. L. Dunham : *The Anglo-French Treaty of Commerce of 1860 and the Progress of Industrial Revolution in France*, Michigan 1930.
12. M. Lutfalla : « Aux origines du libéralisme économique en France : le *Journal des Économistes*. Analyse du contenu de la première série, 1841-1853 », *Revue d'Histoire Économique et Sociale*, vol. L, année 1972, nº 4, p. 494-517.

« l'agitation pour le libre-échange est une des grandes tâches des libéraux français de la première moitié du XIXe siècle ».

La France supprima toutes les prohibitions et les remplaça par des droits de douane qui ne devaient pas dépasser 30 % *ad valorem* (25 % à partir du 1er octobre 1864). La plupart des droits de douane sur les matières premières et les produits alimentaires furent abolis (l'échelle mobile des céréales fut supprimée en 1861). Le Royaume-Uni laissa entrer en franchise un grand nombre de produits français et supprima le droit de sortie pour la houille. Signalons ici que les droits de douane sur les vins furent réduits de plus de 80 % ; la France escomptait un fort développement de la consommation anglaise qui ne se matérialisa pas pleinement. Le traité franco-britannique comportait la clause de la nation la plus favorisée. Clause qui jouera un grand rôle dans l'histoire douanière de la seconde moitié du XIXe siècle.

Ce traité franco-britannique, d'ailleurs suivi très rapidement par d'autres traités liant la France à un grand nombre de pays, précipita le désarmement douanier de l'Europe continentale, notamment par le biais de la clause de la nation la plus favorisée. L'Allemagne, ou plus exactement la Prusse (au nom du Zollverein), ratifia le traité avec la France en août 1862 ; ce qui amena une réduction des droits de douane de l'ordre de 40 à 80 % pour les articles en coton, de 25 % pour le fer brut, de 80 % pour les articles très élaborés en fer, de 60 à 80 % pour les vêtements en laine, etc. Les réductions tarifaires furent encore renforcées notamment en 1868, 1870, 1873 et 1877. Mais, déjà auparavant (mai 1861), avait été signé le traité franco-belge. Et, entre 1863 et 1866, la plupart des pays européens, par le biais de traités avec la France, entrait dans le réseau du libre-échange, dans ce qu'on a appelé le réseau du traité de Cobden. L'Italie le fit en janvier 1863, mais, déjà en 1861, l'unification s'était traduite par l'application à l'ensemble de l'Italie, du régime tarifaire piémontais libéralisé sous l'impulsion de Cavour en 1851 et 1859. L'Italie fut suivie par la Suisse en juin 1864 ; par la Suède et la Norvège en février 1865 ; par les villes hanséatiques un mois plus tard ; par l'Espagne en juin 1865 ; par les Pays-Bas en juillet de la même année ; et, enfin, par l'Autriche en décembre 1866 [13]. Le Portugal et le Danemark, liés comme nous l'avons vu par des traités de commerce avec l'Angleterre, s'intègrent de ce fait dans ce réseau libre-échangiste. En fait, seule la Russie est restée à l'écart du réseau du traité de Cobden, puisque ce pays ne signa un traité de commerce avec la France qu'en avril 1874, c'est-à-dire, comme nous le verrons, trois ans seulement avant de prendre des mesures protectionnistes. Mais auparavant, en 1863 et 1868 notamment, la Russie révisa dans un sens libéral son tarif douanier.

Cependant, il convient d'insister sur le fait que, si le désarmement douanier est réel en Europe par comparaison avec la situation prévalant avant 1860, il est loin d'être aussi complet que celui effectué par le Royaume-Uni. Dans ce pays, pratiquement tous les droits de douane avaient été abolis, mais dans tous les pays d'Europe continentale ceux-ci subsistaient d'une manière plus ou moins généralisée et étaient d'un niveau plus ou moins élevé. On trouvera dans le tableau 11 des indications permettant d'apprécier le niveau de ces droits de douane pour les articles manufacturés ou semi-manufacturés pour les pays euro-

13. M. Ame : *Étude sur les tarifs de douane ...*, op. cité, vol. II, p. 1-36. A. Arnaune : *Le commerce extérieur et les tarifs de douane*, Paris 1911, p. 257-258.

péens. Il s'agit de données que nous avons fait rechercher et réunir [14] pour vingt-six produits ou groupes de produits en vue d'une étude sur l'évolution des droits de douane dans les pays européens au XIXe siècle, étude non encore achevée.

Tableau 11 : ***Droits de douane pour un choix d'articles manufacturés ou semi-manufacturés en 1875 (en shillings et en fractions décimales de shilling par CWT ou en pourcentage de la valeur).***

Pays	Acier brut	Rails en fer	Machines	Fil de coton *	Articles en coton *	Articles en laine *
Allemagne	1,0	1,0	1,0	12,2	91,4	30,5
Autriche-Hongrie	1,5	2,5	4,0	12,2	121,9	65,1
Belgique	0,4	—	1,0	16,3	10 %	10 %
Danemark	0,6	0,6	7,2	19,1	76,3	114,4
Espagne	6,1	3,3	6 %	71,1	254,1	91,5
France	3,5	2,5	2,4	24,4	15 %	10 %
Italie	5,6	0,5	1,6	10,2	93,5	23,5
Pays-Bas	5 %	nul	1 %	3 %	5 %	5 %
Portugal	1,0	—	0,5	47,1	259,1	324,9
Royaume-Uni	nul	nul	nul	nul	nul	nul
Russie	7,9	2,0	10,0	41,9	35 %	197,0
Suède	nul	nul	nul	18,6	66,5	66,5
Suisse	0,2	0,2	1,6	2,9	12,1	6,5

*** En général, produits les plus élaborés.**

Sources : **Voir texte.**

NB : **Pour les articles manufacturés, les différences de nomenclature ne permettent pas une stricte homogénéité.**

D. *1879-1892 : retour au protectionnisme de la plupart des pays d'Europe continentale.*

L'Allemagne fut, en fait, le premier pays important à modifier sensiblement sa politique douanière ; elle le fit avec le nouveau tarif de juillet 1879. Ce fut un événement important, et, tout comme le traité franco-britannique de 1860 peut marquer le début de la véritable période libre-échangiste, ce nouveau tarif allemand peut marquer la fin de cette période et le retour progressif du protectionnisme en Europe continentale. Certes, la Russie en 1877 — par le biais d'une obligation de payer les droits de douane en or, ce qui impliquait un accroissement de l'ordre de 32 % de ceux-ci — et l'Autriche et l'Espagne en 1877 également, avaient précédé l'Allemagne, mais ces pays ne jouaient qu'un rôle mineur dans les échanges internationaux d'articles manufacturés. L'Autriche d'ailleurs avait été poussée dans cette voie par le refus de l'Allemagne de renouveler le traité commercial qui les liait. Enfin, il convient de signaler qu'en 1878 l'Italie adopta également une législation un peu plus protection-

14. Nous tenons à remercier ici Monsieur William Weber qui a effectué l'essentiel de ce travail de rassemblement de données dans le cadre de notre programme de recherches à Sir George Williams University, Montréal, programme subventionné par le Conseil des Arts du Canada.

niste, mais il ne s'agissait pas encore d'une modification réelle de sa politique ; cette modification ne se situera qu'au début de 1888, avec l'entrée en vigueur de la nouvelle loi tarifaire votée en 1887.

En Europe continentale, le triomphe des idées protectionnistes résulta très largement de la coalition des intérêts agricoles avec ceux de l'industrie. Les agriculteurs, déçus par l'accroissement modéré de leurs ventes au Royaume-Uni et fortement handicapés par l'afflux de céréales et autres produits alimentaires en provenance des pays d'outre-mer à peuplement européen, apportaient ainsi leur soutien aux industriels mal convaincus dès le départ par l'expérience libre-échangiste.

C'est ainsi que la décision allemande — qui fait partie intégrante de la « Realpolitik » de Bismarck (voir texte n° 5, p. 59) — est motivée par la pression conjointe des agriculteurs de l'Est, qui assistent au renversement de la balance commerciale des échanges de produits agricoles traditionnellement excédentaire, et des industriels de l'Ouest, qui gardent la nostalgie du protectionnisme vis-à-vis de l'extérieur du Zollverein et estiment qu'un retour au protectionnisme ne pourrait qu'être favorable à l'expansion industrielle. En octobre 1878, 204 membres, c'est-à-dire la majorité de la Reichstag (qui comptait 397 membres), signent une déclaration en faveur du protectionnisme. Le nouveau tarif de 1879, présenté d'ailleurs comme un alignement de l'Allemagne à la politique douanière des autres pays (voir texte n° 5), encore modérément protectionniste, fut renforcé à plusieurs reprises dans la décennie 1880, cela notamment dans le domaine agricole, dont les droits spécifiques étaient, vers 1888, en moyenne cinq fois plus élevés qu'en 1879.

La France, elle, ne retourna au protectionnisme réel qu'avec le tarif dit de Méline de 1892. En effet, bien que comportant des aspects plus protectionnistes, notamment en matière industrielle, le nouveau tarif de 1881 était surtout destiné à harmoniser la législation douanière par une révision, devenue nécessaire, du tarif général qui comportait encore un ensemble de dispositions disparates et très anciennes (certaines datant de 1791) : « plein d'anachronismes et d'incohérences, il était à remanier tout entier » [15]. Malgré la pression devenue plus vive des protectionnistes, la politique douanière ne subit pas de modifications sensibles [16]. Certes, le nouveau tarif général comporta quelques accroissements de droits, mais de nouveaux traités furent signés avec la plupart des pays européens (1881-1884). Les négociations pour le renouvellement du traité commercial avec le Royaume-Uni ayant échoué, le Parlement lui accorda en 1882 le bénéfice de la clause de la nation la plus favorisée, clause dont bénéficiait d'ailleurs également l'Empire allemand, cette clause ayant été incluse dans le traité de Francfort qui avait mis un terme au conflit de 1870-1871 entre cet État et la France. Bref, bien qu'atténuées (notamment en matière agricole), les grandes lignes de la politique libérale imposée par le coup d'État de Napoléon III allaient subsister jusqu'en 1892 et cela alors que l'on assistait à un retour plus rapide du protectionnisme dans la plupart des autres pays d'Europe continentale.

15. A. Arnaune : *Le commerce extérieur et les tarifs de douane*, op. cité, p. 288.
16. Ainsi, par exemple, les droits de douane, qui représentaient 6,53 % de la valeur des importations de 1878 à 1880, en représentaient 7,10 % de 1882 à 1884, soit un accroissement de 8,7 %. A titre de comparaison, notons que de 1888-1890 à 1892-1894 l'accroissement a été de 41,8 % (calculé d'après les données fournies par l'*Annuaire Statistique de la France*, partie rétrospective, 1966, Paris 1966, p. 350, 351 et 505).

A l'Allemagne, l'Autriche, l'Espagne et la Russie, s'ajoutèrent encore sur la liste des pays ayant accru fortement leurs droits de douane, notamment : en 1887, la Belgique (mais surtout dans le domaine agricole), la Suisse et l'Italie, et, en 1888, la Suède (en matière agricole). L'année 1891 fut marquée, dans de nombreux pays déjà retournés plus ou moins nettement vers le protectionnisme, par de nouveaux renforcements des législations douanières. Il s'agit notamment de l'Espagne, de la Suisse et de la Russie ; cette dernière, avec le tarif de Mendeleyev, se dotait ainsi d'une des législations les plus protectionnistes d'Europe. Chaque pays justifiait ses mesures par celles déjà prises par certains autres pays (voir textes 5 et 6, p. 59 et 60).

Revenons en France où, voté sous la pression conjuguée des agriculteurs et des industriels, qui, dans leur grande majorité, n'avaient jamais cessé de préconiser le protectionnisme, le nouveau tarif de 1892 (qui entra en vigueur le 1er février) mit le point final (jusque vers les années 1960) à l'intermède libre-échangiste français. Le problème du régime douanier avait d'ailleurs été un des thèmes majeurs des élections générales de 1889 qui amenèrent une majorité protectionniste à la Chambre. Le nouveau tarif — généralement dénommé de Méline, du nom du président de la commission de la Chambre à laquelle fut soumis le projet de loi — comportait le principe du double tarif : le tarif général et le tarif minimum [17]. Ce dernier, qui n'était concédé que par voie de négociations bilatérales, renforçait aussi la protection douanière. D'après les calculs de l'administration des douanes, l'application du tarif minimum aux importations effectives de 1889 (qui avaient fourni 355,6 millions de francs de douane) aurait accru les recettes douanières de 115,5 millions. Pour le tarif général, la plus-value aurait été de 212 millions [18], soit respectivement un accroissement de 32,5 et de 59,6 %, ce qui nous donne une image du renforcement de la protection douanière française. Ainsi la France fut le dernier des grands pays européens à rejoindre le clan largement majoritaire des protectionnistes.

Le temps de réaction assez long qu'on constate dans de nombreux pays entre la modification de l'opinion en matière douanière et l'application d'une nouvelle politique en la matière est dû non seulement au fait de la durée assez longue des traités, mais également au fait que les élections législatives ne se font qu'à des intervalles de trois à six ans. Dans beaucoup de cas, il fallait attendre l'élection d'une nouvelle majorité pour concevoir, puis appliquer, une nouvelle politique douanière.

17. Le système du double tarif était une innovation française tout comme l'emploi restrictif des contingentements en 1931 (contingentements utilisés dans un sens libéral par la Belgique en 1839). Le fait que ces procédés aient été imités par un grand nombre de pays n'est pas étranger sans doute à l'accréditement de la notion de « France, pays protectionniste » par excellence, alors que, comme nous le verrons notamment pour la fin du XIXe siècle, la France n'était pas (et de loin !) le plus protectionniste des pays industrialisés.

18. A. Arnaune : *Le commerce extérieur et les tarifs de douane*, op. cité, p. 330. Levasseur fournit pour les recettes douanières de 1889 un chiffre erroné de 144 millions, ce qui a comme résultat d'aggraver le caractère protectionniste de la loi (*Histoire du commerce de la France*, op. cité, p. 585).

E. *1892-1914 : accentuation de la pression des groupes protectionnistes au Royaume-Uni et renforcement du protectionnisme en Europe continentale.*

Disons-le tout de suite, le Royaume-Uni restera libre-échangiste jusqu'à la première guerre mondiale. Mais il est plus que probable qu'en l'absence de ce conflit il n'aurait pas tardé à imiter le reste de l'Europe. Si la pression, de ceux que nous appelons par commodité les protectionnistes, s'accroît à partir du début des années 1890, elle ne date cependant pas de là. Dès 1881, cette pression se concrétise par la fondation de la National Fair Trade League et à Richard Cobden, l'apôtre du libre-échange, succède Joseph Chamberlain, l'apôtre du « fair trade », qui adopte d'ailleurs ses méthodes de propagande (publications et discours publics). Face aux Européens qui ne jouent pas le jeu, il faut opposer le « fair » (qu'il convient de traduire plus par « équitable » que par « loyal » comme on le fait généralement) « trade » au « free trade », car les autres ne sont pas « fair play ». Chamberlain, chargé du Colonial Office depuis 1885, ancien président du Board of Trade et ancien maire de Birmingham, cristallisa l'opposition au libre-échange par son fameux discours public du 15 mai 1903 (voir texte n° 7, p. 60), sur une analyse économique de l'échec relatif de la politique libérale, discours dans lequel il expose l'idée de parfaire le « fair trade » avec l'Europe par une association commerciale plus complète avec l'Empire britannique, dont la part dans les exportations britanniques était passée de 26 % en 1870 à 32 % en 1900.

Nous verrons (chapitre X) que, en effet, l'Europe, notamment dans le domaine des échanges d'articles manufacturés, profitait d'une situation douanière où ses propres produits entraient librement en Grande-Bretagne, alors que les produits de l'industrie anglaise se heurtaient à des tarifs plus ou moins élevés (mais de l'ordre de 20 à 40 %) dans pratiquement tous les grands pays d'Europe continentale. En septembre 1903, exclu du gouvernement à majorité libre-échangiste, Chamberlain consacre les dernières années de santé de sa vie (il avait alors 67 ans, tomba malade en 1906 et mourut en 1914) à continuer sa croisade qui s'intégrait dans le cadre de la Tarif Reform League fondée en 1903 justement pour soutenir sa politique. Mais les élections de 1906, placées à un moment conjoncturel favorable (après le déclin de 1903 le volume du produit brut avait progressé de 8 % entre 1903 et 1906), amenèrent à la Chambre une majorité favorable à la poursuite de la politique économique traditionnelle. Politique traditionnelle soutenue d'ailleurs par la plupart des économistes anglais. Le gouvernement, ou plutôt le département du Trésor, avait d'ailleurs demandé l'avis d'Alfred Marshall, l'économiste le plus éminent de l'époque. Celui-ci, favorable au libre-échange, concluait à l'inutilité d'une politique de représailles et à l'effet stimulant dans le domaine de l'innovation de la poursuite d'une politique libérale (voir texte n° 8, p. 61). Marshall était d'ailleurs appuyé par la plupart des économistes anglais importants de l'époque, comme le prouve une lettre au *Times* du 15 août 1905 signée conjointement par quatorze économistes, parmi lesquels on trouve Pigou et, évidemment, Marshall [19].

19. N. McCord : *Free Trade : Theory and Practice from Adam Smith to Keynes*, op. cité, p. 144-147.

Pendant ce temps, en Europe, le protectionnisme se renforçait. Et la période de 1892-1914 est par là même celle de nombreuses « guerres tarifaires » qui résultaient des difficultés à harmoniser à la fois tous les intérêts contradictoires des divers secteurs nationaux et ceux de la politique commerciale extérieure et de la politique extérieure tout court.

En France, le tarif de 1892 fut l'objet de nombreuses modifications [20] généralement destinées à renforcer le caractère protectionniste de la législation. Et, en 1910, une revision complète fut votée renforçant encore la protection, notamment en matière industrielle. Il convient d'ailleurs de noter que des facteurs non économiques intervenaient également dans les décisions en matière douanière. Dans une analyse de ce tarif de 1910, Poidevin [21] met en relief le fait que les facteurs politiques sont intervenus très clairement dans l'élaboration du tarif. Le traitement accordé aux divers pays était fonction des relations politiques que la France entretenait avec ceux-ci.

L'Allemagne, avec son double tarif adopté en décembre 1902, accroît la protection tant par le relèvement général des droits de douane (même du tarif minimum) que par un accroissement du nombre de rubriques tarifaires qui permettait une protection beaucoup plus sélective et, de ce fait, plus efficace. En ce qui concerne les articles manufacturés, les taux de douane s'accrurent avec le degré d'élaboration de ceux-ci. Le Portugal, qui avait introduit une législation protectionniste en matière agricole en 1888, l'accentua fortement en 1889 ; la Suède renforça le caractère protectionniste de sa législation douanière en 1892 ; la Belgique en fit autant en 1895 et la Suisse en 1902.

En général les pays qui, dès avant 1892, avaient déjà opté pour le retour vers le protectionnisme renforcent cette tendance après 1892. Cependant, le clan des pays protectionnistes, déjà très largement dominant en Europe, ne s'élargit plus. Les Pays-Bas, premier bastion du libre-échange, restent le seul pays d'Europe continentale à avoir des droits extrêmement faibles sur les articles manufacturés (voir plus bas). A ce propos, notons que le Danemark, pays considéré, à tort, comme un bastion intégral du libéralisme, avait élevé, durant tout le XIXe siècle, des barrières douanières pour certains secteurs industriels. Certaines mesures complémentaires furent prises au début des années 1890, ce qui permit notamment (mais non uniquement) le démarrage en flèche de la filature de coton : les importations de coton brut, pratiquement nulles avant 1890, dépassaient les 1 000 tonnes dès 1897 et les 5 000 tonnes dès 1906.

Le tableau 12 fournit pour 1895 les droits de douane pour six articles manufacturés. Si l'on compare ce tableau avec le précédent, qui fournit les mêmes données pour 1875, il faut tenir compte du fait qu'entre 1875 et 1895 les prix d'exportation des articles manufacturés ont dû baisser dans des proportions voisines de 30 % [22]. Donc, dans les cas de droits de douane spécifiques semblables pour les deux périodes, il s'agit en fait d'une hausse de 40 % environ des droits de douane réels.

20. Entre 1892 et 1908, on peut relever quarante-quatre lois à caractère douanier (liste fournie par A. Arnaune : *Le commerce extérieur et les tarifs de douane*, op. cité, p. 338-339).
21. R. Poidevin : « Protectionnisme et relations internationales : l'exemple du tarif douanier français de 1910 », *Revue Historique*, n° 497, janv.-mars 1971, p. 47-62.
22. Moyenne très approximative basée sur des indices disponibles en la matière pour quelques pays européens.

Dans l'ensemble on peut estimer que la hausse réelle des tarifs des pays d'Europe continentale a été, entre ces deux dates, de l'ordre de 100 % pour les articles manufacturés. Pour les produits textiles, elle a été un peu plus forte que la moyenne citée ci-dessus, et, pour les articles en métal, un peu plus faible que cette moyenne. Mais, comme dans la plupart de ces pays la révision des tarifs s'est accompagnée d'un accroissement du nombre de positions tarifaires et d'une différentiation des droits de douane selon le degré d'élaboration des produits, cette hausse des droits de douane ne traduit qu'imparfaitement l'accroissement très sensible de la protection réelle ou effective intervenue.

Tableau 12 : *Droits de douane pour un choix d'articles manufacturés ou semi-manufacturés en 1895 (en shillings et en fractions décimales de shilling par CWT ou en pourcentage de la valeur).*

Pays	Acier brut	Rails en fer	Machines	Fil de coton *	Articles en coton *	Articles en laine *
Allemagne	1,8	0,9	12,1	13,8	152,4	76,2
Autriche-Hongrie	1,5	2,5	—	14,2	228,7	86,5
Belgique	0,2	—	1,0	8,2	15 %	15 %
Danemark	0,6	0,6	10 %	18,9	75,3	112,9
Espagne	2,0	2,0	—	61,0	548,9	180,9
France	2,0	2,5	—	28,5	325,2	22,3
Italie	0,1	2,4	12,1	20,3	284,0	89,4
Pays-Bas	nul	nul	nul	nul	5 %	5 %
Portugal	0,5	0,5	2,3	41,1	343,0	274,4
Royaume-Uni	nul	nul	nul	nul	nul	nul
Russie	4,9	4,9	13,9	83,6	609,5	235,9
Suède	1,1	nul	10 %	11,3	98,9	38,9
Suisse	0,5	0,7	1,6	4,9	20,7	30,5

* En général, produits les plus élaborés.

Sources : Voir texte.

NB : Pour les articles manufacturés, les différences de nomenclature ne permettent pas une stricte homogénéité.

En général, le renforcement de la protection agricole a été encore plus draconien que celui des articles manufacturés. Et, à la veille de la première guerre mondiale, la moyenne des droits de douane sur les articles manufacturés des divers pays européens s'établissait (d'après les calculs de la Société des Nations [23]) de la façon suivante :

Allemagne	13 %	Italie	18 %
Autriche-Hongrie	18 %	Pays-Bas	4 %
Belgique	9 %	Royaume-Uni	0 %
Danemark	14 %	Suède	20 %
Espagne	41 %	Suisse	9 %
France	20 %		

23. *Tariff Level Indices*, International Economic Conference, Geneva, May 1927, Société des Nations, Genève 1927, p. 15.

Avant de passer au chapitre suivant, il serait peut-être bon de signaler ici que les États-Unis n'avaient pas imité l'exemple européen vers 1860 ; au contraire, la victoire des Nordistes, lors de la guerre de Sécession, signifie également la victoire des industriels protectionnistes du Nord sur les planteurs libre-échangistes du Sud. Il est très symptomatique que *Le système national d'économie politique*, que List publia en 1841 et qui fut traduit en français en 1851, fut publié en anglais, d'abord aux États-Unis et ce en 1856 déjà (avec, d'ailleurs, la traduction des notes de Richelot, le traducteur de la première édition française). Il fallut attendre 1886 pour qu'une version de langue anglaise soit éditée en Angleterre [24]. Dès la fondation des États-Unis, le problème tarifaire fut, et resta durant le XIXe siècle, un des problèmes clé des discussions politiques [25]. Cela a abouti à une politique en général très protectionniste. D'ailleurs, en 1913, les États-Unis avaient des droits de douane sur les produits manufacturés qui s'élevaient en moyenne à 44 % (toujours d'après les calculs de la SDN), c'est-à-dire un taux plus élevé que celui de n'importe quel pays européen et plus du double de celui de la France, pourtant qualifiée traditionnellement de protectionniste. Par contre, signalons encore que l'empire ottoman (que nous n'incluons pas dans cette étude) a gardé, jusqu'à la fin de cette période, une législation douanière libérale : les droits de douane étaient de 8 % *ad valorem* [26] avec encore de larges possibilités de sous-estimation de la valeur des marchandises. Et nous ne parlerons pas du désarmement douanier presque total imposé, directement ou indirectement, à la plupart des pays qui forment le Tiers-Monde d'aujourd'hui. Mais cela est une autre histoire...

F. *Annexe : Quelques textes significatifs en rapport avec l'histoire douanière de l'Europe au XIXe siècle.*

Le problème tarifaire étant un élément central dans cette étude, nous avons jugé très utile de compléter l'analyse effectuée dans le présent chapitre par la présentation de textes ou d'extraits de documents de l'époque, considérés comme étant les plus importants pour la compréhension de ces problèmes. Ces textes ne sont pas seulement utiles, comme nous venons de le voir, pour le présent chapitre, mais également pour le chapitre IX, consacré à la présentation de la pensée « libre-échangiste ».

24. Cette édition est souvent considérée, à tort, comme étant la première édition de langue anglaise.
25. « Next to currency problems no purely economic subject has aroused so much interest in the United States, and played so great part in political discussions both in and out of Congress as the tariff policy of the Federal Government. » G. S. Callender : *Selection from the Economic History of the United States*, Boston 1909, p. 487 ; cité par G. R. Taylor : *The Great Tariff Debate, 1820-1830*, Boston 1958. Voir aussi R. C. Edwards : « Economic Sophistication in Nineteenth Century Congressional Tariff Debates », *The Journal of Economic History*, vol. 30, n° 4, déc. 1970, p. 802-838.
26. Pendant les trente ans avant 1910 ; mais, en 1913, il s'agissait de 11 %.

Texte n° 1

Extraits de la pétition (dite « The Merchant's Petition ») de l'économiste Thomas Tooke remise le 8 mai 1820 à la Chambre des Communes britannique.

« Le commerce extérieur conduit par excellence à la richesse et à la prospérité du pays en lui permettant, d'une part, d'importer les articles pour la production desquels le climat, le capital et l'industrie des autres pays sont mieux appropriés et, d'autre part, d'exporter en payement de ces articles des produits pour lesquels notre propre situation est mieux adaptée. Cette absence de contraintes est calculée de façon à donner la plus large expansion possible au commerce international et le meilleur emploi au capital et à l'industrie du pays. La maxime, qu'il faut acheter là où les prix sont les plus bas et vendre là où ils sont les plus élevés, qui est celle qui conditionne la politique de chaque marchand, est applicable sans restrictions en tant que meilleure règle de conduite du commerce d'une nation. Une politique fondée sur de tels principes conduirait à faire du commerce mondial un réseau d'échanges d'avantages mutuels et diffuserait une augmentation de la richesse et des agréments des habitants de chaque pays. Malheureusement, une politique à l'inverse de celle-ci a été plus ou moins adoptée et appliquée par le gouvernement de ce pays et de tous les autres : chacun essayant d'exclure les produits des autres avec le désir, bien intentionné mais trompeur, d'encourager la production locale. Infligeant ainsi à la majorité de ses citoyens, qui sont des consommateurs, des privations d'ordre quantitatif et qualitatif, et transformant ce qui aurait dû être une source de profit et d'harmonie entre les nations en des sujets de jalousie et d'hostilité périodiques. L'origine de l'attitude actuelle en faveur du système protecteur ou restrictif peut être trouvée dans la supposition erronée que chaque fois qu'il y a importation de produits étrangers il y a une diminution proportionnelle ou un découragement de la production locale. Alors qu'en fait il peut être clairement démontré — bien que, dans certaines circonstances, certaines productions locales ne peuvent pas soutenir la concurrence d'importations non contrôlées — qu'il ne peut y avoir d'importations s'étendant sur une assez longue période sans qu'elles suscitent des exportations correspondantes directement ou indirectement. Et cela constituerait un encouragement pour la vente à l'extérieur de certains produits pour lesquels la situation locale est plus favorable. Et cela conduirait à un emploi au moins égal et probablement plus important et certainement plus bénéfique au capital et au travail locaux que celui entraîné par de nombreuses mesures protectionnistes et les droits de douane prohibitifs. »

Sources : « Parlementary Debates NS i 179 », cité par W. Cunningham : *The Rise and Decline of the Free Trade Movement*, op. cité, p. 39-41 (notre traduction).

Texte n° 2

Résolution sur le libre-échange adoptée par la Chambre des Communes britannique le 26 novembre 1852.

« Il est de l'opinion de cette Chambre que l'amélioration de la condition du pays, et spécialement des classes laborieuses, est surtout la résultante de la récente législation qui a établi le principe de la liberté de concurrence, qui a aboli les taxes imposées dans un but protectionniste et, de ce fait, a diminué le coût et accru l'abondance des principaux produits alimentaires de la population.

Il est de l'opinion de cette Chambre que cette politique, fermement maintenue et prudemment étendue, permettra, sans infliger des dommages à aucun intérêt important, à l'industrie de ce pays de mieux supporter ses fardeaux et permettra ainsi de promouvoir le plus sûrement le bien-être et la satisfaction du Peuple.

A résolu :

Que cette Chambre sera prête à prendre en considération toute mesure, en accord avec ses principes, qui, à la suite du Discours gracieux et de la Recommandation de Sa Majesté, pourra être déposée devant elle. »

Sources : G. M. Young et W. D. Hancock (eds.) : *English Historical Documents 1833-1874*, vol. XII, Londres 1956 (General Editor D. C. Douglas), p. 478 (notre traduction).

Texte n° 3

Extrait d'un discours de Cobden prononcé le 15 janvier 1846 à Manchester.

« ... J'ai été accusé de m'être trop attaché à des intérêts matériels. Je puis dire que j'ai pris une vision aussi large que quiconque a jamais rêvé assis dans son cabinet d'étude sur les effets de ce puissant principe. Je crois que les apports physiques seront le gain le plus faible que l'humanité retirera de ce principe. Je regarde plus loin ; je vois le principe du libre-échange jouant dans le monde moral le même rôle que le principe de la gravitation dans l'Univers : attirant les hommes les uns vers les autres, rejetant les antagonismes de race, de croyance et de langue ; et nous unissant dans un lien d'une paix éternelle.

J'ai même regardé plus loin. J'ai spéculé, et probablement rêvé, quels seraient les effets possibles du triomphe du principe dans la pénombre du futur d'ici un millier d'années. Je crois que ces effets conduiraient à changer la face du monde de façon à entraîner un système de gouvernement entièrement distinct de celui qui prévaut aujourd'hui. Je crois que les désirs et les motivations pour de larges et puissants empires, pour des armées gigantesques et des grandes marines de guerre, pour ces instruments qui sont utilisés pour la destruction de la vie et la désolation des fruits du travail, disparaîtront. Je crois que de telles choses cesseront d'être nécessaires ou cesseront d'être utilisées quand l'homme deviendra une seule famille échangeant librement les fruits de son labeur avec son frère. Je crois que, s'il nous était permis de revenir sur cette scène sublime, nous pourrions voir, dans un avenir lointain, le système de gouvernement de ce monde retournant à quelque chose comme le système municipal... »

Sources : N. McCord : Free Trade : Theory and Practice from Adam Smith to Keynes, op. cité, p. 73-74 (notre traduction).

Texte n° 4

Lettre de Napoléon III adressée le 5 janvier 1860 à son ministre d'État pour lui exposer les grandes lignes de sa politique libérale.

« Palais des Tuileries, le 5 janvier 1860

Monsieur le Ministre,

Malgré l'incertitude qui règne encore sur certains points de la politique étrangère, on peut prévoir avec confiance une solution pacifique. Le moment est donc venu de nous occuper des moyens d'imprimer un grand essor aux diverses branches de la richesse nationale.

Je vous adresse dans ce but les bases d'un programme dont plusieurs parties doivent recevoir l'approbation des Chambres et sur lequel vous vous concerterez avec vos collègues afin de préparer les mesures les plus propres à donner une vive impulsion à l'agriculture, à l'industrie et au commerce.

Depuis longtemps on proclame cette vérité qu'il faut multiplier les moyens d'échanges pour rendre le commerce florissant, que sans concurrence l'industrie reste stationnaire et conserve des prix élevés qui s'opposent au progrès de la consommation ; que sans une industrie prospère qui développe les capitaux, l'agriculture elle-même demeure dans l'enfance. Tout s'enchaîne donc dans le développement successif des éléments de la prospérité publique ! Mais la question essentielle est de savoir dans quelles limites l'État doit favoriser ces divers intérêts et quel ordre de préférence il doit accorder à chacun d'eux.

Ainsi avant de développer notre commerce étranger par l'échange des produits il faut améliorer notre agriculture et affranchir notre industrie de toutes entraves intérieures qui la placent dans une condition d'infériorité. Aujourd'hui, non seulement nos grandes exploitations sont gênées par une foule de règlements restrictifs, mais encore le bien-être de ceux qui travaillent est loin d'être arrivé au développement qu'il atteint dans un pays voisin. Il n'y a donc qu'un système général de bonne économie politique qui puisse, en créant la richesse nationale, répandre l'aisance dans la classe ouvrière. En ce qui touche l'agriculture, il faut la faire participer aux bienfaits des institutions de crédit, défricher les forêts situées dans les plaines, reboiser les montagnes, affecter tous les ans une somme considérable aux grands travaux de desséchement, d'irrigation et de défrichement. Ces travaux transformant les communaux incultes en terrains cultivés enrichiront les communes sans appauvrir l'État, qui recouvrera ses avances par la vente d'une partie de ces terres rendues à l'agriculture.

Pour encourager la production industrielle, il faut affranchir de tout droit les matières premières indispensables à l'industrie et lui prêter exceptionnellement à un taux modéré, comme on l'a déjà fait pour l'agriculture pour le drainage, les capitaux qui l'aideront à perfectionner son matériel.

Un des plus grands services à rendre au pays est de faciliter le transport des matières premières de première nécessité pour l'agriculture et l'industrie ; à cet effet, le ministère des travaux publics fera exécuter le plus promptement possible les voies de communication, canaux, routes et chemins de fer qui auront surtout pour but d'amener la houille et les engrais sur les lieux où les besoins de la production les réclament et il s'efforcera de réduire les tarifs en établissant une juste concurrence entre les canaux et les chemins de fer.

L'encouragement au commerce par la multiplication des moyens d'échanges viendra alors comme conséquence naturelle des mesures précédentes. L'abaissement successif de l'impôt sur les denrées de grande consommation sera donc une nécessité ainsi que la substitution de droits protecteurs au système prohibitif qui limite nos relations commerciales.

Par ces mesures, l'agriculture trouvera l'écoulement de ses produits ; l'industrie affranchie d'entraves intérieures, aidée par le gouvernement, stimulée par la concurrence, luttera avantageusement avec les produits étrangers, et notre commerce au lieu de languir prendra un nouvel essor.

Désirant avant tout que l'ordre soit maintenu dans nos finances, voici comment, sans en troubler l'équilibre, ces améliorations pourront être obtenues :

La conclusion de la paix a permis de ne pas épuiser le montant de l'emprunt. Il reste une somme considérable disponible qui réunie à d'autres ressources s'élève à 160 millions. En demandant au corps législatif l'autorisation d'appliquer cette somme à de grands travaux publics et en la divisant en trois annuités, on aurait environ 50 millions par an à ajouter aux sommes considérables déjà portées annuellement au budget.

Cette ressource extraordinaire nous faciliterait non seulement le prompt achèvement des chemins de fer, des canaux, des voies de navigation, des routes, mais elle nous permettra encore de relever nos cathédrales, nos églises, et d'encourager dignement les sciences, les lettres et les arts.

Pour compenser la perte qu'en éprouvera momentanément le Trésor par la réduction des droits sur les matières premières et sur les denrées de grande consommation, notre budget offre la ressource de l'amortissement, qu'il suffit de suspendre jusqu'à ce que le revenu public, accru par l'augmentation du commerce, permette de faire fonctionner de nouveau l'amortissement.

Ainsi, en résumé :

— suspension des droits sur les laines et les cotons
— réductions successives sur les sucres et les cafés
— amélioration énergiquement poursuivie des moyens de communication
— réduction des droits sur les canaux et par la suite abaissement général des frais de transport
— prêts à l'agriculture et à l'industrie
— travaux considérables d'utilité publique
— suppression des prohibitions
— traités de commerce avec les puissances étrangères.

Telles sont les bases générales du programme sur lequel je vous prie d'attirer l'attention de vos collègues qui doivent préparer sans retard les projets de loi destinés à le réaliser. Il obtiendra, j'en ai la ferme conviction, l'appui patriotique du Sénat et du Corps Législatif, jaloux d'inaugurer avec moi une nouvelle ère de paix et d'en assurer les bienfaits à la France.

Sur ce, je prie Dieu qu'il vous ait en Sa sainte garde

Napoléon. »

Sources : Le Moniteur Universel : Journal Officiel de l'Empire Français, 15 janvier 1860, n° 15.

Texte n° 5

Extraits du discours tenu par Bismarck le 2 mai 1879, lors de la discussion du projet de loi pour une réforme des tarifs.

« Il y a un reproche qu'il faut faire à notre législation actuelle : l'effet de nos taxes indirectes n'offre pas à notre travail et à notre production nationaux le degré de protection qui peut être offert sans mettre en danger les intérêts de la communauté. Je n'entrerai pas dans une discussion sur les mérites respectifs de la protection et du libre-échange. Jusqu'ici, nous avons tous été protectionnistes ; et même personne, parmi les plus libre-échangistes d'entre nous, n'a souhaité de réduire le niveau du tarif actuel qui reste modérément protectionniste. Et telles sont aussi les propositions que je vais vous faire. Nous demandons une protection modérée du travail national. Nous sommes loin d'un système quelconque de prohibition tel qu'il existe chez la plupart de nos voisins ; ainsi que, par exemple, en Amérique, qui était auparavant notre principal client, et où les droits de douane sont en moyenne de 60 à 80 % *ad valorem*. Tout ce que nous proposons en matière de protection tient dans les limites de la taxation financière, sauf dans les cas où l'omission de tarifs élevés impliquerait de grands dommages pour de larges classes de nos concitoyens !! »...

Puis, après avoir émis un doute sur la probabilité d'un développement du libre-échange dans les années prochaines, Bismarck ajoute :

« La seule exception est l'Angleterre, et elle ne persistera pas longtemps. La France et l'Amérique ont, toutes deux, complètement abandonné cette voie. L'Autriche au lieu de réduire ses droits protecteurs les a accrus ; la Russie a fait de même non seulement grâce aux pièces d'or, mais également par d'autres moyens. De ce fait, personne ne peut attendre de l'Allemagne qu'elle reste d'une façon permanente dupe de ses convictions honnêtes. Jusqu'ici les ports largement ouverts à l'importation ont fait de nous un lieu de dumping de la surproduction des pays étrangers. A présent, ils peuvent écouler n'importe quoi et leurs produits, une fois en Allemagne, ont toujours une valeur un peu plus élevée que dans leur pays d'origine, du moins notre peuple le pense. Et le fait que l'Allemagne soit submergée par la surproduction des autres pays conduit à une compression de nos prix et bloque le développement de notre industrie et la restauration de notre situation économique. Fermons pour une fois nos ports et essayons les barrières un peu plus élevées qui sont proposées et voyons dans quelle mesure nous pouvons préserver à l'industrie allemande le marché allemand qui, grâce à notre bonne nature, est actuellement exploité par des mains étrangères. La question d'un grand commerce d'exportation a toujours été extrêmement précaire. Il n'y a plus de grand pays à découvrir, le globe a été exploré et nous ne pouvons trouver aucune nouvelle grande nation mercantile où nous pourrions exporter. La politique des traités commerciaux est, je l'admets, dans certaines circonstances, très favorable ; quoique chaque fois qu'un tel traité est conclu il y a une question qu'on se pose « qui trompe-t-on ici » * et c'est seulement quelques années plus tard que l'on voit qui est la victime. »

Sources : W. H. Dawson : *Protection in Germany : A History of German Fiscal Policy during the 19th Century*, op. cité (notre traduction à partir de l'anglais).

* En français dans le texte.

Texte nº 6

Extraits du préambule de la réforme tarifaire suisse adoptée par les Chambres le 10 avril 1891.

« Entourée de grands États dont la législation douanière est, sans exception, protectionniste, la Suisse se voit peu à peu contrainte à des mesures qui ne cadrent plus avec ses traditions libre-échangistes. Les principes que professait, il y a dix ans, la majorité du peuple suisse, ont dû fléchir devant la force des choses et céder à l'instinct de conservation.

L'on est parfaitement au fait de l'influence exercée par le système protectionniste sur les industries des pays qui nous entourent. L'on a pu voir par expérience que les droits protecteurs, non seulement empêchent l'arrivage de produits venant du dehors et assurent à ceux du pays la prééminence sur le marché intérieur, mais qu'ils maintiennent aussi sur ce marché les prix à une hauteur telle qu'elle permet d'écouler à l'étranger l'excès de production à des prix extrêmement réduits.

La Suisse, avec ses droits modérés, est devenue pour beaucoup d'articles un débouché avantageux, au grand détriment de notre production nationale qui, travaillant le plus souvent dans des conditions défavorables, ne peut, dans de pareilles circonstances, lutter avec succès contre la concurrence étrangère. Les nouvelles mesures tendent donc à assurer la possibilité de vie industrielle. »

Sources : Feuille fédérale, 1890, II, p. 831. Cité par E. Derobert : *La politique douanière de la Confédération Suisse*, Genève 1926, p. 61.

Texte nº 7

Extraits du discours du 15 mai 1903 prononcé par Joseph Chamberlain en faveur de la réforme des tarifs britanniques.

« Les changements qui se sont produits, depuis l'adoption, il y a presque soixante ans, du libre-échange, tant dans les conditions des échanges internationaux que dans la situation comparative des nations étrangères et surtout dans ses relations avec nos colonies, semblent démontrer d'une façon probante la nécessité d'une reconsidération de notre système fiscal. Il n'est pas souhaitable de remettre cet examen à une période de dépression, que beaucoup d'observateurs pensent être immédiate et pendant laquelle la pression de la détresse exceptionnelle peut nous forcer à des réformes hâtives et mal étudiées. »

« Le but original de Mr Cobden et de ses collègues était d'assurer un libre-échange entre les différents pays des produits à leur prix naturel. Mais, pendant de nombreuses années, l'exemple des portes ouvertes établi par le Royaume-Uni n'a pas été suivi par d'autres et des tarifs hostiles ont partout interféré avec le cours naturel du commerce. »

« Ces tarifs expressément conçus pour exclure les articles manufacturés ont été encore renforcés par des subventions, des subsides et des cartels, alors que les producteurs étrangers ont été à même, en partie grâce à ces mesures et en partie grâce au niveau de vie plus bas auquel leur classe ouvrière est habituée,

de vendre au-dessous des prix britanniques dans les marchés neutres et même d'attaquer sérieusement le marché intérieur. Les doctrinaires du libre-échange n'ont pas de remèdes à proposer à cet état de choses qu'ils dénient ou qu'ils imputent au manque d'esprit d'entreprise, à l'absence d'intelligence de nos fabricants, à l'ignorance et à l'incapacité de notre peuple ou aux actions tyranniques des syndicats. »

« Par contre, les partisans de la réforme des tarifs pensent qu'en recouvrant notre liberté d'action, en nous armant avec les armes d'un tarif modéré, nous serons encore capables de défendre notre marché contre la concurrence déloyale et qu'en même temps cela nous permettra de susciter des réformes des tarifs des autres pays, réformes qui paveront la route à de justes échanges de nos produits respectifs et que nous n'avons pas été à même d'obtenir par le passé. Ces partisans de la réforme des tarifs attachent même une plus grande importance à la possibilité de susciter, grâce à un système de préférences et d'arrangements réciproques avec les colonies, un fort développement des échanges à l'intérieur de l'Empire, et préconisent même un stade plus avancé d'union commerciale, laquelle, sous une forme ou une autre, doit précéder ou accompagner des relations politiques plus étroites et sans lesquelles, comme le montre l'histoire, aucune coopération permanente n'est possible. »

Sources : J. Chamberlain : *Imperial Union and Tariff Reforms : Speeches Delivered from 15 May to 4 November 1903*, Londres 1903, p. VIII-IX. Cité par W. H. B. Court : *British Economic History 1870-1914 : Commentary and Documents*, Cambridge 1965, p. 447-448 (notre traduction).

Texte n° 8

Conclusion de l'analyse de l'économiste A. Marshall (faite en 1903 à la demande du gouvernement britannique) s'opposant à la réforme des tarifs.

« La situation est la suivante. D'une part l'Angleterre n'est pas dans une position de force qui lui permette des représailles contre des tarifs hostiles, car parmi ses principaux produits d'exportation il n'y en a aucun qui représente pour d'autres pays un besoin si urgent qu'ils acceptent de l'acheter à un prix accru. D'autre part aucun de ses rivaux ne subirait de dommages sérieux et permanents d'une diminution des ventes de produits dont l'Angleterre peut se permettre de se priver.

Et d'autre part il n'est pas accessoire, mais il est absolument essentiel, pour l'espoir de l'Angleterre, de garder un haut rang dans le monde, qu'elle ne néglige aucune opportunité d'accroître la vivacité de sa population industrielle en général et de ses industriels en particulier. Et, dans ce but, aucun moyen ne peut être comparé dans son efficacité à celui qui consiste à garder ouverts ses marchés aux nouveaux produits des autres pays, et surtout à ceux résultant du génie inventif des Américains et de la pensée et de la formation scientifiques systématiques des Allemands. »

Sources : J. M. Keynes (ed.) : *Official Papers of Alfred Marshall, 1926.* Cité par W. H. B. Court : *British Economic History 1870-1914 : Commentary and Documents*, op. cité, p. 467-468 (notre traduction).

CHAPITRE IV

Évolution du commerce extérieur européen

L'expansion très rapide des échanges internationaux, et notamment du commerce extérieur européen, qui a caractérisé le XIXe siècle, n'a été uniforme ni sur le plan des différentes périodes, ni sur celui des différents pays. Un des buts de ce chapitre est de mettre en relief ces différences et de voir dans quelle mesure celles-ci peuvent être mises en rapport avec les grandes phases de politique douanière décrites dans le chapitre précédent. Cette analyse sera menée dans les deux premières sections (A et B) du présent chapitre, sections consacrées respectivement à l'évolution de la valeur et du volume des exportations de l'Europe dans son ensemble et à l'évolution des exportations par pays. Afin de compléter cette analyse, nous examinerons dans la section C l'importance relative du commerce extérieur ; dans la section D la structure géographique des échanges ; dans la section E l'évolution de la balance commerciale ; dans la section F les données sur la structure par produits. Enfin, dans la dernière section, nous traiterons de l'évolution des termes des échanges. Le commerce extérieur étant au centre des préoccupations de cette étude, ce chapitre n'est évidemment pas le seul où il sera abordé. En effet, dans les chapitres suivants ainsi que dans la deuxième partie de cette étude, lors de l'analyse de cas nous aurons souvent l'occasion de revenir sur les données ayant trait au commerce extérieur.

A. *Évolution de la valeur et du volume des exportations européennes.*

Le tableau 13 résume les résultats de nos calculs sur l'évolution de la valeur courante des exportations spéciales européennes [1] durant le XIXe siècle. Les données sont exprimées en dollars courants, par conséquent, en dollars de la parité or d'avant la dévaluation de 1934, c'est-à-dire en ce que l'on qualifie généralement de « dollars or anciens » [2].

A propos de la marge d'erreur des chiffres [3], disons ici que celle-ci est très

1. Nous examinerons l'évolution des importations dans les sections D et E de ce chapitre.
2. La dévaluation du 31 janvier 1934 a été de l'ordre de 41 % par rapport à l'or.
3. Pour plus de détails sur les aspects méthodologiques, on peut se rapporter à Paul Bairoch : « European Foreign Trade in the XIXth Century : the Development of the Value and the Volume of Exports (Preliminary Results) », *Journal of European Economic*

restreinte, pour ne pas dire négligeable, de 1880 à 1913, période où le taux de couverture statistique est de 100 %. Pour 1860 et 1870, le taux de couverture des statistiques valables est de l'ordre de 75 %, ce qui entraîne une marge d'erreur supplémentaire (par rapport à des statistiques complètes) de l'ordre de 5 %, auxquels il faut ajouter 23 % d'estimations à faible marge d'erreur. Pour 1850, ces taux sont respectivement de 61 et 37 %. Ce qui conduit à une marge d'erreur supplémentaire somme toute encore assez limitée de l'ordre de 6 %. Par contre, pour 1840, le taux de couverture pour les chiffres très valables n'est plus que de l'ordre de 55 % et pour les estimations à faible marge d'erreur de 30 % (marge d'erreur globale de l'ordre de 11 %). Ces taux tombent à 53 et 11 % respectivement pour 1830 (marge d'erreur globale de l'ordre de 17 %). De 1800 à 1820, l'évolution est basée sur des statistiques et des estimations relativement valables concernant des pays dont le commerce extérieur devait représenter environ 50 % du total européen. En règle générale, les données à forte marge d'erreur seront présentées ici entre parenthèses comme d'ailleurs dans l'ensemble de cette étude.

Tableau 13 : *Évolution des exportations spéciales européennes en valeurs courantes (moyennes annuelles triennales, sauf 1913).*

Année	Exportations totales		Exportations par habitant	
	Valeur (millions de dollars)	Taux annuel d'accroissement %	Valeur (dollars)	Taux annuel d'accroissement %
1800	(670)	—	(3,3)	—
1830	645	(— 0,7)	2,7	(— 0,7)
1840	870	3,0	3,4	2,1
1850	1 140	2,7	4,4	2,6
1860	2 105	6,3	7,5	5,4
1870	3 295	4,6	10,4	3,6
1880	4 050	2,1	11,8	1,3
1890	4 630	1,3	12,1	0,3
1900	5 485	1,7	13,0	0,7
1910	8 650	4,7	18,1	3,6
1913	10 550	6,8	21,3	5,6

Sources : Nos calculs ; voir texte (note 3 du présent chapitre).

NB : Le faible degré d'arrondissement des chiffres n'implique pas une marge d'erreur correspondante, notamment pour les données d'avant 1850. Les taux de croissance ont été calculés sur des chiffres non arrondis.

De 1800 à 1900, la valeur des exportations européennes est passée d'un peu moins de 700 millions de dollars à 5 500 millions, pour atteindre même 8 700 millions en 1910, soit, en un siècle (de 1810 à 1910), une progression dans les proportions de 1 à 13. De 1830 (date à partir de laquelle les données sont plus sûres) à 1913, la progression a été de l'ordre de 1 à 16. Comparées au siècle pré-

History, vol. 2, nº 1, Spring 1973, p. 5-36, qui constitue la source de base utilisée dans les sections A et B de ce chapitre. Cependant, insistons sur le fait que certains chiffres ont été revisés par rapport à cet article. Mais les revisions ont été assez mineures, la plus importante impliquant un changement de l'ordre de 5 %.

cédent (et très probablement aux siècles précédents), il s'agit là de progressions extrêmement rapides. Toujours en valeur, il est probable que les exportations européennes n'ont pas progressé au cours du XVIIIe siècle dans des proportions supérieures à 1 à 3 ou à 1 à 4 [4]. Bien entendu, par rapport à la période contemporaine les taux du XIXe siècle sont relativement modérés.

Si l'on exclut les trente premières années du XIXe siècle — qui, en raison à la fois des marges d'erreur des chiffres, du caractère troublé des années 1800-1815 et de la très forte baisse des prix, ne sont pas significatives — on peut distinguer quatre périodes principales en ce qui concerne le rythme de croissance de la valeur des exportations européennes au XIXe siècle. La première — qui va jusqu'en 1850, ou, plus précisément, jusqu'en 1846-1847, si l'on se base sur les données annuelles [5] — est marquée par une progression relativement modérée des exportations : de l'ordre de 3 % par an. La seconde période — qui couvre les années 1846-1847 à 1865-1868 — est caractérisée par une nette accélération de la croissance (le taux annuel d'expansion dépasse 5 %). La troisième période — qui se prolonge jusqu'aux années 1896-1897 — est, quant à elle, une période de très faible progression : taux annuel inférieur à 2 %. Enfin, la dernière période — qui s'achève avec le début des hostilités — est marquée par une très forte progression de la valeur des exportations : de l'ordre de 5 % par an. La progression ayant été d'ailleurs particulièrement rapide de 1903 à 1907 et de 1909 à 1913.

Bien que les données ayant trait au volume soient, et de loin, plus significatives, il convient de noter que l'analyse de l'évolution de la valeur des exportations a un intérêt certain. En effet, et surtout pendant le XIXe siècle, il s'agissait là des seules données disponibles, et l'analyse de l'évolution du commerce extérieur par les contemporains était basée presque exclusivement sur ces chiffres. Dans ce contexte, il faut souligner l'accélération de la croissance des échanges après 1846, c'est-à-dire après l'abrogation des Corn Laws en Grande-Bretagne. Cette rapide expansion des échanges n'a certainement pas été étrangère au succès des idées libre-échangistes sur le continent. Et ce d'autant plus que, comme nous le verrons par la suite, les exportations britanniques ont progressé plus rapidement que celles de l'ensemble de l'Europe. D'ailleurs cette période est celle où le commerce extérieur britannique a connu l'expansion la plus rapide de son histoire. Certes, le commerce extérieur des pays d'Europe continentale a profité de cette expansion, mais pas aussi fortement que celui de l'Empire Britannique, ce qui a constitué évidemment un argument supplémentaire en faveur du libre-échange.

Vingt ans plus tard, le ralentissement du rythme de l'expansion de la valeur des exportations européennes, qui se manifesta à partir de 1865-1868, a dû jouer un rôle non négligeable dans le reflux protectionniste de l'Europe. De même, la reprise qui s'amorça après 1896-1897 n'a certainement pas été étrangère au renforcement des politiques protectionnistes — qui a marqué les premières années du XXe siècle — en démontrant que cette politique n'était pas incompatible avec une expansion rapide des échanges internationaux.

4. En Angleterre, cette progression a été de l'ordre de 1 à 5 ; mais, en France, de 1 à 3.
5. Jusqu'en 1870, sur base des données des pays individuels ; après 1870, sur base des données de A. Maddison (« Growth and Fluctuations in the World Economy, 1870-1960 », *Banca Nazionale del Lavoro Quarterly Review*, n° 61, juin 1962, p. 127-195, pour l'Europe occidentale.

Tableau 14 : *Exportations spéciales européennes : évolution de la valeur, des prix et du volume (moyennes annuelles triennales, sauf 1913).*

Année	Valeur courante (millions de dollars)	Prix d'exportations 1899-1901 = 100	Exportations en valeurs constantes de 1899-1901		
			Millions de dollars	Indice 1899-1901 = 100	Taux annuel de croissance (%)
1800	(670)	(330,4)	(203)	(3,7)	—
1830	(645)	(156,9)	(411)	(7,5)	(1,0)
1840	870	137,5	624	11,4	4,3
1850	1 140	125,1	901	16,4	3,7
1860	2 100	137,5	1 522	27,7	5,4
1870	3 290	135,1	2 451	44,7	4,9
1880	4 050	121,9	3 306	60,3	3,0
1890	4 630	105,3	4 393	80,1	2,9
1900	5 485	100,0	5 485	100,0	2,2
1910	8 650	105,7	8 177	149,1	4,1
1913	10 550	111,0	9 501	173,2	5,1

Sources : Nos calculs. Voir texte (note 3 du présent chapitre).

NB : Le faible degré d'arrondissement des chiffres n'implique pas une marge d'erreur correspondante. Les taux de croissance ont été calculés sur des chiffres non arrondis.

Cette relative absence de corrélation entre période libérale et expansion des échanges internationaux se confirme quand on analyse l'évolution du volume des exportations européennes. On trouvera, dans le tableau 14, les résultats de nos calculs sur l'évolution du prix et du volume des exportations européennes. L'indice des prix d'exportations utilisé est une moyenne pondérée des divers indices disponibles. Et le taux de couverture est relativement bon jusqu'en 1880 (environ 75 %). Avant cette date, les calculs sur le plan national sont assez rares, et avant 1830 cet indice n'est plus, en fait, que la moyenne pondérée des prix d'exportations du Royaume-Uni et de la France. Mais, en raison de la structure de leurs exportations, ces deux pays sont assez représentatifs de l'ensemble de l'Europe. Notons que, afin de réduire légèrement la marge d'erreur de l'indice de cette période, nous avons intégré au calcul l'indice des prix d'exportations des produits agricoles français. En effet, il est probable que les exportations des pays pour lesquels on ne possède pas d'indices des prix comportent une part de produits agricoles plus grande que celle des exportations du Royaume-Uni et de la France réunis. Pour 1840 à 1870, période pour laquelle on ne dispose pas d'indice des prix d'exportation allemands, il a été quand même tenu compte de la disponibilité d'une estimation valable du volume des exportations de ce pays [6].

Étant donné la très forte diminution des prix d'exportation, l'accroissement du volume des exportations durant le XIXe siècle a été beaucoup plus rapide que celui de la valeur de ces mêmes exportations. De 1830 à 1910, l'augmentation en volume a été de l'ordre de 1 à 19, contre 1 à 13 en valeur, soit, en termes de taux annuel de croissance, 3,8 et 2,4 % respectivement. Comparée à celle du siècle précédent (et très probablement des siècles précédents), il

6. Le lecteur qu'intéresseraient plus de détails sur les aspects méthodologiques peut se rapporter à notre article : « European Foreign Trade in the XIXth Century... », op. cité.

s'agit là d'une très forte accélération du taux de croissance. On peut postuler qu'au cours du XVIIIe siècle les exportations européennes se sont accrues à un taux annuel de l'ordre de 0,7 à 1,4 %.

Afin de bien situer les dates d'inflexion de la courbe du volume des exportations européennes et de dissocier l'évolution divergente du Royaume-Uni, nous avons décidé de calculer un indice annuel de cet agrégat tant pour l'ensemble de l'Europe que pour l'Europe continentale à partir des données disponibles par pays [7]. Dans son ensemble, cet indice est assez représentatif. Et ce d'autant plus que nous avons rectifié la tendance décennale de l'indice annuel en nous basant sur les données de l'ensemble de l'Europe [8].

Les résultats de ces calculs figurent dans le graphique n° 1 (on trouvera les chiffres eux-mêmes dans le tableau 84 qui figure dans l'annexe méthodologique et statistique).

On peut discerner, en ce qui concerne le rythme de croissance du volume des exportations, quatre phases dans ce XIXe siècle. La première, qui débute probablement vers 1815-1820 et se prolonge jusqu'en 1847-1848, est caractérisée par une croissance relativement rapide du volume des exportations européennes, de l'ordre de 3,5-4,0 % par an. Dans une certaine mesure, il doit s'agir d'un processus de rattrapage, la période 1796-1815 ayant été perturbée par les guerres. Et, bien qu'on ne dispose pas de données très sûres, il est assez probable que le volume du commerce extérieur européen vers 1815 n'était pas supérieur à celui de 1790 [9]. Toutefois, la cause essentielle de cette rapide expansion des échanges réside probablement dans les effets induits de l'industrialisation, la demande accrue de matières premières, les premières réductions des coûts de transports et l'accroissement plus rapide de la population [10] favorisant les échanges internationaux.

La seconde phase, qui va de 1847-1849 à 1872, est marquée par une expansion extrêmement rapide du volume des échanges européens. Le taux annuel de croissance est de l'ordre de 5,5-6,0 %. Selon toute probabilité, jamais auparavant on n'avait connu une période de moyenne durée où l'expansion des échanges extérieurs européens, et par conséquent — vu le rôle dominant de l'Europe — des échanges extérieurs mondiaux, ait été si rapide. Durant ces vingt-quatre ans, le volume des exportations européennes a été multiplié par

7. Notons d'abord l'existence d'un indice du volume des exportations de l'Europe occidentale (A. Maddison, « Growth and Fluctuations in the World Economy 1870-1960 », op. cité). Mais l'indice de Maddison ne fournit des données annuelles qu'à partir de 1880 ; d'autre part, les données actuellement disponiblesp ermettent de réduire encore un peu la marge d'erreur des résultats et d'élargir la représentativité de l'indice. L'indice que nous avons calculé est du type Paasche et on peut se rapporter à la section A de l'annexe méthodologique et stastistique, notamment pour des éléments complémentaires et les sources de cet indice.
8. Pour plus de détails sur les aspects méthodologiques, voir la section A de l'annexe méthodologique et statistique.
9. Cependant, notons que, pour le Royaume-Uni, cette période a été marquée par une progression assez importante des exportations. Mais celle-ci a dû être compensée sur le plan européen par une régression du volume du commerce des pays d'Europe continentale (France, Allemagne, Portugal, Espagne et Italie notamment).
10. Alors qu'on estime généralement que la population européenne s'est accrue à un taux annuel de l'ordre de 0,4-0,5 % durant la seconde moitié du XVIIIe siècle, d'après nos estimations ce taux aurait atteint 0,6 % environ de 1810 à 1850 (voir le chapitre II, section A).

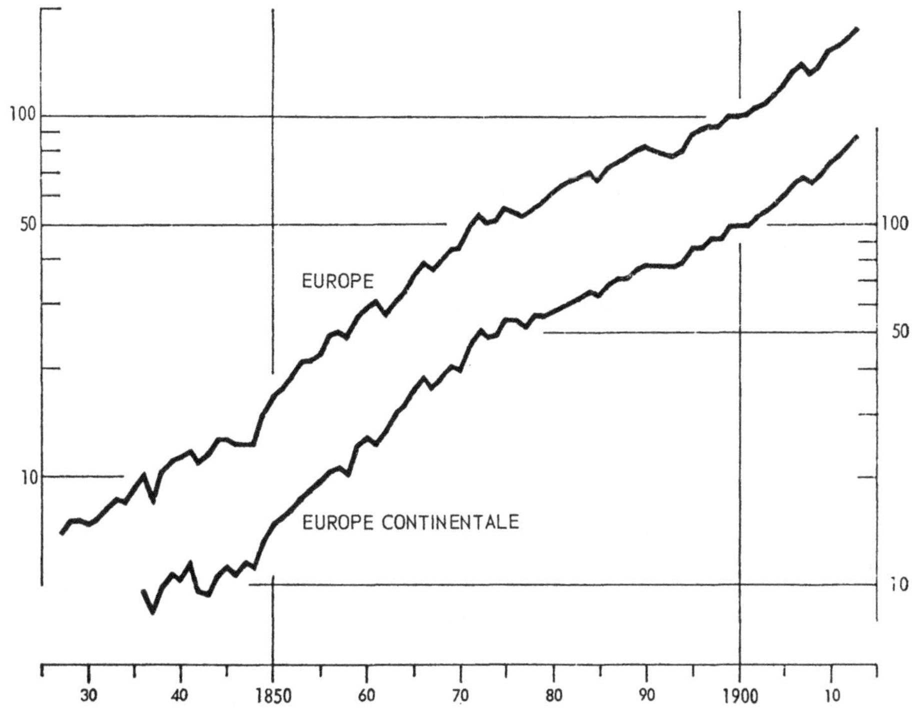

Graphique 1 : *Indice annuel du volume des exportations de l'Europe et de l'Europe continentale, 1899-1901 = 100.*

Sources : Nos calculs. Voir la section A de l'annexe méthodologique et statistique.

quatre environ. Il va de soi que la politique de libéralisation des échanges adoptée par le Royaume-Uni a été un facteur essentiel de cette forte accélération des échanges. Et ce d'autant plus que, comme nous l'avons vu, en raison de la réussite britannique (entre 1846 et 1856 la valeur et le volume des exportations du Royaume-Uni doublèrent), la quasi-totalité des pays européens, à la suite de la France, libéralisèrent leurs systèmes douaniers après 1860. Mais il n'est pas du tout certain que les modifications des politiques douanières soient le seul facteur explicatif, ni même le facteur explicatif le plus important de cette accélération de l'expansion du commerce extérieur européen. Il faut d'abord tenir compte de la croissance économique ; nous y reviendrons dans le chapitre VII et dans les conclusions à cette partie de l'étude. Et il faut également tenir compte des effets de la rapide baisse des prix des transports et de la forte augmentation des liquidités internationales en raison de la découverte de nouvelles mines d'or. Nous examinerons brièvement chacun de ces deux facteurs à la fin de cette section. Mais il est illusoire d'espérer tirer des conclusions définitives d'une analyse sur le plan global. Par conséquent, il faudra attendre l'analyse par pays (effectuée dans la seconde partie de cette étude) pour des conclusions plus étayées. D'autre part, si nous revenons au rapport commerce-politiques douanières, il convient de souligner que le ralentissement du rythme d'expansion du volume des échanges est antérieur à la réaction protectionniste de l'Europe continentale, dont, rappelons-le, on peut faire remonter les débuts réels à 1879, date de la modification de la législation allemande.

En effet, à partir de 1873, on note un net ralentissement de ce rythme d'expansion. De 1872-1874 à 1877-1879 le taux moyen de croissance du volume des exportations tombe à 1,3 %, soit au quart de celui des décennies précédentes. Ainsi, à partir de 1873, débute la troisième phase qui s'achève en 1893-1894. Cette phase est donc caractérisée par un très fort ralentissement de la croissance du volume des exportations européennes : de 1872-1874 à 1892-1894, celles-ci ne progressent que de 2,1 % par an. Or, comme la population s'est accrue de 0,8 % par an durant cette période, la progression du volume des exportations par habitant n'a été que de 1,2 % par an, c'est-à-dire une quasi-stagnation.

La quatrième phase couvre la période de 1894-1895 à 1913 et est caractérisée par une progression rapide du volume des exportations européennes. De 1892-1894 à 1913, celles-ci s'accroissent à un taux annuel de 4,1 %. Pour l'Europe continentale cette progression est même plus rapide, puisqu'il s'agit de quelque 4,2 % par an durant la même période.

Donc, et ceci est très important, sur le plan du volume comme sur celui de la valeur des exportations nous retrouvons cette relative indépendance du rythme d'expansion du commerce extérieur européen par rapport aux politiques commerciales dominantes. Il s'agit notamment de la forte accélération de l'expansion des exportations à partir des années 1892-1894, c'est-à-dire à une période où le protectionnisme de l'Europe se renforçait, et du ralentissement de l'expansion vers 1873, c'est-à-dire à une période où le libéralisme avait probablement atteint son sommet.

Dans les conclusions de cette étude (comme aussi dans d'autres chapitres), nous aurons l'occasion de nous interroger sur les causes probables du ralentissement de la croissance du volume des exportations européennes à partir de 1873. Ici, il convient de signaler que, si ce ralentissement a touché pratiquement tous les pays européens [11], il n'en a pas été de même pour les pays extra-européens. C'est surtout le cas des exportations de ce qu'on a coutume d'appeler les pays de peuplement européen [12]. Les exportations de cette région ont progressé beaucoup plus rapidement que celles de l'Europe. Alors que, entre 1870 et 1900, la valeur des exportations européennes passait de 3,29 à 5,48 milliards de dollars, soit une progression de 67 % (ou 1,0 % par an), celle de ces pays passait de 0,53 à 1,98 milliards de dollars, soit une progression de 274 % (ou 4,5 % par an). Certes, il est probable qu'une partie de l'écart dans les rythmes d'évolution ainsi mis en relief est à imputer à une évolution plus favorable des prix d'exportations des pays de peuplement européen. A notre connaissance, on ne possède pas d'indice des prix d'exportations pour tous les pays de peuplement européen. D'après nos calculs, basés sur les données des États-Unis, du Canada, de l'Australie et de l'Argentine [13], les prix d'exportations entre 1869-

11. Le ralentissement ne semble pas avoir débuté dans tous les pays exactement à la même période et n'a certainement pas été de la même ampleur (voir le chapitre X et suivants).
12. Il s'agit des sept pays suivants : États-Unis, Canada, Australie, Nouvelle-Zélande, Argentine, Chili et Uruguay.
13. Les exportations de ces pays représentaient, vers 1890, 90 % de la valeur des exportations totales des pays de peuplement européen. Nos calculs sont basés sur la moyenne

1871 et 1899-1901 ont baissé de 18 %. Donc, en termes de volume, la progression des exportations des pays de peuplement européen a été de l'ordre de 330 %, alors que pour l'Europe il ne s'est agi que de 117 %.

Pour les autres pays non européens (c'est-à-dire ce qui forme aujourd'hui le Tiers-Monde, plus le Japon, mais moins l'Argentine, le Chili et l'Uruguay), la progression de la valeur des exportations a été à peu près du même ordre, ou plutôt un peu plus rapide que celle de l'Europe. En volume, il est possible que l'expansion des exportations du Tiers-Monde ait été plus faible que celle de l'Europe [14]. Mais, vu la très forte progression des ventes des pays de peuplement européen, la confrontation « Europe-Reste du Monde » est à l'avantage du « Reste du Monde ». Pour l'Europe, cette évolution s'est d'ailleurs traduite par une progression plus rapide des importations que des exportations (respectivement 74 % et 68 %) ; et surtout, comme nous le verrons dans la section E de ce chapitre, par une forte détérioration de sa balance commerciale, dont le déficit passe (toujours de 1870 à 1900) de 0,6 à 1,4 milliard de dollars, soit 15 % à 21 % des importations totales [15].

A présent, revenons à l'accélération de l'expansion du volume des exportations européennes qui se manifeste à partir de 1894-1895. Outre le facteur croissance économique, toujours déterminant dans l'explication des modifications de l'évolution des échanges extérieurs, et auquel nous reviendrons dans le chapitre VII, il faut souligner l'influence de l'expansion rapide du commerce avec ce qu'il est convenu d'appeler aujourd'hui le Tiers-Monde. Alors que, de 1870 à 1900, on peut estimer que les exportations européennes à destination du Tiers-Monde se sont accrues à un taux annuel de l'ordre de 2,5-3,5 %, de 1900 à 1910 il s'est agi de 5 à 6 % [16]. Mais il ne faut pas surestimer l'importance du

---

pondérée (par l'importance relative des exportations en 1899-1901) des indices des prix d'exportations de chacun de ces pays.

Sources : Argentine : A. G. Ford : « Export Price Indices for the Argentine Republic 1881-1914 », *Inter-American Economic Affairs*, vol. 9, n° 2, automne 1955, p. 42-54.

Australie : R. Wilson : *Capital Imports and Terms of Trade*, Melbourne 1931, p. 89.

Canada : K. W. Taylor et H. Michell : *Statistical Contribution to Canadian Economic History*, Toronto 1931, cité par M. C. Urqhart (ed.) : *Historical Statistics of Canada*, Toronto 1965, p. 299-301.

États-Unis : R. E. Lipsey : *Price and Quantity Trends in the Foreign Trade of the United States*, Princeton 1963, notamment p. 413, et M. Simon : « The United States' Balance of Payments 1861-1900 », dans *Trends in the American Economy in the Nineteenth Century*, Princeton 1960, p. 629-715.

14. Une évolution favorable des prix d'exportations durant cette période est une forte probabilité. Voir P. Bairoch : *Diagnostic de l'évolution économique du Tiers-Monde, 1900-1968*, 4e éd., Paris 1970, chap. 6 : « Les termes des échanges ».

15. Il s'agit du déficit brut sur base des exportations spéciales en valeur f.a.b. et des importations spéciales en valeur c.a.f. Étant donné la baisse des prix de transports, le déficit réel (ou corrigé) s'est accru dans des proportions encore plus importantes (voir section E).

16. Dans les deux cas il s'agit d'une estimation approximative du volume ; nous avons postulé arbitrairement que les prix des exportations européennes vers le Tiers-Monde avaient évolué d'une façon identique à celle des prix de l'ensemble des exportations européennes. Notons ici que les améliorations dans l'établissement des statistiques de la répartition géographique du commerce extérieur, intervenues dans de nombreux pays entre 1900 et 1910, ont conduit à surestimer légèrement le taux de croissance des exportations vers le Tiers-Monde. Les taux cités ci-dessus sont des taux que nous avons arbitrairement rectifiés (en hausse pour la période 1870-1900 et en baisse pour la période 1900-1910).

Tiers-Monde en tant que débouché de l'Europe. Vers 1900 ce marché n'absorbait que 18 % des exportations de l'ensemble de l'Europe ; et pour l'Europe continentale il ne s'agissait que de 11 % (voir la section D du présent chapitre), ce qui ne représentait que 2,0 % du produit national brut de l'Europe et 1,2 % de celui de l'Europe continentale.

On ne peut pas quitter le sujet des rythmes de croissance du volume des échanges internationaux sans insister sur le rôle extrêmement important qu'ont dû jouer la forte baisse des prix des transports consécutive à l'introduction de la machine à vapeur d'une part, et la découverte de très riches mines d'or d'autre part. Certes, le développement de ces nouveaux moyens de transports est antérieur à 1840, puisque, comme nous l'avons vu (chapitre II, section C) la première ligne publique de chemins de fer a été ouverte dès 1825 et que la première traversée de l'Atlantique par un navire à vapeur date de 1819. Mais, en 1840, le réseau européen total des voies ferrées ne s'étendait que sur 2 900 km et les navires à vapeur utilisés dans le monde ne représentaient que 4 % de la flotte totale.

Après 1840, le développement de ces moyens de transports à technologie nouvelle s'accéléra. Pour les chemins de fer, l'évolution a été très rapide. Dès 1860, le réseau européen des chemins de fer atteignait 52 000 km et, en 1880, 169 000 km. Sur le plan mondial, on passe de 7 700 km en 1840 à 372 000 km en 1880 (voir chapitre II, tableau 7). Si l'on excepte la période de démarrage (1825-1850), l'expansion des voies ferrées européennes a été la plus rapide de 1853 à 1871, période durant laquelle le réseau s'est accru en moyenne de 8 % par an [17]. L'introduction du libre-échange vers 1860 ne semble pas avoir entraîné une réelle accélération en ce domaine. Pour les navires à vapeur, comme nous l'avons vu (chapitre II, tableau 8), l'évolution a été plus lente, l'avantage de la vapeur n'étant pas aussi net que pour les chemins de fer. Dans ce domaine, l'ouverture du canal de Suez en 1869 a précipité l'évolution. Rappelons les données essentielles pour l'ensemble du monde : en 1840, la flotte à vapeur représentait 16 % de la capacité de transport de la flotte totale ; en 1880, il s'agit déjà de 62 % ; en 1900, de 89 % ; et en 1914, de près de 97 %.

A côté des bouleversements qu'entraîne la vapeur, il ne faut pas négliger la continuation de l'amélioration des moyens de transports plus traditionnels. Certes il y a ralentissement après 1840 du taux d'expansion de la longueur des canaux, mais non régression [18]. Et surtout il y a amélioration et extension du réseau des routes dans pratiquement tous les pays européens. D'autre part, il ne faut pas oublier la contribution de l'amélioration du transfert d'informations : amélioration du service postal, création et extension du télégraphe et du téléphone.

Les répercussions en ce qui concerne les prix des transports ont été très importantes. Car elles résultent non seulement des gains effectifs très substantiels de productivité réalisés dans ce domaine du fait du progrès technique, mais également des économies d'échelle réalisées grâce à l'accroissement du flux des marchandises et même de l'amélioration de la sécurité de la navigation. Cette réduction des prix des transports a été très inégale évidemment. Il y a surtout

17. Taux calculés sur les données annuelles fournies par G. Sunbarg (*Aperçus statistiques internationaux*, Stockholm 1908) se rapportant à l'Europe, Russie d'Asie non comprise.
18. Voir le chapitre II, section C.

la différence essentielle entre l'évolution des prix des transports terrestres et celle des prix des transports maritimes.

Rappelons simplement ici les conclusions auxquelles nous avons abouti dans le chapitre II (section C). Pour les transports terrestres on peut estimer que, de 1800-1820 (sans les chemins de fer) à 1913 (avec les chemins de fer), la baisse réelle des prix des transports (compte tenu de l'évolution générale des prix) a été de l'ordre de 20 à 1. Pour les transports maritimes et pour la même période, la baisse réelle a été de l'ordre de 7 à 1. Les modifications réelles les plus importantes se sont produites dans la période de 1840-1845 à 1865-1870 pour les transports terrestres et dans la période 1840-1870 pour les transports maritimes, si l'on tient compte et des prix et de l'extension des réseaux de transports modernes. Donc, globalement, la période où les conditions de transports se sont le plus modifiées est pratiquement celle où le volume du commerce extérieur européen a progressé le plus rapidement.

Ce fait démontre, si besoin est, qu'il y a eu au XIXe siècle, comme toujours, interaction entre la baisse des coûts de transports et le volume du commerce international. Dans certains cas (les plus nombreux) ce fut la baisse des coûts de transports qui déclencha un accroissement du volume des échanges, dans d'autres cas l'accroissement du volume qui entraîna la baisse. Une fois l'un ou l'autre effet obtenu, la nouvelle situation a entraîné de nouvelles modifications.

Mais il convient maintenant de rappeler que, comme nous l'avons vu (chapitre II, section D), durant ces années s'est produit un autre bouleversement qui a dû avoir une certaine influence sur l'évolution du commerce international. Il s'agit du très fort accroissement du stock mondial d'argent et, surtout, d'or par suite de la découverte et de l'exploitation intensive de riches filons aurifères aux États-Unis d'abord, en Australie et en Afrique du Sud ensuite.

Cependant, notons que, rapporté à l'importance du commerce international, le stock d'or et d'argent représente un ratio décroissant au cours du XIXe siècle, car l'expansion de la valeur (et du volume) des exportations mondiales a été beaucoup plus rapide que celle de la valeur du stock de métaux précieux. Vers 1800, le stock de métaux précieux représentait environ huit fois la valeur des exportations mondiales annuelles ; vers 1840, ce ratio était déjà tombé à 6,5 ; vers 1880, à 2,5 ; et, vers 1913, à 1,5. Vue du côté du flux, cette régression est plus faible, mais non inexistante. Vers 1800, la valeur de la production mondiale annuelle de métaux précieux représentait quelque 5 % de la valeur annuelle des exportations mondiales ; vers 1840 ce pourcentage était de 3 % environ ; mais, vers 1852-1853, ce pourcentage dépasse les 6 %, pour retomber à 3,9 vers 1870, et à 3,2 vers 1880. Avec la nouvelle accélération de la production — qui débute vers 1888 — ce pourcentage remonte et est de l'ordre de 3,5 vers 1890 et de 4,2 vers 1900, pour retomber à 3,7 vers 1913.

Un autre élément susceptible de réduire l'influence de la production de métaux précieux sur le commerce extérieur européen est fourni par la comparaison des dates d'inflexion de ces deux courbes. Rappelons que la première accélération du volume des exportations liée à la libéralisation, en 1846, des échanges britanniques se place dès 1847, c'est-à-dire qu'elle précède, mais de peu il est vrai, la découverte de l'or aux États-Unis. Le fléchissement de la courbe de la production d'or, et même d'or et d'argent, se place dès 1856-1858. Or, le ralentissement de l'expansion des échanges ne se place que vers 1872-1874. Quant à la reprise de l'expansion des échanges de 1894-1895, elle peut être mise plus directement en rapport avec la courbe de la production des métaux précieux, puisque celle-ci s'accélère à nouveau à partir de 1889-1891.

En outre, il ne faut pas considérer la variable « production de métaux précieux » comme une variable totalement indépendante. Il n'est pas exclu que l'activité économique générale conditionne en partie la recherche et l'exploitation de gisements [19].

Toutefois il ne faut pas passer d'un extrême à l'autre et réduire à néant l'influence de ce facteur. Il est certain que le développement de l'extraction d'or et d'argent a stimulé directement le commerce extérieur européen par la demande directe ou indirecte occasionnée par ces activités et par l'accroissement des recettes d'exportation dans des pays où la production intérieure de biens ne pouvait pas satisfaire la demande. Pour les États-Unis, on peut grossièrement estimer que les effets directs de la rapide progression de la production d'or dans les années 1848-1853 sont responsables de 11 % environ de l'accroissement de la valeur des exportations européennes entre 1839-1841 et 1849-1851 [20]. Mais, pour la décennie suivante, l'effet direct de ce facteur est pratiquement nul, car la croissance des exportations européennes vers les États-Unis est même plus lente que celle des exportations totales. Un calcul similaire pour l'Australie nous fournit, comme effet direct pour la décennie de 1849-1851 à 1859-1861, quelque 4 % ; dans ce cas aussi lors de la décennie suivante l'effet direct est nul.

L'élimination des effets directs des découvertes des mines d'or conduirait à modifier de la façon suivante le taux annuel de croissance du volume des exportations européennes : on passe pour la décennie 1840-1850 de 3,34 à 3,02 % et pour celle de 1850-1860 de 5,18 à 5,01 %. Et, de la sorte, on a encore tendance à surestimer les effets directs, car dans les deux cas (États-Unis et Australie) la demande additionnelle de biens et de main-d'œuvre a conduit à réduire par la suite la propension de ces pays à l'importation (pour les États-Unis dès la décennie 1850-1860, pour l'Australie dès la décennie 1860-1870). Donc, en définitive, effets assez réduits sur le plan européen. Certes, sur certains pays européens, cet impact est proportionnellement plus important ; c'est notamment le cas du Royaume-Uni où la demande australienne a joué un rôle assez important dans la décennie 1850-1860 (voir le chapitre X).

19. Pour une discussion récente de ce problème, voir G. Blainey, « A Theory of Mineral Discovery : Australia in the Nineteenth Century », *The Economic History Review*, vol. XXIII, n° 1, 2, 3, 1970, p. 298-313, et la discussion de cet article dans le vol. XXVI, n° 3, août 1973, p. 497-509, de la même revue.

20. Nous avons postulé que les exportations additionnelles vers les États-Unis découlant des effets directs de la production d'or ont été équivalentes à l'écart entre les exportations effectives vers cette région en 1849-1851 et les exportations théoriques vers cette région, dans l'hypothèse où la croissance de ces exportations théoriques entre 1839-1841 et 1849-1851 a été la même que celle des exportations européennes vers les autres régions. Ce montant a été confronté avec l'accroissement total des exportations européennes durant cette décennie (sur base de nos calculs sur la structure géographique des exportations européennes ; voir la section D de ce chapitre).

La balance du commerce extérieur de l'or des États-Unis — qui, de 1828 à 1847, était en moyenne déficitaire de 2 millions de dollars par an — est, de 1848 à 1857, excédentaire de 28 millions de dollars par an (43 millions par an de 1851 à 1860).

B. *Évolution des exportations de l'Europe continentale et par pays.*

Avant de passer à l'analyse par pays, on trouvera dans le tableau 15 la confrontation par périodes décennales de l'évolution de la valeur et du volume des exportations de l'Europe continentale par rapport à celle du Royaume-Uni.

Tableau 15 : *Évolution de la valeur et du volume des exportations spéciales de l'Europe continentale comparée à celle du Royaume-Uni (moyennes annuelles triennales, sauf 1913).*

Année	Valeur des exportations (millions de $ courants)			Volume des exportations (millions de $ de 1899-1901)		
	Europe continentale		Royaume-Uni	Europe continentale		Royaume-Uni
	Données	Taux annuel de variation %	Taux annuel de variation %	Données	Taux annuel de variation %	Taux annuel de variation %
1800	(480)			(157)		
1830	480	(—)	(— 0,1)	309	(2,3)	(1,0)
1840	620	2,6	3,5	454	3,9	5,2
1850	805	2,6	3,0	604	2,9	5,7
1860	1 470	6,2	6,5	1 021	5,4	5,4
1870	2 300	4,6	4,6	1 721	5,4	3,8
1880	3 000	2,7	0,6	2 359	3,2	2,6
1890	3 395	1,2	1,6	3 149	2,9	2,8
1900	4,130	2,0	1,0	4 129	2,7	0,9
1910	6 595	4,8	4,2	6 207	4,2	3,8
1913	7 995	6,6	7,7	7 228	5,2	4,9

Sources : Nos calculs sur la base des données réunies pour notre article : « European Foreign Trade in the XIXth Century : the Development of the Value and the Volume of Exports », op. cité.

Si, pour l'ensemble du XIXe siècle — tant sur le plan de la valeur que sur celui du volume des exportations — l'expansion a été à peu de chose près la même pour l'Europe continentale que pour le Royaume-Uni, il n'en a pas été de même au niveau de périodes plus restreintes. Si l'on se limite à l'évolution du volume et si l'on exclut la période 1800-1830, peu significative en raison de la marge d'erreur des données, il apparaît que deux périodes sont marquées par de fortes différences du rythme d'expansion de ces deux régions. La première concerne les années 1830-1850 pendant lesquelles le volume des exportations britanniques s'est accru beaucoup plus rapidement que celui de l'Europe continentale, respectivement 5,4 et 3,4 % par an. La deuxième période couvre, en fait, pratiquement toute la seconde moitié du XIXe siècle (de 1860 à 1913) et a été caractérisée par une expansion plus rapide des exportations de l'Europe continentale, respectivement 2,9 et 3,8 % par an. A présent, nous allons poursuivre cette analyse en l'élargissant aux différents pays.

Dans le tableau 16, on trouvera les taux annuels de croissance de la valeur des exportations spéciales des pays européens pour quelques périodes choisies en fonction des politiques douanières dominantes. Rappelons que la période 1840 à 1860 peut être considérée comme étant celle du libre-échange unilatéral du Royaume-Uni et du protectionnisme presque généralisé en Europe ; la période de 1860 à 1880 comme étant celle du libre-échange généralisé ; celle de 1890 à 1910 comme étant la période du protectionnisme de l'Europe continentale ; et que la période 1880-1890 peut être considérée comme une décennie charnière.

Tableau 16 : *Taux annuels de croissance de la valeur en dollars des exportations spéciales (en %, sur base de moyennes annuelles triennales).*

Pays	1840-1860	1860-1880	1880-1890	1890-1910	1860-1910
Allemagne	—	3,1	0,9	4,0	3,0
Autriche-Hongrie	5,5	4,4	— 0,1	2,4	2,7
Belgique	5,8	5,2	1,8	4,0	4,0
Bulgarie	—	—	9,4	3,3	5,3 [a]
Danemark	—	7,2	1,8	4,8	5,1
Espagne	—	4,4	2,9	0,9	2,7
Finlande	4,4	6,6	1,6	5,5	5,1
France	5,2	2,3	0,7	2,5	2,7
Grèce	—	2,1	6,7	2,9	3,3
Italie	—	3,4	— 2,0	4,2	2,6
Norvège	—	3,3	1,8	3,8	3,2
Pays-Bas	—	4,6	5,8	4,4	4,7
Portugal	3,9	2,0	0,5	2,1	1,7
Roumanie	—	—	2,1	3,9	3,3 [b]
Royaume-Uni	4,8	2,5	1,6	2,6	2,3
Russie	3,0	4,1	3,5	3,6	3,8
Serbie	—	—	1,9	4,2	3,4 [a]
Suède	2,7	4,9	3,7	3,2	4,0
Suisse	3,3	3,2	— 0,8	2,7	2,2
Europe	4,6	3,2	1,3	3,2	2,8
Europe continentale	4,6	3,5	1,2	3,4	3,0

a. 1880 à 1910.
b. 1870 à 1910.

Sources : Nos calculs. Voir texte (note 3 du présent chapitre).

Au niveau des généralisations, l'analyse de l'évolution des exportations par pays fait apparaître les trois caractéristiques suivantes :

— Au nord d'une ligne passant approximativement par le centre de la France, l'évolution a été, en règle générale, plus favorable qu'au sud de cette ligne.

— Les pays qui avaient, vers le début ou le milieu du XIXe siècle, des niveaux d'exportations par habitant élevés enregistrent en général un rythme de croissance plus rapide que les autres. A ce propos, notons que les niveaux d'exportations par habitant dans la première moitié du XIXe siècle étaient beaucoup plus fonction du facteur niveau de développement que du facteur taille. En raison de cette croissance plus rapide, la dispersion en ce qui concerne les niveaux d'exportations par habitant devient plus forte. Ainsi, pour 1860, entre le groupe de pays à faible niveau d'exportations par habitant (comprenant notamment la Russie, l'Espagne, l'Italie, l'Autriche-Hongrie et la Grèce) et celui à fort niveau d'exportations (Royaume-Uni, Suisse et Belgique), l'écart est de l'ordre de 1 à 6 ; cet écart atteint 1 à 11 vers 1910.

— Les pays de faible taille (démographique) connaissent une expansion beaucoup plus rapide de leurs exportations que les grands. C'est ainsi que la valeur combinée des exportations des douze petits pays européens s'est accrue, entre 1860 et 1910, de 550 % (soit 3,8 % par an), contre 260 % et 2,6 % par an pour les sept grands pays. Il s'agit toujours de généralisation, car certains petits pays (notamment le Portugal et aussi — ce qui est peut-être plus surprenant — la Suisse) enregistrent durant cette période un taux de croissance nettement plus faible que les autres petits pays et même plus faible que la moyenne des grands pays (voir le tableau 16 et également la section A du chapitre XIII, notamment le tableau 71).

Le fait qu'en règle générale les petits pays aient enregistré une croissance plus rapide de la valeur de leurs exportations alors que, dans leur ensemble, ils avaient une politique douanière plus libérale, repose la question des effets de cette politique déjà analysée précédemment sur le plan global. En ce qui concerne ces petits pays, auxquels nous aurons d'ailleurs l'occasion de revenir dans le chapitre XIII, notons que leur réussite du point de vue du commerce extérieur peut difficilement être attribuée uniquement à leur politique douanière. En effet, il ne faut pas oublier que le processus de développement économique entraîne pour les pays de faible taille la nécessité d'un élargissement des marchés, notamment en raison des progrès techniques qui conduisent à rendre le marché intérieur de tels pays insuffisant pour servir de débouché à certains secteurs. D'où efforts en vue de compléter les débouchés locaux par des exportations. D'autre part, les probabilités de trouver dans le sous-sol d'un petit pays toute la gamme croissante de matières premières nécessaires au développement économique sont plus faibles que pour un grand pays [21]. Une telle situation conduit à la nécessité d'importations accrues et, par là, facilite les exportations vers les pays fournisseurs de matières premières.

En englobant dans cette analyse les grands pays, force nous est de constater qu'il est extrêmement difficile de lier les cas d'expansion rapide des exportations aux conséquences des politiques libérales uniquement. Le cas le plus notoire et le plus souvent invoqué est celui du Royaume-Uni qui, dans l'ensemble de la période 1860-1910, enregistre une expansion beaucoup plus lente de ses exportations que le reste de l'Europe (voir les tableaux 16 et 17). Le phénomène est très marqué dans la dernière décennie du XIXe siècle, notamment si l'on se limite aux deux principales puissances commerciales d'Europe. La forte reprise de l'expansion des ventes de l'Allemagne protectionniste de 1890 à 1900 (surtout à partir de 1893) contraste en effet avec un nouveau ralentissement des ventes du Royaume-Uni libre-échangiste. En fait, c'est durant cette décennie que la croissance du volume des exportations britanniques a été la plus faible de toutes celles enregistrées de 1790 à 1910. Ce contraste entre l'évolution britannique et l'évolution allemande a d'ailleurs alimenté, comme nous l'avons vu dans le chapitre précédent, la polémique entre partisans et adversaires d'une modification de la politique douanière britannique. On peut même conclure que, en règle générale, les pays protectionnistes ont connu une expansion plus rapide de leurs ventes que les pays libéraux.

21. Bien que le critère choisi ici pour la taille des pays soit la population, il y a en Europe une excellente corrélation entre pays de faible importance démographique et de faible taille, la dispersion des densités de peuplement n'étant pas très grande. Ainsi, vers 1880, parmi les 12 petits pays (au point de vue démographique) on retrouve les 9 plus petits pays d'Europe (au point de vue superficie). Seuls les pays scandinaves, en raison de la frange nordique peu habitée, font exception à cette règle.

Tableau 17 : ***Évolution du taux annuel de croissance du volume des exportations spéciales de quelques pays européens (en %, sur base de moyennes annuelles triennales).***

Pays	1860 1870 [a]	1870 1880	1880 1890	1890 1900	1900 1910	1860 1910
Allemagne	6,7	2,3	2,2	4,2	5,7	4,2
Belgique	6,5	4,9	4,6	1,3	3,9	4,2
Danemark	—	—	2,2	3,3	4,2	3,6 [b]
Finlande	5,6	3,9	1,6	3,9	3,7	3,8
France	5,7	3,0	1,7	1,7	2,6	2,9
Italie	5,5	2,0	— 0,7	3,7	3,4	2,6
Norvège	—	2,9	3,0	1,1	4,6	2,9 [c]
Suède	7,3	3,4	3,6	1,8	3,0	5,0
Royaume-Uni	3,8	2,6	2,7	1,0	3,8	2,8
Europe	5,2	3,1	2,7	2,1	4,2	3,4

a. Finlande 1861-1870, Italie 1862-1870.
b. De 1875 à 1910 ; de 1860 à 1910 on peut estimer que le taux a été de l'ordre de 4,0 à 5,0 % (voir dans le chapitre X la section consacrée au Danemark).
c. De 1865 à 1910.

Sources : Voir texte (note 3 du présent chapitre) et la section A de l'annexe méthodologique et statistique.

Cette constatation ressort très clairement des données ci-dessous qui fournissent les taux annuels de croissance du volume des exportations par habitant des pays européens pour la période 1860-1910. (Les taux de croissance exprimés sous forme de fourchettes sont des approximations basées sur les données en valeur et sur l'évolution probable des prix d'exportations.)

Allemagne	3,0	Pays-Bas	3,0-4,0
Autriche-Hongrie	2,0-3,0	Portugal	1,0-1,5
Belgique	3,3	Royaume-Uni	2,0
Danemark	4,0-5,0	Russie	2,0-3,0
Espagne	2,0-3,0	Suède	4,3
Finlande	2,6	Suisse	3,0
France	2,7	Europe	2,4
Italie	1,9	Europe continentale	2,6
Norvège	2,5-3,0		

Au niveau des grands pays, seule l'Italie semble avoir enregistré une croissance un peu plus faible du volume des exportations que le Royaume-Uni (et encore l'écart est-il trop faible pour être pleinement significatif). Globalement, les grands pays continentaux d'Europe ont enregistré, entre 1860 et 1910, un taux de croissance du volume de leurs exportations par habitant de l'ordre de 2,8 % par an, contre 2,0 % pour le Royaume-Uni, ce qui, durant ces cinquante ans, a conduit à une expansion de l'ordre de 300 % dans le premier cas et à une expansion de l'ordre de 170 % dans le second cas.

Pour les petits pays la distinction est plus difficile à faire entre pays « protectionnistes » et pays « libéraux », les différences étant moins tranchées. Mais il est quand même significatif que la Suède — qui, vers 1913, avait les droits de douane les plus élevés pour les articles manufacturés parmi les pays de faible taille (voir le chapitre III) — soit aussi le pays qui a connu la plus forte croissance du volume des exportations.

L'explication de cette apparente contradiction entre pays protectionnistes et pays à forts taux d'expansion des exportations est probablement liée, comme nous le verrons dans les chapitres suivants, aux effets de la croissance économique qui a été plus rapide dans ces pays. Mais il s'agit là d'un problème que nous aborderons plus loin et notamment dans les conclusions générales.

L'évolution divergente de la croissance des exportations des pays conduit à une profonde modification de l'importance relative des pays dans le total du commerce européen. Au niveau des trois principales puissances commerciales (Royaume-Uni, France, Allemagne) — qui, ensemble, représentent plus de 60 % du commerce européen — cela se traduit surtout par une rapide avance de l'Allemagne qui dépasse la France dès la fin de la guerre de 1870 et rattrape pratiquement le Royaume-Uni à la fin de la période (en 1913, 23 % des exportations européennes sont le fait de l'Allemagne, contre 24 % pour le Royaume-Uni). Si, à la veille de la première guerre mondiale, le Royaume-Uni est toujours la principale puissance commerciale d'Europe (et du monde, suivi de très près par les États-Unis), dès les années d'après-guerre il est supplanté par les États-Unis, auxquels s'ajoute, dès 1930, l'Allemagne. Tout récemment (en 1971) le Japon a dépassé le Royaume-Uni, et la France a fait de même en 1972. De sorte que le Royaume-Uni (et l'Irlande) se retrouve (en 1973) au troisième rang européen avec seulement 10 % du total des exportations de ce continent

Tableau 18 : *Évolution de la part relative des exportations de chaque pays européen par rapport au total de l'Europe (pourcentages, sur base de moyennes annuelles triennales).*

Pays	1830 *	1860	1880	1890	1900	1910
Allemagne	—	18,4	18,2	17,4	19,6	20,4
Autriche-Hongrie	4,7	5,8	7,4	6,5	7,0	5,6
Belgique	2,9	4,0	5,9	6,1	6,7	7,3
Bulgarie	—	—	0,1	0,1	0,2	0,3
Danemark	—	0,5	1,1	1,1	1,4	1,5
Espagne	2,3	2,3	2,9	3,4	2,1	2,2
Finlande	—	0,2	0,4	0,4	0,7	0,6
France	15,9	19,2	16,3	15,3	14,4	13,4
Grèce	—	0,2	0,2	0,3	0,3	0,3
Italie	—	5,1	5,3	3,8	4,9	4,5
Norvège	—	0,7	0,7	0,7	0,8	0,8
Pays-Bas *	—	1,6	2,1	3,2	4,1	4,0
Portugal	1,6	0,7	0,6	0,5	0,6	0,4
Roumanie	—	—	1,1	1,1	1,2	1,3
Royaume-Uni	27,5	29,8	26,0	26,6	24,7	23,7
Russie	7,9	5,6	6,7	8,3	6,6	8,9
Serbie	—	—	0,2	0,2	0,2	0,2
Suède	1,2	1,0	1,4	1,8	1,8	1,8
Suisse	4,6	3,6	3,6	2,9	2,9	2,6

* Données très approximatives.

Sources : Données réunies pour notre étude : « European Foreign Trade in the XIXth Century... », op. cité.

contre 24 % en 1913. Cependant, signalons qu'en raison de la grande importance du commerce des réexportations, la place relative du Royaume-Uni dans le commerce mondial est plus importante que celle mesurée à travers les exportations spéciales. C'est ainsi qu'en 1900, du point de vue des importations totales, le Royaume-Uni représente encore 31 % du total européen (contre 25 % pour les exportations). Et, sous cet aspect, le Royaume-Uni reste la première puissance commerciale mondiale jusqu'à la veille de la guerre 1939-1945 et ne cédera la deuxième place à l'Allemagne qu'en 1965. C'est là une preuve de la lenteur de certaines réorientations des réseaux du commerce mondial.

C. *Importance relative du commerce extérieur.*

La progression très rapide du commerce extérieur européen durant le XIXe siècle a entraîné une modification profonde de l'importance relative du commerce extérieur par rapport au produit national européen. En fait, comme nous l'avons noté dans le chapitre I, 1913 constitue en ce domaine un sommet historique. Le tableau 19 permet de suivre l'évolution de l'importance relative des exportations par rapport au PNB, décennie par décennie.

Tableau 19 : *Évolution du taux d'exportations de l'économie européenne (valeurs courantes, millions de dollars, moyennes annuelles triennales, sauf 1913).*

Année	PNB au prix du marché	Exportations f.a.b.	Taux d'exportations %
1830	(14 660)	(645)	(4,4)
1840	15 800	870	5,5
1850	16 325	1 140	7,0
1860	22 370	2 105	9,4
1870	30 340	3 295	10,9
1880	32 510	4 050	12,5
1890	36 730	4 630	12,6
1900	48 225	5 485	11,4
1910	65 370	8 650	13,2
1913	75 165	10 550	14,0

Sources : Exportations : voir le tableau 13. Produit national : P. Bairoch « Europe's Gross National Product 1800-1975 », à paraître dans *The Journal of European Economic History*, vol. 5. n° 2, 1976.

NB : Le faible degré d'arrondissement des chiffres n'implique nullement une marge d'erreur correspondante.

Vers 1830 il est probable que les exportations européennes ne représentaient pas plus de 4,5 % du produit national brut (au prix du marché) de ce continent, et vers 1913 ce taux était passé à 14,0 %. Vers 1928, ce taux était de 12,4 %, mais en 1970, de 12,0 % [22]. Le taux pour 1800 devait être de l'ordre de 3,0 %. Mais, selon toute probabilité, la situation de 1800 n'est pas significative de la

22. En raison de la forte hausse des prix du commerce international et d'une très rapide progression de ce commerce depuis 1971-1972, le taux d'exportation de l'Europe se situait à 12,7 % pour 1973.

fin du XVIIIe siècle, en raison du caractère troublé de la période. Vers 1780-1790 le taux d'exportations de l'économie européenne devait être proche de la moyenne des situations de 1800 et de 1830 : c'est-à-dire quelque 3,5-4,5 %.

Durant le XVIIIe siècle, on peut postuler que ce taux a faiblement progressé. En tant qu'estimation personnelle — et, évidemment, arbitraire vu la nature des données — nous retiendrons pour 1700 un taux de 2 à 3 %. C'est donc essentiellement durant le XIXe siècle que le caractère extraverti de l'économie européenne s'est formé. Signalons ici que, au XIXe siècle — comme durant les deux siècles le précédant — l'économie latino-américaine était probablement beaucoup plus extravertie que celle de l'Europe. Ainsi, par exemple, alors que les exportations par habitant de l'Europe vers 1830 s'élevaient à 2,7 dollars, le chiffre correspondant pour l'Amérique latine était de l'ordre de 4,4 dollars, soit 65 % plus élevé. Or il est peu probable que le niveau du produit par habitant de l'Amérique latine ait été, à cette date, plus élevé que celui de l'Europe. Signalons, d'autre part, que les exportations par habitant de l'Amérique latine aux XVIIe et XVIIIe siècles étaient beaucoup plus élevées que vers 1830.

La progression de l'importance du taux d'exportations de l'économie européenne n'a pas été uniforme au XIXe siècle. Non seulement on constate des phases de net ralentissement de la progression de ce taux, mais également une phase de régression. Sous cet aspect, on peut partager la période 1830-1913 en trois phases. La première — qui débute probablement dès 1810-1820 et se poursuit jusqu'à 1887-1889 environ [23] — est marquée par une progression très rapide du taux d'exportations. Vers 1887-1889 le taux d'exportations atteignait un premier sommet historique avec quelque 13 %. La seconde phase, de courte durée — qui va de 1887-1889 à environ 1892-1894 — est marquée par

Tableau 20 : *Taux d'exportations [a] de différents pays européens (moyennes annuelles triennales sur la base des valeurs courantes, pourcentages).*

	1830	1850	1860	1870	1880	1890	1900	1910
Allemagne	—	—	(14,8)	17,2	16,6	13,5	12,9	14,6
Danemark	—	—	—	(20,5)	21,0	20,2	21,2	26,7
France	(5,1)	7,4	10,8	11,5 [b]	13,8	13,8	13,6	15,3
Italie	—	—	6,9	9,0	11,5	7,7	10,6	11,0
Norvège	—	—	—	14,4	14,8	15,9	14,1	18,3
Royaume-Uni	7,8	11,4	15,3	17,6	16,4	16,3	13,6	17,5
Suède	—	—	10,4	15,5	16,1	20,3	16,6	17,3
Europe	4,4	7,0	9,4	10,9	12,5	12,6	11,4	13,2
Europe continentale	3,9	6,0	8,1	9,3	11,5	11,7	10,8	12,3

a. Pourcentage des exportations spéciales (f.a.b.) par rapport au produit national brut aux prix du marché.

b. Ajusté afin de tenir compte de la perte de l'Alsace-Lorraine : il s'agit de la situation y compris cette région pour l'ensemble de la période 1869-1871.

Sources : Produit national brut : données réunies pour notre article « Europe's Gross National Product 1800-1975 », op. cité. Exportations : données réunies pour notre article « European Foreign Trade in the XIXth Century : the Development of the Value and Volume of Exports (Preliminary Results) », op. cité.

23. En se basant sur les données annuelles des exportations et du produit national brut.

un recul du taux d'exportations qui se situait à quelque 10,5 % vers 1891-1892, c'est-à-dire qu'il était revenu au niveau des années 1860-1870. Enfin la troisième et dernière phase — qui s'achève en 1913 — voit une nouvelle et rapide progression de ce taux d'exportations qui atteignit en 1913 (avec 14,0 % du produit national brut) un sommet jamais atteint auparavant, ni depuis lors.

Au niveau des pays, cette évolution durant le XIXe siècle n'a pas été très divergente (voir le tableau 20). Toutefois, on notera que, pour les pays nordiques, la régression du taux d'exportations dans la période 1870-1900 est moins accusée que dans le reste de l'Europe.

Pour les pays pour lesquels on ne possède pas de données suffisamment cohérentes nous permettant de les inclure dans le tableau 20, nous avons procédé à une estimation du taux d'exportations vers 1909-1911. Voici donc, pour tous les pays européens, ce taux d'exportations, en % (les données entre parenthèses sont nos estimations, mais le faible degré d'arrondissement de ces chiffres n'implique pas une marge d'erreur correspondante) :

Allemagne	14,6	Norvège	18,3
Autriche-Hongrie	(7,0)	Pays-Bas	(29,0)
Belgique	(35,5)	Portugal	(7,6)
Bulgarie	(8,5)	Roumanie	(19,0)
Danemark	26,7	Royaume-Uni	17,5
Espagne	(9,0)	Russie	(6,0)
Finlande	(12,5)	Serbie	(10,0)
France	(15,3)	Suède	17,3
Grèce	(9,5)	Suisse	(24,0)
Italie	11,0		

Dans l'ensemble, les taux d'exportations sont surtout fonction de deux variables : la taille du pays et le degré de développement économique. Plus petit est un pays et plus élevé est son taux d'exportations ; de même, plus développé est un pays plus élevé est son taux d'exportations. Mais cette relation est loin d'être parfaite, des éléments tels que la disponibilité de matières premières, la localisation géographique, la disponibilité d'un empire colonial, etc., influençant également ce facteur.

D. *Structure géographique des échanges.*

Le texte et les tableaux qui suivent reprennent les éléments essentiels d'une étude sur la structure géographique et la balance commerciale que nous avons publiée récemment [24]. Nous nous permettons d'y renvoyer les lecteurs intéressés par les éléments méthodologiques ainsi que par des détails complémentaires qu'il serait trop long de reprendre ici.

La conclusion la plus importante découlant de l'analyse de la structure géographique du commerce extérieur européen est la prépondérance du commerce

24. P. Bairoch : « Geographical Structure and Trade Balance of European Foreign Trade from 1800 to 1970 », *The Journal of European Economic History*, vol. 3, n° 3, Winter 1974, p. 557-608.

intra-européen et aussi du commerce avec les autres régions développées. Durant le XIXe siècle, la part relative du commerce intra-européen a varié (de peu) autour des 70 % des exportations et des 65 % des importations. Le commerce avec toutes les régions développées a oscillé autour des 80 % (tant pour les exportations que pour les importations). En effet, l'Amérique du Nord a été, durant tout le XIXe siècle, le principal partenaire commercial de l'Europe (voir les tableaux 21 et 22). Les États-Unis et le Canada ont absorbé en moyenne 34 % des ventes extra-européennes et ont fourni 30 % des achats extra-européens.

Le corollaire de cette prédominance des échanges avec les régions développées est que l'importance du commerce avec ce qu'il est convenu aujourd'hui d'appeler le Tiers-Monde a été relativement marginale : environ 20 % du commerce extérieur de l'Europe s'est effectué au XIXe siècle avec ces régions, ce qui signifie que, vers 1830, seulement moins d'un pour cent du produit national brut européen était absorbé par les exportations vers les pays du Tiers-Monde, et que ce pourcentage était de l'ordre de 3 % vers 1910.

Mais, évidemment, ces éléments structurels ne sont pas identiques pour tous les pays composant l'Europe et ont subi des modifications dans le temps. A présent, nous allons donc examiner rapidement les changements survenus d'abord dans la structure géographique des exportations, puis plus brièvement dans celle des importations ; après quoi nous fournirons quelques éléments sur les différences nationales et, notamment, sur le caractère spécifique du Royaume-Uni.

Si, incontestablement, la structure géographique des exportations européennes subit certaines modifications durant ces cent dix ans, on doit néanmoins noter une stabilité générale assez grande. Si l'on excepte l'émergence des ventes à l'Océanie — qui étaient pratiquement nulles au début du XIXe siècle — la répartition proportionnelle des divers continents n'est pas bouleversée en un siècle. De même il est difficile de parler d'une tendance générale valable pour toute la période. Cela est dû au fait que cette structure géographique des exportations reflète des mouvements économiques assez divergents. C'est la raison pour laquelle nous analyserons les tendances en essayant, d'une part, de découper ces cent dix ans en phases plus ou moins homogènes et, d'autre part, en analysant les échanges avec chaque région séparément. Au niveau de ces phases il apparaît qu'on peut très nettement discerner l'influence des politiques douanières dominantes en Europe. L'expérience libre-échangiste de l'Europe constitue une rupture dans une tendance marquée par une diversification géographique des échanges. De ce fait, on se trouve placé devant trois phases assez distinctes.

La première, qui va du début du siècle à 1860, est marquée par une diversification géographique croissante des ventes de l'Europe avec notamment des ventes accrues à destination de l'Asie et de l'Afrique qui, ensemble, absorbent quelque 6 % des exportations européennes au début du siècle et 13 % vers 1860. Les ventes à l'Amérique latine — pour des raisons que nous exposerons plus loin — ne suivent pas cette tendance. La seconde phase est donc celle du libre-échange qui, tout naturellement, amène une progression plus rapide du commerce intra-européen. De ce fait, vers 1880, la part relative de ce commerce retrouve le niveau des années 1830. En contrepartie, la part relative des ventes au reste du monde régresse. Mais, bien entendu, il ne s'agit pas d'une baisse absolue (voir le tableau 21). La troisième phase, qui a dû débuter vers 1884-1887 et qui, en fait, s'est poursuivie jusqu'aux années 1953-1955, est caractérisée par une rapide diversification géographique des exportations, notamment à destination des pays du Tiers-Monde en raison surtout des ventes accrues à l'Afrique, dont la colonisation effective débuta après 1885 [25]. Cette tendance est surtout très marquée de 1900 à 1913. Effectivement, il apparaît que ces années sont marquées par une extension des échanges des pays du Tiers-Monde. Ainsi, d'après nos calculs, la valeur des exportations de cette région progresse de plus de 130 % de 1900 à 1913 [26], comparée à 92 % pour les exportations européennes.

Tableau 21 : *Structure géographique des exportations européennes (en millions de dollars courants et en pourcentages, moyennes annuelles triennales).*

	Europe	Amérique du Nord	Amérique du Sud	Asie	Afrique	Océanie	Total
En valeur							
1800	(495)	(80)	(50)	(35)	(10)	(1)	(670)
1830	465	76	50	41	11	2	645
1840	597	85	85	75	21	8	871
1850	772	139	101	91	30	10	1 143
1860	1 421	191	162	210	67	53	2 104
1870	2 326	303	224	315	68	57	3 293
1880	2 925	339	243	350	101	92	4 051
1890	3 216	391	332	419	137	131	4 626
1900	3 896	370	292	536	242	147	5 483
1910	5 866	657	648	847	415	212	8 646
En % du total							
1800	(74,0)	(12,0)	(7,5)	(4,0)	(1,5)	(0,1)	(100,0)
1830	72,1	11,9	7,8	6,3	1,6	0,3	100,0
1840	68,5	9,8	9,8	8,6	2,3	0,9	100,0
1850	67,6	12,2	8,9	7,9	2,6	0,8	100,0
1860	67,5	9,1	7,7	10,0	3,2	2,5	100,0
1870	70,6	9,2	6,8	9,6	2,1	1,7	100,0
1880	72,2	8,4	6,0	8,6	2,5	2,3	100,0
1890	69,5	8,5	7,2	9,1	3,0	2,8	100,0
1900	71,1	6,7	5,3	9,8	4,4	2,7	100,0
1910	67,8	7,6	7,5	9,8	4,8	2,4	100,0

Sources : P. Bairoch : « Geographical Structure and Trade Balance of European Foreign Trade from 1800 to 1970 », op. cité.

NB : Le faible degré d'arrondissement des chiffres n'implique nullement une marge d'erreur correspondante. Les pourcentages ont été calculés à partir de chiffres non arrondis.

Examinons à présent les principaux éléments de l'évolution des exportations européennes par continents ou par régions. La caractéristique la plus importante des exportations à destination de l'Amérique du Nord est un déclin (en termes relatifs) important, mais irrégulier de 1850 à 1900. Et cela, comme nous le verrons par la suite, malgré une forte progression des importations de cette provenance. La régression relative des exportations de l'Europe vers cette région s'explique par la politique protectionniste des États-Unis [27], et aussi

25. Voir notamment H. Brunschwig : *Le partage de l'Afrique Noire*, Paris 1971 ; C. Coquery-Vidrovitch et H. Moniot : *L'Afrique Noire de 1800 à nos jours*, Paris 1974 ; R. Cornevin : *Histoire de l'Afrique*, t. II (Du tournant du XVIe au tournant du XXe siècle), Paris 1966 ; H. Deschamps (sous la direction de) : *Histoire générale de l'Afrique Noire*, t. II (De 1800 à nos jours), Paris 1971.
26. P. Bairoch : « Commerce extérieur du Tiers-Monde, 1800-1972 » (à paraître).
27. Comme il y avait un mythe, dans la seconde moitié du XIXe siècle, d'une Angleterre libérale en matière de commerce extérieur depuis toujours (et aussi d'une Angleterre

du Canada à partir de 1879 [28], politique qui conduisit à une stagnation des importations d'articles manufacturés européens et d'articles manufacturés en général, surtout après la guerre de Sécession. Ainsi les importations totales d'articles manufacturés finis, qui étaient passées de 31 millions de dollars en 1820 à 172 millions pour 1858-1860, n'atteignirent que 193 millions pour 1899-1901 [29].

Nous débuterons l'analyse des exportations de l'Europe vers les régions du Tiers-Monde avec l'Amérique latine. Les exportations à destination de ce sous-continent se ressentent très manifestement jusqu'aux années 1880 de la faible progression des possibilités d'importations de ce continent en raison de la concurrence du sucre de betterave. Après cette date, les exportations des régions tempérées (Argentine surtout) permettent une reprise de la croissance de la capacité d'absorption de cette région.

La désindustrialisation de l'Asie, et notamment de l'Inde, se reflète dans la forte croissance des ventes de l'Europe à ce continent. L'Asie absorbait environ 4 % des exportations européennes vers 1800 et 10 % vers 1860. En termes de volume, on peut estimer que la masse des exportations européennes vers ce continent — masse surtout composée après 1813 d'articles manufacturés — a été multipliée par 21 entre 1800 et 1870 [30]. Plus significative peut-être est l'évolution des ventes britanniques de textiles manufacturés à l'Inde. Alors que, avant l'abolition du monopole de la Compagnie des Indes (1813), les ventes de tissus de coton à l'Inde étaient pratiquement nulles, celles-ci atteignirent 13 millions de yards pour 1819-1821, 51 millions pour 1829-1831, 995 millions pour 1869-1871, et 1 413 millions pour 1879-1880 [31]. Le maximum fut atteint vers 1887 avec plus de 2 000 millions de yards, après quoi on assiste à un plafonnement. Une évolution dans le même sens, mais moins sensible, est notée en Chine à partir de 1842, et dans le reste de l'Asie. Mais, comme à partir des années 1860-1880 la substitution des importations à la production locale est pratiquement effective, la croissance des ventes ne peut plus se faire si rapidement. D'autre part, on note un processus de réindustrialisation surtout après 1870. Alors que, vers 1860, le nombre de broches à filer le coton en Asie est

---

développée car libérale), il y a actuellement le mythe des États-Unis libéraux depuis toujours, alors que le libéralisme en matière de commerce extérieur des États-Unis ne date en fait que de l'après-guerre (seconde guerre mondiale). Selon les calculs de la Société des Nations, vers 1913 les droits de douane des États-Unis pour les articles manufacturés étaient de 44 %, comparés à 20 % pour la France et à 13 % pour l'Allemagne. En 1925, il s'agissait respectivement de 37, 21 et 20 %. (*Tariff Level Indices*, International Economic Conference, Geneva, May 1927, Société des Nations, Genève 1927.)

28. En 1879, entre en vigueur un nouveau tarif douanier nettement plus protectionniste qui s'intègre dans ce qu'on appelle la « politique nationale », politique destinée à promouvoir l'industrialisation du Canada (pour l'histoire douanière du Canada, voir notamment O. J. Mc Diarmid : *Commercial Policy in the Canadian Economy*, Cambridge (Mass.) 1946.
29. Voir le tableau 37, chapitre suivant.
30. En utilisant l'indice des prix d'exportations totales d'Europe. Pour les articles manufacturés seuls la baisse des prix a été probablement plus importante ; mais on peut également postuler que les prix des articles manufacturés exportés vers l'Asie ont pu mieux se maintenir que ceux des articles destinés aux marchés européens ou d'Amérique du Nord où la concurrence était plus vive.
31. D'après M. Desai : « Demand for Cotton Textiles in Nineteenth Century India », *The Indian Economic and Social History Review*, vol. 8, n° 4, déc. 1971, p. 337-361.

pratiquement nul, vers 1890 celles-ci sont déjà au nombre de 3,2 millions (dont 0,3 million pour le Japon), et, en 1913, il s'agit de 9,2 millions (dont 2,3 millions pour le Japon, soit 6,4 % du total mondial [32]). De ce fait, et ce malgré les ventes occasionnées par l'établissement des voies ferrées, les exportations à destination de l'Asie cessent de progresser plus rapidement que les exportations totales européennes.

Les exportations à destination de l'Afrique sont celles qui, à très long terme, marquent la plus forte tendance à l'accroissement : passant de quelque 1,5 % des exportations totales européennes vers 1800 à près de 5 % à la veille de la première guerre mondiale et à près de 9 % à la veille de la seconde guerre mondiale. En ce qui concerne le XIXᵉ siècle, il convient de noter l'accélération très nette des ventes vers cette région après 1880-1890, période à laquelle la colonisation effective de l'Afrique noire démarra. L'Afrique noire, qui fournissait quelque 15-16 % des exportations totales de l'Afrique sous-développée (c'est-à-dire l'Afrique du Sud exceptée) vers 1890, en fournissait 27 % en 1900, 34 % en 1913.

Venons-en à présent à la structure géographique des importations. En confrontant les données des exportations du tableau 21 à celles des importations du tableau 22, on notera tout d'abord la proportion relative plus faible d'échanges intra-européens. Les importations en provenance de l'Europe représentaient en moyenne, durant le XIXᵉ siècle, 63 % des importations totales, contre 70 % des exportations. Cette situation est surtout la résultante (comme nous le verrons dans la section suivante) du déficit des échanges avec l'Amérique du Nord.

Tableau 22 : *Origine géographique des importations européennes (en millions de dollars courants et en pourcentages, moyennes annuelles triennales).*

	Europe	Amérique du Nord	Amérique du Sud	Asie	Afrique	Océanie	Total
En valeur							
1830	(445)	(70)	(85)	(90)	(20)	(2)	710
1850	804	171	106	159	30	16	1 288
1860	1 447	338	186	287	76	40	2 373
1870	2 628	404	293	358	99	75	3 857
1880	3 288	825	307	411	137	110	5 078
1890	3 603	805	342	507	168	140	5 566
1900	4 194	1 272	446	596	217	188	6 913
1910	6 274	1 462	863	1 042	469	352	10 462
En % du total							
1830	(63,0)	(10,0)	(12,0)	(12,5)	(2,5)	(0,5)	100,0
1850	62,4	13,3	8,2	12,3	2,3	1,4	100,0
1860	61,0	14,3	7,8	12,1	3,2	1,7	100,0
1870	68,1	10,5	7,6	9,3	2,6	1,9	100,0
1880	64,7	16,2	6,1	8,1	2,7	2,2	100,0
1890	64,7	14,5	6,1	9,1	3,0	2,5	100,0
1900	60,7	18,4	6,5	8,6	3,1	2,7	100,0
1910	60,0	14,0	8,2	10,0	4,5	3,4	100,0

Sources : P. Bairoch : « Geographical Structure and Trade Balance... », op. cité.

NB : Le faible degré d'arrondissement des chiffres n'implique nullement une marge d'erreur correspondante.

32. Nos estimations d'après diverses sources.

En ce qui concerne les phases principales de l'évolution des importations, on relève une situation très similaire à celle des exportations ; aussi nous contenterons-nous ici d'analyser quelques tendances significatives sur le plan économique. L'Amérique du Nord est, durant tout le XIXe siècle (comme d'ailleurs durant le XXe siècle), le principal fournisseur de l'Europe. Durant la période de 1810 à 1850-1860, l'essentiel des importations européennes en provenance de l'Amérique du Nord est constitué par le coton brut des États-Unis. A partir des années 1875-1880, ce sont les céréales qui constituent la majorité de ces importations. La libéralisation des politiques douanières en Europe s'est traduite, comme nous l'avons vu (chapitre III) dans presque tous les pays européens par une suppression totale des droits de douane pour une large gamme de produits alimentaires. Nous aurons l'occasion de revenir plus longuement sur cet aspect très important dans les chapitres suivants ainsi que dans la section B des conclusions générales.

La sensible baisse de l'importance relative de l'Amérique latine comme source d'importations, entre 1830 et 1880, est à mettre en relation surtout avec la concurrence faite par le sucre de betterave au sucre de canne. Le sucre de canne devait représenter, au début du XIXe siècle, quelque 60-70 % des importations en provenance de l'Amérique latine [33]. Or, dès 1870, la production mondiale de sucre de betterave — pratiquement nulle vers 1810 — représentait un volume bien supérieur à celui du sucre de canne vers 1810. L'Amérique du Sud, qui devait fournir quelque 11-13 % des importations totales européennes vers le début du XIXe siècle, n'en fournit plus que 6 % vers 1880. Après 1880, le renversement de la tendance est dû aux achats de produits agricoles des régions tempérées (céréales surtout en provenance d'Argentine essentiellement). Vers 1910, le sucre ne doit plus représenter que quelque 20 % des importations européennes de cette provenance.

Si l'on prend l'ensemble du Tiers-Monde (voir le tableau 23) [34], le XIXe siècle est marqué, en ce qui concerne les importations, par deux phases. La première — qui va de 1830 à 1880 — se caractérise par un déclin rapide de l'importance relative des importations européennes de cette provenance. Par contre, de 1880 à 1913 (et, en fait, jusqu'à 1938), la tendance se renverse. Cependant, dans ce renversement, il faut tenir compte des importations en provenance des pays tempérés d'Amérique latine qui, par leur rapide progression, faussent la courbe. Si l'on exclut les importations en provenance de l'Argentine, du Chili et de l'Uruguay du total de celles en provenance du Tiers-Monde, la part de ce Tiers-Monde dans les importations totales européennes a évolué comme suit :

1830	(24,0 %)
1860	21,1 %
1880	13,8 %
1900	13,8 %
1910	16,9 %

33. Taux approximatif basé sur la structure par produits des exportations des principaux pays d'Amérique du Sud.
34. Les pays développés sont définis ici (comme dans la plupart des définitions) comme comprenant l'ensemble de l'Europe (sans la Turquie, mais y compris la Russie d'Asie), les États-Unis, le Canada, l'Australie, la Nouvelle-Zélande, l'Afrique du Sud et le Japon. Les pays du Tiers-Monde comprennent le reste du monde.

Tableau 23 : *Structure par régions économiques des échanges extérieurs européens (en pourcentages du total).*

	Pays développés			Pays du Tiers-Monde
	Europe	Autres	Total	
Exportations				
1800	(74,0)	(12,0)	(86,0)	(14,0)
1830	72,1	12,2	84,3	15,7
1840	68,5	10,9	79,4	18,3
1850	67,6	13,2	80,8	19,2
1860	67,5	12,1	79,7	20,3
1870	70,6	11,6	82,2	17,7
1880	72,2	12,1	84,3	15,7
1890	69,5	12,7	82,3	17,7
1900	71,1	11,2	82,3	17,7
1910	67,8	11,5	79,3	20,7
Importations				
1830	(63,0)	(11,0)	(75,0)	(25,0)
1850	62,4	14,9	77,4	22,6
1860	61,0	16,4	77,3	22,7
1870	68,1	13,0	81,1	18,9
1880	64,7	19,4	84,2	15,8
1890	64,7	18,1	82,9	17,1
1900	60,7	22,3	83,0	17,0
1910	60,0	19,0	79,0	21,0

Sources : P. Bairoch : « Geographical Structure and Trade Balance... », op. cité.

NB : Le faible degré d'arrondissement des chiffres n'implique nullement une marge d'erreur correspondante.

De 1880 à 1910 les importations de l'Europe en provenance des pays tempérés d'outre-mer (Amérique du Nord, Océanie, Afrique du Sud, et Amérique du Sud tempérée) ont été beaucoup plus importantes que celles en provenance des pays tropicaux ou semi-tropicaux : respectivement quelque 22 % des importations totales pour les pays tempérés et 15 % pour les pays tropicaux. Donc, globalement, le rôle du Tiers-Monde dans les approvisionnements de l'Europe a été, durant le XIXe siècle, relativement restreint. A ce propos, il convient de signaler que les importations en provenance du Tiers-Monde étaient surtout composées de produits agricoles et notamment de produits alimentaires. Ces produits agricoles devaient probablement représenter quelque 80 % des importations européennes de cette provenance vers 1913 [35], et probablement davantage vers le milieu du XIXe siècle. Les minerais et métaux — qui prennent une place croissante dans les ventes du Tiers-Monde depuis la fin de la seconde

35. En corrigeant les données de Yates afin d'exclure des régions « sous-développées » le Japon et l'Afrique du Sud, nous avons obtenu pour 1913 la composition suivante des exportations totales du Tiers-Monde :

Produits agricoles alimentaires	53 %
Matières premières agricoles	26 %
Minerais, métaux, engrais bruts	11 %
Produits manufacturés	7 %

Sources : P. L. Yates : *Forty Years of Foreign Trade*, Londres 1959.

guerre mondiale — étaient encore très marginaux vers 1913 [36]. A cette date, ces produits représentaient seulement 11 % des exportations totales du Tiers-Monde, contre 40 % en 1970.

La structure particulière des exportations du Royaume-Uni, très orientée vers les pays extra-européens, alliée à l'importance même des ventes de ce pays, a influencé fortement la structure des exportations de l'ensemble de l'Europe. De ce fait, pour la seule Europe continentale, la répartition des échanges par continent est très différente de celle analysée ci-dessus. Le tableau 24 met en évidence ces fortes différences. Pour l'Europe continentale les échanges avec l'Europe sont très prédominants.

Cependant il ne faut pas considérer que les pays d'Europe continentale constituent un bloc homogène du point de vue de la distribution géographique des échanges extérieurs. Dans l'ensemble, la structure géographique des ventes des divers pays apparaît comme fonction surtout de trois variables : la situation géographique du pays, la disponibilité d'un empire colonial et le degré d'industrialisation. Quant à la taille du pays, elle ne semble pas intervenir sensiblement. La variable « situation géographique » et celle « disponibilité d'un empire colonial » ont des incidences évidentes. La variable « degré d'industrialisation » joue dans le sens d'une diversification des exportations : autrement dit, plus un pays est industrialisé plus ses exportations sont géographiquement diversifiées. Alors que, au contraire, même développé, un pays non industrialisé a, en règle générale, une forte proportion de ventes destinées à l'Europe et que généralement ces ventes sont destinées au Royaume-Uni. C'est le cas surtout de petits pays complémentaires à l'économie britannique, tels que le Danemark et la Norvège notamment [37]. Un pays comme le Portugal, malgré sa complémentarité avec l'économie britannique, connaît cependant une structure géographique diversifiée en raison de l'importance relativement grande de son empire colonial (du moment ou du passé) et de sa position géographique. La structure des trois variables pour la France est en faveur d'une diversification. Ce pays est, avec l'Italie, un des grands pays d'Europe continentale à structure géographique diversifiée. Pour l'Italie (et pour d'autres pays), il faut encore faire intervenir une autre variable assez importante, à savoir la présence d'émigrés dans les pays de peuplement européen. Le fort pourcentage de ventes aux États-Unis s'explique en partie par cette variable, qui joue directement et indirectement. Directement par la consommation de produits en provenance du pays d'origine et indirectement par la plus grande facilité d'établir des liens commerciaux, qui découle de la présence d'une population originaire du

36. Voici d'ailleurs pour quelques minerais la part des pays sous-développés (Chine exclue) dans la production mondiale :

	1913	1928	1948	1960	1970
Minerais de fer	3 %	7 %	8 %	29 %	39 %
Bauxite	0,4 %	21 %	61 %	68 %	59 %
Pétrole brut	15 %	25 %	36 %	55 %	67 %

Sources : P. Bairoch : *Diagnostic de l'évolution économique du Tiers-Monde, 1900-1968*, op. cité (sauf pour 1970).

37. Mais ceci reste aussi valable pour un grand pays non industrialisé tel que la Russie de 1910 qui, cependant, en raison de sa position géographique, avait une proportion relativement élevée de ventes à l'Asie.

Tableau 24 : *Comparaison de la structure géographique des échanges de l'Europe, du Royaume-Uni et de l'Europe continentale (en pourcentages du total, moyennes annuelles triennales).*

	Europe	Amérique du Nord	Amérique du Sud	Asie	Afrique	Océanie
EXPORTATIONS						
1830						
Europe	72,1	11,9	7,8	6,3	1,6	0,3
Royaume-Uni	46,7	25,5	11,5	12,8	2,5	1,0
Europe continentale	82,0	6,6	6,3	3,8	1,3	—
1860						
Europe	67,5	9,1	7,7	10,0	3,2	2,5
Royaume-Uni	34,3	16,6	12,0	25,7	3,2	8,2
Europe continentale	82,0	5,8	5,8	3,1	3,2	0,1
1880						
Europe	72,2	8,4	6,0	8,6	2,5	2,3
Royaume-Uni	35,6	15,9	10,2	25,4	4,3	8,4
Europe continentale	85,0	5,8	4,5	2,8	1,8	0,1
1910						
Europe	67,9	7,6	7,5	9,8	4,8	2,4
Royaume-Uni	35,2	11,6	12,6	24,5	7,4	8,6
Europe continentale	78,0	6,4	5,9	5,2	3,9	0,5
IMPORTATIONS						
1860						
Europe	61,0	14,3	7,8	12,1	3,2	1,7
Royaume-Uni	31,0	26,7	10,1	23,2	4,5	4,5
Europe continentale	77,5	7,4	6,6	6,0	2,5	0,1
1880						
Europe	64,7	16,2	6,1	8,1	2,7	2,2
Royaume-Uni	41,4	30,9	6,1	12,0	3,7	5,9
Europe continentale	75,5	9,5	6,0	6,3	2,2	0,4
1910						
Europe	60,0	14,0	8,2	10,0	4,5	3,4
Royaume-Uni	45,1	23,8	9,1	10,3	4,8	6,9
Europe continentale	65,2	10,5	8,0	9,8	4,4	2,1

Sources : P. Bairoch : « Geographical Structure and Trade Balance... », op. cité.

NB : Le faible degré d'arrondissement des chiffres n'implique nullement une marge d'erreur correspondante.

pays exportateur. Une autre variable intéresse un certain nombre de pays nouvellement créés : dans ces cas les échanges avec l'ancien pays dont ils faisaient partie sont relativement importants. C'est ce qui explique l'ampleur des exportations à destination de l'Asie des pays européens de l'ancien Empire ottoman.

E. *Balance commerciale.*

Comme pour la section précédente, celle-ci est basée sur l'article que nous avons publié récemment et nous nous permettons d'y renvoyer les lecteurs intéressés par des éléments complémentaires, notamment des éléments méthodologiques [38].

38. P. Bairoch : « Geographical Structure and Trade Balance of European Foreign Trade from 1800 to 1970 », op. cité.

Tableau 25 : ***Balance commerciale de l'Europe (en millions de dollars courants, moyennes annuelles triennales).***

	Exportations	Importations		Balance commerciale			
				En valeur		En % des importations	
Balance commerciale non corrigée (export. f.a.b., import. c.a.f.)							
1830	645	(710)		(— 65)		(— 9,2)	
1840	870	(930)		(— 60)		(— 6,5)	
1850	1 143	1 290		(— 147)		(— 11,4)	
1860	2 104	2 374		— 270		— 11,4	
1870	3 293	3 857		— 564		— 14,6	
1880	4 051	5 078		— 1 027		— 20,2	
1890	4 626	5 566		— 940		— 16,9	
1900	5 483	6 912		— 1 429		— 20,7	
1910	8 646	10 462		— 1 816		— 17,4	
Balance commerciale corrigée (export. et import. f.a.b.)							
1830	650	570	590	+ 100	+ 60	+ 17,5	+ 10,2
1840	870	750	780	+ 120	+ 90	+ 16,0	+ 11,5
1850	1 140	1 070	1 110	+ 70	+ 30	+ 6,5	+ 2,7
1860	2 100	2 020	2 060	+ 80	+ 40	+ 4,0	+ 2,0
1870	3 290	3 320	3 390	— 30	— 100	— 0,9	— 2,9
1880	4 050	4 420	4 520	— 370	— 470	— 8,4	— 10,4
1890	4 630	4 950	5 010	— 320	— 380	— 6,5	— 7,6
1900	5 480	6 220	6 290	— 740	— 810	— 11,9	— 12,9
1910	8 646	9 520	9 625	— 874	— 925	— 9,2	— 9,6

Sources : P. Bairoch : « Geographical Structure and Trade Balance... », op. cité.

NB : Le faible degré d'arrondissement des chiffres n'implique nullement une marge d'erreur correspondante.

Le tableau 25 résume l'essentiel de nos calculs pour la balance commerciale du commerce extérieur européen. A côté de la balance commerciale traditionnelle, c'est-à-dire le solde des exportations exprimées en valeur f.a.b. (franco à bord, c'est-à-dire n'incluant pas les prix des transports internationaux) et des importations c.a.f. (coûts, assurances et frets, c'est-à-dire incluant ces coûts), nous avons également calculé une balance commerciale corrigée qui exclut également les coûts de transports et autres frais des importations. Un tel calcul se justifie en raison des fortes modifications des coûts des transports (voir le chapitre II, section C).

Du début du XIXe siècle à 1910, la balance commerciale européenne est marquée par deux phases d'évolution divergente. La première — qui a probablement débuté au commencement du XIXe siècle et certainement à partir de 1830 (date à laquelle la marge d'erreur est acceptable pour calculer la balance commerciale) et qui s'est prolongée jusqu'aux années 1880 — a été caractérisée par une détérioration croissante de la balance commerciale. En termes réels (transports exclus), on passe d'un excédent de l'ordre de 10-18 % des importations vers 1830 à un déficit de l'ordre de 8 à 10 % des importations vers 1880. Pour ce qui concerne la balance commerciale non corrigée, on passe d'un déficit de l'ordre de 9 % à un déficit de l'ordre de 20 %, d'environ 60 millions de dollars à 1 000 millions de dollars [39].

La seconde phase — qui va des années 1880 à 1913 (et, en fait, qui se prolonge jusqu'à la veille de la seconde guerre mondiale) — est caractérisée par une quasi-stagnation de l'importance *relative* du déficit qui oscille autour des 9-12 % des importations en termes réels et des 20 % en termes non corrigés. Comme la valeur des exportations progresse rapidement de 1880 et surtout de 1890 à 1913, en termes absolus ce déficit atteint, en 1913, le milliard de dollars pour la balance corrigée et 0,9 milliard pour la balance brute ou non corrigée.

L'analyse de la balance commerciale par régions géographiques (voir le tableau 26) fait apparaître le rôle primordial joué par l'Amérique du Nord (et essentiellement les États-Unis) dans la création et l'élargissement du déficit commercial de l'Europe. D'après nos calculs, dès 1830 les échanges de l'Europe avec l'Amérique du Nord se soldent par un déficit. D'ailleurs, si l'on se base sur les données du commerce extérieur des États-Unis, ce déficit débute au moins dès les années 1820. Ce sont les exportations accrues de coton brut des États-Unis qui sont responsables jusqu'aux années 1850-1860 de la croissance de ce déficit européen. Dès 1860, le déficit avec l'Amérique du Nord représente près de 60 % du déficit total des échanges de l'Europe avec le reste du monde (voir le tableau 26). Après un certain recul dû au ralentissement des ventes de coton brut et aussi de céréales dans les années 1862-1872, causé par la guerre de Sécession, le déficit avec l'Amérique du Nord, en raison des importations accrues de céréales, oscille autour des 80 % du déficit total européen entre 1880 et 1900 et représente, pour 1900, 900 millions de dollars. Vers cette date, le déficit de l'Europe avec l'Amérique du Nord représente 71 % de la valeur des importations de cette provenance. Autrement dit, les importations en provenance de l'Amérique du Nord représentent un montant deux fois et demi plus élevé que les exportations vers cette destination.

Comme le Royaume-Uni a un assez fort déficit dans ses échanges avec l'Europe continentale [40], il en découle que le déficit général des échanges de l'Europe continentale avec le reste du monde est relativement moins important que ce même déficit pour l'ensemble de l'Europe. Il en est de même du déficit des échanges avec l'Amérique du Nord qui est, pour l'Europe continentale, plus faible que pour l'ensemble de l'Europe. Cependant, on signalera à ce propos la très forte progression de ce déficit de 1870 à 1880, période pendant laquelle l'afflux de céréales en provenance des États-Unis a véritablement commencé à inonder les marchés d'Europe continentale.

Nous terminerons cette section par un bref aperçu de l'évolution de la balance commerciale des divers pays européens. La détérioration de la balance commerciale de l'Europe au cours du XIXe siècle se retrouve au niveau de la majorité des pays concernés. Les exceptions significatives sont le Royaume-Uni — où le déficit reste d'une importance relative assez constante — et l'Espagne —

39. Rappelons qu'il s'agit ici, comme dans toute cette section, de dollars courants.
40. Voici l'évolution de ce déficit durant le XIXe siècle (en pourcentages des importations du Royaume-Uni en provenance de l'Europe continentale) :

1850	(— 19)	1890	— 49
1860	— 15	1900	— 47
1870	— 29	1910	— 42
1880	— 44		

Tableau 26 : ***Balance commerciale de l'Europe par régions (millions de dollars courants et pourcentages, moyennes annuelles triennales).***

	Amérique du Nord	Amérique du Sud	Asie	Afrique	Océanie	Commerce extra-européen (total)
Balance commerciale en valeur						
1850	(— 32)	(— 5)	(— 68)	(— 1)	(— 7)	(— 113)
1860	— 144	— 24	— 77	— 9	+ 13	— 241
1870	— 101	— 69	— 43	— 31	— 18	— 262
1880	— 522	— 4	— 61	— 36	— 18	— 641
1890	— 414	— 10	— 88	— 31	— 9	— 552
1900	— 902	— 154	— 60	+ 25	— 41	— 1 132
1910	— 805	— 206	— 195	— 54	— 140	— 1 400
Balance commerciale en % des importations en provenance de ces régions						
1850	(— 18,7)	(4,7)	(— 44,6)	(+ 3,3)	(41,2 —)	(— 23,3)
1860	— 43,5	— 12,9	— 26,8	— 11,8	+ 32,5	— 26,2
1870	— 25,0	— 23,5	— 12,0	— 31,3	— 24,0	— 21,3
1880	— 63,3	— 1,3	— 14,8	— 26,2	— 16,4	— 37,1
1890	— 51,4	— 2,9	— 17,4	— 18,5	— 6,4	— 28,2
1900	— 70,9	— 34,5	— 10,1	+ 11,5	— 21,8	— 41,6
1910	— 55,1	— 23,9	— 18,7	— 11,5	— 39,8	— 33,6
Balance commerciale en % du déficit total brut * du commerce extérieur extra-européen						
1850	(28,3)	(4,4)	(60,2)	(0,9)	(6,2)	100,0
1860	56,7	9,4	30,3	3,5	—	100,0
1870	38,5	26,3	16,4	11,8	6,9	100,0
1880	81,4	0,6	9,5	5,6	2,8	100,0
1890	75,0	1,8	15,9	5,6	1,6	100,0
1900	78,0	13,3	5,2	—	3,5	100,0
1910	57,5	14,7	13,9	3,9	10,0	100,0

* Déficit commercial brut, c'est-à-dire total des déficits commerciaux des échanges de l'Europe avec les diverses régions sans tenir compte des surplus (si ceux-ci existent).

Sources : P. Bairoch : « Geographical Structure and Trade Balance... », op. cité.

NB : Le faible degré d'arrondissement des chiffres n'implique nullement une marge d'erreur correspondante.

qui passe d'un déficit très important à un excédent, lui aussi, très important. Parmi les pays ayant au cours du XIXe siècle une balance commerciale généralement excédentaire, on trouve exclusivement des pays exportateurs de produits agricoles. Il s'agit de l'Autriche-Hongrie (en tout cas jusque vers 1890), de la Roumanie, de la Russie, de l'Espagne et de la Serbie. Toutefois, ce facteur n'est pas déterminant, car de nombreux autres pays exportateurs de produits agricoles ont eu des déficits assez importants. Il s'agit de la Bulgarie, du Danemark, de la Finlande, de l'Italie, de la Norvège et du Portugal. Ce dernier pays est d'ailleurs celui dont le déficit est le plus important, les recettes d'exportations ne couvrant même pas la moitié des dépenses d'importations vers 1910. Ce fort déficit était couvert largement par le transfert des salaires d'ouvriers portugais travaillant au Brésil [41]. Le facteur taille des pays ne semble pas non

41. Voir notamment à ce propos M. Halpern Pereira : *Livre Câmbio e Desenvolvimento Economico : Portugal na segunda metade do seculo XIX*, Lisbonne 1971, p. 283 et suivantes.

plus jouer un rôle significatif pour cet aspect du commerce extérieur. Ainsi, dans l'ensemble, l'analyse de la balance commerciale par pays ne révèle aucune constante, ni relation causale très significative.

F. *Structure par produits du commerce extérieur européen.*

Cette section, contrairement aux précédentes, sera basée essentiellement sur des séries existantes [42]. Si nous n'avons pas élaboré des séries complètes ce n'est pas en raison du fait que celles existant sont entièrement satisfaisantes, mais uniquement en raison du fait que l'intérêt de celles-ci ne justifiait pas, pour la présente étude, la grande masse de recherches qu'elles impliquent. Notons

Tableau 27 : *Structure par produits du commerce européen * (en pourcentages du total).*

Années	Exportations		Importations	
	Articles manufacturés	Produits de base	Articles manufacturés	Produits de base
1829-1831	63,5	36,5	11,5	88,5
1839-1841	64,5	35,5	9,0	91,0
1849-1851	63,5	36,5	9,5	90,5
1859-1861	60,5	39,5	9,5	90,5
1869-1871	57,5	42,5	17,0	83,0
1879-1881	55,5	44,5	19,5	81,5
1881-1885	55,8	44,1	21,2	78,9
1891-1895	55,2	44,7	20,1	79,9
1901-1905	53,3	46,7	21,6	78,4
1911-1913	55,7	44,3	22,6	77,4

*** Ensemble de pays représentant environ 95 % de l'Europe.**

Sources : **1819-1821 à 1879-1881 : nos extrapolations sur base de statistiques du Royaume-Uni et de la France (voir texte) ; 1881-1885 à 1911-1913 : d'après *Industrialisation et commerce extérieur*, op. cité, p. 189 et 197.**

NB : **Le faible degré d'arrondissement des chiffres n'implique nullement une marge d'erreur correspondante.**

---

42. *Industrialisation et commerce extérieur* (Société des Nations, Genève 1941) fournit pour les principaux pays la répartition du commerce en distinguant les articles manufacturés des produits de base et ce à partir de 1871-1875 (mais plus complet à partir de 1881-1885). R. E. Baldwin : « The Commodity Composition of Trade : Selected Industrial Countries 1900-1954 », *Review of Economics and Statistics*, vol. XL, supplément février 1958, n° 1, pt. 2, et A. Maizels : *Industrial Growth and World Trade*, Cambridge 1965, fournissent des données plus détaillées mais à partir de 1900 seulement. Les données détaillées de P. L. Yates (*Forty Years of Foreign Trade*, op. cité) ne remontent qu'à 1913. En ce qui concerne les seuls articles manufacturés, il faut encore signaler les études de A. K. Caincross : « World Trade in Manufactures since 1900 », *Economia Internazionale*, vol. VIII, n° 4, nov. 1955, p. 716-737 et de Y. Tyszynski : « World Trade in Manufactured Commodities 1899-1950 », *The Manchester School of Economic and Social Studies*, n° 3, sept. 1951, p. 273-304.

Notons que les classifications utilisées ne sont pas uniformes dans ces études et que les pays retenus ne sont pas toujours les mêmes. D'autre part, certaines des études se basent sur les autres pour compléter leurs séries.

cependant, en ce qui concerne l'évolution de la structure par produits des pays individuels, que celle-ci sera abordée chaque fois qu'elle s'avérera nécessaire dans la seconde partie (notamment dans les chapitres X à XIII).

Le tableau 27 reprend les données disponibles sur l'évolution de la structure du commerce extérieur d'un ensemble de pays européens [43] de 1881-1885 à 1911-1913, ainsi que des extrapolations que nous avons effectuées pour la période 1830-1880 en postulant que l'évolution enregistrée pour cette période par le commerce combiné du Royaume-Uni et de la France était représentative de l'évolution de l'ensemble de l'Europe — ce qui est à peu près le cas pour la période ultérieure [44] ; cependant, il subsiste une marge d'erreur assez importante (de l'ordre de 10 %).

Il convient d'abord de noter la forte dissymétrie des structures des exportations et des importations et ce malgré le fort taux du commerce intra-européen. Les exportations sont composées, à raison de 55-65 %, d'articles manufacturés ; alors que les importations sont composées, à raison de 80-90 %, de produits de base. On peut estimer que, vers la fin du XIXe siècle, les exportations européennes vers le reste du monde étaient composées, à raison de 82-87 %, d'articles manufacturés et que les importations en provenance du reste du monde étaient composées, à raison de 92-97 %, de matières de base. La structure par produits des exportations ne subit pas de modifications profondes au cours du XIXe siècle. Des années 1820 aux années 1840-1850, la part relative des produits manufacturés marque une légère tendance à l'augmentation ; par contre, la seconde moitié du XIXe siècle voit une régression de cette part relative. Pour les importations, les modifications sont un peu plus fortes et assez paradoxalement la part relative des produits de base marque une nette tendance à la baisse à partir de 1860. La forte progression des importations de produits manufacturés au Royaume-Uni (à laquelle nous reviendrons dans la seconde partie) explique largement cette évolution.

En ce qui concerne la structure plus détaillée du commerce extérieur européen, les séries existantes ne permettent pas d'en suivre l'évolution avant 1900. De plus, les données ne concernent que les principaux pays avec, dans ce cas, un biais assez important, car il s'agit surtout de pays industrialisés ; toutefois ceux-ci représentent environ 75 % du commerce extérieur total de l'Europe. Le tableau 28 nous fournit la structure des exportations de ces principaux pays Européens.

Bien que le développement des secteurs modernes se répercute déjà sur la structure des exportations européennes, celle-ci est encore fortement influencée par les secteurs traditionnels. Un quart des exportations totales est toujours composé de produits textiles (26,5 % en 1900) et près d'un huitième de ces exportations est composé de métaux bruts. Les machines ne représentent que 6,6 % des exportations (4,6 % en 1900), les véhicules 3,4 % [45], et les produits

43. Allemagne, Autriche-Hongrie, Belgique, Espagne, Finlande, France, Italie, Pays-Bas, Royaume-Uni, Russie, Suède et Suisse : ensemble de pays qui représente, pour 1900, 77 % des exportations totales européennes et également 77 % des importations. D'autre part, l'ensemble de ces pays est assez représentatif de l'ensemble de l'Europe.

44. Rappelons que ces deux pays représentent environ 50 % du commerce extérieur européen total, et 55 % de l'agrégat reconstitué.

45. Les moyens de transports modernes (automobiles et vélos) ne représentent que 45 % de ce groupe de produits (sur base des données de Y. Tyszynski, « World Trade in Manufactured Commodities, 1899-1950 », op. cité).

chimiques, 5,2 % (4,8 % en 1900). Au niveau des pays, la structure des ventes est très différenciée. A ce propos, signalons l'importance prédominante des textiles eu Suisse, au Royaume-Uni et en Belgique, c'est-à-dire les pays qui se sont industrialisés les premiers. C'est là un indice supplémentaire des rigidités qu'on peut discerner dans les structures économiques.

Tableau 28 : *Structure par produits des exportations des principaux pays européens en 1913 (en millions de dollars courants et en pourcentages).*

	Allemagne	Belgique	France	Italie	Royaume-Uni	Suède	Suisse	Total des sept pays
EN VALEUR COURANTE								
Produits de base	*676*	*241*	*441*	*292*	*517*	*130*	*57*	*2 354*
dont Aliments	261	94	188	146	174	29	41	933
Matières premières	415	147	253	146	343	101	16	1 421
Articles manufacturés	*1 704*	*441*	*763*	*189*	*1 990*	*89*	*207*	*5 383*
dont Métaux	382	100	68	6	328	29	12	925
Machines	233	16	24	6	198	16	21	514
Véhicules	55	25	52	8	119	1	3	263
Produits chimiques	190	32	51	10	101	3	12	399
Textiles	315	200	300	101	959	2	107	1 984
Divers	529	68	268	58	285	38	52	1 298
Total général *	*2 380*	*682*	*1 204*	*481*	*2 507*	*219*	*264*	*7 737*
EN % DU TOTAL GÉNÉRAL DE CHAQUE PAYS								
Produits de base	*28,4*	*35,3*	*36,6*	*60,7*	*20,6*	*59,4*	*21,6*	*30,4*
dont Aliments	11,0	13,8	15,6	30,3	6,9	13,2	15,5	12,1
Matières premières	17,4	21,6	21,0	30,3	13,7	46,1	6,1	18,4
Articles manufacturés	*71,6*	*64,7*	*63,4*	*39,3*	*79,4*	*40,6*	*78,4*	*69,6*
dont Métaux	16,1	14,7	5,6	1,2	13,1	13,2	4,5	12,0
Machines	9,8	2,3	2,0	1,2	7,9	7,3	8,0	6,6
Véhicules	2,3	3,7	4,3	1,7	4,7	0,5	1,1	3,4
Produits chimiques	8,0	4,7	4,2	2,1	4,0	1,4	4,5	5,2
Textiles	13,2	29,3	24,9	21,0	38,3	0,9	40,5	25,6
Divers	22,2	10,0	22,3	12,0	11,4	17,3	19,7	16,8
Total général *	100,0	100,0	100,0	100,0	100,0	100,0	100,0	100,0

* Non compris les articles spécifiés.

Sources : D'après R. E. Baldwin : « The Commodity Composition of Trade : Selected Industrial Countries, 1900-1954 », op. cité.

La structure par produits des importations des divers pays européens est beaucoup plus homogène. En 1913, environ la moitié des importations de produits de base est constituée par des produits alimentaires, qui absorbent ainsi plus d'un tiers des dépenses totales d'importations. Taux qui devait être voisin de 40 % vers 1880-1890, période durant laquelle le flux d'importations des articles manufacturés a atteint son apogée. A l'intérieur des articles manufacturés les groupes les plus importants sont les métaux, les textiles et les articles manufacturés divers représentant chacun quelque 6-7 % des importations totales.

G. *Termes des échanges.*

Dans cette brève section le concept des termes des échanges sera limité à ce qu'il est convenu d'appeler les termes des échanges nets des marchandises, c'est-à-dire au quotient résultant de la division de l'indice des prix d'exportations par l'indice des prix d'importations. Il est évident que ce concept, d'ailleurs le plus largement utilisé, est beaucoup moins significatif sur le plan économique que celui des termes échanges factoriels doubles par exemple, concept qui incorpore les éléments de productivité. En effet, il faut garder en mémoire que, par exemple, une détérioration des termes des échanges nets est souvent, mais pas toujours, l'expression d'une évolution économique favorable, car un accroissement rapide de la productivité peut conduire à un abaissement des prix d'exportations malgré un accroissement de la rémunération des facteurs locaux de la production. C'est pourquoi la seule approche significative consisterait à calculer des termes des échanges factoriels doubles ; mais il s'agit là, à l'état actuel de la documentation, d'une impossibilité pour l'Europe du XIXe siècle, comme d'ailleurs pour beaucoup de régions même pour l'époque contemporaine.

Pour cette raison, entre autres, cette section sera brève. D'ailleurs, comme l'a noté déjà Kindleberger dans la conclusion de son étude exhaustive sur les termes des échanges de l'Europe, l'évolution des termes des échanges n'a pas eu de sensible répercussion sur l'économie de l'Europe et notamment sur celle de l'Europe du XIXe siècle [46].

On trouvera dans le tableau 29 les résultats de nos calculs sur l'évolution

Tableau 29 : *Prix et termes des échanges nets du commerce extérieur européen 1899-1901 = 100 (moyennes annuelles triennales, sauf 1913).*

Année	Prix d'exportation	Prix d'importation	Termes des échanges nets	
			Commerce extérieur total de l'Europe	Commerce extra-européen de l'Europe
1830	(156,9)	(135,5)	(115,8)	—
1840	141,2	144,4	97,8	—
1850	125,1	117,9	106,1	—
1860	137,5	148,3	92,7	77,3
1870	135,1	147,7	91,5	95,2
1880	121,9	128,6	94,8	103,1
1890	105,3	107,1	98,3	103,1
1900	100,0	100,0	100,0	100,0
1910	105,7	111,9	94,5	88,6
1913	111,0	116,6	95,2	98,7

Sources : Nos calculs. Voir la section G de l'annexe méthodologique et statistique.

NB : Le faible degré d'arrondissement des chiffres n'implique nullement une marge d'erreur correspondante.

46. C. P. Kindleberger : *The Term of Trade : A European Case Study*, Cambridge (Mass.) 1956, p. 309.

des prix et des termes des échanges du commerce extérieur européen. Il s'agit pour les indices des prix d'indice du type Paasche d'après les indices disponibles des divers pays [47]. Les pondérations utilisées sont basées sur l'importance du commerce (importations pour l'indice des prix d'importations et exportations pour l'indice des prix d'exportations). La série sur les termes des échanges du commerce extra-européen a été calculée en utilisant la méthode mise au point dans une étude de la commission économique de l'Europe [48]. Notons que, pour la période 1880-1913, nos résultats sur les termes des échanges ne modifient pas sensiblement ceux de Kindleberger [49], malgré la révision d'un certain nombre d'indices de pays individuels.

L'évolution au cours du XIXe siècle des termes des échanges du commerce extérieur total ne permet pas de dégager des tendances très nettes. Toutefois, fluctuations mises à part, on peut discerner trois phases de 1830 à 1913. La première — qui s'achève vers 1860-1870 — est marquée par une détérioration sensible des termes des échanges, lesquels passent de 107 pour 1830-1840 à 92 pour 1860-1870 (base 100 = 1899-1901). La seconde phase — qui va de 1860-1870 à 1890-1900 — est, au contraire, marquée par une amélioration de ces termes des échanges qui ne retrouvent cependant pas le niveau de 1830-1840, puisque pour 1890-1900 ils s'établissent à 99. La troisième et dernière phase — qui couvre donc les 10-20 ans de la période de 1890-1900 à 1913 — est à nouveau caractérisée par une détérioration des termes des échanges (95 pour 1910-1913). Notons ici que, d'après les calculs de Kindleberger, cette tendance se renverse de nouveau après 1920.

On aura remarqué que ces phases coïncident plus ou moins avec les périodes douanières : la phase protectionniste qui précède la période libérale étant concomitante avec la détérioration des termes des échanges ; la phase libérale avec une amélioration de ces termes des échanges ; et, enfin, la phase protectionniste de la fin du XIXe siècle étant, elle aussi, concomitante avec une détérioration des termes des échanges. La détérioration des termes des échanges de la période de 1830-1840 à 1860-1870 est due davantage à la baisse des prix d'exportation (— 8,6 %) qu'à la hausse des prix d'importation (5,6 %). Par contre, la phase d'amélioration des termes des échanges est due à la baisse des prix d'importa-

47. Voir la section G de l'annexe méthodologique et statistique.
48. Voir « A Note on Index Numbers of Term of Trade », *Economic Bulletin for Europe*, Second Quarter, 1953, vol. 5, nº 3, nov. 1953, p. 21-26. Grâce aux deux paramètres suivants : ratio du commerce intra-européen sur le total des importations européennes et modification des termes des échanges nets globaux, on calcule les termes des échanges du commerce extra-européen en partant du principe évident que les termes des échanges du commerce intra-européen restent stables.
49. Voici la comparaison des deux séries des termes des échanges nets (moyennes annuelles triennales, sauf 1913), 1899-1910 = 100 :

	Indice de Kindleberger	*Notre indice*
1880	90,0	94,8
1890	93,8	98,3
1900	100,0	100,0
1910	93,8	94,5
1913	93,8	95,2

Notons que le calcul de Kindleberger pour les termes des échanges du commerce extra-européen ne remonte qu'à 1900 et que, pour 1909-1911, il se situe à 89,9 comparé à 88,6 pour notre indice.

tion qui a été plus forte que celle des prix d'exportation. D'ailleurs cette baisse des prix d'importation ressort encore plus nettement de l'examen des termes des échanges du commerce extra-européen qui se sont améliorés très sensiblement durant cette période. Il s'agit là de la période pendant laquelle les prix des articles importés, notamment des pays du Tiers-Monde, ont baissé sensiblement. Ce qui a d'ailleurs été le point de départ d'analyses erronées sur la détérioration séculaire des termes des échanges des matières premières, car on a assimilé, à tort, l'évolution des prix d'importation d'un groupe de produits aux prix d'exportation de ce même groupe sans tenir compte de l'évolution des prix des transports qui baissèrent très fortement. En fait, il apparaît comme plus que probable que les termes des échanges des matières premières, et notamment des matières premières en provenance des pays du Tiers-Monde, ont connu une amélioration durant cette période [50].

Après cette parenthèse, venons-en à la dernière phase (1890-1900 à 1913) où il apparaît que la détérioration des termes des échanges est due essentiellement à la hausse plus forte des prix d'importation (10 %) qu'aux prix d'exportation (5 %). Enfin, on notera, pour terminer, que la période 1830-1840 à 1860-1870 est aussi caractérisée par une détérioration des termes des échanges du commerce extra-européen, mais que celle-ci est probablement plus modérée que celle de l'ensemble du commerce. Nous n'avons pas repris dans le tableau 29 les données que nous avons calculées pour cette période, car la marge d'erreur est très importante. Mais, d'après ces données, la détérioration ne serait que de quelque 4-5 %, contre 14 % pour l'ensemble du commerce extérieur.

50. Voir P. Bairoch : *Diagnostic de l'évolution économique de Tiers-Monde, 1900-1968*, op. cité (notamment le chapitre 6, section A : « Les termes des échanges 1876/80-1913 », p. 142-155).

CHAPITRE V

Déplacements des facteurs de la production Investissements à l'étranger et migrations internationales

A partir de la seconde moitié du XIXe siècle, parallèlement à l'expansion du commerce extérieur européen, on assiste à un déplacement massif de deux des principaux facteurs de la production : le capital et la main-d'œuvre. Pour la période qui va, *grosso modo*, de 1850 à la première guerre mondiale, on peut dire assez justement que l'Europe a été « le banquier du monde » [1]. Un banquier dont les capitaux investis à l'étranger se sont accrus dans des proportions énormes durant la seconde moitié du XIXe siècle. Par conséquent, dans ce chapitre nous allons examiner les relations de ce phénomène avec le commerce extérieur et l'économie européenne en général.

De même, cette période a été celle où l'émigration intercontinentale européenne a été, tant en terme relatif qu'absolu, la plus importante jamais enregistrée. Un tel flux de main-d'œuvre n'a pas pu se produire, sinon sans être influencé, du moins sans influencer à son tour le commerce extérieur. Tout naturellement nous allons diviser ce chapitre en deux sections. Comme pour les autres chapitres de cette partie, nous avons cherché ici également à combler certaines lacunes de la documentation statistique internationale. Cependant, en raison de la nature des données, cet effort a été beaucoup moins fructueux.

A. *Les investissements à l'étranger de l'Europe.*

Avant de passer à la présentation et à l'analyse des données disponibles sur l'évolution en la matière, il convient de définir brièvement la notion d'investissements à l'étranger et surtout d'insister sur l'extrême fragilité des chiffres. En règle quasi générale, quand on parle d'investissements à l'étranger on entend les investissements à long terme, c'est-à-dire d'une durée supérieure à une année.

1. H. Feis : *Europe : the World's Banker 1870-1914*, New York 1930 (nouvelle édition, 1965). C'est également le titre d'un chapitre (chapitre IV : « Europe : The Banker of the World ») de l'excellente étude de W. Woodruff : *Impact of the Western Man : A Study of Europe's Role in the World Economy 1750-1960*, New York 1966.

Dans ce texte, comme il est généralement d'usage, il sera question surtout d'investissements bruts, c'est-à-dire qu'il ne s'agira pas du solde des avoirs d'un pays (ou d'un groupe de pays) à l'étranger moins les avoirs de ce pays à l'étranger, mais uniquement des avoirs de ce pays à l'étranger. Sur le plan mondial il est évident que ce solde est nul. L'extrême fragilité des chiffres des investissements à l'étranger au XIXe siècle provient de l'absence de statistiques de base nécessaires. Il s'agit en général d'estimations assez grossières découlant du calcul du solde de la balance des recettes courantes [2]. Enfin, insistons sur

Tableau : 30 *Évolution historique des investissements internationaux et du flux de capitaux à long terme (données pour l'ensemble du monde en milliards de dollars courants).*

Année	Valeur des investissements bruts à l'étranger		Flux net annuel de capitaux à long terme [a]	
	En valeur	En % du PNB [b]	En valeur	En % du PNB [b]
1840	1,6	19	0,02-0,04 [c]	3,0-4,0
1870	9,0	57	0,6	3,8
1900	28,0	102	1,0	3,6
1913	44,0	108	2,0	4,9
1929	47,5	24	2,1	1,0
1938	55,0	27	(e)	—
1953	—	—	4,5	0,7
1960	110,0	12	8,2	0,9
1970 [d]	(250,0)	(12)	(18,0)	(0,9)

a. Des pays exportateurs de capitaux ; données annuelles ou moyennes annuelles centrées autour de l'année citée.

b. Produit national brut (aux prix du marché) des pays exportateurs nets de capital, soit pour la période 1840-1913, les pays suivants : Allemagne, Belgique, France, Pays-Bas, Royaume-Uni, Suède, Suisse, et pour la période 1929-1970 : les pays développés occidentaux.

c. De l'ordre de 0,02-0,04 milliard de dollars.

d. Chiffres provisoires.

e. Flux négatif.

Sources : Valeur des investissements bruts à l'étranger : voir le tableau 31. Valeur du flux annuel de capitaux 1840-1913 : nos estimations d'après A. C. Bloomfield : *Patterns of Fluctuations in International Investment before 1914*, Princeton 1968, et sources du tableau 31. 1929-1970 : d'après *Les mouvements internationaux de capitaux entre les deux guerres*, Nations Unies, New York 1949 ; diverses livraisons de *International Flow of Long-Term Capital and Official Donation* (notamment 1951-1959, 1960-1962), Nations Unies, New York 1961 et 1964. *Coopération pour le Développement* (rapport annuel de l'OCDE, Paris). Produit national brut : P. Bairoch : « Europe's Gross National Product 1800-1975 », à paraître dans *The Journal of European Economic History*, vol. 5, n° 2, 1976, et P. Bairoch : « World Gross National Product 1800-1975 (Computations Estimates and Guesses) », à paraître.

NB : Ces chiffres doivent être considérés uniquement comme des ordres de grandeur.

---

2. A titre d'exemple voici les différentes estimations sur le montant des exportations de capitaux britanniques de 1870 à 1912 selon les principaux calculs disponibles sur la base du solde de la balance des recettes courantes :

Hobson	2 330
Cairncross	2 220
Imlah	3 070
Feinstein	3 210

C. K. Hobson : *The Export of Capital*, Londres 1914, p. 204 ; A. K. Cairncross : *Home*

la distinction très importante qu'il convient de faire entre la notion du montant du capital à l'étranger et la notion de flux de capitaux qui constitue le mouvement de ceux-ci durant une période déterminée (année ou autre durée).

A.1. *Évolution générale des investissements à l'étranger et commerce extérieur.*

Historiquement parlant, la seconde moitié du XIXe siècle est unique en ce qui concerne l'importance relative des investissements internationaux. C'est là un des rares phénomènes pour lesquels on n'a pas noté d'accélération après la première et surtout après la seconde guerre mondiale.

Alors que, vers 1913, la valeur du capital à l'étranger représentait quelque 110 % du produit national brut des pays exportateurs de capitaux, vers 1960-1970 ce taux n'était plus que de 12 %. Il en est évidemment de même du flux annuel qui représentait vers 1913 quelque 5 % du PNB, alors qu'en 1960 et 1970 il s'agissait de moins de 1 %. Mais, d'emblée, il faut insister sur le fait que la nature et la forme des investissements et des flux sont très différentes actuellement de ce qu'elles étaient à la fin du XIXe siècle. Nous aurons l'occasion de revenir sur cet aspect plus loin, mais ici contentons-nous de signaler que le flux de capitaux au XIXe siècle était surtout le fait de capitaux privés investis principalement dans des obligations appartenant à des pays européens ou de peuplement européen, alors que le flux actuel se compose surtout de dons et de prêts publics aux pays en voie de développement, et que les flux privés sont surtout des investissements directs.

Le cliché de l'Europe « banquier du monde » rapporté plus haut est bien l'image de la réalité au XIXe siècle. On peut estimer que, vers 1913, quelque 92 % des investissements à l'étranger étaient la propriété d'habitants ou de gouvernements de l'Europe. Et, vers 1870, cette proportion était encore plus forte : de l'ordre de 95 %. Parmi les pays européens, le Royaume-Uni était largement dominant, comme pour les autres données, car vers 1913 plus de 50 % des investissements européens à l'étranger appartenaient à ce pays. En montants absolus d'investissements à l'étranger, le Royaume-Uni est suivi, mais de loin, par la France et l'Allemagne. Ces trois pays réunis représentaient environ 85 % des investissements totaux de l'Europe. Viennent ensuite de petits pays, tels que la Suisse, les Pays-Bas (qui ont une très ancienne tradition de pays exportateurs de capitaux), la Belgique et la Suède. Mais, traduit en termes d'investissements à l'étranger par habitant, le rôle relativement très important de certains petits pays apparaît nettement. Voici, pour 1913, cette donnée pour les pays pour lesquels on possède des estimations sur les investissements à l'étranger [3] :

---

and Foreign Investment 1870-1913, Cambridge 1954, p. 180 ; A. H. Imlah : *Economic Elements in the Pax Britannica : Studies in British Foreign Trade in the 19th Century*, Cambridge (Mass.) 1958 ; C. H. Feinstein : *National Income Expenditure and Output of the United Kingdom 1855-1965*, Cambridge 1972, p. T 37, T 38.

3. Rappelons qu'il s'agit, comme dans tout ce chapitre (sauf indication expresse contraire), des investissements bruts à l'étranger du pays considéré, c'est-à-dire compte non tenu des investissements étrangers dans ce pays. S'il s'agissait du solde des investissements, celui-ci serait, par exemple, fortement négatif pour les États-Unis.

Suisse	(700) [4]	France	230
Royaume-Uni	440	Suède	180
Pays-Bas	320	Allemagne	70
Belgique	(250)	États-Unis	40

L'expansion de la valeur des investissements européens à l'étranger a été extrêmement rapide durant le XIXe siècle, passant d'un peu moins d'un milliard de dollars vers 1825 à plus de 3 milliards vers 1855, dépassant 16 milliards vers 1885 pour atteindre 26 milliards vers 1900 et 40 milliards vers 1913, soit un taux annuel moyen de croissance de l'ordre de 4,7 % de 1825 à 1913 et de 4,5 de 1840 à 1913. Étant donné que le niveau des prix des biens d'équipements de 1913 était probablement inférieur de quelque 30 % à celui de 1840, la croissance a été en volume de l'ordre de 5 % par an entre 1840 et 1913, soit globalement multipliée par 35. Rappelons ici qu'en ce qui concerne les exportations européennes, leur volume s'est accru également de quelque 5 % par an entre 1840 et 1913. Notons de suite que nous comparons d'un côté un stock (valeur des investissements) et de l'autre un flux (exportations). Ce qui signifie que l'écart entre ces deux mouvements économiques est encore beaucoup plus important que ne le laisse supposer la comparaison effectuée ci-dessus et ce en faveur des exportations.

Tableau 31 : *Valeur des investissements bruts à l'étranger (en millions de dollars courants).*

	1825	1840	1855	1870	1885	1900	1913
Royaume-Uni	300	720	1 250	3 850	7 850	12 500	20 300
France	100	300	1 000	2 500	3 300	5 200	9 000
Allemagne					2 000	3 600	4 700
Pays-Bas	300	200	300	500	1 000	1 100	1 200
Ensemble de l'Europe	900	1 600	3 300	8 800	16 500	26 000	40 000
États-Unis	—	—	—	100	400	700	3 500
Monde	900	1 600	3 300	9 000	17 000	28 000	44 000

Sources : D'après les données réunies par W. Woodruff : *Impact of the Western Man : A Study of Europe's Role in the World Economy 1750-1960*, op. cité (notamment p. 150-160), complétées ou corrigées pour le Royaume-Uni par les données de C. H. Feinstein : *National Income Expenditure and Output of the United Kingdom 1855-1965*, op. cité (notamment p. 205, T 37 et T 110). Pour la France par les données de M. Lévy-Leboyer : *La balance des paiements et l'exportation de capitaux français*, 2e Congrès des Historiens Économistes français, Paris 1973 (ronéo). Pour l'Allemagne par les données de W. G. Hoffmann : *Das Wachstum der Deutschen Wirtschaft Seit der Mitte des 19. Jahrhunderts*, Berlin 1965, p. 262 et 817. Pour les États-Unis par les données reprises dans *Historical Statistics of the United States : Colonial Times to 1957*, Washington 1960, p. 565.

NB : Les totaux Europe et Monde ont été calculés ou recalculés par nous ; voir le texte pour les réserves qu'il convient d'émettre sur le caractère très approximatif des données.

Voyons à présent comment a évolué dans le temps le stock des investissements bruts européens à l'étranger. D'ailleurs, à ce propos, subsiste le problème de conversion de ces valeurs exprimées en prix courants en valeurs constantes.

4. Chiffre très approximatif ; voir dans le chapitre XIII (section C. 2 consacrée à la Suisse) les éléments que nous avons utilisés pour estimer cette donnée.

Nous avons décidé d'utiliser comme déflateur de la valeur brute des investissements européens à l'étranger un indice international des prix des biens d'équipements que nous avons calculé [5]. Ci-dessous voici les taux annuels de croissance de la valeur du stock des investissements européens à l'étranger, tant en valeurs courantes qu'en valeurs constantes. Ces taux et surtout ceux en valeurs constantes doivent être considérés comme très approximatifs.

	Valeurs courantes	*Valeurs constantes*
1825-1840	3,9 %	5,5 %
1840-1855	4,9 %	5,3 %
1855-1870	6,8 %	5,7 %
1870-1885	4,3 %	8,1 %
1885-1900	3,1 %	3,0 %
1900-1913	3,4 %	2,6 %

Ainsi, de 1825 à 1870, la croissance du volume du stock des investissements à l'étranger a progressé d'une façon assez constante et rapide. De 1870 à 1885, il y a une nette accélération qui va au-delà des marges d'erreur des données. De 1885 à 1913, au contraire, le ralentissement est très accusé. De 1840 à 1885, l'expansion du volume des investissements a été plus rapide que celle du volume du commerce extérieur européen (sauf peut-être de 1860 à 1870), alors que de 1885 à 1913 c'est l'expansion du commerce extérieur qui a été la plus rapide.

Notons, à propos de la baisse du taux de croissance après 1885, que celle-ci va à l'encontre de l'opinion généralement admise d'une accélération durant ces années. En fait, il y a forte décélération même en terme de valeurs courantes. Même si l'on tient compte des marges d'erreur, il est extrêmement peu probable qu'il y ait eu accélération en terme de volume du stock des investissements, tout au plus légère décélération au lieu de la très forte décélération mise en relief ci-dessus.

Même du côté des flux (exportations de capitaux), il ne semble pas qu'on puisse beaucoup mieux discerner les tendances dominantes. Cependant, malgré l'imperfection des données, le problème des relations entre l'évolution des flux de capitaux et celles d'autres facteurs économiques a fait l'objet de recherches assez nombreuses [6]. Pour notre part, nous nous bornerons, après une brève

5. Cet indice est la moyenne non pondérée des indices des prix suivants : pour le Royaume-Uni, l'indice des biens d'équipements (de Feinstein) raccordé avant 1870 à l'indice des produits industriels (de Rousseaux) ; pour la France, l'indice de l'industrie lourde (de Lévy-Leboyer) ; pour l'Allemagne, l'indice de l'ensemble des investissements (de Hoffmann) ; pour les États-Unis et l'Italie, les indices implicites des investissements.
6. Parmi lesquelles nous citerons notamment :
A. L. Bloomfield : *Patterns of Fluctuations in International Investment before 1914*, op. cité ; V. Bonomo : « International Capital Movements and Economic Activity : the United States Experience, 1870-1938 », *Explorations in Economic History*, vol. 8, nº 3, Spring 1971, p. 321-341 ; A. K. Cairncross : *Home and Foreign Investment 1870-1913*, op. cité ; R. A. Easterlin : « Influence in European Overseas Emigration before World War I », *Economic Development and Cultural Change*, vol. 9, nº 3, avr. 1961, p. 331-351 ; A. G. Ford : « Overseas Lending and International Fluctuations : 1870-1914 », *The Yorkshire Bulletin of Economic and Social Research*, vol. 17, nº 1, 1965 * ; R. F. Harrod : *International Economics*, Cambridge 1939 ; A. H. Imlah : *Economic Elements in the Pax Britannica...*, op. cité ; C. P. Kindleberger : *The Term of Trade : A European Case Study*, Cambridge (Mass.) 1956 (notamment le chap. 6, p. 123-149) ;

analyse du volume de ces flux, à l'examen sommaire des relations entre flux de capitaux d'une part et évolution du commerce extérieur et principales tendances des politiques tarifaires d'autre part. Après quoi nous passerons à l'examen de la structure géographique des investissements à l'étranger et, surtout, au problème du rôle des investissements à l'étranger en tant que transfert de facteurs de production.

Très grossièrement on peut estimer que de 1840 à 1870 le flux annuel de capitaux (des pays européens exportateurs nets de capitaux) s'est accru en volume de quelque 3,5-4,5 % par an (en valeur, de quelque 2,5-3,5 %). De 1870 à 1900 ce taux régresse fortement et s'établit à 2,0-2,5 % (en valeur, 1,5-2,0 %), ce qui explique la baisse du taux de croissance du stock des investissements notée auparavant. Par contre, de 1900 à 1913 le flux annuel s'accroît de quelque 4,5 % en volume (et de quelque 5,5 % en valeur) ; donc du côté du flux il y a une nette accélération de ce phénomène après 1900. L'apparente contradiction entre le ralentissement de l'accroissement du volume du stock des investissements à l'étranger et l'accélération du volume du flux annuel dans la période 1900-1913 s'explique probablement en partie par un rapatriement plus important des profits des investissements, ce qui réduit l'autofinancement du capital européen à l'étranger. Il faut également tenir compte de l'imperfection des données.

Venons-en à présent au rapport entre flux de capitaux et commerce extérieur. En raison du manque de séries annuelles valables pour l'ensemble de l'Europe (ou pour l'ensemble des pays exportateurs de capitaux), cette analyse ne peut se faire que sur le plan d'un nombre limité de pays individuels. Pour ce qui a trait au Royaume-Uni — principal exportateur de capitaux — nous verrons dans le chapitre X (section C.2) qu'il y a une assez bonne corrélation positive entre le flux net de capitaux à l'étranger et le commerce extérieur. Par exemple, l'indice de corrélation linéaire entre le volume du flux de capitaux et le volume des exportations est de 0,918 pour la période 1830-1913. Les données françaises confirment la corrélation constatée pour le Royaume-Uni. En ce qui concerne l'Allemagne — le troisième exportateur de capitaux — les séries sont plus courtes et cette corrélation apparaît comme étant moins probante. Dans l'ensemble, si l'on tient compte du rôle prépondérant pris par le Royaume-Uni et la France, il y aurait donc une assez bonne corrélation entre ces deux phénomènes : les périodes de rapide croissance du commerce extérieur étant aussi celles de forts flux nets de capitaux et vice-versa. Mais il va de soi que cette corrélation

R. A. Lehfeldt : « The Rate of Interest and British and Foreign Investment », *Journal of the Royal Statistical Society*, vol. 76, janv. 1913, p. 196-207 ; M. Lévy-Leboyer : *La balance des paiements et l'exportation de capitaux français*, op. cité ; K. Martin : « Capital Movements, the Terms of Trade and the Balance of Payments », *Bulletin of the Oxford Institute of Statistics*, nº 11, nov. 1949, p. 357-366 ; H. W. Richardson : « British Emigration and Overseas Investment 1870-1914 », *The Economic History Review*, vol. 25, nº 1, févr. 1972, p. 99-114 ; B. Thomas : « Migration and International Investment », dans B. Thomas (ed.) : *Economics of International Migration*, Londres 1958, p. 3-16 * ; J. C. Williamson : « The Long Swing : Comparison and Interaction between British and American Balance of Payments 1820-1913 », *The Journal of Economic History*, vol. XXII, nº 1, mars 1962 *, p. 21-46 ; R. Wilson : *Capital Imports and the Terms of Trade*, Melbourne 1931.

* Repris dans A. R. Hall (ed.) : *The Export of Capital from Britain 1870-1914*, Londres 1968.

n'implique nullement ni qu'il y ait relation directe de cause à effet (dans quel sens ?) entre ces deux phénomènes, ni que le commerce extérieur soit le seul facteur susceptible d'influencer les investissements. Il faudra attendre une amélioration des données pour espérer entrevoir des éléments concrets touchant à ces problèmes.

Quant aux relations investissements à l'étranger et politiques douanières, elles sont aussi très délicates à analyser. Il n'y a pas de doute que le retour au protectionnisme des années 1879-1892 a entraîné un accroissement sensible des investissements directs à l'étranger d'un grand nombre de pays. Mais comme ces investissements directs (voir plus loin) ne constituaient qu'une faible fraction de l'ensemble des investissements à l'étranger, l'impact de cette évolution sur l'ensemble des investissements a été relativement réduit, sans pour autant être inexistant.

A.2 *Structure géographique des investissements à l'étranger.*

A présent passons à l'examen de la structure géographique des investissements à l'étranger. Dans le tableau 32 on trouvera l'essentiel des données pour 1913, c'est-à-dire à un moment où l'effet du flux d'investissements durant le XIXe siècle est à son maximum et à un moment où l'on dispose de données relativement valables.

La première conclusion qu'on peut tirer de ce tableau est que si, pour cer-

Tableau 32 : *Structure géographique des investissements à l'étranger, par origine et destination, vers 1913.*

Régions où le capital a été investi	Régions ou pays de provenance du capital					
	Royaume-Uni	France	Allemagne	Total Europe	États-Unis	Monde
EN MILLIONS DE DOLLARS						
Europe	1 050	4 700	2 550	11 200	700	12 000
Amérique du Nord	7 050	500	1 150	10 150	900	11 100
Amérique du Sud	3 700	1 600	900	7 250	1 650	8 900
Afrique	2 450	900	500	4 050	—	4 050
Asie	3 550	1 250	700	6 850	250	7 100
Océanie	2 200	100	—	2 300	—	2 300
Monde	20 000	9 050	5 800	41 800	3 500	45 450
EN % PAR RAPPORT AU TOTAL DES RÉGIONS OU PAYS DE PROVENANCE DU CAPITAL						
Europe	5,2	51,9	44,0	26,8	20,0	26,4
Amérique du Nord	35,2	5,5	19,8	24,3	25,7	24,4
Amérique du Sud	18,5	17,7	15,5	17,3	47,1	19,6
Afrique	12,3	9,9	8,6	9,7	—	8,9
Asie	17,8	13,8	12,1	16,4	7,1	15,6
Océanie	11,0	1,1	—	5,5	—	5,1
Monde	100,0	100,0	100,0	100,0	100,0	100,0

Sources : d'après W. Woodruff, op. cité, p. 154.

NB : Les données de ce tableau ne sont pas strictement comparables avec celles du tableau 31 dans lequel les données de Woodruff ont été revisées par nous.

taines régions, il y a une certaine relation entre distribution géographique des investissements et distribution géographique du commerce extérieur, cette relation est loin d'être étroite. Et ce tant au niveau de l'ensemble de l'Europe que, surtout, au niveau des pays individuels. Pour l'ensemble de l'Europe, alors que le commerce intra-européen représente quelque 64 % du commerce extérieur total, seulement 27 % des investissements à l'étranger de l'Europe se font à l'intérieur de ce continent (voir aussi le tableau 33). Par contre, les autres continents absorbent une part proportionnelle plus importante des investissements. Si l'on s'en tient aux seuls investissements extra-européens de l'Europe, on s'aperçoit au contraire que la relation commerce-investissements est un peu plus étroite. Il y a pratiquement parallélisme entrec es deux distributions géographiques, et ce surtout si l'on compare les investissements avec les importations.

Ce parallélisme relatif s'explique en grande partie par la nature des investissements ; car, nous aurons l'occasion d'y revenir, une fraction largement dominante de ceux-ci était consacrée à l'infrastructure des transports, et notamment aux chemins de fer et à l'aménagement des ports. Ceci implique déjà que les investissements à l'étranger de l'Europe ne constituaient pas uniquement une substitution au commerce extérieur. D'ailleurs nous reviendrons plus loin sur ce point très important.

Tableau 33 : *Répartition géographique des investissements et du commerce extérieur européen vers 1913 (en pourcentages du total).*

	Investissements	Commerce extérieur *	
		Exportations	Importations
Total des investissements et du commerce			
Europe	26,8	67,8	60,0
Amérique du Nord	24,3	7,6	14,0
Amérique du Sud	17,3	7,5	8,2
Afrique	9,7	4,8	4,5
Asie	16,4	9,8	10,0
Océanie	5,5	2,4	3,4
Total	100,0	100,0	100,0
Investissements et commerce extra-européen			
Amérique du Nord	33,2	23,7	34,9
Amérique du Sud	23,7	23,3	20,6
Afrique	13,2	14,8	11,2
Asie	22,3	30,5	24,9
Océanie	7,5	7,6	8,4
Total	100,0	100,0	100,0

* 1909-1911.

Sources : Investissements : voir le tableau 32. Commerce extérieur : nos estimations (voir le chapitre précédent, section D).

La répartition par continent masque un peu une des caractéristiques essentielles de la destination des investissements européens à l'étranger : c'est la très forte prédominance des pays de peuplement européen. En effet, 58 % des investissements européens destinés à des pays extra-européens le sont à destination de ces pays [7], alors que ces pays ne représentent, au point de vue démographique, que 10 % des pays extra-européens. Autrement dit, les investissements européens dans les pays de peuplement européen représentaient, vers 1913, quelque 131 dollars par habitant, alors que pour le restant des pays extra-européens il s'agissait de 11 dollars par habitant [8].

Au niveau des pays individuels, l'absence de corrélation réelle entre investissements et commerce extérieur est encore plus marquée. Mais là, également, les données par continent masquent quelque peu cette assymétrie (voir le tableau 34). Ainsi, pour la France, les investissements en Russie représentaient, vers 1913-1914, quelque 25 % du total des investissements français à l'étranger, alors que ce pays ne fournissait que 5 % des importations françaises et n'absorbait que 1 % des exportations françaises. Par contre, la Suisse, la Belgique, l'Italie et les Pays-Bas — qui, ensemble, absorbaient quelque 27 % des exportations françaises et fournissaient quelque 13 % des importations — n'avaient que 6 % des investissements français. Sur le plan de plus grandes régions, remarquons que l'Amérique du Sud possédait trois fois plus d'investissements français que l'Amérique du Nord, nonobstant le fait que cette dernière région commerçait plus avec la France.

Tableau 34 : *Comparaison entre la structure géographique des investissements et du commerce* [a] *vers 1913* [b].

	Royaume-Uni		France		Allemagne	
	Investissements	Commerce	Investissements	Commerce	Investissements	Commerce
Europe	65,3	40,9	51,9	59,1	44,0	65,0
Amérique du Nord	32,3	18,6	5,5	9,3	19,8	11,8
Amérique du Sud	18,5	10,6	17,8	9,2	15,5	9,8
Afrique	12,3	6,0	9,9	11,4	8,6	3,5
Asie	17,8	16,4	13,8	9,0	12,1	7,8
Océanie	11,0	7,7	1,0	2,1	—	2,1
Total	100,0	100,0	100,0	100,0	100,0	100,0

a. Total exportations et importations.
b. Investissements 1913-1914, commerce 1909-1911.
Sources : voir le tableau 33.

7. Dans ce cas, aux sept pays (États-Unis, Canada, Argentine, Chili, Uruguay, Australie, Nouvelle-Zélande) considérés en général dans cette étude comme étant ceux de peuplement européen, nous avons ajouté l'Afrique du Sud et l'Algérie.
8. D'ailleurs voici la situation *par habitant* des investissements à l'étranger d'origine européenne et le total pour quelques pays de peuplement européen pour 1913-1914 :

	Investissements en provenance de l'Europe (par habitant)	Total des investissements étrangers (par habitant)
États-Unis	72	73
Canada	387	505
Argentine	(360)	380
Australie	375	375
Nouvelle-Zélande	270	270
Afrique du Sud	265	265

Sources : Investissements : W. Woodruff, op. cité, p. 154 ; population : statistiques nationales.

Même assymétrie mais un peu moins accusée pour le Royaume-Uni, dont quelque 41 % des échanges se faisaient, en 1913, avec l'Europe continentale où il ne possédait que 5 % de ses capitaux à l'étranger. L'Amérique du Nord absorbait 35 % des investissements, alors que la part relative du commerce n'était que de 19 %. Par contre, l'Afrique du Sud, qui ne représentait que quelque 3 % du commerce extérieur du Royaume-Uni, avait 9 % de ses investissements à l'étranger.

A.3. *Les investissements à l'étranger : transfert important de facteurs de production ?*

A présent, voyons dans quelle mesure les transferts de capitaux ont pu se substituer au commerce extérieur. Car, à priori, il est possible de concevoir (comme cela s'est produit dans certains cas) que les transferts de capitaux aient été surtout un moyen de contourner les barrières douanières entraînant ainsi un vaste transfert géographique d'un facteur important de la production. Ce problème n'est pas marginal, car il convient de noter que la masse des capitaux possédés par l'Europe à l'étranger était assez importante pour entraîner un ralentissement sérieux du commerce international si ces capitaux avaient été investis dans la production de biens exportés par l'Europe et notamment dans l'industrie manufacturière.

En effet, si l'on se base sur un rapport de 1 à 1,1 entre la valeur du capital total (fixe et circulant) et la valeur annuelle de la production [9], le montant total des capitaux européens investis à l'étranger aurait permis en 1913 une production de l'industrie manufacturière de l'ordre de 44 milliards de dollars, soit 4 fois supérieure au total des exportations européennes. Le capital européen investi dans les pays extra-européens vers 1913 aurait permis une production d'articles manufacturés de l'ordre de 32 milliards de dollars, soit environ 9 fois le montant des exportations totales européennes vers ces régions ou environ 13 fois les exportations d'articles manufacturés vers ces régions [10].

9. Ratio certes très approximatif, mais comportant un biais vers le bas. Voici pour l'industrie manufacturière les quelques données que nous avons pu rassembler pour une date proche de 1913 (en millions d'unités monétaires locales) :

	Capital total (I)	Valeur de la production (II)	Ratios (II/I)
États-Unis 1914	20 784	24 246	1,2
Canada 1915	1 959	1 382	0,7
Canada 1917	2 739	2 935	1,1
Afrique du Sud [b] 1915-1916	24 537	40 435	1,6
Australie [b] 1913	74 153 [a]	161 561	2,2
Bulgarie [b] 1912	94 954	115 086	1,2
Roumanie 1915	329	547	1,7

Sources : États-Unis : *Historical Statistics of the United States : Colonial Times to 1957*, op. cité, p. 410 ; autres pays : *Annuaire International de Statistique*, vol. VIII, La Haye 1921, p. 44, 52, 55, 58, 59 et 61.

a. Non compris le capital circulant.
b. Milliers d'unités.

10. Les articles manufacturés représentaient, vers 1913, 77,7 % des exportations des pays européens industrialisés à destination des pays extra-européens (d'après A. Maizels : *Industrial Growth and World Trade*, Cambridge 1965). Étant donné que, pour les pays européens non industrialisés, cette proportion devait être plus faible, nous avon postulé un taux de 75 % pour l'ensemble des exportations européennes.

Même si l'on suppose que les chiffres des investissements sont surestimés de 20 ou même de 30 %, l'importance de ceux-ci nous montre bien qu'il est extrêmement peu probable que tous les capitaux européens aient été surtout investis dans des secteurs susceptibles de concurrencer les exportations d'articles manufacturés. Ce raisonnement par l'absurde se trouve confirmé par les analyses disponibles pour les secteurs où ces capitaux ont été effectivement utilisés.

D'abord, notons qu'avant la première guerre mondiale les investissements directs étaient l'exception : environ 90 % des investissements à l'étranger étaient le fait d'investissements de portefeuille, c'est-à-dire l'achat de titres (dont les trois quarts environ d'obligations) sans contrôle ou participation à la gestion ou à la direction [11]. Quant aux secteurs dans lesquels ces capitaux étaient investis, il s'agit d'abord d'emprunts d'État auxquels étaient consacrés probablement 30-40 % des capitaux [12], taux qui devait dépasser les 40 % vers 1850-1880. Viennent ensuite les chemins de fer, qui représentent également quelque 30-40 % des investissements. A ceci il convient d'ajouter quelque 5-10 % pour les autres infrastructures de transports (ports, canaux, tramways). Les mines devaient absorber quelque 10 % et les plantations un peu moins. Les activités banquières et commerciales recevaient quelque 5 % des capitaux. Quant aux entreprises industrielles proprement dites, elles ne devaient absorber que quelque 7-12 % [13]. Soulignons que ces 7-12 % — qui constituent une estimation plutôt généreuse — ne représentent pas nécessairement des investissements directs, la part de ceux-ci n'étant pas connue.

Toutefois ces quelque 7-12 % représentaient une quantité d'investissements capable d'entraîner une production d'articles manufacturés représentant environ 90 à 160 % de la valeur des exportations européennes de ces mêmes produits vers le reste du monde. Mais, comme nous le verrons plus loin, cette perte de commerce était plus que compensée par les effets des autres investissements qui, en facilitant les exportations de matières premières des pays extra-européens, créaient des marchés additionnels pour les articles manufacturés de l'Europe. A ceci il faut encore ajouter les exportations de biens d'équipement européens, qui étaient favorisées par ces transferts de capitaux.

D'autre part, notons que le ratio entre la valeur des exportations européennes d'articles manufacturés vers le reste du monde et la valeur de la production manufacturière induite par les investissements européens était beaucoup plus faible au milieu du XIXe siècle que vers 1913 ou, a fortiori, vers 1900 : la croissance des investissements à l'étranger ayant été, de 1840 à 1900, plus rapide que celle des exportations. En postulant, pour les périodes antérieures (plus ou moins arbitrairement), les taux probables pour les quatre paramètres suivants :

11. J. H. Dunning : « The Study of International Direct Investment » (Introduction), dans J. H. Dunning (ed.) : *Studies in International Investment*, Londres 1970, p. 2-3.
12. Une importante fraction de ces capitaux a été utilisée par ces États à l'amélioration de l'infrastructure des transports et à l'aménagement urbain.
13. Tous ces taux sont très approximatifs et basés surtout sur les données réunies dans la synthèse de H. Feis : *Europe : The World's Banker 1870-1914*, op. cité. Voir également B. Thomas : « The Historical Record of International Capital Movements to 1913 », dans J. H. Adler (ed.) : *Capital Movements*, New York 1967, p. 3-32 ; M. Simon : « The Pattern of New British Portofolio Foreign Investment 1865-1914 », dans J. H. Adler (ed.) : *Capital Movements*, op. cité ; repris dans A. R. Hall (ed.) : *The Export of Capital from Britain 1870-1914*, op. cité, p. 15-44.

Tableau 35 : *Estimations de la valeur comparée des exportations d'articles manufacturés vers les pays extra-européens et de la valeur de la production d'articles manufacturés induite par les investissements de l'Europe dans ces pays (en millions de dollars courants).*

Année	Exportations d'articles manufacturés (millions de dollars)	Valeur de la production d'articles manufacturés induite par les investissements	
		En millions de dollars	En pourcentages des exportations
1840	206	54-122	26-59
1870	696	449-898	65-129
1900	1 111	1 310-2 402	118-216
1913	2 544	2 248-3 854	88-151

Sources : Nos estimations. Voir texte.

NB : Le faible degré d'arrondissement des chiffres n'implique nullement une marge d'erreur correspondante.

proportion d'articles manufacturés dans les exportations à destination des pays extra-européens ; pourcentage des capitaux investis dans les pays extra-européens ; pourcentage d'investissements dans l'industrie manufacturière et rapport entre capital total et valeur de la production [14], nous avons obtenu les données figurant dans le tableau 35.

Ainsi, alors que, vers 1840, cette production représentait au maximum la moitié des exportations, vers 1870 il s'agissait déjà d'un montant voisin de celui des exportations. Le maximum est atteint vers 1900 avec quelque 120-210 % des exportations. Comme à partir de 1885-1890 le rythme de croissance

14. Voici les taux retenus pour ces paramètres :

Proportion d'articles manufacturés dans les exportations européennes à destination des pays extra-européens : Pour 1900 et 1913 cette donnée a été calculée d'après les statistiques élaborées par A. Maizels (*Industrial Growth and World Trade*, op. cité), ce qui fournit 70 % pour 1900 et 75 % pour 1913. Antérieurement à 1900, on ne possède que des données (incomplètes) sur cette proportion dans le total des exportations européennes à partir de 1881. D'après les données de F. Hilgerdt (*Industrialisation et commerce extérieur*, Société des Nations, Genève 1945 (publié sans le nom de l'auteur), p. 189 et 197), de 1881-1885 à 1896-1900 pour les exportations totales des six pays suivants : Royaume-Uni, France, Allemagne, Autriche-Hongrie, Russie et Italie (qui représentent quelque 78 % du total des exportations européennes) la proportion d'articles manufacturés est passée de 62 à 61 % (pour remonter à 63 % pour 1913). Sur base des statistiques nationales du Royaume-Uni et de la France, il apparaît que, vers 1840, cette proportion était sensiblement plus forte que vers 1880. Sur ces bases nous avons postulé les proportions suivantes : 72 % pour 1870 et 75 % pour 1840.

Pourcentage d'investissements hors d'Europe : Ceux-ci sont passés d'environ 70 % en 1900 à 73 % en 1913 (d'après les données réunies par W. Woodruff, op. cité). Pour les périodes antérieures, les données de synthèse font défaut. Compte tenu des données fragmentaires disponibles, notamment d'après les données réunies par H. Feis (op. cité) et B. Thomas (« The Historical... », op. cité), nous avons plus ou moins fixé arbitrairement ce pourcentage à 60 pour 1870 et à 50 pour 1840.

Pourcentage d'investissements dans l'industrie manufacturière : Ici, la marge d'erreur est assez forte, car même pour 1913 les données sont très approximatives. Compte tenu des indications disponibles en la matière, nous avons arbitrairement retenu les fourchettes suivantes : 6-11 % pour 1900 ; 5-10 % pour 1870 ; et 4-9 % pour 1840.

Rapport entre capital total et valeur de la production : Voici, pour les pays pour lesquels des données sont disponibles, l'évolution de ce ratio :

des exportations s'accélère et dépasse celui des investissements, cette part se réduit sensiblement de 1900 à 1913 ; à ce moment, elle n'est plus que de quelque 90 à 150 %.

A présent, si nous nous tournons vers l'influence des investissements en tant que facteur favorisant les exportations européennes, il apparaît aisément que celle-ci a dû être plus importante. Même en postulant qu'environ 20 % de ces investissements [15] auraient entraîné directement des productions de biens complémentaires (ou favorisé leurs exportations) et que le rapport entre la valeur du capital et celle de la production au lieu d'être de l'ordre de 1,0 à 1,2 comme pour l'industrie manufacturière aurait été de l'ordre de 0,7 seulement [16], on obtient des montants légèrement supérieurs à ceux de la production de l'industrie manufacturière induite par les investissements européens dans ces pays. A cela il faut ajouter les exportations de biens d'équipement favorisées directement par l'ensemble des investissements, y compris dans ce cas les moyens de transport : matériel de chemins de fer surtout [17]. Globalement, on peut estimer que les effets positifs directs (favorables aux exportations européennes) ont dépassé de quelque 30-35 % les effets négatifs directs (défavorables aux exportations européennes), soit, pour 1913, quelque 800-1 200 millions de dollars d'exportations (pour 1910, quelque 600-1 000 millions).

Malgré la forte marge d'erreur de ces estimations, on peut conclure que, dans l'ensemble, les exportations de capitaux européens vers les pays extra-européens ont été un facteur d'expansion des exportations européennes vers ces pays. Certes, pour certains secteurs et surtout pour certains pays, les investissements dans l'industrie manufacturière à l'étranger ont pu entraîner un

---

	Vers 1913	Vers 1900	Vers 1870	Vers 1840
États-Unis	1,2	1,3	1,9	1,7
Canada	0,7	1,1	2,8	—
Roumanie	1,7	1,1	—	—

Sources : 1913 et 1900 : voir note 9 ; 1870-1840, États-Unis : *Statistical Abstract of the United States*, diverses années ; 1870, Canada : *The Canada Year Book 1922-1923*, Ottawa 1924.

Sur ces bases, nous avons retenu un rapport de 1,2 pour 1900 et de 1,7 pour 1870 et 1840.

15. En se basant sur la structure par secteurs des investissements à l'étranger.
16. Le rapport entre capital total et production dans le secteur agricole est beaucoup plus faible que pour l'industrie manufacturière. Dans les pays tels que les États-Unis et le Canada, il était, vers 1900-1913, de l'ordre de 0,2-0,3. Par contre pour les mines, l'écart n'est pas très important, ce ratio étant de l'ordre de 1,0-1,2. Notons ici que le ratio que nous fournissons ci-dessus pour l'agriculture concerne des régions où la terre n'est pas coûteuse (notamment les pays de peuplement européen). En Europe, ce ratio (valeur de la production agricole brute sur valeur du stock et capital total dans l'agriculture) est beaucoup plus faible en raison du coût des terres. Ainsi, par exemple, pour l'Allemagne et la période 1908-1912 ce ratio est de 0,11 (d'après W. G. Hoffmann : *Das Wachstum der Deutschen Wirtschaft...*, op. cité, p. 235-334) et pour la France et la période 1908-1914 ce ratio est de 0,11-0,14 (d'après J.-C. Toutain : *Le produit de l'agriculture française de 1700-1958*, vol. II, *La croissance, Cahiers de l'ISEA*, n° 115, juil. 1961, p. 100).
17. Cependant, notons que l'essentiel des exportations européennes d'articles manufacturés vers les pays extra-européens était constitué, vers la fin du XIXe siècle (et durant celui-ci), d'articles de consommation et non de biens d'équipement. Les biens d'équipement représentaient environ 15 % de ces exportations (d'après A. Maizels : *Industrial Growth and World Trade*, op. cité, p. 438-440).

ralentissement du rythme d'expansion des exportations. C'était notamment le cas de la Suisse ; nous aurons l'occasion d'y revenir dans la seconde partie de cette étude (voir le chapitre XIII, section B.2). De même, et ici c'est un problème très important, ces investissements, en favorisant la production et surtout l'exportation de céréales (par le biais d'une baisse des prix des transports grâce à l'amélioration de l'infrastructure), ont entraîné un ralentissement de la croissance de la production agricole des pays européens. Ce problème sera traité assez largement dans la seconde partie de cette étude et également dans la section suivante. D'autre part, il faudrait faire intervenir dans ces calculs les effets des profits de ces investissements européens à l'étranger. Et il apparaît que le montant global de ces profits a été, à peu de chose près, égal sur le plan européen à l'exportation de capitaux. Il est certain qu'une fraction appréciable de ces profits a été rapatriée en Europe et que ces ressources ont été utilisées pour accroître tant la consommation intérieure européenne que les investissements. Cependant un tel type de raisonnement est incomplet, car il ne tient pas compte des effets des pertes de ressources occasionnées par la sortie de capitaux. Or, comme pour l'ensemble de l'Europe il y a de fortes probabilités d'un équilibre relatif (ou, en tout cas, d'un déficit pas très important) entre transferts de capitaux et rapatriements de bénéfices de ceux-ci, on peut postuler une compensation presque totale de ces deux séries d'effets. D'autre part, et c'est là un point très important, le fait qu'il n'y ait eu peut-être qu'un léger déficit entre transfert de capitaux et profits rapatriés n'implique nullement que ces transferts de capitaux n'aient pas eu, comme résultante, une réduction des investissements européens en Europe. Car si l'on postule l'absence de possibilités d'investissements européens hors d'Europe, il est certain qu'une fraction significative (sinon la presque totalité) des moyens financiers utilisés pour les exportations de capitaux aurait été utilisée pour des investissements à l'intérieur de l'Europe et qu'en outre, *ipso facto*, la totalité des profits de ces investissements additionnels en Europe serait restée en Europe.

B. *Les migrations intercontinentales.*

L'Europe du XIXe siècle a été le champ du plus important mouvement d'émigration à longue distance jamais enregistré auparavant et pas encore renouvelé depuis lors. De 1815 à 1915, quelque 46 millions d'Européens ont émigré outre-mer, surtout vers les pays tempérés. Sur ces 46 millions, 37-39 millions ont émigré de 1865 à 1915, soit en moyenne 760 000 par an, moyenne qui a même dépassé le million annuellement de 1901 à 1915. A titre de comparaison, rappelons qu'on estime à quelque 15-20 millions le nombre total de noirs ayant fait l'objet de la traite du début du XVIe à la fin du XIXe siècle et que le nombre annuel moyen pendant la période où cette traite a atteint son apogée (XVIIIe siècle) était de l'ordre de 70 000 [18]. En Europe même, le mouvement d'émigration outre-mer n'a certainement pas impliqué un million de personnes

18. Voir notamment pour ces problèmes : P. D. Curtin : *The Atlantic Slave Trade : A Census*, Madison 1969, et H. Deschamps : *Histoire de la traite des Noirs de l'Antiquité à nos jours*, Paris 1972.

pendant tout le XVIIIe siècle et encore moins aux siècles précédents [19]. De 1920 à 1970, en Europe, le nombre d'émigrants (y compris les réfugiés) a été de l'ordre de 20 millions, soit un taux d'émigration annuel moyen de l'ordre de 0,7 par 1 000 habitants, comparé à 2,3 par 1 000 habitants pour la période 1865-1915, et à 0,7 par 1 000 habitants pour l'Afrique du XVIIIe siècle. Dans cette section, après avoir présenté et sommairement analysé les données sur l'évolution, l'origine et la destination de ces migrants, nous nous concentrerons sur le problème des rapports entre ces mouvements migratoires et le commerce extérieur [20], après quoi nous passerons à l'impact des migrations en tant que transfert de facteurs de production.

B.1. *Évolution générale et répartition géographique des migrants.*

Le tableau 36 nous présente les données disponibles sur l'évolution par décennie de l'émigration intercontinentale [21] de l'ensemble de l'Europe et des pays où ce mouvement fut, en terme absolu, important. Les dix pays repris dans ce tableau ont fourni environ 95 % des 45-47 millions d'Européens qui ont émigré outre-mer durant le XIXe siècle [22]. Sur ce total quelque 16,5 millions, soit 36 %, sont des Britanniques et près de 8 millions des Italiens (17 %). Viennent ensuite les Austro-Hongrois (4,9 millions et 11 %), les Allemands (4,7 millions et 10 %), les Espagnols (3,3 millions et 7,2 %), les Russes (y compris les Polonais) ainsi que les Scandinaves (avec chacun quelque 2,5 millions, soit 5,4 %) et les Portugais (1,4 million et 3,1 %). Les émigrants français n'ont été que 1 400 000 environ (soit 3 % du total européen). Viennent ensuite les Néerlandais (400 mille), les Suisses (250 mille) et les Belges (100 mille).

Cette répartition géographique de l'origine des émigrants européens implique déjà qu'il n'y a pas de corrélation simple entre les pays d'émigration et l'importance du commerce extérieur. En effet, les cinq pays suivants : Italie, Russie, Autriche-Hongrie, Espagne et Portugal, qui ont fourni 45 % des émigrants

19. Les statistiques en la matière faisant défaut pour ces périodes, il s'agit donc de données très approximatives basées sur l'importance des populations européennes vivant outre-mer.
20. Pour les rapports entre mouvements migratoires et autres facteurs économiques, voir notamment P. Deprez : « The Causal Analysis of International Migration », rapport au Ve Congrès International d'Histoire Économique, Léningrad 1970 (non encore publié à notre connaissance) ; R. A. Easterlin : « Influences in European Overseas Emigration before World War I », op. cité, p. 331-351 ; B. Thomas : *Migration and Economic Growth*, Cambridge 1954, et *Migration and International Investment*, op. cité.
21. C'est-à-dire non compris les migrations internationales intra-européennes qui, elles aussi, ont été très importantes.
22. Notons que les chiffres pour l'ensemble de l'Europe repris dans le tableau 36 (qui fournissent 43,8 millions d'émigrants de 1811 à 1915) sont probablement un peu sous-estimés. Si l'on se base sur les estimations de G. Sunbarg (*Aperçus statistiques internationaux*, Stockholm 1908, p. 106-107), on obtient quelque 46 millions pour la même période (en complétant les données manquantes de 1907 à 1915). Or Sunbarg estime que ses données sont plutôt sous-estimées. D'ailleurs, si l'on se base sur les estimations d'immigrants dans les pays d'accueil, on arrive, pour la même période, à un chiffre de l'ordre de 50 millions. Mais dans ce cas il est probable qu'on est en présence d'une surestimation car, dans de nombreux cas, il s'agit de données basées sur le nombre de passagers débarqués. La fourchette du nombre probable d'émigrants européens de 1800 à 1915 doit être de 45 à 47 millions.

Tableau 36 : *Émigration intercontinentale en provenance de l'Europe (en milliers de personnes et moyennes annuelles pour les périodes considérées).*

Années	Total (Europe)	Royaume-Uni	Allemagne	Italie	Russie	Espagne	Autriche	Pays scandinaves *
1811-1820	10							
1821-1830	25							
1831-1840	90							
1841-1850	180	(100)	(30)					
1851-1860	217	131	67	0,5	(0,2)	0,3	3	5
1861-1870	281	157	78	3	(0,5)	0,7	4	24
1871-1880	324	185	63	17	6	1	11	24
1881-1890	779	326	134	99	29	57	44	62
1891-1900	677	215	53	158	48	79	72	41
1901-1910	1 127	315	27	362	91	109	234	65
1911-1915	1 346	358	16	312	140	166	244	44

* Danemark, Finlande, Norvège, Suède.

Sources : 1821-1845 : nos estimations sur base de données sur l'évolution de l'immigration aux États-Unis, Canada et Brésil. 1846-1915 : d'après I. Ferenczi : *International Migrations*, vol. I : *Statistics*, New York 1929 et W. Woodruff, op. cité, et statistiques nationales.

NB : Voir le texte pour les réserves, notamment en ce qui concerne le total européen probablement sous-estimé de quelque 5 %.

européens, n'ont fourni que 23 % des exportations totales européennes et seulement 13 % des exportations européennes vers les pays extra-européens. Cette même absence de parallélisme se retrouve si l'on compare la structure géographique des destinations avec la structure géographique du commerce extérieur extra-européen de l'Europe (voir pour cette donnée le tableau 32). Voici approximativement la répartition géographique [23] de la destination des émigrants européens (en pourcentage du total pour l'ensemble de la période 1800-1915) :

Amérique du Nord	*73* %
dont États-Unis	62 %
dont Canada	11 %
Amérique du Sud	*20* %
dont Argentine	12 %
dont Brésil	7 %
Océanie	*6* %
dont Australie	5 %
Afrique et Asie	*1* %

Bien entendu cela n'implique pas que les conséquences économiques du commerce extérieur soient totalement étrangères à ces mouvements migratoires, ni que ces mouvements migratoires aient été sans conséquences sur le commerce extérieur européen. Avant d'examiner ces aspects, voyons encore si les fluctuations de ces mouvements d'émigration ont été en rapport avec les tendances du commerce extérieur et surtout des politiques douanières.

23. Basée sur les statistiques d'immigration brute des pays d'accueil. *Sources :* I. Ferenczi, op. cité.

Grâce aux données annuelles de Sunbarg, il est possible de suivre les fluctuations du mouvement d'émigration intercontinentale de l'ensemble de l'Europe à partir de 1816. Ce mouvement est marqué par des sommets importants aux dates suivantes : 1831-1832, 1847-1854, 1872-1873, 1888-1891 et, enfin, 1907, et par des creux significatifs aux dates qui suivent : 1838, 1876-1878 et 1897-1898.

Le premier sommet (1831-1832) — où l'émigration annuelle est de l'ordre de 120 000 personnes contre 27 000 de 1822 à 1829 — est assez difficile à mettre en rapport avec l'évolution du commerce extérieur ou avec celle des tarifs, ou même avec une autre variable économique, si ce n'est (mais les données précises font défaut) avec des mauvaises récoltes en Irlande et en Allemagne, car c'est de ces deux origines que vient l'essentiel de l'accroissement des émigrants. Avec le fort sommet des années 1847-1854 (448 000 annuellement contre 227 000 de 1839 à 1853 et 229 000 de 1855 à 1862) on se trouve placé dans le cas classique où les facteurs d'attraction et de répulsion (chers aux théoriciens des migrations) jouent parfaitement. Il y a d'abord comme facteur de répulsion la fameuse famine d'Irlande de 1846 [24] et la crise économique européenne de 1847-1848. Le facteur d'attraction est évidemment la découverte d'or aux États-Unis (1848) et en Australie (1851). Dans ce dernier pays la population passa de 405 000 habitants en 1850 à 1 150 000 en 1860. Donc, là non plus, pas de facteurs commerciaux, mais la demande de céréales entraînée par l'abrogation des Corn Laws a dû contribuer certainement à ce flux d'émigrants. Nous y reviendrons plus loin lors de l'estimation de l'effet de création ou de réduction du commerce extérieur entraîné par ces migrations. Les sommets suivants ne peuvent pas être non plus rattachés à des facteurs touchant directement au commerce extérieur : 1872-1873 précède une phase de ralentissement du commerce, alors que 1888-1891 précède une phase d'accélération, et que 1907 se situe au milieu d'une phase de rapide expansion de ce commerce. Pas de relation non plus avec les phases douanières. Il en est de même pour les creux du mouvement d'émigration : aucune des trois périodes ne se situe à des moments charnière de l'évolution du commerce extérieur ou des politiques douanières.

Mais cela n'implique pas du tout que les modifications des politiques douanières aient été sans influence sur les flux migratoires, car il convient de raffiner l'analyse et notamment de descendre au niveau des pays et de tenir compte de certains facteurs sociaux et politiques. Dans la mesure où la réintroduction du protectionnisme et surtout du protectionnisme agricole dans les pays d'Europe continentale a amené, comme nous le verrons, une accélération de la croissance du secteur agricole, celle-ci n'a pas pu être sans effet sur l'émigration. Il est probable que la forte diminution de l'émigration allemande après les années 1880-1890 est à mettre en rapport avec ce phénomène. Il en est de même du ralentissement du mouvement d'émigration des pays scandinaves

24. Due à la très mauvaise récolte de pommes de terre et qui, par l'effet combiné de l'émigration et des décès additionnels, allait faire passer la population de l'île de 8 295 000 habitants en 1846 à 8 025 000 en 1847 et à 6 514 000 en 1851. A partir de là, le mouvement de baisse s'est ralenti progressivement jusqu'à 1909 où, pour la première fois, il y a eu une légère augmentation. Le renversement réel de la tendance ne s'est situé que vers 1930, date à laquelle le niveau de la population irlandaise (y compris l'Irlande du Nord) a atteint son niveau le plus bas : 4 164 000 (au recensement de 1971 : 4 499 000).

et aussi de la Suisse (voir à ce propos le chapitre XIII, section B.2). Le non-ralentissement de l'émigration italienne et espagnole après 1890 s'explique largement par un facteur d'attraction, la demande de main-d'œuvre de l'Argentine (en raison des possibilités d'exportation de céréales) et du Brésil (en raison de l'abolition de l'esclavage en 1888) ayant très fortement augmenté durant cette période. Par contre, dans le cas de la Russie, il faut tenir compte de la composition ethnique des émigrants. Les pogromes des années 1881-1884 et surtout de 1903-1906 [25] ont accéléré l'émigration des Juifs de ce pays ; à telle enseigne que, sur le total de quelque 2,4 millions de Russes ayant émigré outre-mer, on peut estimer que quelque 1,6-1,8 million étaient des Juifs [26]. De même, mais dans une moins grande mesure, l'accélération de l'émigration de l'Autriche-Hongrie s'explique par l'émigration juive de cette région.

B.2. *Les migrations intercontinentales : transfert important de facteurs de production ?*

A présent nous allons effectuer une estimation de l'importance de ces mouvements migratoires en tant que transfert de facteurs de la production et tenter de mesurer les incidences de ces mouvements sur le commerce extérieur européen. D'abord, il convient de faire une remarque importante : dans l'analyse de ces problèmes on a souvent tendance à négliger le fort flux de retour de ces émigrants européens. Malheureusement, les statistiques concernant ce flux font défaut pour certains pays durant certaines périodes et notamment pour les États-Unis avant 1908 [27]. Pour l'ensemble de l'émigration européenne intercontinentale au XIXe siècle on peut estimer à quelque 40 % le taux de retour. En tenant compte également du mouvement naturel des migrants, nous avons estimé que ces migrations ont impliqué, vers 1913, une perte de population de l'ordre de 10 % pour l'Europe et un gain probable de l'ordre de 40 % pour les pays de peuplement européen [28]. Vu la structure en âge de ces migrants, au niveau de la population active la perte pour l'Europe peut être estimée à quelque 11-13 % et le gain pour les pays de peuplement européen à quelque 46-52 %. Ramené au niveau de l'ensemble de la population des pays extra-européens, le gain de

25. Article « Russia » dans *Encyclopedia Judaica*, vol. 14, p. 443-447, Jérusalem-New York 1971.
26. Les chiffres exacts ne sont pas connus, mais on peut les approcher par les statistiques d'émigration. Ainsi quelque 68 % des Russes émigrés aux États-Unis étaient d'origine juive (d'après L. Hersch : « International Migration of the Jews », dans I. Ferenczi et W. F. Willcox (eds.) : *International Migration*, vol. II : *Interpretation*, New York 1931, p. 471-520, notamment p. 479 et 508).
27. On possède néanmoins des statistiques sur le nombre de passagers depuis 1868. Et dans cette statistique le nombre de passagers autres que ceux de classe « cabine » peut être assimilé, *grosso modo*, aux émigrants. D'autre part, les statistiques des pays d'immigration peuvent être complétées par celles des pays d'émigration.
28. Voir P. Bairoch : *Tendances démographiques et développement industriel dans une perspective historique.* Rapport envoyé au Colloque des Nations Unies sur les relations entre la population et le développement, Le Caire, juin 1973. Il ne faut cependant pas exclure totalement la possibilité, comme on l'a parfois affirmé, que le solde positif des migrations n'aurait pas été une contribution nette à l'accroissement de la population d'un pays, car ce solde positif aurait favorisé la baisse de la natalité. Mais, en tout état de cause, cet effet de substitution n'a pas été très important, ne serait-ce qu'en raison du fait que la natalité est demeurée supérieure dans les pays de peuplement européen à ce qu'elle était en Europe.

population active est de l'ordre de 2 à 3 % seulement. Si nous comparons ces taux avec ceux des transferts de capitaux, nous constatons qu'ils sont à peu près du même ordre, en ce qui concerne les totaux tout au moins, un parallélisme étroit n'existant ni au niveau des pays exportateurs de capitaux, ni encore moins au niveau des pays importateurs de capitaux. Ainsi, au niveau des grands pays, les écarts les plus significatifs (mais non les plus importants) sont ceux de la France — dont l'émigration a représenté quelque 3 % du total européen, mais les exportations de capitaux quelque 20 % — et ceux des États-Unis, qui ont absorbé quelque 62 % des émigrants européens, mais seulement quelque 20 % des investissements extra-européens de l'Europe.

Au niveau de l'Europe et surtout des pays de peuplement européen il s'agit donc d'un transfert assez massif de main-d'œuvre. Par conséquent, l'analyse de l'influence de ce transfert sur l'évolution du commerce extérieur européen se justifie pleinement. Mais cette analyse est très délicate et il convient de distinguer les cas des principaux pays ou régions d'accueil. C'est ce que nous allons faire en nous concentrant surtout sur les États-Unis, après quoi, et par analogie, nous examinerons les cas du Canada, de l'Argentine, de l'Océanie, ces régions ayant absorbé plus de 90 % des émigrants européens.

Commençons donc par les États-Unis qui, rappelons-le, ont absorbé quelque 62 % des émigrants et qui, vu leurs taux de retour plus faibles, ont probablement retenu quelque 70 % de l'émigration européenne nette [29]. Pour les États-Unis, ces immigrants et leurs descendants directs ont probablement représenté 40 % de la population active totale pour la majeure partie de la période 1870-1914 [30]. Notons d'emblée que, comme nous l'avons vu dans le chapitre précédent (section E), c'est avec les États-Unis que les échanges commerciaux de l'Europe ont enregistré le plus fort déficit, et déficit très important, de l'ordre d'un quart des importations européennes totales en provenance du reste du monde (vers 1900). Il est certain que sans l'afflux des migrants européens une telle situation commerciale n'aurait pu se matérialiser.

Ce déficit inexistant jusqu'aux années 1840 résulte surtout des exportations de céréales vers l'Europe et notamment vers le Royaume-Uni. La suppression des Corn Laws en 1846 au Royaume-Uni et l'assouplissement du régime d'importation de céréales et de produits alimentaires en Europe continentale dans les années 1860 ont entraîné une très forte augmentation des exportations de produits alimentaires des États-Unis, et notamment de blé et de farine de blé. Les exportations américaines de produits alimentaires, qui représentaient quelque 12-13 millions de dollars par an dans les années 1820 et 1830 (soit 22 % des exportations totales), atteignent les 27 millions vers 1850 [31], pour s'élever aux environs des 430 millions vers 1880 (soit quelque 54 % des exportations totales). Les conséquences de cette évolution — et surtout durant les années 1860-1900 — sur l'économie européenne ont été très différentes de celles de

29. Pour une brève synthèse récente sur le taux de retour, voir : B. Axelrod : « Historical Studies of Emigration from the United States », *International Migration Review*, vol. 6, nº 17, Spring 1972, p. 32-49.
30. E. Rubin « United States », dans B. Thomas (ed.) : *Economics of International Migrations*, Londres 1958, p. 133-145, notamment p. 140.
31. La quasi-totalité des données de base utilisées pour les États-Unis est puisée dans *Historical Statistics of the United States*, op. cité, et dans des numéros de *Statistical Abstract of the United States*, op. cité.

l'évolution de la période précédente (1820-1860). Dans la première période (1820-1860), la rapide croissance des exportations américaines a été surtout basée sur l'expansion des ventes de coton brut, produit non concurrentiel pour l'agriculture européenne et de plus originaire de la partie la moins industrialisée des États-Unis. Durant cette période, les importations des États-Unis en provenance de l'Europe s'étaient accrues un peu plus rapidement que les exportations européennes totales (respectivement de 372 et 330 % entre 1830 et 1860) [32]. Et ce qui est plus important, cette période est marquée par une forte progression des importations d'articles manufacturés finis qui sont passées de 30 millions de dollars vers 1820 à 170 millions vers 1860. La main-d'œuvre pour la culture du coton étant composée d'esclaves noirs essentiellement, l'expansion de cette production n'a pas été un facteur d'émigration européenne. Sur les quelque 5 millions d'immigrants entrés durant ces 30 années, quelque 850 000 étaient des Irlandais chassés par les conditions économiques de leur île.

Tableau 37 : *États-Unis : commerce avec l'Europe et importations d'articles manufacturés finis (moyennes annuelles triennales)* *.

Années	Commerce avec l'Europe				Importations totales d'articles manufacturés finis (millions de dollars)
	Importations (millions de dollars)	Exportations (millions de dollars)	Balance commerciale		
			En millions de dollars	En % des importations	
1820	46	44	—2	—4	31
1830	51	46	—5	—10	36
1840	71	86	+15	+21	44
1850	124	121	—3	—2	95
1860	190	219	+29	+15	172
1870	258	355	+97	+38	178
1880	318	693	+375	+118	177
1890	437	656	+219	+50	220
1900	408	1 038	+650	+154	193
1910	743	1 197	+454	+61	342
1913	869	1 435	+566	+65	406

* Sauf 1820 à 1860, pour les importations d'articles manufacturés : données annuelles, et 1860, où il s'agit de la moyenne 1858-1860 (en raison de la guerre de Sécession).

Sources : D'après *Historical Statistics of the United States*, op. cité, p. 550-553 et 544-545.

Par contre, dans la seconde période, la croissance des exportations américaines a été surtout la résultante de la vente de produits alimentaires concurrentiels de ceux de l'Europe. Produits alimentaires qui, s'ils n'étaient pas originaires des régions industrialisées, transitaient par celles-ci, ne donnant ainsi aucun avantage à l'importation de produits manufacturés européens. Cet élément, lié au renforcement de la politique protectionniste après la victoire sur

32. Nous utilisons ici les données des États-Unis, car la structure géographique des importations de l'Europe que nous avons estimée comporte une plus forte marge d'erreur. Cependant, en raison de la baisse des coûts de transport (inclus dans les importations des États-Unis, mais non dans les exportations de l'Europe), l'écart réel doit être encore plus important. En tenant compte de ce facteur, les pourcentages doivent être approximativement de 400 et de 330.

le Sud à tendance libre-échangiste, explique la relative stagnation de 1860 à 1900 des importations d'articles manufacturés finis (voir le tableau 37). Cette stagnation des achats d'articles manufacturés explique largement à son tour le très fort accroissement de l'excédent de la balance commerciale des États-Unis vis-à-vis de l'Europe, qui passe de 30 millions de dollars vers 1860 à 650 millions vers 1900. Malgré le fait que, durant cette période, les États-Unis ont été le pays dont la croissance du marché intérieur fut la plus rapide parmi celles des grandes régions [33], les exportations de l'Europe destinées à ce pays ont progressé plus lentement que le reste des exportations.

Ces évolutions négatives pour le commerce extérieur européen (et, surtout, comme nous le verrons dans le chapitre suivant et dans la seconde partie, pour la croissance économique européenne), ont été en grande partie rendues possibles par l'émigration de la main-d'œuvre européenne. De 1860 à 1900, 14 millions d'immigrants sont venus renforcer la population totale et surtout la population active américaine. Nous avons vu que l'on peut estimer que les migrants et leurs descendants directs ont représenté, de 1870 à 1914, environ 40 % de la main-d'œuvre. Celle-ci n'était pas seulement constituée de paysans (qui ont favorisé la production de céréales), mais surtout de main-d'œuvre utilisée dans l'industrie et même parfois de main-d'œuvre hautement qualifiée [34]. Main-d'œuvre quittant l'Europe non seulement en raison du problème d'emploi dans les pays d'origine, mais souvent aussi en raison des efforts fournis par les États-Unis pour l'attirer. Ces efforts portent surtout sur des ouvriers qualifiés des régions industrialisées, notamment de la Grande-Bretagne, qui sont favorisés entre 1864 et 1885 par la législation du congrès de l'embauche à l'étranger avec contrat de travail (contract labor). Les moyens employés n'étaient d'ailleurs pas tous très élégants, car généralement la propagande faite par les organismes semi-officiels était tendancieuse : surestimant fortement les salaires et sous-estimant les prix [35]. A ceci il faut encore ajouter la propagande des compagnies spécialisées dans le transport d'émigrants (européennes celles-ci généralement) pour lesquelles les coefficients élevés de remplissage des navires étaient le plus sûr moyen de gonfler les profits.

33. Entre 1860 et 1900, le volume du produit intérieur brut des États-Unis s'est trouvé multiplié par 5 (comme nous le verrons dans le chapitre suivant) ; durant la même période, le PNB de l'Europe n'a été multiplié que par 2 et le PNB du reste du monde (donc Europe et États-Unis exclus) par un peu moins de cela encore.
34. Voici, par exemple, le pourcentage de population active, née à l'étranger, dans divers secteurs d'activité aux États-Unis en 1890 :

Ensemble	23.0	Chemins de fer (employés administratifs exclus)	27.2
Agriculture	13.3	Mines et industries	31.8
dont ouvriers agricoles	8.6	dont mines	49.1
Domestiques	36.1	dont métallurgie	37.9
		dont textiles	42.8

Sources : C. Erickson : *American Industry and the European Immigrants 1860-1885*, New York 1957, p. 190-191. Voir aussi J. Schachter : « Net Immigration of Gainful Workers into the United States, 1870-1930 », *Demography*, vol. 9, nº 1, févr. 1972, p. 87-105.
35. Voici, par exemple, la comparaison entre les salaires publiés par l'American Emigrant Company dans la presse européenne et les salaires effectifs (pour les deux cas : année 1865, en dollars) :

Il est certain que, sans cet afflux d'émigrants, l'industrie américaine n'aurait pas été capable de satisfaire aussi complètement la demande intérieure et qu'il s'en serait découlé un rythme de croissance des importations d'articles manufacturés plus rapide. Vers 1900, la valeur de la production industrielle produite par les émigrés d'Europe et leurs descendants de première génération devait représenter au moins quelque 4 500 millions de dollars [36], soit environ douze fois les importations en provenance de l'Europe. Mais il faut tenir compte évidemment de la demande intérieure créée par ces migrants.

D'ailleurs, il est significatif que les importations par habitant des États-Unis en provenance de l'Europe étaient très inférieures à celles des autres pays de peuplement européen. Pour 1913, il s'agit respectivement de 9 dollars pour les États-Unis, contre 28 dollars pour le Canada, 50 dollars pour l'Argentine, 67 dollars pour l'Australie et même 10 dollars pour le Brésil et 21 dollars pour l'Algérie. On peut conclure qu'en ce qui concerne les produits manufacturés, la forte émigration vers les États-Unis, dans la seconde moitié du XIXe siècle, a certainement entraîné une réduction des exportations potentielles européennes. Chiffrer cette réduction est extrêmement difficile, sinon arbitraire. Disons qu'elle devait se situer au moins entre 10 et 20 % de la valeur de la production industrielle produite par ces migrants ; soit, pour 1910, quelque 900 à 1 800 millions de dollars ou deux à trois fois les montants réellement exportés (d'articles manufacturés de l'Europe vers les États-Unis).

Une autre approche possible (et, peut-être, plus réaliste) pour estimer cette perte d'exportations d'articles manufacturés d'Europe est de se baser sur les modifications des tendances des échanges États-Unis-Europe. On peut en effet postuler qu'en l'absence de migrations, notamment vers les régions industrialisées des États-Unis, le ratio ayant existé de 1820 à 1860 entre la valeur des exportations des États-Unis vers l'Europe et les importations totales d'articles manufacturés finis ne se serait pas sensiblement modifié [37]. Sur la base de ce postulat,

---

	Salaires publiés	États	Salaires effectifs Moyen	Salaires effectifs Maximum
Fileuses de coton *	5,0-8,0	Mass.	4,1	5,0
		N.Y.	3,0	3,0
Mineurs **	4,0-5,0	Pa.	2,0	2,0
Puddleurs **	3,0-4,0	Pa.	4,0	4,1
Lamineurs **	4,0-6,0	Pa.	4,4	4,4
		N.Y.	4,1	4,3
Mouleurs (fer) **	2,0-3,0	***	2,8	2,9

* Par semaine.
** Par jour.
*** Moyenne de six États.

En ce qui concerne les prix, ceux-ci sont les prix de gros de Chicago lesquels étaient déjà de 5 à 50 % (selon les produits) inférieurs à ceux pratiqués à New York et, de plus (cela va de soi), nettement inférieurs aux prix de détail qui étaient les points de référence des ouvriers européens.

Sources : C. Erickson : op. cité, p. 188-189.

36. Nous avons postulé, hypothèse assez faible que, vers 1900, cette main-d'œuvre étrangère représentait 40 % du total.
37. Voici ce ratio (valeur des importations totales d'articles manufacturés finis en pourcentages des exportations des États-Unis vers l'Europe) :

vers 1910, les importations d'articles manufacturés finis auraient représenté un montant supérieur de quelque 510 millions de dollars au montant effectif (pour 1900 il s'agirait de 550 millions, et pour 1913, de 660 millions). Si l'on ajoute à ces articles manufacturés finis les semi-manufacturés (qui ont connu cependant une expansion plus favorable que les manufacturés finis) et les autres exportations européennes, ce chiffre peut être porté à quelque 600-800 millions de dollars. En reprenant l'estimation précédente (estimation d'après la production des émigrés), on peut conclure qu'il y a de fortes probabilités que la perte d'exportations européennes du fait des migrations aux États-Unis ait représenté vers 1910 un montant de quelque 700 à 1 000 millions de dollars.

Il va de soi que le ralentissement des importations des articles manufacturés est aussi, et surtout, la conséquence directe des politiques douanières adoptées aux États-Unis après la guerre de Sécession. Mais, dans l'hypothèse d'une moindre disponibilité de main-d'œuvre dans le «Nord-Est », il est peu probable que la politique d'industrialisation aurait eu autant de succès; il est même possible que cette politique douanière aurait été moins protectionniste. D'ailleurs, la victoire des Nordistes peut être partiellement attribuée aux effets des migrations qui ont favorisé le renversement du rapport des forces démographiques au profit du Nord [38].

A ce stade de l'analyse, il est peut-être bon d'expliciter une hypothèse de travail adoptée implicitement ici comme dans pratiquement toutes les analyses de ces problèmes. Car le type de raisonnement que nous venons de faire pourrait être considéré comme entièrement fallacieux. En effet, si l'on pousse le postulat plus loin, on peut évidemment supposer la non-découverte de l'Amérique ou, postulat plus raisonnable, l'absence presque totale de migration vers les États-Unis ou les autres pays de peuplement européen ; auquel cas, on pourrait prétendre que, pratiquement, toutes les exportations européennes vers ces régions sont la résultante du mouvement d'émigration.

En effet, les États-Unis, comme les autres pays de peuplement européen, étaient extrêmement peu peuplés vers 1500. On peut estimer la population totale de ces pays à quelque 2-3 millions, tout au plus à 3-5 millions (si l'on estime que de nouvelles recherches conduiraient à une révision en hausse, ce qui est probable). Si l'on suppose, hypothèse extrêmement favorable, que la population des pays de peuplement européen aurait été multipliée par 6 entre 1500 et 1913 (la population des pays non industrialisés a été multipliée par moins de 4) et que, vers 1913, les importations par habitant de l'ensemble des pays de peuplement européen en provenance de l'Europe auraient été aussi importantes que celles de l'Asie, on obtient quelque 25-30 millions de dollars

---

1820	70,5 %	1880	25,5 %
1830	78,3 %	1890	33,5 %
1840	51,2 %	1900	18,6 %
1850	78,5 %	1910	28,6 %
1860	78,5 %	1913	28,3 %
1870	50,1 %		

Sources : voir le tableau 37.

38. Ainsi la population du « Sud » des États-Unis — qui représentait 50 % de la population des États-Unis (continentaux) en 1800 — n'en représentait plus que 31 % en 1860 (d'après *Historical Statistics of the United States*, op. cité, p. 11-12).

d'importations, contre près de 2 000 millions en réalité [39]. Donc, plus de 98 % du commerce résulteraient des migrants.

C'est pourquoi nous avons adopté comme hypothèse de travail le point de vue plus réaliste qui consiste à considérer les années 1830-1840 comme point de départ du mouvement migratoire de type nouveau, c'est-à-dire résultant des multiples modifications sociales, économiques et techniques issues de la révolution industrielle. Or, vers 1830, les États-Unis étaient déjà un pays de 13 millions d'habitants à niveau de vie relativement élevé et à croissance naturelle de population élevée. Jusqu'aux années 1830, la contribution de l'émigration même, compte tenu des qualifications, restait relativement faible. Ainsi, d'après les estimations de Useling [40], l'apport en capital humain de l'immigration représentait, pour la période 1821-1830, 31 millions de dollars par an contre 109 millions pour la période 1831-1840 et 566 millions pour la période 1851-1860. Soit, approximativement, moins de 3 % du revenu national pour 1821-1830 et quelque 15 % pour 1851-1860. Et, sans les migrations entre 1840 et 1910, la population des États-Unis vers 1910 aurait probablement été de l'ordre de 40 millions d'habitants. Il en va différemment pour les autres pays de peuplement européen qui, vers 1830, avaient ensemble une population de l'ordre de 1,2 million seulement.

Après cette parenthèse, revenons à l'analyse du cas des États-Unis. En sus de cette réduction des possibilités d'exportations d'articles manufacturés (estimée ci-dessus), il faut insister ici sur le déplacement de la production agricole. Les quelque 3-4 millions d'agriculteurs d'origine européenne (nés à l'étranger ou de première génération née aux États-Unis) produisaient, aux États-Unis, vers 1910, une quantité de produits agricoles équivalente à celle produite en moyenne par 10-13 millions d'agriculteurs en Europe [41], soit 9 à 12 % du total des agriculteurs. Nous verrons, dans le chapitre suivant, que les importations européennes de céréales ont eu une forte influence sur l'économie de l'Europe. Mais ici il faut noter que l'émigration européenne, par ce biais, était un facteur de nouvelle émigration, car contribuant à réduire les débouchés pour les produits agricoles européens.

A présent, si nous passons aux cas du Canada, de l'Australie, de la Nouvelle-Zélande et de l'Argentine, nous pouvons assimiler ceux-ci, pour l'agriculture, au cas des États-Unis. Pour l'ensemble de ces quatre pays, on peut estimer, vers 1910, à 1,5-1,9 million le nombre d'agriculteurs nés à l'étranger ou de première génération. Donc, le total de la production agricole produite par les immigrants de fraîche date dans tous les pays de peuplement européen (y compris également l'Uruguay et le Chili), représentait, vers 1910, l'équivalent de la production de quelque 15-19 millions d'agriculteurs en Europe. Vers cette date, l'Europe, sans la Russie, comptait quelque 73-76 millions d'agriculteurs [42].

39. Il s'agit des importations des pays de peuplement européen en provenance de l'Europe et non des exportations de l'Europe vers les pays de peuplement européen.
40. P. Useling : « Conjectural Estimates of Gross Human Capital Inflows to the American Economy : 1790-1860 », *Exploration in Economic History*, vol. 9, nº 1, Fall 1971, p. 35-61.
41. Pour les écarts de la productivité entre les États-Unis et les pays européens, voir P. Bairoch : « Niveaux de développement économique de 1810 à 1910 », *Annales, Économies, Sociétés, Civilisations*, nº 6, 20ᵉ année, nov.-déc. 1965.
42. Voir P. Bairoch et J.-M. Limbor : « Évolution de la population active dans le monde par branches d'activité et par régions, 1880-1960 », *Revue Internationale du Travail*, vol. 98, nº 4, oct. 1968.

Par contre, du côté industriel, la situation de ces autres pays de peuplement européen était très différente de celle des États-Unis. Malgré des politiques d'industrialisation lancées pratiquement dans tous ces pays dans les années 1870-1890, leur industrie manufacturière n'était pas encore capable de pourvoir à l'ensemble de la demande intérieure. Il en est résulté une croissance rapide des importations de ces biens en provenance d'Europe (et aussi des États-Unis dans le cas du Canada). Alors que les importations des États-Unis en provenance de l'Europe ont été multipliées par 2 de 1860 à 1900, celles des autres pays de peuplement européen ont été multipliées par plus de 4 durant la même période. Ce qui conduit au fait que ces pays — dont la population totale était inférieure à celle des États-Unis (respectivement 26 et 97 millions d'habitants) — importaient d'Europe une quantité de produits de 25 % supérieure à celle des États-Unis.

Le peuplement européen de ces pays a donc incontestablement entraîné une création importante de commerce qui a dû compenser en partie la perte de commerce entraînée par l'émigration vers les États-Unis. En effet, on peut donc postuler que la grande majorité (disons 60 à 80 %) des exportations vers les pays de peuplement européen autres que les États-Unis a été une conséquence assez directe des mouvements migratoires : soit, vers 1910, quelque 600-800 millions de dollars. Or, comme nous avons précédemment estimé à quelque 700-1 000 millions la perte des exportations du fait de ces mêmes migrations vers les États-Unis, la perte globale se réduit à quelque 200-300 millions, soit quelque 14-19 % des exportations effectives européennes vers tous les pays de peuplement européen. Ces 200-300 millions sont à rapprocher également du déficit brut des échanges commerciaux de l'Europe avec ces pays de peuplement européen qui était, toujours vers 1910, de l'ordre de 1 000 millions.

Du côté de l'agriculture, nous avons vu que les migrations avaient probablement entraîné une perte de production intérieure (qu'il ne faut pas assimiler, *ipso facto*, à une perte nette pour l'ensemble de l'économie) équivalente à celle de l'activité de quelque 15-19 millions d'agriculteurs européens (soit 30-40 % du nombre total des agriculteurs des pays importateurs de céréales [43]). Donc, dans l'ensemble, ces migrations ont constitué un réel transfert des facteurs de production et se sont traduites pour l'Europe (et pour la population qui y était demeurée) par une perte économique assez significative. Perte dont nous aurons l'occasion de mesurer l'impact dans le chapitre suivant et dans les chapitres de la deuxième partie de cette étude.

C. *Conclusion : tentative (incomplète) d'évaluation des effets globaux des déplacements des facteurs de production.*

Si nous tentons à présent de faire le bilan global des effets tant des investissements à l'étranger que des migrations, nous sommes obligés de reconnaître que ceux-ci ont été importants et divergents. Importants, car il apparaît que ces deux phénomènes ont impliqué un transfert assez massif des facteurs de production ; divergents, car les conséquences de ces transferts ont été positives en ce

43. C'est-à-dire ensemble de l'Europe moins les pays suivants : Russie, Autriche-Hongrie, Bulgarie, Roumanie et Serbie.

qui concerne le commerce extérieur européen, mais négatives pour ce qui a trait à l'économie intérieure de l'Europe. Par conséquent, nous ferons un bilan séparé et ce pour le point de référence 1910. Mais, avant de dresser ce bilan, il convient encore une fois d'insister sur le caractère très approximatif des données. Les chiffres que nous allons fournir sont des ordres de grandeur qui résultent de calculs comportant une large part d'arbitraire et qui s'appliquent à des données statistiques très approximatives.

En ce qui concerne les effets sur le commerce extérieur, nous avons conclu, dans la section A.3, que les investissements à l'étranger de l'Europe vers les pays extra-européens s'étaient traduits, en définitive, par une création de commerce pour l'Europe de l'ordre de quelque 600-1 000 millions de dollars d'exportations. Par contre, les migrations ont probablement conduit à une perte d'exportations de quelque 200-300 millions de dollars. C'est-à-dire que le gain total est de l'ordre de 400-700 millions de dollars, soit quelque 14-25 % des exportations extra-européennes, ce qui n'est pas négligeable, mais ne représente que quelque 5-8 % des exportations totales européennes et surtout quelque 0,7-1,1 % du produit national européen. Si l'on limite ce calcul aux seuls pays européens exportateurs d'articles manufacturés — ce qui se justifie — l'impact global devient nettement plus important. D'ailleurs ces cinq pays [44] ont fourni environ 95 % des capitaux européens investis à l'étranger, et ces mêmes pays sont ceux d'où est partie vers l'outre-mer la majorité (environ 62 %) des émigrants ayant quitté l'Europe avant 1910. Pour ces cinq pays, le gain du commerce extérieur a représenté [45], toujours vers 1910 aussi, 14-24 % de leurs exportations extra-européennes, 5-10 % de leurs exportations totales, mais quelque 0,9-1,7 % de leur produit national brut, vu le taux d'exportations plus élevé de ces économies.

L'impact sur l'économie intérieure européenne des transferts des facteurs de production a été, au contraire, négatif. Il s'agit essentiellement de la perte de production intérieure agricole en raison de la fourniture, par les pays de peuplement européen (grâce, en partie, à la main-d'œuvre immigrée), d'une importante fraction de la consommation européenne de céréales. C'est là un aspect très important de toute l'économie européenne dans les années 1860-1914 et sur lequel nous aurons l'occasion de revenir à maintes reprises. Mais rappelons ici que, dans la section B.2 du présent chapitre, nous avons abouti à la conclusion que la production agricole entraînée par les immigrants européens de fraîche date dans les pays de peuplement européen, représentait, vers 1910, l'équivalent de la production de quelque 15-19 millions d'agriculteurs moyens européens. C'est-à-dire 14-17 % des agriculteurs de l'ensemble de l'Europe et 30-40 % des agriculteurs des pays importateurs de céréales [46]. Taux qui est assez voisin de la part que représentaient, pour 1909-1913, les importations

44. Dans ce cas nous avons retenu les pays suivants : Royaume-Uni, France, Allemagne, Belgique et Suisse, qui, ensemble, fournissaient, vers 1911-1913, 82 % des exportations européennes d'articles manufacturés.

45. Nous avons postulé que les gains de ces pays représentaient 80 % des gains de l'Europe. Ce taux a été retenu sur la base des données concernant les transferts des facteurs de production (respectivement 95 % pour les investissements et 62 % pour les migrations ; voir le texte ci-dessus) et de leur importance relative en tant qu'exportateurs d'articles manufacturés (82 % ; voir la note précédente).

46. C'est-à-dire l'ensemble de l'Europe moins les pays suivants : Russie, Autriche-Hongrie, Roumanie, Bulgarie, Serbie.

de céréales de ces pays par rapport à la production intérieure de céréales : cette part était de 36 % (voir la section B de la conclusion de la deuxième partie).

Il va de soi qu'on ne peut pas assimiler sans analyse plus approfondie cette perte de production agricole à une perte nette pour l'ensemble de l'économie. Théoriquement parlant, cette « perte agricole » serait égale à une perte économique réelle dans l'hypothèse où la fraction de travail ainsi libérée resterait inutilisée dans son intégralité tant pour l'industrie que pour l'agriculture et que dans l'agriculture il n'y aurait pas de situation caractérisée par des rendements croissants ou décroissants. La réalité économique européenne était beaucoup plus complexe. Dans certains pays la situation effective était proche de cette situation théorique décrite ci-dessus, alors que dans d'autres le transfert du facteur travail vers d'autres secteurs (ou même vers d'autres activités agricoles, cas des pays nordiques notamment) a transformé cette perte agricole brute en un gain économique net. Évidemment, il existait aussi des situations intermédiaires. Nous aurons l'occasion de revenir sur ce problème dans la seconde partie de cette étude. D'ores et déjà on peut ici retenir que, pour l'ensemble de l'Europe, cette perte brute agricole s'est traduite par une perte économique réelle plus faible. C'est d'ailleurs la raison pour laquelle nous parlerons de perte brute agricole.

Après cette parenthèse très importante, revenons à cette perte agricole brute. Ces 15-19 millions d'agriculteurs représentaient 8-10 % de la population active totale européenne, soit probablement l'équivalent de 5,5-7,0 % de la production nationale brute [47]. Ramenée aux cinq pays principaux exportateurs de capitaux et également principaux pays fournisseurs d'émigrants et principaux pays importateurs de céréales [48], cette perte brute de production devait représenter l'équivalent de la production de quelque 6-8 millions de leurs agriculteurs [49]. C'est-à-dire quelque 32-42 % du nombre total d'agriculteurs de ces cinq pays européens ; ou quelque 8-11 % de leur population active totale. Ou, encore, quelque 5,5-7,5 % de leur produit national brut.

Pour compléter cette estimation de la perte brute subie par l'Europe en raison de la production agricole des immigrants européens dans les pays de peuplement européen, il faudrait encore effectuer une estimation de la perte écono-

47. La production agricole brute par actif agricole représentait les pourcentages suivants de la production nationale brute par actif : Royaume-Uni (1920-1924) : 66 % (d'après C. H. Feinstein, *National Income Expenditure and Output of the United Kingdom 1855-1965*, op. cité, p. T 26 et T 129). Allemagne (1908-1912) : 69 % (d'après W. G. Hoffmann, *Das Wachstum der Deutschen...*, op. cité, p. 205 et 455). Danemark (1908-1912) : 73 % (d'après K. Bjerke et N. Ussing, *Studier over Danmarks National Produckt 1870-1950*, Copenhague 1958, tableaux I et II). Suède (1910-1914) : 55 % (d'après O. Johansson, *The Gross Domestic Product of Sweden 1861-1955*, Stockholm 1967, p. 151 et 157), chiffres de l'emploi corrigés afin de tenir compte de l'omission de la construction.
48. Pour 1909-1913, sur un solde déficitaire des échanges de céréales de l'ensemble de l'Europe de 22,2 millions de tonnes, ces cinq pays en représentaient 20,5, soit 92 %. Si l'on se limite aux pays déficitaires, le déficit est de 25,6 millions de tonnes (donc la part de ces cinq pays est de 80 %).
49. Ce chiffre est obtenu en partant du chiffre des agriculteurs de fraîche immigration dans les pays de peuplement européen (3-4 millions) auquel on a appliqué l'écart de productivité de ces cinq pays (et non de l'ensemble de l'Europe) et le taux de 80 % (voir ci-dessus).

mique subie par le fait même de l'émigration. Nous avons vu que la balance des migrations outre-mer a impliqué, pour l'Europe, une perte de quelque 11-13 % de sa population active (vers 1913). Il est extrêmement aléatoire d'effectuer une estimation pour traduire cette perte d'actifs en terme de pertes économiques, car les éléments objectifs d'appréciation font défaut. En effet, il est possible et probable qu'en l'absence de ces migrations l'importance du chômage et du sous-emploi européen aurait été plus grande. Mais dans quelle proportion ? C'est là un problème qui dépasse de loin le cadre fixé ici et qui, en lui-même, pourrait constituer une étude de grande ampleur. Cependant, on peut retenir comme probable que cette perte d'actifs s'est en définitive traduite plutôt par une perte économique que plutôt par un gain ; et ceci notamment pour les pays les plus industrialisés. Enfin, *last but not least*, il faudrait également être en mesure d'estimer valablement la perte économique entraînée par la réduction probable des investissements en Europe du fait du transfert d'une masse importante de capitaux européens vers les pays extra-européens.

Ainsi les effets négatifs du transfert des facteurs de production dépassent largement les effets positifs. Pour l'ensemble de l'Europe, le gain du commerce extérieur devait représenter quelque 0,7-1,1 % du produit national brut européen, alors que la perte économique devait représenter au *minimum* [50] quelque 5,5-7,0 % ; donc une perte globale *minimale* de 5 à 6 %. Pour les pays les plus industrialisés, la balance est un peu moins négative, car les effets positifs sont de l'ordre de 0,9-1,7 % du PNB et les pertes au *minimum* de l'ordre de 5,5-7,5 %, donc une perte globale minimale de 4,5-6,0 %.

Pour terminer, insistons sur le fait que nous parlons ci-dessus de perte *minimale.* Si l'on tente très grossièrement (et en partie arbitrairement) d'estimer la perte économique nette réelle, on obtient pour l'ensemble de l'Europe une fourchette beaucoup plus élevée. En effet, si l'on postule :

1. que 25-35 % de la perte agricole brute se sont traduits en une perte économique réelle,
2. que 50-60 % de la perte de population active se sont traduits en une perte économique réelle,
3. que 20-30 % de la valeur des investissements européens dans les pays extra-européens auraient été, en l'absence de ces transferts de capitaux, utilisés dans des investissements de l'industrie manufacturière à l'intérieur de l'Europe [51],

on obtient une perte économique représentant quelque 17-25 % du PNB. Soit, si l'on incorpore les gains résultant de la création de commerce, toujours pour l'ensemble de l'Europe, vers 1913, une perte réelle nette de l'ordre de 16-

50. En postulant arbitrairement que la perte économique nette est au moins égale à la somme de la perte agricole brute (de 5,5 à 7,5 % du PNB), plus la perte économique brute découlant de la perte de population active résultant des migrations outre-mer (11-13 % de la population active), plus la perte brute résultant de la réduction des investissements européens du fait du transfert net — net au sens du solde cumulé des flux de capitaux à court et long termes et des flux de profits rapatriés — des capitaux (estimation quantitative faisant défaut).
51. Pour les ratios utilisés ici pour passer des investissements à la production, voir la note 9.

24 % du produit brut européen [52]. Ce taux peut paraître élevé, mais un simple calcul nous montre que le ralentissement de la croissance économique durant la seule période 1868-1870 à 1889-1891 a entraîné, vers 1889-1891, un niveau du produit national brut inférieur de 24 % à ce qu'il aurait été si la croissance s'était effectuée durant cette période au même rythme que celui enregistré de 1841-1843 à 1868-1870. Autrement dit, par rapport au niveau effectif de 1889-1891, la perte due à ce ralentissement de la croissance est de 32 % ! Enfin pour terminer signalons que cette perte économique nette de l'ordre de 16-24 % du PNB, si on la traduit en perte du PNB par habitant, se trouve ramenée à quelque 7-15 % en raison du solde migratoire déficitaire qui s'est traduit pour l'Europe de 1910 par une perte de population de l'ordre de 9 % (y compris une estimation du mouvement naturel de ces migrants).

52. Ramenée aux cinq pays (exportateurs d'articles manufacturés), cette perte réelle serait de l'ordre de 21-39 %.

CHAPITRE VI

L'industrialisation

Introduction.

Le but principal de ce chapitre est de déterminer les phases et les rythmes de l'industrialisation de l'Europe afin de voir dans quelle mesure ceux-ci sont liés à ceux du commerce extérieur et aux phases de l'évolution des politiques douanières. Rappelons que, comme dans tous les chapitres de cette partie, l'analyse portera surtout sur l'Europe dans son ensemble en distinguant toutefois l'Europe continentale d'une part et le Royaume-Uni d'autre part. Ce chapitre comporte trois sections. La première sera dévolue à l'évolution de la production industrielle de l'Europe et de l'Europe continentale. La deuxième section sera consacrée à une analyse par pays ; mais celle-ci sera surtout comparative, car l'essentiel de l'analyse de l'industrialisation par pays est effectué dans les chapitres de la deuxième partie de cette étude. Enfin, la troisième et dernière section traitera du problème du rattrapage technologique de l'Europe continentale vis-à-vis du Royaume-Uni.

A. *L'industrialisation de l'Europe et de l'Europe continentale.*

Sans être un phénomène aussi complexe que la croissance économique, l'industrialisation implique suffisamment de modifications dans le système de la production et de la consommation pour qu'elle ne puisse pas être appréhendée facilement à travers un indicateur unique. Par contre, probablement en raison même de l'intérêt plus grand qui a été porté à la croissance économique globale, on peut dire que pour ce phénomène les données sont plus satisfaisantes et que, notamment, on possède un indicateur unique assez représentatif. En effet, malgré les critiques en partie justifiées [1], l'approche de la comptabilité nationale permet une bonne approximation de l'évolution du niveau général du développement économique grâce à l'évolution du volume du produit (ou revenu) national (ou intérieur) par habitant. En outre, pour cet agrégat, les méthodes de calcul sont en général suffisamment homogènes pour permettre des comparaisons internationales.

Pour l'industrialisation, le problème est d'autant plus complexe que nous cherchons en fait à mesurer surtout ici l'évolution du secteur industriel moderne et non la croissance de cet ensemble d'activité qu'on regroupe sous le vocable

1. Voir le début du chapitre suivant.

de secteur industriel au sens large de ce terme et qui comporte toute la frange très large d'activités traditionnelles, telles que la fabrication du pain, la couture, la sellerie, les réparations en général, la menuiserie, etc., etc. C'est pour cette raison d'ailleurs que nous ne mettrons pas l'accent sur le calcul de l'indice de la production industrielle de l'Europe que nous avons effectué pour compléter l'analyse. En outre, les marges d'erreur des données sur le produit industriel sont, généralement, plus importantes que celles sur le produit total [2]. Mais si cet indice ne peut servir d'indicateur du développement, par contre, en ce qui concerne la mesure de la croissance, il est supérieur aux autres données que nous utilisons.

En définitive, nous nous baserons d'abord sur l'approche par indicateurs multiples que nous avions déjà utilisée en 1965 dans une étude parue dans *Annales* [3] et dont nous reprendrons ici certaines des données. Notons que ces données ont été totalement révisées et complétées afin de couvrir l'ensemble de l'Europe et l'Europe continentale (pour les sources principales voir la section E de l'annexe méthodologique et statistique). Les cinq indicateurs que nous avions utilisés alors étaient les suivants : production de fonte brute, consommation de coton brut, chemins de fer, consommation de houille, et machines à vapeur fixes. Au niveau des données de l'ensemble de l'Europe, nous avons été obligé d'abandonner l'indicateur des machines à vapeur fixes, les statistiques faisant défaut pour un grand nombre de pays. Il va de soi qu'aucun de ces indicateurs ne peut à lui seul être suffisant pour refléter l'évolution de l'industrialisation et ce surtout pour la totalité de la période considérée. Mais l'ensemble de ces quatre indicateurs permet un diagnostic assez valable, surtout si l'on tient compte pour certains d'entre eux de l'existence de courbes logistiques (notamment, mais pas uniquement, pour les chemins de fer). De sorte que, dans la mesure où ces indicateurs contiennent un biais, on peut considérer que celui-ci va dans le sens d'une sous-estimation du rythme de la croissance de la production industrielle à partir des années 1880-1890, période à partir de laquelle de nouveaux secteurs, tels que les industries chimiques, prennent une place croissante. Malheureusement, les données sont trop « incomplètes » au niveau de l'ensemble de l'Europe pour que nous puissions inclure pour cette période un ou plusieurs indicateurs de ces « nouvelles » industries. Cependant, rappelons que nous poursuivrons cette analyse par la présentation de notre indice de la production industrielle européenne, cet indice annuel nous permettant de situer les dates d'inflexion des courbes de la production industrielle. Ces indicateurs nous seront également fort utiles dans la seconde partie de cette étude où ils nous permettront de mesurer les écarts d'industrialisation (voir notamment le chapitre VIII).

Les données reprises dans le tableau 38, dont les trois premières colonnes présentent des séries nouvelles élaborées par nous, permettent de mesurer l'importance des progrès accomplis dans l'industrialisation de l'Europe. La production de fer et la consommation de coton se trouvent multipliées par 70 de 1800 à 1913, et la production de charbon se trouve multipliée par 50. Si les données

2. La probabilité d'une compensation des erreurs étant forcément plus faible pour une fraction d'un agrégat que pour l'agrégat dans sa totalité.
3. P. Bairoch : « Niveaux de développement économique de 1810 à 1910 », *Annales, Économies, Sociétés, Civilisations*, n° 6, 20e année, nov.-déc. 1965.

de 1800 traduisent indiscutablement un niveau d'industrialisation assez peu avancé, il convient toutefois de noter que les progrès accomplis en ce domaine, notamment (mais pas uniquement) par l'Angleterre, depuis 1750 influencent déjà d'une façon sensible le niveau européen. C'est ainsi que, vers 1750, la production de fer de l'Europe ne devait pas dépasser 200 mille tonnes de fer brut, contre quelque 650 mille tonnes vers 1800.

Tableau 38 : *Évolution de quelques indicateurs du volume de la production industrielle de l'ensemble de l'Europe (moyennes annuelles quinquennales sauf 1800 et 1913, et coton : 1860 = 1857-1861).*

Années	Production de fonte et de fer brut [a]	Consommation de coton brut [a]	Production de charbon et de lignite [b]	Réseau des chemins de fer [c]
Chiffres absolus				
1800	(650)	(40)	(12,9)	—
1830	1 530	168	29,3	175
1840	2 620	305	45,1	2 925
1850	3 870	469	67,2	23 500
1860	6 480	733	114,6	51 850
1870	10 490	860	180,2	104 900
1880	13 940	1 139	216,7	169 100
1890	17 490	1 559	328,3	225 200
1900	25 490	1 993	437,8	292 200
1910	36 900	2 489	573,9	351 000
1913	45 910	2 793	646,8	362 200
Taux annuels de croissance				
1830-1840	5,5	6,1	4,4	32,0
1840-1850	4,0	4,4	2,2	23,0
1850-1860	5,3	5,1	5,5	8,2
1860-1870	4,9	1,5	4,6	7,3
1870-1880	2,8	2,9	1,9	4,9
1880-1890	2,3	3,2	4,2	2,9
1890-1900	3,8	2,5	2,9	2,6
1900-1910	3,8	2,3	2,7	1,9
1910-1913	7,6	3,9	4,1	1,0

a. Milliers de tonnes.
b. Millions de tonnes (lignite traduite en équivalent de charbon).
c. Kilomètres à la fin de l'année.

Sources : Fonte, charbon et coton : nos calculs. Voir la section E de l'annexe méthodologique et statistique. Chemins de fer : d'après W. L. Woytinsky : *Die Welt in Zahlen* (7 volumes, Berlin 1925-1928), vol. V, p. 34-37. Sauf 1830 : nos calculs d'après les données par pays.

NB : Le faible degré d'arrondissement des chiffres n'implique nullement une marge d'erreur correspondante.

Le tableau 38 nous permet également de constater que sur base de ces seules données globales portant sur l'ensemble de l'Europe on peut déjà conclure à un ralentissement de l'expansion du processus d'industrialisation pendant la période libérale et à une nette reprise pendant la phase protectionniste. Ainsi, par exemple, la production de fonte européenne connaît un taux annuel d'expansion de 4,9 % de 1830 à 1860, ne progresse plus que de 3,4 % de 1860 à 1890, pour remonter à 4,2 % de 1890 à 1913. Et ce malgré le fait qu'à partir des

années 1890-1900 l'emploi de plus en plus important de ferraille pour la production d'acier conduit tout naturellement à déprécier le marché de la fonte.

La différence est encore plus marquée pour la consommation de coton brut pour laquelle les taux sont respectivement de 5,2 %, 2,5 % et 2,6 % [4]. Mais si la consommation de coton est un indicateur assez fidèle de l'évolution de ce secteur important qu'est l'industrie textile, celle-ci présente cependant un certain biais tendant, lui aussi, à sous-estimer la croissance réelle du secteur textile vers les dernières décennies du XIXe siècle. En effet, l'accroissement du niveau de vie a notamment comme conséquence de permettre à l'industrie lainière de réduire quelque peu l'écart qui la séparait en termes de taux de croissance de l'industrie cotonnière. D'autre part, mais ceci ne constitue pas un biais aussi direct, il convient de noter que l'industrie cotonnière était un des secteurs où le taux d'exportations était le plus élevé. Une importante fraction des exportations était destinée aux pays du Tiers-Monde. Dans ces pays les importations se sont substituées à la production locale, ce qui a permis une rapide expansion. Or cette substitution est presque partout assez complète dès 1860-1880 ; et, d'autre part, à partir des années 1880 il y a, dans certains de ces pays, un début de ré-industrialisation [5], ce qui entraîne un ralentissement des taux d'expansion des ventes de cotonnades. Ces réserves étant émises, n'oublions pas que l'industrie textile était dominante en Europe durant pratiquement tout le XIXe siècle. Vers 1880, les activités liées au textile représentaient près de 50 % de la population active européenne occupée dans l'industrie manufacturière.

Pour la production de charbon (et lignite), il n'y a pas de reprise après la phase libre-échangiste, qui, elle, dans ce domaine est également marquée par un ralentissement du taux d'expansion : 3,0 % contre 3,6 %. Mais il convient de faire ici deux remarques : la première se rapporte à la nature logistique de la courbe de la consommation de charbon des particuliers. En effet, dans la plupart des pays européens, le charbon s'est substitué au bois (et même à la tourbe) comme combustible domestique, et cette substitution était déjà très avancée vers 1890. Or, comme il s'agit là d'une fraction importante de la consommation totale, il est normal que la courbe de la production s'en trouve affectée. Cependant, malgré ce facteur, il convient de noter que le ralentissement du taux d'expansion de la production est nettement plus faible durant la phase protectionniste que durant la phase libérale : respectivement 17 et 22 %. D'autre part, à partir de 1890, apparaissent, d'une façon plus massive, de nouvelles sources d'énergie : le pétrole et l'énergie électrique d'origine hydraulique. En tenant compte de ces deux sources d'énergie, le taux de croissance de la période 1890-1913 passe de 3,0 à 3,1 %. Donc, dans ce cas, la différence dans le degré de ralentissement du taux d'expansion est encore plus nette : 14 % pour la période protectionniste comparée à 22 % pour la période libérale.

4. Les effets de la famine de coton (1862-1864) n'influencent que très faiblement ces taux. Car les données de 1860 sont celles de 1857-1861, donc pas influencées par cette famine, et les données de 1890 sont déjà assez loin de celle-ci pour que le processus de normalisation ait pu jouer pleinement.
5. Le nombre de broches à filer le coton qui, dans les pays du Tiers-Monde, était certainement inférieur à 100 000 vers 1870, dépasse le million dès 1880, les 3 millions dès 1890, pour dépasser probablement les 9 millions en 1913 (sources : nos estimations d'après les données des pays individuels).

Enfin, et ceci est valable pour tous les autres indicateurs, la période 1890-1913 est celle où apparaissent, d'une façon plus massive, les nouveaux secteurs industriels : chimie, construction électrique, etc. Ceci réduit évidemment l'importance relative des secteurs textiles et de la sidérurgie de base [6], et, par là, conduit à une sous-estimation de la croissance économique globale, si celle-ci est estimée à partir de ces indicateurs. C'est d'ailleurs ce qui nous a incité à considérer quand même les données résultant des indices de production industrielle, malgré les réserves émises à leur propos. Mais, avant de passer à ces indices, nous dirons quelques mots sur l'indicateur « longueur du réseau des chemins de fer », puis nous présenterons brièvement les données ayant trait à l'Europe continentale.

En ce qui concerne l'expansion de la longueur des chemins de fer, étant donné la nature logistique de cette courbe [7], il est naturel qu'on assiste à un ralentissement progressif des taux de croissance. Dans ce domaine, le libre-échange semble avoir eu un effet positif durant la première décennie : la décélération fut plus lente. Par contre, on peut dire que de 1890 à 1910, et en tenant toujours compte de la forme de la courbe, l'évolution a été plus favorable que de 1870 à 1890.

En excluant des calculs des indicateurs précédents les données du Royaume-Uni, le caractère négatif de la période libérale et le caractère positif de la période 1890-1910 apparaissent encore plus clairement. Le tableau 39 représente les mêmes données que le tableau 38, mais pour l'Europe continentale seulement. Notons cependant que, pour la production de fonte, la période libérale, dans son ensemble, n'est pas marquée par une réelle régression du rythme de croissance. Cela est dû en partie au fait que la Suède et la Russie — toutes deux importants producteurs de fer fabriqué selon les procédés traditionnels — n'ont reconverti leur sidérurgie qu'après 1860. Toutefois, même pour cet indicateur, la croissance est nettement plus faible de 1860 à 1890 que de 1850 à 1860 et surtout que de 1890 à 1913. Ici, comme pour l'ensemble de l'Europe, ce sont surtout les deux dernières décennies de la période libérale qui ont été les plus défavorables, celles où la croissance de la production a été la plus faible. Enfin les remarques faites ci-dessus quant au biais introduit par ces indicateurs sont évidemment aussi valables pour l'Europe continentale ; c'est la raison pour laquelle nous poursuivons l'analyse de la croissance sur base des indices de la production industrielle.

6. Voici, à titre d'illustration, l'évolution du pourcentage représenté par le textile (y compris les vêtements) et l'industrie sidérurgique de base dans l'ensemble de l'emploi de l'industrie manufacturière :

	1860	1910
Allemagne	46 %	39 %
Belgique	55 %	42 %
France	49 %	40 %
Royaume-Uni *	70 %	67 %

* Y compris les fabrications métalliques.

Sources : d'après P. Bairoch (sous la direction de), par T. Deldycke H. Gelders, J.-M. Limbor : *La population active et sa structure*, vol. I : *Statistiques internationales rétrospectives*, Bruxelles et New York 1968.

7. Dès 1900, le réseau européen avait atteint plus de 70 % de la longueur maxima.

Tableau 39 : ***Évolution de quelques indicateurs du volume de la production industrielle de l'Europe continentale (moyennes annuelles quinquennales, sauf 1800 et 1913, et coton : 1860 = 1857-1861).***

Années	Production de fonte et de fer brut [a]	Consommation de coton brut [a]	Production de charbon et lignite [b]	Réseau des chemins de fer [c]
Chiffres absolus				
1800	(460)	(14)	(1,9)	—
1830	840	57	6,5	18
1840	1 200	112	10,8	1 380
1850	1 480	180	17,0	12 850
1860	2 690	298	36,9	35 080
1870	4 440	371	66,1	79 910
1880	6 450	541	99,6	140 300
1890	9 690	836	146,3	192 900
1900	16 630	1 225	215,6	257 100
1910	27 000	1 636	305,3	313 500
1913	35 490	1 805	354,8	324 100
Taux annuels de croissance				
1830-1840	3,6	7,0	5,2	54,3
1840-1850	2,1	4,9	4,6	25,0
1850-1860	6,2	5,6	8,1	10,6
1860-1870	5,1	1,0	6,0	8,6
1870-1880	3,8	3,8	4,2	5,8
1880-1890	4,2	4,4	3,9	3,2
1890-1900	5,5	3,9	4,0	2,9
1900-1910	5,0	2,9	3,5	2,0
1910-1913	9,5	3,3	5,1	1,1

a. Milliers de tonnes.
b. Millions de tonnes (lignite traduite en équivalent de charbon).
c. Kilomètres à la fin de l'année.

Sources : Voir le tableau 38.

NB : Le faible degré d'arrondissement des chiffres n'implique nullement une marge d'erreur correspondante.

Les indices existants de la production industrielle de l'Europe ne remontent pas assez loin pour pouvoir, par cette approche, confirmer le ralentissement de la production industrielle de l'Europe pendant la période libre-échangiste. Au niveau des principaux pays, nous verrons dans la seconde partie qu'en ce qui concerne les pays d'Europe continentale ce ralentissement est très net. Par contre, pour confronter la période libérale avec celle plus protectionniste qui l'a suivie, on dispose de calculs sur l'ensemble de l'Europe. Ainsi, d'après l'indice de Wagenfuhr [8], la production industrielle de l'Europe [9] — qui s'était accrue de 3,1 % par an de 1860 à 1890 — s'accroît de 3,4 % de 1890 à 1913. L'indice

8. R. Wagenfuhr : « Die Industriewirtschaft Entwicklungstendenzen der Deutschen und internationalen Industrieproduktion 1860 bis 1932 », *Vierteljahrshefte zur Konjunkturforschung*, vol. 31, Berlin 1933.
9. Wagenfuhr n'a pas calculé le total de l'Europe pour cette période, mais uniquement un total mondial qui, outre les principaux pays européens, inclut les États-Unis. Sur base des données de Wagenfuhr, nous avons recalculé la série pour l'Europe en excluan du total mondial les États-Unis (la pondération utilisée étant fournie).

de Dessirier [10] est moins significatif, car, en fait, basé sur à peu près les mêmes indicateurs que ceux que nous avons utilisés, mais uniquement pour les pays européens suivants : Allemagne, Belgique, France, Italie, Royaume-Uni, Russie. Les résultats de cet indice fournissent pour l'Europe [11] un taux annuel de croissance de la production industrielle de 2,6 % de 1870 à 1890 et de 3,1 % de 1890 à 1913.

Tableau 40 : *Indice de la production industrielle * de l'Europe et de l'Europe continentale (1898-1902 = 100, moyennes annuelles triennales (sauf pour 1913) et taux annuels de croissance).*

Années	Ensemble de l'Europe		Europe continentale	
	Indice	Variation annuelle %	Indice	Variation annuelle %
1830	20,0	—	(20,0)	—
1840	24,6	2,1	25,5	(2,5)
1850	33,0	3,0	34,8	3,2
1860	42,4	2,5	41,6	1,8
1870	51,4	1,9	48,4	1,5
1880	61,1	1,7	57,6	1,8
1890	77,0	2,3	72,5	2,3
1900	100,9	2,7	101,2	3,4
1910	135,8	3,1	143,0	3,5
1913	157,6	5,1	166,8	5,3

* Y compris les mines, mais construction exclue.

Sources : Nos calculs ; voir le texte et la section B de l'annexe méthodologique et statistique.

NB : Le faible degré d'arrondissement des chiffres n'implique nullement une marge d'erreur correspondante.

Le fait que, depuis les années 1930, un certain nombre d'estimations nouvelles aient été effectuées, nous a incité à calculer nous-mêmes un indice de la production industrielle de l'Europe. L'indice que nous avons calculé est du type Paasche et concerne la production industrielle y compris les mines, mais construction exclue. Il est basé sur les divers indices annuels de production industrielle ou du produit industriel disponible pour les pays européens. On peut se rapporter à la section B de l'annexe méthodologique et statistique pour ce qui a trait aux sources et à la méthodologie utilisées (notamment pour l'important problème de la pondération).

Notons que, déjà pour le début des années 1830, notre indice doit être assez représentatif de l'ensemble de l'Europe, car il est basé sur les données de l'Allemagne, de la Belgique, de la France et du Royaume-Uni, quatre pays qui devaient

10. J. Dessirier : « Indices comparés de la production industrielle et de la production agricole en divers pays de 1870 à 1928 », *Bulletin de la Statistique Générale de la France*, t. XVIII, oct.-déc. 1928, p. 65-110.
11. Dessirier n'a pas effectué de calculs pour l'ensemble de l'Europe, mais uniquement pour l'Europe occidentale (Allemagne, France, Italie, Belgique). Nous avons combiné cet indice de l'Europe occidentale avec ceux de la Russie et du Royaume-Uni (pour la pondération que nous avons utilisée, voir plus loin les éléments méthodologiques de notre propre indice).

représenter entre 70 et 80 % de la production européenne totale. A partir de 1860 (ou 1861) s'ajoutent à ces quatre pays l'Italie, la Russie et la Suède, ce qui amène aux environs des 85 % le taux de couverture de l'indice. On trouvera dans le tableau 40 les données par décennies (moyennes annuelles triennales) de cet indice et dans le graphique n° 2 les données annuelles, et ce tant pour l'ensemble de l'Europe que pour l'Europe continentale. Pour les chiffres annuels on peut se rapporter à l'annexe méthodologique et statistique (Tableau 85).

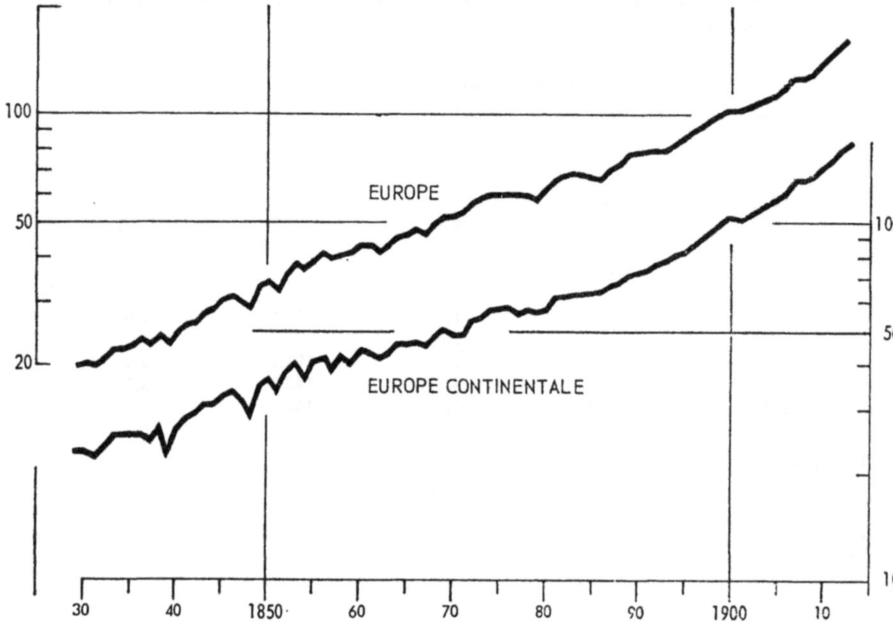

Graphique 2 : *Indice annuel du volume de la production industrielle de l'Europe et de l'Europe continentale, 1898-1902 = 100.*

Sources : Nos calculs. Voir la section B de l'annexe méthodologique et statistique.

Les données annuelles permettent de distinguer quatre phases dans l'évolution de la production industrielle européenne. La première, qui débute probablement dès la fin des guerres napoléoniennes et qui se poursuit jusqu'en 1841-1842, est caractérisée par une croissance assez modérée. De 1829-1831 à 1840-1842, le taux annuel de la croissance de la production industrielle a probablement été de l'ordre de 2,0 à 2,5 % par an (2,1 % selon notre indice). Croissance modérée par rapport au reste du XIXe siècle (de 1841-1842 à 1913, le taux annuel a été de l'ordre de 2,7), mais non, bien entendu, par rapport au XVIIIe siècle où, selon toute probabilité, ce taux devait être voisin ou inférieur à 1 %. La seconde phase, qui va de 1841-1842 à 1874, est marquée par une croissance rapide, puisque celle-ci est de 2,6 % de 1840-1842 à 1872-1874 (2,1 % pour l'Europe continentale). La troisième phase est d'assez courte durée puisqu'elle couvre la période 1875-1886. Elle est marquée par une quasi-stagnation : 1,2 % de 1872-1874 à 1884-1886 ; c'est-à-dire que, en termes de croissance par habitant, il ne s'agit que de 0,3 % (pour l'Europe continentale 1,2 et 0,3 % également). Enfin, la quatrième phase est caractérisée, quant à elle, par une très rapide croissance : 3,1 % de 1884-1886 à 1913 (3,6 % pour l'Europe continentale).

Si l'on reprend ces calculs par périodes douanières, le ralentissement durant la phase libérale ressort très clairement. Pour l'ensemble de l'Europe la production industrielle s'est accrue de 2,5 % de 1829-1831 à 1859-1861, contre 2,0 % de 1859-1861 à 1889-1891, et 3,1 % de 1889-1891 à 1913. Pour l'Europe continentale, le ralentissement est encore plus net : respectivement 2,5 %, 1,8 % et 3,8 %. Ainsi cet indice confirme pleinement les indications fournies par les indicateurs directs.

Les analyses effectuées ci-dessus, tant pour la production industrielle que pour les indicateurs, ont été surtout basées sur des données globales. Or l'évolution démographique n'a pas été uniforme au cours du XIXe siècle (voir le chapitre II, section A). De ce fait, il convient de voir quelle image fournissent

Tableau 41 : *Évolution de quelques indicateurs de la production industrielle par habitant de l'Europe (kilogrammes par habitant, moyennes annuelles quinquennales, sauf 1800 et 1913, et coton : 1860 = 1857-1861).*

Années	Production de fonte et de fer brut		Consommation de coton brut		Production de charbon et de lignite	
	Données	Variation annuelle %	Données	Variation annuelle %	Données	Variation annuelle %
Ensemble de l'Europe						
1800	(3,2)	—	(0,19)	—	(63)	—
1830	6,3	(2,3)	0,69	(4,4)	121	(2,2)
1840	10,2	4,9	1,18	5,5	175	3,8
1850	14,1	3,3	1,70	3,7	244	3,4
1860	22,0	4,5	2,49	4,3	390	4,8
1870	32,8	4,1	2,69	1,0	563	3,7
1880	40,1	2,0	3,28	2,0	624	1,0
1890	46,2	1,4	4,12	2,3	867	3,3
1900	61,6	2,9	4,81	1,6	1 057	2,0
1910	79,5	2,6	5,36	1,1	1 236	1,6
1913	95,4	6,2	5,81	2,7	1 344	2,8
Europe continentale						
1800	(2,4)	—	(0,07)	—	(10)	—
1830	3,8	(1,5)	0,26	4,5	30	(3,7)
1840	5,0	2,8	0,48	6,3	47	4,6
1850	6,0	1,8	0,72	4,1	69	3,9
1860	10,1	5,3	1,12	5,0	139	7,3
1870	15,4	4,3	1,28	1,2	229	5,1
1880	20,6	3,0	1,73	3,1	319	3,4
1890	28,4	3,3	2,45	3,5	429	3,0
1900	44,6	4,6	3,28	3,0	578	3,0
1910	64,4	3,7	3,90	1,7	728	2,3
1913	81,5	8,2	4,15	2,1	815	3,8

Sources : Voir le tableau 38.

NB : Le faible degré d'arrondissement des chiffres n'implique nullement une marge d'erreur correspondante.

les données en matière d'industrialisation par habitant. A cet effet, on trouvera dans le tableau 41 les données par décennies ayant trait aux indicateurs directs traduites en données par habitant, et dans le tableau 42 une synthèse des taux de croissance par périodes douanières des divers indicateurs de l'industrialisation. Nous nous pencherons sur les données de l'ensemble de l'Europe, puis sur celles de l'Europe continentale (tant données globales que par habitant).

En termes de croissance par habitant, la différence entre le taux de croissance de la période libérale et celui des périodes protectionnistes s'atténue un peu, sans toutefois disparaître. Ainsi, si nous prenons les trois périodes : 1830-1860, 1860-1890 et 1890-1913 et les indicateurs directs (voir tableaux 41 et 42), nous obtenons les taux annuels de 4,3, 2,5 et 3,2 % pour la production de fonte par habitant et de 4,5, 1,6 et 1,5 % pour la consommation de coton brut par habitant. Pour le charbon, il s'agit respectivement de 4,0, 2,7 et 1,9 %, mais, à ce propos, il faut rappeler les remarques émises ci-dessus au sujet de la croissance rapide des secteurs nouveaux. En ce qui concerne la production industrielle totale de l'ensemble de l'Europe, le taux annuel de la croissance par habitant, qui était probablement de 2,5 % par an de 1829-1831 à 1859-1861, tombe à 2,0 de 1859-1861 à 1889-1891, pour remonter à 3,1 % de 1889-1891 à 1911-1913.

Donc, incontestablement, il y a ralentissement du processus de l'industriali-

Tableau 42 : *Tableau de synthèse sur les taux annuels de croissance globale et par habitant de quelques indicateurs de l'industrialisation*[a] *et de la production industrielle*[b] *(pourcentages).*

	Données globales			Données par habitant		
	1830-1860	1860-1890	1890-1913	1830-1860	1860-1890	1890-1913
ENSEMBLE DE L'EUROPE						
Indicateurs d'industrialisation						
Production de fonte et de fer brut	4,9	3,4	4,2	4,3	2,5	3,2
Production de charbon (et lignite)	4,6	3,6	3,0	4,0	2,7	1,9
Consommation de coton brute	5,2	2,5	2,6	4,5	1,6	1,5
Indices de la production industrielle						
Indice Wagenfuhr	—	3,1	3,4	—	2,1	2,3
Indice Dessirier[c]	—	2,6	3,1	—	1,6	2,0
Notre indice	2,5	2,0	3,1	1,9	1,2	2,0
EUROPE CONTINENTALE						
Indicateurs d'industrialisation						
Production de fonte et de fer brut	4,0	4,4	5,8	3,3	3,5	4,7
Production de charbon (et lignite)	6,0	4,7	3,9	5,2	3,8	2,8
Consommation de coton brut	5,9	3,4	3,4	5,2	2,6	2,3
Indices de la production industrielle						
Indice Wagenfuhr	—	3,4	3,8	—	2,4	2,7
Indice Dessirier[c]	—	3,1	4,6	—	2,1	3,5
Notre Indice	2,5	1,9	3,8	1,8	1,0	2,6

a. Sur base de moyennes quinquennales, sauf 1913.
b. Sur base de moyennes triennales, sauf 1913.
c. Pour la colonne 1860-1890, il s'agit de 1870 à 1890.
Sources : Voir les tableaux 38 et 40 ainsi que le texte accompagnant ces tableaux.

sation même pour l'ensemble de l'Europe durant la phase libérale et ralentissement d'autant plus significatif que la période protectionniste entraîne une nette accélération de cette industrialisation. Dans la conclusion de cette étude, ainsi que dans les chapitres de la deuxième partie, nous aurons l'occasion d'analyser les causes de ce ralentissement.

A présent, voyons l'évolution enregistrée en Europe continentale. Les indicateurs directs traduits en données par habitant laissent supposer que le ralentissement enregistré durant la phase libérale a été moins accusé pour l'Europe continentale que pour l'ensemble de l'Europe. Par contre, l'indice de la production industrielle fléchit, quant à lui, plus fortement. L'apparente contradiction entre ces deux évolutions résulte du fait que les pays d'Europe continentale ayant commencé leur processus d'industrialisation plus tardivement que le Royaume-Uni, leur production industrielle a été plus axée sur certains secteurs nouveaux : chimie, ciment, aluminium, etc. (voir la fin de la section C du présent chapitre). Or, ces secteurs ne sont que très peu pris en considération par les indicateurs directs analysés ici, comme d'ailleurs dans les indices de Wagenfuhr et de Dessirier.

En ce qui concerne l'accélération durant la phase protectionniste qui a suivi la phase libérale, elle apparaît dans l'ensemble plus accentuée pour l'Europe continentale que pour l'ensemble de l'Europe. La production industrielle notamment progresse beaucoup plus vite de 1890 à 1913 que de 1860 à 1890 : respectivement 2,6 % et 1,0 % par an.

B. *Niveaux d'industrialisation et croissance industrielle par pays.*

Dès le début du XIXe siècle, la situation de l'Europe se caractérise par une très forte inégalité des niveaux d'industrialisation. Dans le chapitre XIV nous aurons l'occasion de nous pencher sur l'évolution dans le temps de cette inégalité. Ici, nous nous bornerons à présenter et à analyser brièvement quelques éléments permettant d'apprécier ces différences et aussi de situer les différences des rythmes de la croissance industrielle.

Les différences de niveau d'industrialisation d'abord. Même si nous prenons la situation vers 1900 — période pour laquelle, grâce aux calculs et estimations réalisés pour les pondérations de notre indice de la production industrielle, nous disposons de données relativement valables — force nous est de constater une très forte dispersion. Si l'on divise les données de l'importance relative du volume de la production industrielle de chaque pays par la population de celui-ci, on obtient un indice du niveau d'industrialisation par pays. Sur base ensemble de l'Europe = 100, cet indice est le suivant pour 1898-1902 (entre parenthèses figure le classement du pays):

Allemagne	177	(3)	France	140	(5)
Autriche-Hongrie	82	(10)	Grèce	48 *	(13)
Belgique	230	(2)	Italie	71	(11)
Bulgarie	33	(17)	Norvège	93	(8)
Danemark	85	(9)	Pays-Bas	97	(7)
Espagne	52	(12)	Portugal	46	(14)
Finlande	32	(18)	Roumanie	13	(19)

Royaume-Uni	254	(1)	Suisse	150	(4)
Russie	34 *	(16)	Europe continentale	83	
Serbie	39 *	(15)	Europe continentale		
Suède	104	(6)	sans la Russie	109	

* Très approximatif.

Les pays européens peuvent être répartis en trois groupes. Le premier, à niveau d'industrialisation très faible (indice voisin ou inférieur à 50), comprend les pays balkaniques, l'Espagne, le Portugal et la Russie. Le deuxième groupe comprend des pays ayant une certaine base industrielle, mais ne pouvant pas être encore considérés comme industrialisés (indice inférieur à 100, mais supérieur à 50) : il s'agit (dans l'ordre croissant d'industrialisation) de l'Italie, de l'Autriche-Hongrie, du Danemark, de la Norvège et des Pays-Bas. Le dernier groupe comprend les pays qu'on peut considérer comme étant industrialisés (indice supérieur à 100) : il s'agit (dans l'ordre croissant d'industrialisation) de la Suède, de la France, de la Suisse, de l'Allemagne, de la Belgique et du Royaume-Uni.

Tableau 43 : *Indicateurs du niveau d'industrialisation des pays européens.*

	Production de fonte ou de fer direct en kg par habitant				Consommation de coton brut en kg par habitant			
	1830	1860	1890	1913	1830	1860	1890	1913
Allemagne	3,4	13,3	82,6	250,3	0,07	1,48	4,55	7,26
Autriche-Hongrie	3,1	8,9	21,0	45,5	0,24	1,24	2,30	4,01
Belgique	24,2	69,4	129,1	327,0	0,73	2,87	5,74	9,97
Bulgarie	—	—	—	—	—	—	0,27	0,15
Danemark	—	—	—	—	—	—	1,11	2,14
Espagne	1,5	3,2	8,1	20,9	0,29	1,28	4,12	4,34
Finlande	—	—	9,0	2,8	(0,26)	0,86	2,30	2,74
France	6,9	25,7	48,6	130,9	0,93	2,51	4,53	6,82
Grèce	—	—	—	—	(0,60)	(0,83)	0,65	0,40
Italie	0,7	1,1	0,4	12,1	(0,10)	0,28	3,99	5,49
Norvège	2,7	4,4	0,5	—	0,03	1,06	1,21	1,55
Pays-Bas	—	—	—	—	(0,60)	0,78	3,83	5,86
Portugal	—	—	—	—	(0,09)	0,47	2,77	2,97
Roumanie	—	—	—	—	—	(0,02)	0,08	0,16
Royaume-Uni	29,0	131,7	207,8	228,3	4,67	15,13	18,65	21,64
Russie	2,7	3,5	7,5	26,1	0,03	0,49	1,95	2,20
Serbie	—	—	—	22,4	—	0,14	0,05	0,16
Suède	36,6	48,4	96,7	129,9	0,09	1,62	3,33	3,81
Suisse	2,9	5,6	6,7	13,0	1,90	5,60	7,25	7,11
Europe	6,3	22,0	46,2	95,4	0,69	2,49	4,81	5,81
Europe continentale	3,8	10,1	28,4	81,5	0,26	1,12	2,45	4,15

Sources : Voir le tableau 38.

NB : Le faible degré d'arrondissement des chiffres n'implique nullement une marge d'erreur correspondante.

Dans le tableau 43 on trouvera l'évolution de deux indicateurs du niveau d'industrialisation permettant de suivre très approximativement les différences en la matière de 1830 à 1910 pour un certain nombre de pays européens. Il est évident, comme nous l'avons déjà noté à plusieurs reprises, que ces indicateurs ne sont pas suffisants pour permettre de mesurer valablement les niveaux d'industrialisation surtout pour des pays de faible taille pouvant avoir une forte spécialisation dans certaines productions, non couvertes ou couvertes imparfaitement par ces indicateurs. Le cas le plus typique d'une telle situation est la Suisse qui, bien que produisant peu de fer, avait une industrie de transformation du métal assez développée et surtout à haute valeur ajoutée. De même, la Suisse s'est spécialisée davantage dans le tissage que dans la filature, sans parler des industries horlogère, alimentaire et chimique.

Dès 1830, on se trouve placé devant des différences assez accusées dans les niveaux d'industrialisation des divers pays. Sans parler de l'énorme avance prise par le Royaume-Uni — du fait qu'il s'agit du pays berceau de la révolution industrielle — il convient de noter les niveaux avancés de la Belgique, de la France et de la Suisse [12]. Le XIXe siècle est évidemment marqué par des modifications profondes et parfois divergentes des niveaux d'industrialisation des divers pays. Parmi ces modifications, la plus marquante est celle de l'Allemagne qui, vers 1830, se trouve parmi les pays les moins industrialisés (Autriche-Hongrie, Espagne, Italie, Russie), et qui, vers 1913, a pratiquement rattrapé le Royaume-Uni, pays le plus industrialisé. Également très rapide est le processus d'industrialisation de la Suède, surtout après 1890. A l'inverse, des pays tels que l'Autriche-Hongrie, l'Espagne et l'Italie qui, vers 1830, n'avaient pas

Tableau 44 : *Taux annuels de croissance de la production industrielle (en pourcentages).*

	1829-1831 à 1859-1861	1859-1861 à 1889-1891	1889-1891 à 1911-1913	1829-1831 à 1911-1913	1859-1861 à 1889-1891
Production totale					
Allemagne	2,9	3,9	4,1	3,6	4,0
Belgique *	3,6	2,5	3,3	3,2	2,9
France	2,0	1,4	2,3	1,9	1,8
Italie	—	1,1	3,2	—	2,0
Royaume-Uni	3,4	2,3	1,7	2,5	2,0
Russie	—	4,5	5,6	—	5,0
Suède	—	3,0	6,1	—	4,3
Production par habitant					
Allemagne	2,3	2,9	2,7	2,6	2,8
Belgique *	2,8	1,7	2,3	2,3	1,9
France	1,6	1,3	2,2	1,7	1,7
Italie	—	0,4	2,5	—	1,3
Royaume-Uni	2,7	1,4	0,8	1,7	1,2
Russie	—	3,2	4,1	—	3,6
Suède	—	2,2	5,4	—	3,6

* Pour la période 1829-1831 à 1859-1861 : il s'agit de 1831-1833 à 1859-1861, et pour la période 1829-1831 à 1911-1913 : il s'agit de 1831-1833 et 1911-1913.

Sources : Voir la section B de l'annexe méthodologique et statistique.

12. Pour ce dernier pays il convient de tenir compte, comme nous l'avons noté, de l'importance des autres secteurs. Par contre, pour la Russie et la Suède, il faut tenir compte du fait que leur sidérurgie était traditionnellement exportatrice dès avant le processus d'industrialisation.

des niveaux d'industrialisation exceptionnellement bas, connaissent un rythme d'industrialisation assez modéré (Autriche-Hongrie) ou lent et se retrouvent ainsi parmi les pays peu industrialisés vers 1913.

Les données du tableau 44 — fournissant les taux de croissance de la production industrielle des pays pour lesquels on possède de telles données — doivent être analysées avec prudence, car il convient de rappeler les réserves que nous avons émises quant au manque d'homogénéité des méthodes de construction des divers indices de production industrielle. D'autre part, nous avons calculé les taux de croissance pour tous les pays pour des périodes identiques : périodes basées sur les phases douanières de l'ensemble de l'Europe continentale et qui ne coïncident évidemment pas toujours au niveau des pays individuels. En tenant compte de ces réserves, on peut toutefois retirer de ce tableau un certain nombre de conclusions. La première est qu'on retrouve, pour trois des quatre pays, le ralentissement de la croissance de la production industrielle pendant la phase libérale par opposition à la phase protectionniste précédente. De même pour quatre des six pays, on retrouve une nette accélération de la croissance durant la phase protectionniste de la fin du siècle. La croissance par habitant de l'industrie britannique, si elle n'a pas été très différente de celle des autres pays de 1830 à 1890, est très sensiblement plus lente de 1890 à 1912 : probablement deux fois plus lente que celle des industries belge et française ; trois fois plus lente que celle de l'industrie allemande ; et quatre à cinq fois plus lente que celle des industries russe et suédoise.

A priori, on pourrait attribuer ces différences aux stades de développement des divers pays, les premières phases d'industrialisation entraînant un rythme de croissance nettement plus rapide que la phase d'économie traditionnelle précédente. Mais le fait que les deux pays ayant incontestablement démarré leur industrialisation avant 1860 et même avant 1830 (nous parlons de la Belgique et de la France) aient connu un ralentissement accusé de leur croissance durant la phase libérale et une nette accélération durant la phase protectionniste qui a suivi enlève beaucoup de poids à une telle explication. Ceci sera d'ailleurs confirmé par les éléments de la seconde partie de cette étude où, pour chaque pays, les rythmes de croissance de la production industrielle seront étudiés plus longuement et en rapport avec les phases tarifaires propres à chaque pays.

C. *Éléments sur le rattrapage technologique de l'Europe continentale.*

Le XIXe siècle débute avec une situation dans le domaine technologique caractérisée par une avance énorme du Royaume-Uni. Avance résultant du fait que ce pays a été le premier siège de la révolution industrielle et que, dans les premières phases, les transferts technologiques ont été lents et incomplets. Mais, progressivement, au cours du XIXe siècle, comme nous l'avons esquissé dans le chapitre II (section B : L'environnement technique), cette suprématie s'estompe pour disparaître même en raison, d'une part, d'un raccourcissement des délais de transmission des technologies nouvelles et, d'autre part, du transfert du centre d'innovations techniques du Royaume-Uni sur le continent européen et vers les États-Unis. Dans cette section, nous avons essayé de dater, avec un peu plus de précision, les étapes du rattrapage technologique de l'Europe continentale par l'analyse de quelques indicateurs en ce domaine, mais en nous concentrant volontairement aux deux secteurs les plus importants pour cette période, à savoir, la sidérurgie et le textile. D'ailleurs, pour un grand nombre d'autres secteurs qui devinrent importants vers les années 1870-1890, le Royaume-Uni n'a jamais eu de position dominante ; c'est le cas notamment de la chimie. Nous reviendrons d'ailleurs brièvement sur ces secteurs à la fin de cette section. Insistons sur le fait qu'il ne s'agit pas ici d'élaborer une histoire comparative de la technologie européenne, ce qui dépasserait largement le cadre d'un chapitre et, à fortiori, d'une section d'un chapitre. D'ailleurs le passionnant essai de

Tableau 45 : *Indicateurs des zones géographiques d'innovations techniques (nombre d'innovations technologiques répertoriées).*

Périodes	Royaume-Uni	Europe continentale	États-Unis
1700-1749	8	7	—
1750-1799	24	16	3
1800-1809	13	3	4
1810-1819	7	4	2
1820-1829	10	6	4
1830-1839	12	7	6
1840-1849	5	9	7
1850-1859	7	8	9
1860-1869	4	10	6
1870-1879	7	8	6
1880-1889	8	13	10
1890-1899	5	8	8

Sources : Comptage d'après T. K. Derry et T. I. Williams : *A Short History of Technology*, Oxford 1960.

Landes [13] constitue une excellente et assez complète histoire du rattrapage technologique de l'Europe qui peut être très utilement complétée par l'excellente thèse de Lévy-Leboyer [14].

Voyons d'abord quelques éléments sur le glissement du centre géographique des innovations techniques du XIXe siècle. Le tableau 45, avec sa comparaison dans le temps du nombre des principales innovations techniques par régions, constitue un indicateur valable des modifications en ce domaine. On peut considérer que, à partir des années 1840-1860, le Royaume-Uni perd sa position de centre dominant d'innovations techniques, position qu'il a prise à partir des années 1730-1760 [15]. Dans la décennie 1840-1849, l'Europe continentale est

13. D. Landes : *The Unbound Prometheus. Technological Change and Industrial Development in Western Europe from 1750 to the Present*, Cambridge 1969 (également dans *The Cambridge Economic History of Europe*, vol. VI, chap. V, p. 274-601). Voir surtout le chap. 3 (Continental Evolution, p. 124-192) et le chap. 4 (Closing the Gap, p. 193-230).
14. M. Lévy-Leboyer : *Les banques européennes et l'industrialisation internationale dans la première moitié du XIXe siècle*, Paris 1964. Notamment le chap. I : Un décalage industriel : le textile-coton, p. 23-62, et le chap. VI : La seconde étape technique, p. 326-408.
15. Sur la position avant la révolution industrielle, voir P. Bairoch, *Révolution indus-*

plus importante en ce domaine que ne l'est le Royaume-Uni. Mais, très tôt, l'Europe continentale devra partager cette position avec les États-Unis.

Certes, il faut se garder de toujours assimiler région à forte densité d'innovations techniques avec région à niveau technologique élevé dans l'appareil de production de l'industrie. C'est la raison pour laquelle nous allons passer à présent à l'examen de quelques indicateurs du niveau technologique de l'industrie. Mais ici, il faut également se garder d'assimiler niveau technologique avec niveau de productivité, car d'autres facteurs de production que la technique peuvent modifier profondément la situation : facteur humain, taille du marché, organisation du travail, etc.

Nous commencerons par la sidérurgie [16]. Notons d'abord que si, en Angleterre, dès 1806, plus de 95 % du fer était produit au coke, ce stade est atteint en Belgique dès 1858, en France vers 1868, en Allemagne vers 1871.

Tableau 46 : *Évolution de la production de fonte brute par haut fourneau en activité (moyennes annuelles quinquennales, sauf 1913, en tonnes).*

Années	Royaume-Uni	Allemagne	Belgique	France
1800	1 050	—	—	—
1830	2 200	—	950	590
1840	3 600	—	1 470	910
1850	4 100	880 [a]	3 190	—
1860	6 450	—	6 080	2 180
1870	9 200	5 230 [b]	12 000	4 320
1880	13 900	9 250	17 700	8 400
1890	19 300	20 900	25 300	16 500
1900	23 600	29 900	27 900	22 400
1910	30 600	45 300	43 900	34 500
1913	30 900	53 600	46 000	39 700

a. 1851-1853. Prusse uniquement.
b. 1871-1873.

Sources : Royaume-Uni : 1800 à 1850, années isolées, d'après J. R. McCulloch : *A Dictionary of Commerce and Commercial Navigation,* Londres 1844, p. 764, et L. Beck : *Die Geschichte des Eisens,* vol. V, Braunschweig 1903, p. 964 ; 1860 et 1870, d'après *Mineral Statistics,* Londres, diverses années ; 1880-1913, d'après *Statistics of the Iron and Steal Industries, 1922,* National Federation of the Iron and Steel Manufactures, Londres 1923.

Allemagne : 1850, d'après L. Beck : *Die Geschichte...,* op. cité, vol. IV, 1899, p. 995 ; 1870-1913, d'après *Statistics of the Iron...,* op. cité.

Belgique : 1840-1913, d'après les données de A. Wibail : « L'évolution économique de la sidérurgie belge de 1830 à 1913 », *Bulletin de l'Institut de Recherches Économiques et Sociales,* t. V, nov. 1933, p. 3-30 ; 1830, d'après P. Scholler : « La transformation économique de la Belgique de 1832 à 1844 », *Bulletin de l'Institut de Recherches Économiques et Sociales,* XIVe année, no 3-5, déc. 1948, p. 525-589.

France : d'après les données de la partie rétrospective de l'*Annuaire Statistique de la France.* Les données pour 1830 et 1860 ont été calculées sur la base du nombre de hauts fourneaux des périodes 1830-1832 et 1861-1863, diminuées respectivement de 2 et 6 %.

---

trielle et sous-développement, Paris 1963, 4e éd., Mouton, Paris-La Haye 1974. Notamment le chap. 1. section 2 : La place de l'Angleterre dans la technique européenne, p. 23-25.

16. Pour l'histoire de la technologie sidérurgique, voir les chapitres respectifs de *Histoire générale des techniques* (sous la direction de M. Daumas), 4 vol., dont 3 parus, Paris 1962-1968, et *A History of Technology* de Ch. Singer, E. J. Holmyard, A. R. Hall et T. I. Williams, 5 vol., Oxford 1954-1958.

Le tableau 46, en fournissant l'évolution de la production moyenne par haut fourneau en activité pour les quatre principaux producteurs européens, donne une approche complémentaire assez importante du rattrapage technique dans ce secteur. Alors que, vers 1840 encore, la capacité moyenne d'un haut fourneau anglais était quatre à cinq fois supérieure à celle des hauts fourneaux d'Europe continentale industrialisée, on peut considérer que la Belgique a atteint la parité en ce domaine avec le Royaume-Uni dès 1860-1865, l'Allemagne vers 1885-1890 et la France vers 1900 seulement.

Enfin, dernier indicateur du rattrapage technologique de la sidérurgie : la production d'acier. Les procédés modernes de production d'acier ont été mis au point dans les décennies 1860-1880. Et, dans ce cas, le Royaume-Uni n'a pas pris de leadership réel. Les indicateurs quantitatifs de cette absence de prédominance britannique peuvent être fournis par les données sur la production d'acier. Ainsi, alors qu'il a fallu attendre 1904 pour que l'Allemagne produise plus de fonte et de fer bruts que le Royaume-Uni, ce dépassement s'est effectué pour la production d'acier onze ans auparavant, en 1893. Et, en 1913, la production d'acier de l'Allemagne dépassait de 126 % celle du Royaume-Uni [17].

Pour le textile, il convient d'abord de noter que l'essentiel des progrès techniques a touché d'abord et surtout la filature. Nous nous limiterons à cet aspect et au secteur cotonnier pour lequel nous avons établi un indice très approximatif de l'évolution générale en calculant la consommation de coton par broche installée. Cet indice est imparfait pour une double raison. Premièrement, il ne tient pas compte du temps moyen annuel d'utilisation de l'équipement, temps qui, peut-être, a varié d'un pays à un autre en fonction d'éléments sociaux. Deuxièmement, il ne tient pas compte de la finition des produits. Le premier biais est beaucoup plus important que le second et ce surtout après les années 1850-1860 où l'introduction des législations sociales réduisant le nombre d'heures de travail des enfants amena, dans certains cas, l'introduction de deux équipes. Jusqu'à cette période, le nombre d'heures de travail quotidien dépassait très sensiblement les douze heures ; de ce fait il était pratiquement impossible d'avoir plus d'une équipe par jour.

Dès les années 1830, la consommation annuelle de coton brut par broche installée était de l'ordre de 13 kg au Royaume-Uni, alors que le chiffre correspondant pour des pays tels que la Suisse ou la France était de l'ordre de 9-10 kg. Vers 1860, cette production passe à quelque 14 kg pour le Royaume-Uni et à quelque 11 kg pour les pays d'Europe continentale [18]. Donc écart plus restreint, mais pas encore rattrapage réel vers 1860. Sur base de l'analyse de la littérature

17. Voici pour les principaux producteurs européens et pour l'ensemble de l'Europe l'évolution de la production d'acier brut (en milliers de tonnes ; moyennes annuelles quinquennales ; sauf 1913) :

	1870	1880	1890	1900	1910	1913
Royaume-Uni	(250)	1 760	3 360	4 900	6 260	7 890
Allemagne	(180)	590	2 210	6 240	13 170	17 600
France	(90)	380	690	1 500	3 490	4 690
Europe	(610)	3 310	7 810	17 250	32 850	43 350

Sources : Voir la section E de l'annexe méthodologique et statistique.

18. Pour la consommation totale, nous avons utilisé nos données rassemblées pour le tableau 38.
Nombres de broches :

sur ce problème, on peut considérer que, pour les pays industrialisés d'Europe continentale, le rattrapage technologique a dû se faire vers 1860-1870 et peut-être même un peu plus tôt.

Quelques mots avant d'achever ce chapitre, sur les secteurs nouveaux ou devenus importants après 1860-1870. En ce qui concerne la chimie moderne, le Royaume-Uni n'a jamais eu une position prédominante [19]. Comme nous l'avons vu dans le chapitre IV (consacré au commerce extérieur), l'Allemagne exportait en 1913 (et même probablement dès 1880-1890) plus de produits chimiques que le Royaume-Uni. Et il est notoire que, du point de vue de la technologie, l'industrie chimique allemande et même celle de la Suisse étaient en avance sur celle du Royaume-Uni. L'électrification est beaucoup moins avancée au Royaume-Uni qu'elle ne l'est dans beaucoup de pays européens. Ainsi, en 1913, la production d'électricité était de 55 kWh par habitant et par an au Royaume-Uni, contre 340 en Suède, 120 en Allemagne, 62 en Italie et 45 en France [20]. Enfin, la production de ciment par habitant en 1913, qui était seulement de 64 kg au Royaume-Uni, atteignait 103 kg en Allemagne, 187 kg en Belgique, 125 kg en Suisse, et 49 kg en France [21].

Dans l'ensemble, on peut considérer que, dès 1860-1870, les pays industrialisés les plus avancés d'Europe continentale avaient pratiquement rejoint le niveau technologique britannique. D'ailleurs, il est significatif de rappeler que la décision prise au Royaume-Uni, dès 1843, de lever la prohibition d'exportations qui concernait la quasi totalité des machines avait été motivée par la prise de conscience de l'inutilité de cette mesure en tant que frein à la modernisation de l'industrie des autres pays. Nasmyth (un célèbre ingénieur britannique de l'époque) exprima d'ailleurs très bien la motivation de ce changement de poli-

---

Royaume-Uni, avant 1850 : M. Blaug : « The Productivity of Capital in the Lancashire Cotton Industry during the Nineteenth Century », *The Economic History Review*, vol. XIII, nº 3, April 1961 ; *1850 et données ultérieures :* B. R. Mitchell et P. Deane : *Abstract of British Historical Statistics*, Cambridge 1962, p. 185.

France : H. Lecomte : *Le coton (monographie, culture, histoire économique)*, Paris 1900, p. 334 ; E. Mosse : *Marx et le problème de la croissance dans une économie capitaliste*, Paris 1956.

Suisse : B. Veyrassat-Herren : « Le centre de gravité de l'industrialisation en Suisse au XIXe siècle. Le rôle du coton », dans *L'industrialisation en Europe au XIXe siècle*, colloque international du CNRS à Lyon, 1970, Paris 1972, p. 481-495.

19. D'ailleurs voici la production de quelques produits chimiques pour 1913 (en milliers de tonnes ; sauf les colorants ; en tonnes) :

	Acide sulfurique	Super-phosphate	Soude	Nitrogène	Colorants artificiels	Fibres artificielles
Allemagne	1 686	1 863	100	119	127	3,5
Belgique	420	450	18	10	—	—
France	900	1 920	130	17	2	1,5
Royaume-Uni	1 082	820	432	90	5	3,0
Suisse	30	27	—	—	10	—

Sources : I. Svennilson : *Growth and Stagnation in the European Economy*, Nations Unies, Genève 1954, p. 287-291.

20. Calculé d'après les données de production rassemblées par B. R. Mitchell : « Statistical Appendix 1700-1914 », dans *The Fontana Economic History of Europe*, C. Cipolla (ed.), Londres 1973.

21. Calculé d'après les données de production fournies par I. Svennilson : *Growth and Stagnation in the European Economy*, op. cité, p. 282-283.

tique : « Il vaut mieux essayer de retenir les avantages découlant de la position de fournisseur de machines recherchées que d'attendre que la demande soit suppléée par les étrangers eux-mêmes. » [22]

Si la période libérale ne semble pas avoir accéléré le processus de rattrapage, par contre il apparaît que la période protectionniste qui a suivi a été marquée, quant à elle, par une accélération de ce processus. Dès 1900, on peut considérer que la suprématie technique britannique est du domaine du passé. Dans beaucoup de secteurs les pays d'Europe continentale avaient une avance certaine sur le Royaume-Uni. Certes, dans cette dernière phase, on peut considérer que l'accélération du rattrapage est peut-être due autant à une accélération des progrès techniques en Europe continentale qu'à un ralentissement de ces progrès au Royaume-Uni.

22. Cité par W. O. Henderson : *Britain and Industrial Europe 1750-1870*, 2e éd., Leicester 1965, p. 7.

CHAPITRE VII

La croissance économique

Nous arrivons ici à un des aspects les plus importants de l'analyse globale effectuée dans cette partie de l'étude : à savoir celui de la croissance économique. Certes, on insiste actuellement, et à juste titre, sur le fait qu'il ne faut pas assimiler la notion de croissance économique à celle de développement économique. En outre, comme nous l'avons déjà signalé, l'approche même de la mesure de la croissance économique par le biais de la comptabilité nationale est fort contestée. Enfin, et surtout, rappelons la remise en question, elle aussi justifiée, de la croissance économique dans les pays développés [1]. Mais, pour le XIXe siècle et en nous cantonnant aux seules sociétés européennes, on peut accepter sans trop de réserves les deux éléments suivants : le concept de croissance économique peut être assimilé à celui de développement économique [2] et l'évolution du volume du produit national par habitant peut servir d'indicateur valable de la croissance économique. En effet, si ces dernières années on a mis (avec raison) l'accent sur l'omission dans les calculs de comptabilité nationale des coûts externes et surtout des coûts sociaux de la croissance économique, pour le XIXe siècle on peut considérer que, sans être absents, ces coûts externes étaient beaucoup plus faibles en termes relatifs. Ceci pour une double raison. La première a trait au faible niveau de développement économique de ce qu'on peut considérer comme le point de départ du processus de développement moderne. Niveau de développement des sociétés tradition-

1. Pour notre part, avant l'énorme publicité donnée à ce problème par le rapport du Club de Rome, nous nous étions rangé dans le camp de ceux qui, depuis le début des années 1960, s'interrogent sur l'aspect négatif, sur les coûts externes de la croissance économique, et nous nous étions prononcé pour un réaménagement de la croissance (sur le plan sectoriel et sur le plan géographique). Voir P. Bairoch : : *Le Tiers-Monde dans l'impasse : le démarrage économique du XVIIIe au XXe siècle*, Gallimard, Paris 1971 (chap. XXII : Une utopie : une stratégie mondiale du développement, p. 343-359).
2. En fait nous souscrivons assez volontiers pour les problèmes contemporains à la typologie élaborée par J. Austruy qui, en s'appuyant sur les travaux de F. Perroux, distingue les quatre concepts suivants :

   a. *L'expansion*, qui est l'accroissement temporaire et reversible de la production.
   b. *La croissance*, qui est l'augmentation en longue période de la production et dont la poursuite implique des modifications des structures économiques.
   c. *Le développement*, qui est l'ensemble des changements dans le système économique et social et dans le type d'organisation qui conditionnent et facilitent la croissance.
   d. *Le progrès*, qui est la propagation aux moindres coûts humains (et écologiques, ajouterons-nous) et à la vitesse optimum de la nouveauté dont le sens est accessible à tous.

   D'après J. Austruy : *Le scandale du développement*, Paris 1968, p. 88-90.

nelles ou d'Ancien Régime qui, en raison des très faibles surplus de la production agricole — joints aux irrégularités des rendements — conduisait à de graves famines périodiques entraînant non seulement des baisses du niveau de vie mais aussi des hécatombes de vies humaines. Or, la croissance économique du XIXe siècle a permis la disparition de ces famines périodiques. La seconde raison, moins déterminante, est liée au fait que, durant le XIXe siècle, la proportion de la population qui subissait les inconvénients de la pollution et de la dégradation de l'environnement (moins poussées qu'au XXe siècle) était beaucoup plus faible qu'aujourd'hui et que ces inconvénients étaient compensés justement par cette disparition des famines périodiques.

Comme dans la plupart des autres chapitres, nous avons aussi cherché ici à compléter les instruments d'analyse. Dans le cas présent, nous avons décidé de calculer des séries sur l'évolution du produit national brut ; car les séries existant en ce domaine sont non seulement déjà dépassées par la disponibilité de calculs révisés partiels, mais également trop restreintes sur le plan géographique et historique [3]. En fait, nous avons calculé trois séries sur l'évolution du produit national brut. La première consiste en un indice annuel du volume du produit national brut à partir de 1830. La seconde série consiste dans l'évolution du produit national brut aux prix et en dollars des États-Unis de 1960 pour chaque décennie de 1830 à 1910 (moyennes annuelles triennales) et également pour 1913 (données annuelles seulement). La troisième et dernière série consiste en la conversion en dollars courants de la série précédente.

Nos séries sur l'évolution du produit national brut faisant l'objet d'une publication sous forme d'un article [4], nous nous permettons d'y renvoyer les lecteurs intéressés par les aspects méthodologiques, les sources, ou par des détails supplémentaires à ceux repris ici. Toutefois, on trouvera dans la section D de l'annexe méthodologique et statistique de la présente étude le résumé de ces éléments. Ici, nous nous contenterons de préciser que le concept utilisé est celui du produit national brut aux prix du marché et que les données en volume des séries décennales sont exprimées en dollars et prix des États-Unis de 1960, c'est-à-dire qu'on a tenu compte, dans la mesure du possible, des disparités des pouvoirs d'achat des monnaies. L'indice annuel est du type Paasche et la pondération de base utilisée découle des données 1899-1901 de la série décennale. Pour cette série décennale, les niveaux par pays de 1899-1901 ont été calculés par quatre approches différentes, la première consistant, comme cela se fait habituellement, à calculer le niveau du PNB de 1900 à partir de

3. La série la plus complète est celle de A. Maddison (« Growth and Fluctuations in the World Economy, 1870-1960 », *Banca Nazionale del Lavoro Quarterly Review*, n° 61, juin 1962, p. 127-195).

Non seulement cette série ne débute qu'en 1870 (pour l'Europe occidentale qu'en 1880), mais, depuis 1961 — date de rédaction de l'article — il a paru un assez grand nombre de nouvelles estimations conduisant à modifier sensiblement le rythme de la croissance. Ainsi pour l'Europe occidentale, entre 1870-1873 et 1910-1913, l'indice de Maddison conduit à une croissance annuelle de 2,2 %, alors que pour notre indice il s'agit de 1,9 %. Ce qui, au niveau de la croissance par habitant, fournit 1,4 et 1,1 % respectivement (l'essentiel des modifications provient des nouvelles séries britanniques). Enfin, les pays de l'Est sont totalement absents de l'indice de Maddison, ce qui peut se justifier s'il s'agit de données sur la période contemporaine, mais pas pour le XIXe siècle.

4. P. Bairoch : « Europe's Gross National Product 1800-1975 », à paraître dans *The Journal of European Economic History*, vol. 5, n° 2, 1976.

celui de 1960 (corrigé pour les différences de pouvoir d'achat des monnaies) et de l'évolution du volume du PNB de 1900 à 1960 ; la seconde approche consistant à analyser une série de douze indicateurs du niveau de développement ; la troisième approche étant simplement l'utilisation des estimations de Mulhall (pour 1844 ramenées à 1900), et enfin, la quatrième constituant des calculs, pour la plupart des pays, du produit physique à partir d'un certain nombre de données que nous avons élaborées. Enfin, il va de soi que la marge d'erreur est assez importante pour les données de la première moitié du XIXe siècle.

En ce qui concerne les séries annuelles (pour les chiffres mêmes, voir la section D de l'annexe méthodologique et statistique), les données de 1830 à 1846 sont assez peu représentatives de l'ensemble de l'Europe, car ne reposant que sur les données de la France et du Royaume-Uni. Deux pays dont le potentiel économique devait certes représenter quelque 40 % du total européen, mais qui, surtout dans la période 1830-1840, ne devaient pas être pleinement représentatifs du reste de l'Europe, car tous deux étaient déjà rentrés dans le processus d'industrialisation. Mais il convient d'insister sur le fait que nous avons corrigé la tendance décennale des séries annuelles en nous basant sur les séries par décennie plus représentatives. En 1846 et en 1850 respectivement, à ces deux pays s'ajoutent la Belgique et l'Allemagne, ce qui doit amener le taux de couverture de l'indice vers les 55 % et améliorer déjà très sensiblement l'échantillon. A partir de 1860, aux pays précédents s'ajoutent la Russie, l'Italie, la Suède, le Danemark et la Norvège, ce qui porte à plus de 80 % le taux de couverture de l'indice annuel. De plus ces neuf pays forment un ensemble très représentatif de l'Europe, même avant la correction de l'indice annuel. Pour les séries décennales les marges d'erreur sont sensiblement plus restreintes, car nous avons effectué des estimations pour tous les pays pour lesquels on ne dispose pas encore de calculs rétrospectifs de comptabilité nationale. En outre, cette série inclut des pays pour lesquels on ne possède que des estimations décennales du produit national.

Nous allons examiner d'abord l'évolution de la croissance économique au niveau de l'ensemble de l'Europe et des grandes sous-régions (notamment Europe continentale). Dans la section suivante nous passerons à une brève analyse de la croissance par pays ; problème auquel, bien entendu, nous reviendrons avec beaucoup plus de détails dans la deuxième partie de cette étude consacrée à l'analyse par cas. Enfin, la section C sera consacrée à la confrontation de l'évolution de la croissance avec celle du commerce extérieur sous l'aspect restreint de recherches de corrélation entre l'évolution de ces deux agrégats.

A. *La croissance économique de l'Europe au XIXe siècle : évolution générale.*

A une époque où il est courant de considérer qu'une croissance du volume du produit national par habitant de l'ordre de 2 % constitue une très piètre performance [5], il convient tout d'abord d'insister sur le fait que le XIXe siècle

5. Pour l'Europe occidentale le volume du produit national brut par habitant s'est accru de 3,8 % par an de 1953 (fin de la période de reconstruction) à 1970. Pour les pays de l'Europe de l'Est — où la méthode de calcul des agrégats rend délicates les comparaisons — on peut estimer que le taux annuel de croissance du PNB par habitant a

— s'il fut, comme nous l'avons vu (chapitre I), effectivement un siècle de croissance rapide comparée à celle des siècles précédents — est, par rapport aux critères actuels, plutôt caractérisé par une croissance très lente. Selon nos calculs et estimations, de 1830 à 1910 le volume du produit national brut s'est seulement accru de 0,9 % par an, et de 1800 à 1900 il s'est agi même de quelque 0,8 % seulement. A titre de comparaison, signalons que, de 1950 à 1974, le volume du produit national brut par habitant de l'Europe s'est accru de quelque 5 % par an. Autrement dit, la progression du niveau du produit national par habitant de l'Europe de ces dernières 23-24 années a été aussi importante que celle intervenue de 1800 à 1910. Mais les changements intervenus dans ce domaine de 1800 à 1910 sont beaucoup plus importants que ceux intervenus durant les siècles et même les millénaires précédents.

Tableau 47 : *Évolution du volume du produit national brut de l'Europe (aux prix et en dollars des États-Unis de 1960, moyennes annuelles triennales, sauf 1913).*

Années	Produit total		Produit par habitant	
	En millions de dollars de 1960	Taux annuel de variation	En dollars de 1960	Taux annuel de variation
1800	(40 870)	—	(199)	—
1830	58 150	(1,18 %)	240	(0,63 %)
1840	67 000	1,43 %	260	0,81 %
1850	77 940	1,52 %	283	0,86 %
1860	91 070	1,57 %	310	0,90 %
1870	114 790	2,36 %	359	1,50 %
1880	126 980	1,00 %	366	0,18 %
1890	146 720	1,46 %	388	0,59 %
1900	188 530	2,54 %	455	1,61 %
1910	231 550	2,08 %	499	0,92 %
1913	256 850	3,52 %	534	2,29 %

Sources : P. Bairoch : « Europe's Gross National Product 1800-1975 », op. cité.

NB : Le faible degré d'arrondissement des chiffres n'implique nullement une marge d'erreur correspondante.

Le tableau 47 et le graphique 3 permettent de situer les différentes phases dominantes de la croissance économique de l'Europe au XIXe siècle. Celles-ci sont au nombre de quatre. La première — qui a débuté probablement à la fin des guerres napoléoniennes et qui, selon toute apparence, s'est poursuivie jusqu'en 1843-1845 — est caractérisée par une croissance économique assez faible, de l'ordre de 1,2-1,3 % par an pour le produit national brut total et de 0,6-0,7 % pour le produit par habitant. Nous disons bien « selon toute apparence », car il ne faut pas oublier les réserves que nous avons émises plus haut à propos du caractère non représentatif de l'indice avant 1850. Les données partielles dis-

été de l'ordre de 6,0 % ; ce qui, pour l'ensemble de l'Europe, fournit un taux de l'ordre de 4,5 %. Durant les années 1971-1973 — que l'on qualifie de « stagflation » (c'est-à-dire une évolution combinant et l'inflation des prix et la stagnation de la production), le volume du produit brut par habitant s'est accru de 2,8 % en 1971, de 3,6 % en 1972, et de 4,7 % en 1973 (pour l'Europe occidentale).

ponibles (production de certains secteurs) ne sont pas suffisantes pour confirmer ou infirmer les données de l'indice. Ici rappelons seulement que notre indice de la production industrielle enregistre un taux annuel de croissance de 2,7 % entre 1829-1831 et 1843-1845, soit 2,0 % par habitant. Mais il va de soi que la croissance de la production agricole a été beaucoup plus lente, probablement inférieure ou voisine à 1 % (pour la production globale).

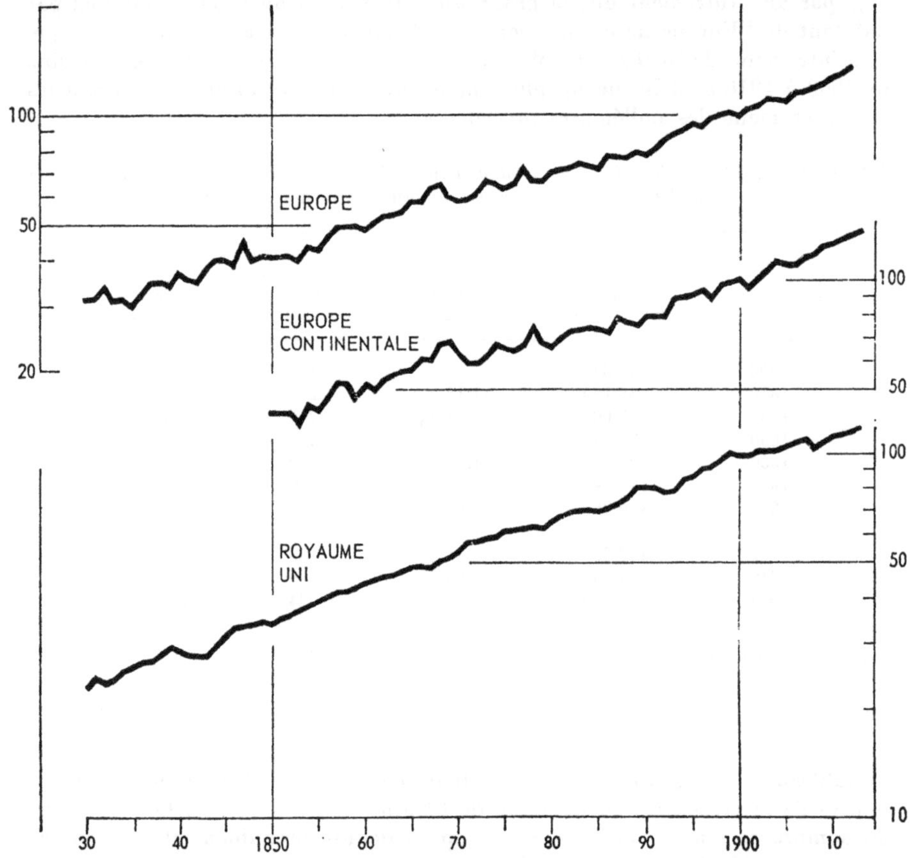

Graphique 3 : *Indice annuel du volume du produit national brut de l'Europe, de l'Europe continentale et du Royaume-Uni, 1899-1901 = 100.*

Sources : Nos calculs. Voir la section D de l'annexe méthodologique et statistique.

La seconde phase — qui va de 1842-1844 à 1867-1869 — est marquée par une croissance économique beaucoup plus rapide, de l'ordre de 1,9-2,1 % par an pour le produit national brut total (2,0 % selon notre indice), soit 1,1-1,3 % par habitant. La croissance fut notamment très rapide de 1853-1855 à 1867-1869, où le taux annuel de croissance totale atteignit même 2,8 %, soit 2,0 % par habitant. La troisième phase — qui va de 1867-1869 à 1889-1891 — est constituée par des années de quasi-stagnation : la croissance du volume total

du produit national durant ces vingt-deux ans est de l'ordre de 1,0 % par an, c'est-à-dire que le produit par habitant stagne pratiquement, puisque la croissance démographique est de l'ordre de 0,84 %. La quatrième et dernière phase — qui va de 1889-1891 à 1913 — est, elle, caractérisée par une croissance très rapide, 2,4 % par an, soit 1,5 % par habitant. La croissance fut particulièrement rapide dans les phases de bonne conjoncture hors des crises économiques de 1891 et de 1901 [6]. De 1891-1893 à 1898-1900, le taux annuel de croissance du PNB total est de 2,9 %, et de 1906-1908 à 1913 il est de 3,2 %.

La première et très importante remarque qu'on peut faire à propos de ces phases de croissance économique c'est qu'elles sont assez peu synchrones avec les phases des politiques douanières. La première accélération de la croissance économique est certainement antérieure à 1860, c'est-à-dire au début de la phase libérale d'Europe continentale, et même probablement antérieure à 1846, c'est-à-dire au début du libéralisme britannique. La phase du ralentissement de la croissance économique débute incontestablement moins d'une dizaine d'années après le début du libéralisme en Europe continentale et se situe pratiquement au moment où les systèmes douaniers européens ont atteint le niveau de libéralisme le plus élevé de toute l'histoire économique de l'Europe, à savoir entre le début de la révolution industrielle (et même avant) et les années 1960. Seule la dernière phase d'accélération de la croissance économique débute au moment d'un retournement des politiques douanières européennes. Mais dans ce cas — et ceci est très important — le renforcement du protectionnisme douanier des années 1887-1892 coïncide avec l'accélération de la croissance économique (1889-1891) et cela après une période de plus de deux décennies de stagnation économique. Comme nous aurons l'occasion de le voir notamment dans la seconde partie, il y a effectivement dans ce cas lien de cause à effet entre le retour du protectionnisme et l'accélération de la croissance écono-

Tableau 48 : *Taux annuels de croissance du volume du produit national brut par périodes douanières.*

	1830 à 1860	1860 à 1890	1890 à 1913
Produit national brut total			
Europe	1,50 %	1,60 %	2,46 %
Royaume-Uni	2,25 %	2,04 %	1,76 %
Europe continentale	1,37 %	1,50 %	2,62 %
Produit national brut par habitant			
Europe	0,86 %	0,75 %	1,40 %
Royaume-Uni	1,61 %	1,14 %	0,90 %
Europe continentale	0,72 %	0,66 %	1,53 %

Sources : Voir le tableau 47.

NB : Le faible degré d'arrondissement des chiffres n'implique nullement une marge d'erreur correspondante.

6. La crise de 1906 ayant eu une influence assez mineure sur la croissance du PNB européen, le volume de ce PNB n'a baissé que de 0,7 %, alors qu'en 1901 il s'agissait de 1,6 % et pour 1891 de 1,7 %. En tout état de cause, les crises économiques au cours du XIXe siècle ont beaucoup plus faiblement influencé la croissance économique globale que celles de la première moitié du XXe siècle.

mique. D'ailleurs, pour l'Europe continentale, dans l'ensemble touchée par ce retour au protectionnisme (voir le chapitre III), le taux annuel de croissance du volume du PNB total a été, entre 1889-1891 et 1913, de 2,6 % contre 1,8 % pour le Royaume-Uni demeuré libéral.

Globalement, l'effet apparent probable de la libéralisation douanière dans la période 1860-1890 a été, pour l'Europe continentale, encore plus négatif dans le domaine de la croissance économique générale que pour l'industrie (voir le chapitre précédent). En effet, même si l'on prend l'ensemble de la période libérale (soit de 1860 à 1890), le taux de croissance du PNB par habitant est non seulement sensiblement plus faible que lors de la période protectionniste suivante, mais également un peu plus faible que lors de la période protectionniste précédente (voir le tableau 48). Et ce, malgré le fait qu'un grand nombre de pays d'Europe continentale se trouvèrent placés, durant les années 1860-1890, dans une phase de début d'industrialisation et de développement au sens moderne de ce terme, c'est-à-dire dans une phase où, « normalement », on aurait dû assister à une accélération de la croissance économique par rapport à la phase d'économie traditionnelle qui l'avait précédée. Au contraire, la réintroduction des barrières douanières est concomitante avec une forte accélération de la croissance économique, puisque l'on passe en Europe continentale d'un taux annuel de progression du volume du PNB par habitant inférieur à 0,7 % à un taux supérieur à 1,5 %.

Insistons ici sur le fait qu'il n'y a pratiquement aucune chance que ces différences de rythmes de croissance soient attribuables à des biais dans les données que nous utilisons et notamment à des biais introduits par les prix utilisés afin de pondérer les divers indices des pays individuels, car, tant pour l'industrie que pour l'agriculture, les indicateurs purement physiques montrent la même tendance. Nous avons vu les indicateurs physiques pour l'industrie dans le chapitre précédent. Signalons ici que pour l'agriculture nous avions calculé (il y a de cela une dizaine d'années) l'évolution de la production brute (et nette) agricole de la plupart des pays européens [7]. Ce calcul a évacué entièrement le problème des prix, car l'agrégation de la production agricole s'est faite par le biais des calories directes. Or la production brute agricole calculée par ce biais — qui élimine donc le problème des prix — nous fournit les taux annuels de croissance suivants (il s'agit de périodes sur base de moyennes annuelles de sept années) :

	1840 à 1860	1860 à 1890	1890 à 1910
Europe	0,80 %	0,55 %	1,58 %
Europe continentale	0,88 %	0,71 %	1,73 %
Europe continentale (Russie exclue)	1,01 %	0,53 %	1,47 %

7. Voir notre article « Niveaux de développement économique de 1810 à 1910 ». *Annales, Économies, Sociétés, Civilisations*, n° 6, 20e année, nov.-déc. 1965. Notons que nous avons complété les calculs réalisés pour cet article en y incorporant l'Autriche-Hongrie et que nous avons également complété les périodes en calculant les données de 1887-1893.

Signalons que nous avons également calculé pour la présente étude un indice annuel de la production agricole européenne en partant des indices disponibles des pays individuels. Mais cet indice ne remonte qu'à 1855 (1846 pour l'Europe continentale) vu l'absence de données annuelles. Voir à propos de cet indice la section C de l'annexe méthodologique et statistique et la section B des conclusions de la deuxième partie.

Comme on peut le constater, la phase libérale est incontestablement caractérisée par un très sérieux ralentissement de la croissance de la production agricole. En terme de croissance par habitant, il s'agit véritablement d'une stagnation et même d'une légère régression, car la population s'est accrue durant cette période de quelque 0,8 % par an. Ce ralentissement de la croissance agricole est d'ailleurs beaucoup plus marqué que pour l'industrie, et la reprise durant la phase protectionniste est très forte. De 1890 à 1910 le taux de croissance est près de trois fois plus élevé que durant la phase libérale pour l'Europe continentale. Notons que les taux reproduits ci-dessus contiennent un léger biais tendant à accroître le rythme de croissance durant la phase libérale et à le réduire durant la phase protectionniste de la fin du XIXe siècle. En effet, nos calculs de la production agricole n'incluent ni le lait, ni les fruits et les légumes ; or la croissance de ces productions est plus rapide à la fin du XIXe siècle qu'au milieu de ce siècle. D'ailleurs, d'après l'indice annuel de la production agricole que nous avons élaboré [8], la production de ce secteur s'est accrue pour l'ensemble de l'Europe de 0,5 % par an de 1858-1862 à 1888-1892, contre 1,8 % de 1888-1892 à 1909-1913 ; pour l'Europe continentale il s'agit de 0,7 % et de 2,1 % respectivement.

Ainsi, on a assisté à un très fort ralentissement de la croissance agricole, phénomène qui constitue un fait majeur auquel nous aurons l'occasion de revenir plus largement tant dans les conclusions générales qu'au cours de la seconde partie. Et les données agricoles et industrielles confirment le diagnostic global que permettent les données sur le produit national : net ralentissement de la croissance durant la phase libérale (et surtout à partir des années 1870) et accélération de la croissance durant la phase protectionniste. Ces phénomènes étant beaucoup plus marqués pour l'Europe continentale que pour le Royaume-Uni, dont la politique douanière n'a pas subi de profondes modifications après 1846-1850. Ce diagnostic pose évidemment l'important problème des causes d'une telle évolution. Les réponses à ce problème seront surtout fournies dans les chapitres de la deuxième partie. Car, en définitive, seule une analyse par cas est susceptible d'apporter des éléments plus solides de réponse. Et dans les conclusions de cette deuxième partie (section B), nous tenterons de tester sur le plan global, sur le plan macro-économique de l'ensemble de l'Europe, ces résultats.

B. *Croissance par pays.*

Rappelons encore une fois que le problème de la croissance des principaux pays européens sera repris avec beaucoup plus de détails dans la deuxième partie de cette étude. Ici nous nous contenterons de fournir des données sur l'évolution du produit national brut par pays.

L'effet combiné des différences dans les rythmes de croissance économique et de progression démographique conduit au niveau du produit national brut total des différents pays européens à des modifications assez importantes (voir le tableau 49). Parmi les régions dont l'importance relative dans le produit européen décroît fortement, citons la péninsule ibérique (l'Espagne et le Por-

8. Voir la fin de la note précédente.

Tableau 49 : *Évolution du produit national brut total (en millions de dollars et prix des États-Unis de 1960, moyennes annuelles triennales).*

Pays	1830 [a]	1860	1870 [b]	1880	1890	1900	1910
Allemagne	(7 235)	12 771	16 697	19 993	26 454	35 800	45 523
Autriche-Hongrie	(7 210)	(9 996)	(11 380)	(12 297)	(15 380)	(19 400)	(23 970)
Belgique	(1 098)	2 302	2 882	3 256	3 804	4 800	6 308
Bulgarie	—	(588)	(616)	(611)	(808)	(970)	(1 165)
Danemark	(256)	476	612	788	1 095	1 544	2 031
Espagne	(3 600)	(5 400)	(5 300)	(5 400)	(5 675)	(6 500)	7 333
Finlande	(256)	(420)	(550)	(670)	(860)	(1 110)	(1 395)
France	8 582	13 326	(16 800)	17 381	19 758	23 500	26 869
Grèce	—	(250)	(365)	(440)	(640)	(780)	(910)
Italie	(5 570)	7 466	8 273	8 745	9 435	10 820	12 598
Norvège	(316)	642	728	886	1 041	1 286	1 601
Pays-Bas	(913)	1 502	1 823	2 188	2 660	3 164	4 150
Portugal	(860)	(1 100)	(1 175)	(1 270)	(1 360)	(1 550)	(1 710)
Roumanie	—	(836)	(950)	(1 100)	(1 350)	(1 700)	(2 125)
Royaume-Uni	8 245	16 072	19 628	23 551	29 441	36 273	40 623
Russie	(10 550)	14 400	22 920	23 250	21 180	32 000	43 830
Serbie	—	(320)	(345)	(382)	(432)	(560)	(700)
Suède	(557)	860	1 025	1 385	1 700	2 358	3 261
Suisse	(580)	(1 200)	(1 460)	(1 920)	(2 100)	2 599	3 355
Europe	58 150	91 070	114 970	126 980	146 720	188 540	231 550
Europe continentale	(49 910)	75 000	95 340	103 420	117 280	152 260	190 930

a. Le total européen comprend également les données non reproduites pour certains pays individuels, car celles-ci ont une marge d'erreur trop importante.
b. Tant pour la France que pour l'Allemagne, il s'agit de la définition de territoires avant les modifications de 1871.

Sources : P. Bairoch : « Europe's Gross National Product, 1800-1975 », op. cité.

NB : Le faible degré d'arrondissement des chiffres n'implique nullement une marge d'erreur correspondante.

Comme partout dans cette étude, les chiffres qui figurent entre parenthèses comportent une marge d'erreur sensiblement plus importante que les autres.

tugal) qui, vers 1830, devait représenter quelque 7-8 % du PNB européen et n'en représente plus que quelque 5 % vers 1880 et seulement quelque 3,5 % en 1913. Par contre, à l'autre extrémité, l'Europe du Nord [9] et l'Allemagne voient leur part relative passer de quelque 15 % en 1830 à 19 % en 1880, et à 23 % en 1913. En fait nous retrouvons ici à peu près le même clivage que nous avions noté pour l'évolution du commerce extérieur. Sur le plan de la croissance globale (et non par habitant), l'évolution est plus favorable dans les pays situés au nord d'une ligne passant à peu près par le milieu de la France et plus défavorable dans les pays situés au sud de cette ligne ; nous reviendrons d'ailleurs plus en détail dans la section C de ce chapitre sur cette convergence.

Notons que, en raison de son poids démographique et en dépit de son faible niveau de développement, la Russie reste la première puissance économique européenne en termes de volume total du produit national jusque vers 1850.

9. C'est-à-dire ici le Danemark, la Finlande, la Norvège et la Suède.

A ce moment, elle est dépassée par le Royaume-Uni qui gardera cette place jusque vers 1900. Et pour une très courte période, l'Allemagne sera sous cet aspect la première puissance européenne. Mais, en raison de l'accélération de la croissance économique et démographique de la Russie, cette dernière deviendra, à la veille de la première guerre mondiale, la première puissance en terme du PNB. Néanmoins il faut évidemment se garder d'assimiler la notion de première puissance en terme du PNB à celle de première puissance économique et encore moins à celle de première puissance politique et militaire. Sous l'aspect du volume global du PNB, la Chine est restée, jusqu'à 1890 environ, la première puissance mondiale. Nous aurons l'occasion de revenir à ce problème de l'expression réelle de la puissance économique dans le chapitre VIII.

Tableau 50 : *Évolution du produit national brut par habitant (en dollars et prix des États-Unis de 1960, moyennes annuelles triennales).*

Pays	1830 [a]	1860	1870 [b]	1880	1890	1900	1910
Allemagne	(245)	354	426	443	537	639	705
Autriche-Hongrie	(250)	(288)	(305)	(315)	(361)	(414)	(469)
Belgique	(295)	490	571	589	630	721	854
Bulgarie	—	(210)	(220)	(210)	(250)	(260)	(270)
Danemark	(208)	294	340	396	502	633	739
Espagne	(263)	(346)	(329)	(323)	(321)	(351)	370
Finlande	(188)	(241)	(313)	(327)	(368)	(425)	(451)
France	264	365	(437)	464	515	604	680
Grèce	—	(230)	(250)	(260)	(290)	(300)	(325)
Italie	(265)	301	312	311	311	335	366
Norvège	(280)	401	421	464	523	577	673
Pays-Bas	(347)	452	506	542	586	614	705
Portugal	(250)	(275)	(270)	(270)	(270)	(287)	(290)
Roumanie	—	(200)	(210)	(230)	(246)	(275)	(307)
Royaume-Uni	346	558	628	680	785	881	904
Russie	(170)	178	250	224	182	248	287
Serbie	—	(220)	(230)	(240)	(250)	(260)	(282)
Suède	(194)	225	246	303	356	454	593
Suisse	(276)	(480)	(549)	(676)	(705)	785	895
Europe	240	310	359	366	388	455	499
Europe continentale	228	283	330	331	344	408	455

a. Le total européen comprend également les données non reproduites pour certains pays individuels, car celles-ci ont une marge d'erreur trop importante.
b. Tant pour la France que pour l'Allemagne, il s'agit de la définition de territoires d'avant les modifications de 1871.

Sources : P. Bairoch : « Europe's Gross National Product, 1800-1975 », op. cité.

NB : Le faible degré d'arrondissement des chiffres n'implique nullement une marge d'erreur correspondante.

Le tableau 50 reprend, quant à lui, les données au niveau du produit national brut par habitant pour les mêmes périodes que celles présentées dans le tableau 49. La situation du début du XIXe siècle se caractérise par un niveau général assez bas du produit national par habitant et par une dispersion assez faible des situations individuelles des divers pays européens. Vers 1800-1810, le produit national brut par habitant était de l'ordre de 200 dollars (dollars et prix des

États-Unis de 1960). Actuellement (en 1975) et pour l'Europe occidentale ce produit atteint les 2 300 dollars par habitant (toujours en dollars et prix des États-Unis de 1960). Vers 1830, les pays les plus riches d'Europe (Royaume-Uni et peut-être aussi les Pays-Bas) avaient un produit par habitant à peine deux fois plus élevé que les pays les plus pauvres (Russie et pays balkaniques). Mais, vers 1910-1913, cet écart était déjà devenu beaucoup plus important, puisque, entre le pays le plus riche (Royaume-Uni) et les pays les plus pauvres (pays balkaniques et Portugal), il était de l'ordre de 3,5 à 1. Nous aurons l'occasion de revenir plus longuement sur le problème des écarts des niveaux de développement dans le chapitre XIV.

A propos des taux de croissance du tableau 51, il convient d'abord de rappeler que, comme dans toute cette étude, les chiffres présentés entre parenthèses ont une marge d'erreur plus importante que les autres données. D'autre part, il est évident que cette marge d'erreur est beaucoup plus importante pour les chiffres par pays que pour ceux des régions plus larges où il y a probabilité d'une compensation — du moins partielle — des marges d'erreur. Cependant, comme les méthodes de calculs de comptabilité nationale rétrospective emploient actuellement des méthodes assez homogènes, la comparaison des taux de croissance par pays est assez significative ; en tout cas bien davantage que pour la seule production industrielle.

Voyons d'abord quelle a été la distribution des pays européens du point de vue du rythme général de croissance économique. Si l'on se limite à la période 1860-1913 (période pour laquelle les marges d'erreur sont assez restreintes) et aux taux de croissance par habitant, on peut partager les pays européens en trois groupes selon leur rythme de croissance.

Tableau 51 : *Taux annuels de croissance du volume du produit national brut (pourcentages).*

Pays	PNB total				PNB par habitant			
	1830 à 1860	1860 à 1890	1890 à 1913	1860 à 1913	1830 à 1860	1860 à 1890	1890 à 1913	1860 à 1913
Allemagne	(1,90)	2,46	2 79	2,60	(1,20)	1,40	1,42	1,41
Autriche-Hongrie	(1,10)	(1,45)	(2,32)	(1,82)	(0,50)	(0,75)	(1,41)	(1,04)
Belgique	(2,50)	1,69	2,55	2,06	(1,70)	0,84	1,53	1,14
Danemark	(2,09)	2,82	3,51	3,12	(1,16)	1,80	2,38	2,05)
Espagne	(1,40)	(0,15)	(1,10)	(0,56)	(0,90)	(—0,30)	(0,50)	(0,06)
France	1,48	1,32	1,43	1,37	1,08	1,15	1,27	1,20
Italie	(0,98)	0,78	2,22	1,40	(0,45)	0,11	1,54	0,72
Norvège	(2,39)	1,62	2,49	2,00	(1,20)	0,89	1,57	1,19
Pays-Bas	(1,67)	1,92	2,46	2,15	(0,89)	0,87	1,10	0,97
Royaume-Uni	2,25	2,04	1,77	1,92	1,61	1,14	0,90	1,04
Russie	(1,04)	1,29	4,02	2,47	(0,15)	0,07	2,57	1,15
Suède	(1,46)	2,30	3,59	2,86	(0,49)	1,53	2,86	2,11
Suisse	(2,45)	(1,88)	2,49	2,15	(1,85)	(1,29)	1,37	1,32
Total Europe	(1,51)	1,60	2,46	1,98	(0,86)	0,75	1,40	1,03
Europe continentale	(1,37)	1,50	2,62	1,99	(0,72)	0,66	1,54	1,04

Sources : Voir le tableau 47.

NB : Le faible degré d'arrondissement des chiffres n'implique nullement une marge d'erreur correspondante.

Les pays à croissance rapide (dont le taux annuel de croissance dépasse de 15 % celui de l'Europe) sont au nombre de six. Il s'agit de la Suède (taux annuel 2,1 %), du Danemark (2,1 %), de l'Allemagne (1,4 %), de la Suisse (1,3 %), de la France (1,2 %) et, probablement, de la Finlande dont le taux annuel de croissance du PNB par habitant doit être de l'ordre de 1,2-1,7 %. Un grand nombre de lecteurs, et notamment de lecteurs français, sera probablement surpris de retrouver la France dans le groupe de pays à croissance économique rapide. En effet, la notion d'une France caractérisée par une croissance très lente est largement répandue. Cette notion erronée résulte de la combinaison de trois éléments. Le premier, le plus important, tient à la croissance démographique très lente de la France (la plus lente d'Europe, voir la section A du chapitre II). Or il s'agit d'un élément qu'on a souvent tendance à oublier quand on compare des productions économiques. Le second élément est à mettre en rapport avec la précocité du démarrage industriel de la France qui, rappelons-le, est le premier pays de forte taille d'Europe continentale à s'être engagé dans la révolution industrielle, ce qui conduisit à des niveaux de production industrielle déjà significatifs dès le milieu du XIXe siècle. Le troisième élément réside dans le fait que la croissance industrielle française a été effectivement un peu plus lente que celle d'autres pays européens et notamment que celle de l'Allemagne, mais, par contre, sa croissance agricole a été plus rapide [10]. Ce dernier élément se combine encore avec le fait que c'est généralement les données sur les productions industrielles qui sont les plus connues et, par là, les plus utilisées pour des confrontations. On pourrait encore joindre à ces éléments, facteurs de biais, la perte de l'Alsace-Lorraine, une des régions les plus dynamiques de la France du XIXe siècle, au profit justement de l'Allemagne, la principale puissance économique concurrente. La comparaison que nous effectuons ci-dessous est une bonne illustration du danger de comparaisons partielles.

	1860	1910
Production totale de fer brut (moyennes annuelles quinquennales, milliers de tonnes)		
France	940	4 080
Allemagne	480	12 750
PNB par habitant (moyennes annuelles triennales, dollars et prix des États-Unis 1960)		
France	365	680
Allemagne	350	705

Revenons à la distribution des pays par rythme de croissance économique pour la période 1860-1913. Les pays à croissance moyenne (dont le taux annuel de croissance par habitant se situe à 15 % autour de celui de l'Europe) sont au nombre de sept. Il s'agit de la Norvège (1,2 %), de la Russie (1,2 %), de la Belgique (1,1 %), de l'Autriche-Hongrie (probablement 1,0 %), du Royaume-Uni

10. Ainsi, d'après nos calculs sur le volume de la production agricole (qui ont l'avantage d'être entièrement homogènes), la production agricole brute par habitant de la France s'est accrue de 0,19 % par an de 1858-1862 à 1908-1912 contre 0,03 % pour l'Europe. Sur la base de l'indice annuel de la production agricole, il s'agit, pour la même période, de 0,28 % par an et par habitant pour la France et de 0,04 % pour l'Europe.

(1,0 %), des Pays-Bas (0,9 %) et, probablement, de la Roumanie (0,8-1,2 %). Les six pays restants ont eu une croissance inférieure de 15 % à celle de l'Europe. Il s'agit de l'Italie (0,7 %) et, très probablement, de l'Espagne et du Portugal dont les taux de croissance du PNB par habitant ont dû être de l'ordre de 0,1 % seulement, et, enfin, de la Bulgarie, de la Grèce et de la Serbie dont les taux de croissance ont dû être de l'ordre de 0,4-0,6 % par an.

Pour cette période (1860-1913) — qui englobe et la phase libérale et la phase protectionniste — la répartition par pays des taux de croissance ne permet pas de dégager des éléments significatifs. Par contre, si l'on se base sur l'évolution enregistrée durant la période 1890-1913, on s'aperçoit qu'une majorité de pays industrialisés protectionnistes se retrouve parmi les pays à croissance économique rapide, alors que le Royaume-Uni et les Pays-Bas (pays les plus libéraux) se retrouvent dans le groupe de pays à croissance moyenne. Mais une telle analyse est trop sommaire pour que nous la développions largement ici. Elle permet simplement à ce niveau de renforcer la conclusion précédente quant aux effets négatifs sur l'économie de l'Europe continentale de la phase libérale et surtout quant aux effets positifs sur cette économie de la phase protectionniste.

Avant de passer à la dernière section consacrée aux relations entre l'évolution conjoncturelle de la croissance et celle des exportations, il n'est pas inutile de voir si les différences de croissance économique par pays peuvent être mises en relation avec les différences de progression démographique, ceci en assimilant les taux annuels de croissance du volume du produit national par habitant à la notion d'indicateur valable de la croissance, malgré les réserves qu'on peut évidemment émettre à une telle assimilation (voir le début du présent chapitre).

En définitive, il apparaît qu'il y a assez peu de rapport entre ces deux variables entre ce qui concerne la période 1860-1913, période pour laquelle les données sont déjà assez valables tant pour le PNB que surtout pour la population. En retenant, parmi les dix-neuf pays européens, treize pays pour lesquels les données comportent une marge d'erreur plus faible (les pays du tableau 51) le coefficient de corrélation linéaire entre le taux annuel de croissance du volume du PNB par habitant et le taux annuel de la progression de la population totale est de 0,256. Si l'on effectue le calcul pour l'ensemble des dix-neuf pays, ce coefficient de corrélation est de 0,156.

Il s'agit donc d'une corrélation assez faible, pratiquement pas significative. Cependant, signalons que dans la mesure où cette corrélation a une signification, elle implique que les pays à croissance démographique lente ont connu une croissance économique moins rapide. C'est là une conclusion opposée à celle à laquelle nous avions abouti il y a une quinzaine d'années en comparant pour le XIXe siècle et pour quatre groupes de pays européens à structure géographique (et, partiellement, économique) voisine l'évolution de la population avec la croissance économique [11].

C'est ainsi que nous notions que, pour les pays d'Europe occidentale, le cas le plus frappant est celui des Pays-Bas et de la Belgique ; de ces deux pays, c'est le dernier qui a connu le plus fort développement économique, alors que sa croissance démographique était inférieure à celle des Pays-Bas. Il en est de

11. P. Bairoch : *Révolution industrielle et sous-développement*, Paris 1963, 4e éd., Mouton, Paris-La Haye 1974, notamment p. 34-36.

même pour la Suisse et l'Autriche. Par contre, l'Allemagne, qui a incontestablement connu un développement démographique plus fort que la Suisse, a connu cependant une croissance démographique plus forte que ces derniers pays. Pour le second groupe de pays (bassin de la Méditerranée), cette relation est encore plus nette : si l'on classe ces pays d'après leur rythme de progression démographique, l'ordre de cette classification correspondrait pratiquement à l'inverse de celui de leur développement économique : les pays à plus faible progression démographique étant ceux à plus forte progression économique. La Tchécoslovaquie se trouve être le pays d'Europe centrale et orientale qui a vu sa population augmenter le plus faiblement ; or, c'est précisément dans ce pays que l'industrialisation s'est le plus fortement développée. Même constatation pour les pays nordiques où la Suède, qui est incontestablement le pays où le développement a été de beaucoup le plus rapide et le plus complet de tous les pays scandinaves, a connu une augmentation de sa population inférieure à celles des autres pays nordiques.

Certes, ce qui est valable pour l'Europe du XIXe siècle n'est pas nécessairement valable pour d'autres types d'économie, ni même pour l'Europe durant d'autres périodes. Sauvy a très bien démontré que, durant la phase de l'entre-deux-guerres, la stagnation démographique a pu être un frein à la croissance économique européenne [12].

C. *Croissance économique et commerce extérieur : relations conjoncturelles.*

Dans cette brève section il ne s'agit pas de chercher à résoudre le vaste problème des rapports entre croissance économique et commerce extérieur, c'est là le but de l'ensemble de cette étude (et cette recherche sera surtout effectuée dans la seconde partie de celle-ci). Dans cette section, il s'agit simplement de rechercher s'il y a corrélation entre l'évolution conjoncturelle de ces deux agrégats tant sur le plan des grandes régions d'une part que sur le plan de l'évolution à long terme des pays individuels d'autre part.

Au niveau des fluctuations à court terme, il y a une corrélation étroite entre la courbe du volume du PNB et celle du volume des exportations de l'Europe. Au niveau des données annuelles et pour la période 1850-1913 le coefficient de corrélation linéaire de ces deux courbes est de 0,986, ce qui constitue une corrélation très significative [13].

Les dates d'inflexion des deux courbes, telles qu'elles ont été déterminées auparavant (pour les exportations, voir le chapitre IV, pour le PNB voir la section B du présent chapitre), sont assez proches, sans toutefois se superposer parfaitement.

12. A. Sauvy : *Théorie générale de la population*, 2 vol., Paris 1952-1954, notamment les chap. II et III du vol. 2. Voir aussi du même auteur *Histoire économique de la France entre les guerres*, vol. 2 : *1931-1939*, Paris 1967, notamment le chap. XXII : « Le malthusianisme économique », p. 359-378.
13. Pour ce calcul de corrélation nous avons utilisé deux courbes à couverture géographique identique. Il s'agit en fait de l'agrégation des courbes des huit pays suivants représentant, vers 1880, 60 % du PNB européen et 75 % des exportations européennes : Allemagne, Belgique, Danemark, France, Italie, Norvège, Royaume-Uni, Suède.

Dates d'inflexion des courbes : Europe, période 1830-1913

Volume du PNB	Volume des exportations
1842-1844 (accélération)	1847-1849 (accélération)
1869-1871 (décélération)	1873 (décélération)
1889-1891 (accélération)	1893-1894 (accélération)

D'emblée, ce qu'il convient de noter à propos de ces dates c'est que, dans chaque cas, ce sont les mouvements de la croissance économique qui précèdent ceux du commerce extérieur et non l'inverse. Ceci laisse déjà présager le rôle moteur de la croissance économique. Il est vrai que nous sommes placés ici devant seulement trois dates d'inflexion des courbes. Mais l'analyse ultérieure et notamment l'analyse effectuée dans la seconde partie confirment ce qui, à ce niveau, ne peut être que présomption. D'autre part, il est évident que si, en règle générale, nous pensons que c'est la croissance économique qui a été le moteur de l'expansion du commerce extérieur en Europe au XIXe siècle, cela n'implique pas que cette même relation est valable sur le plan général pour d'autres périodes ou pour d'autres types d'économie. Et cela n'implique nullement que, dans certains pays, pour certains secteurs et durant certaines périodes même en Europe et au XIXe siècle, ce ne soit pas le commerce extérieur qui ait joué le rôle moteur. En tout état de cause, il y a certainement une différence fondamentale dans les relations causales de ces deux facteurs en fonction de l'importance relative des exportations, que ce soit au niveau des différents pays ou à celui des secteurs à l'intérieur d'un même pays. Par exemple, vers 1910, l'influence du commerce extérieur sur la croissance économique de la Belgique — où les exportations de marchandises représentaient quelque 35 % du PNB — devait être plus importante que pour la France, où ce taux était de 16 %, et a fortiori que pour les États-Unis, où il n'était que de 5 %. De même l'impact du commerce extérieur était très différent au Royaume-Uni vers 1900 dans le secteur de l'industrie cotonnière — où le taux d'exportations était de 79 % — que dans l'industrie de la laine, où ce taux était de 26 % seulement.

Nous aurons l'occasion de revenir sur ce problème au niveau de l'analyse des pays individuels ; ce qu'il convient de signaler ici c'est qu'en ce qui concerne l'Europe continentale les dates d'inflexion des courbes sont pratiquement les mêmes que pour l'ensemble de l'Europe.

A présent passons à un bref examen de l'évolution entre croissance économique et croissance du commerce extérieur des pays individuels européens. Voyons d'abord rapidement le long teme. Nous avons déjà noté précédemment que la répartition des pays européens par rythme de croissance du volume du produit national recoupait cette même répartition basée sur le rythme de croissance du volume des exportations. C'est-à-dire qu'en règle générale les pays situés au nord d'une ligne passant approximativement par le centre de la France avaient enregistré une évolution nettement plus favorable que les pays situés au sud de cette ligne. Pour la période 1860-1913, pour laquelle les données sont assez sûres, il y a eu une excellente corrélation entre les deux taux de croissance par habitant du volume des exportations et ceux du PNB. Pour les treize pays, pour lesquels les données sont suffisamment bonnes pour permettre à un calcul de corrélation d'être effectué valablement, le résultat est de 0,678.

Si l'on effectue le calcul pour tous les dix-neuf pays européens, ce coefficient de corrélation est de 0,611. Donc, en général, les pays à rapide croissance économique sont aussi ceux à rapide expansion du volume du commerce extérieur.

Passons à présent à l'évolution à court terme par pays. Il apparaît que pour la quasi-totalité des pays, pour lesquels on possède des données annuelles sur l'évolution tant du volume des exportations que du volume du produit national, c'est chaque fois l'inflexion de la courbe de la croissance qui a précédé celle du commerce extérieur. Autrement dit, l'évolution notée ci-dessus sur le plan de l'ensemble de l'Europe et de l'Europe continentale est la résultante d'une évolution convergente au niveau des pays individuels. Il s'agit donc d'une présomption supplémentaire au rôle moteur joué en Europe et durant le XIXe siècle par la croissance économique. Mais l'analyse réelle au niveau des pays individuels s'effectuera dans les chapitres de la seconde partie.

Conclusions de la première partie

Ces conclusions seront brèves, car au milieu d'une analyse il ne peut s'agir de conclusions proprement dites, mais plutôt d'un résumé des principaux résultats déjà acquis. Rappelons d'abord que cette première partie a été consacrée surtout, mais pas uniquement, à une analyse globale du commerce extérieur et du développement économique. Analyse globale en ce sens que celle-ci a surtout porté soit sur l'Europe dans son ensemble, soit sur le Royaume-Uni et l'Europe continentale. Cette analyse globale a été facilitée et parfois rendue possible grâce à un ensemble de séries nouvelles que nous avons élaborées et dont beaucoup sont encore inédites.

Les résultats les plus importants en matière de commerce extérieur et de développement, peuvent être regroupés dans les huit constatations suivantes :

1. Le XIXe siècle (considéré ici comme couvrant les années de 1800 à 1913) a été la période pendant laquelle l'accroissement de l'importance relative du commerce extérieur dans l'économie européenne a été le plus rapide jamais réalisé auparavant (ce qui est une constatation non surprenante), mais aussi jamais réalisé depuis lors (ce qui est plus inattendu). Le fort taux d'exportations de l'économie européenne est, avec l'importance relative des transferts des facteurs de production (voir le point 8), un des très rares phénomènes pour lesquels, vers 1913, on a atteint un sommet pas encore retrouvé (ou, plus exactement, retrouvé pour le taux d'exportations seulement en 1973-1974 et ceci en raison de conditions exceptionnelles).

2. L'expansion du commerce extérieur européen a été généralement plus rapide durant les périodes protectionnistes que durant la période libérale. Nous disons « généralement », car si la première décennie du libre-échange a vu déjà un ralentissement du taux d'expansion des échanges, la première décennie du protectionnisme a été marquée, elle aussi, par un tel ralentissement. Toutefois, globalement, les 25-30 années de la période libérale ont été nettement plus négatives que les 30 années précédant cette période et que les 25 années la suivant. Et, constatation complémentaire qui renforce celle que nous venons d'exposer : durant la phase protectionniste de la fin du XIXe siècle (*grosso modo* 1890-1913) ce sont les pays protectionnistes qui ont vu leur commerce extérieur se développer plus rapidement.

3. La croissance économique s'est sérieusement ralentie durant la phase libérale et s'est accélérée avec la réintroduction du protectionnisme. Et, comme pour le commerce, durant la phase protectionniste de la fin du XIXe siècle, les pays protectionnistes ont enregistré des taux de croissance nettement supérieurs à ceux des pays demeurés libéraux, en l'occurrence surtout le Royaume-Uni.

4. Comme les deux dernières constatations le laissent entrevoir, il apparaît qu'il il a eu une assez bonne corrélation entre expansion du commerce extérieur et croissance économique. Corrélation qui n'est pas seulement valable sur le plan temporel, mais également sur le plan spatial. Cependant, il apparaît comme probable que l'élément moteur a été, en général, la croissance économique et non le commerce extérieur. D'ailleurs, dans la phase libérale comme dans les autres inflexions des courbes, c'est toujours l'inflexion de la courbe de la croissance économique qui a précédé celle du commerce extérieur. Mais si la croissance économique a probablement été le moteur essentiel de l'expansion du commerce extérieur, d'autres facteurs ont aussi contribué à celle-ci. Parmi ces facteurs, citons la baisse des coûts de transport, l'expansion coloniale et l'accroissement rapide du stock des métaux précieux.

5. Si, dans la phase libérale, l'industrie européenne a connu un ralentissement de son taux d'expansion, pour le secteur agricole ce ralentissement a été beaucoup plus marqué. Mais il s'agit là d'un point très important que nous n'avons fait qu'aborder dans cette première partie, mais dont l'analyse sera poursuivie dans la seconde partie.

6. La période libérale a été beaucoup moins défavorable au pays le plus développé qu'au reste de l'Europe. En effet, le ralentissement de la croissance économique a été nettement plus marqué en Europe continentale qu'au Royaume-Uni.

7. Le commerce extérieur de l'Europe au XIXe siècle a été essentiellement le fait d'échanges intra-européens ou d'échanges avec d'autres pays que nous appelons aujourd'hui développés. En effet, en moyenne plus de 80 % des exportations européennes étaient destinés soit à d'autres pays européens, soit à l'Amérique du Nord et à l'Océanie.

8. Les transferts des facteurs de production de l'Europe vers le reste du monde — qui, comme nous l'avons déjà noté, ont été très importants — se sont soldés, en définitive, par une influence défavorable sur l'économie européenne. Car si ces transferts ont probablement entraîné une création supplémentaire de commerce extérieur, pour l'Europe les effets positifs de cette création de commerce ont été largement annulés par des effets négatifs découlant des pertes de production et d'investissements pour l'économie dans son ensemble, entraînées par ces transferts.

Si ces huit constatations apportent des réponses à un grand nombre de questions qu'on peut se poser sur l'évolution du commerce extérieur et du développement économique, elles posent de nouveaux problèmes et notamment celui très important des causes du ralentissement de la croissance économique pendant la phase libérale. Ce problème et d'autres seront abordés dans la deuxième partie de cette étude.

Deuxième partie

Libre-échange, protectionnisme et développement économique

Analyse par cas

Introduction

Si l'analyse globale est nécessaire, elle ne peut cependant pas suffire à élucider les problèmes complexes que posent les interactions entre commerce extérieur et développement économique. La présente partie, en reprenant les problèmes sur le plan des pays individuels, permet non seulement de préciser des éléments de diagnostic déjà formulés dans la première partie, mais surtout d'élaborer des éléments de mécanismes explicatifs.

Comme les titres des divers chapitres consacrés aux pays le laissent prévoir, l'analyse dépasse le cadre du problème des conséquences du libre-échange, même si ce problème en constitue l'élément essentiel. Les deux premiers chapitres peuvent être considérés comme des chapitres introductifs. Dans le premier (qui porte le numéro VIII) nous essayons de situer l'importance relative des divers pays européens (ainsi que du reste du monde) à la veille de l'expérience libre-échangiste de l'Europe. Dans le second chapitre (n° IX) c'est à une brève présentation des théories libérales et néo-libérales que nous nous attachons. L'analyse proprement dite commence avec le chapitre X consacré au Royaume-Uni où nous débordons même un peu du cadre historique en raison de la précocité de l'industrialisation de ce pays et du fait qu'il s'agit là du pays le plus développé. La place accordée aux divers pays d'Europe continentale est assez inégale. Pour un ensemble de raisons, auxquelles nous reviendrons dans l'introduction du chapitre XI, consacré à la France, ce pays occupe la place principale. Le chapitre XII est dévolu surtout au cas de l'Allemagne et de l'Italie qui sont traités par référence au cas français. Ce même chapitre consacre quelques très brèves pages aux grands pays d'Europe continentale (Autriche-Hongrie, Espagne, Russie). Le chapitre XIII est consacré aux petits pays et traite d'abord de ceux-ci sur un plan global. Après quoi, en tant qu'illustration du cas des pays complémentaires du Royaume-Uni, nous étudions le Danemark et le Portugal. La dernière section de ce chapitre XIII est consacrée aux trois petits pays concurrentiels du Royaume-Uni (Belgique, Suisse, Suède). Enfin le chapitre XIV — le dernier de cette partie et, par conséquent, de cette étude — analyse le problème du nivellement des niveaux de développement.

CHAPITRE VIII

Les protagonistes en présence vers 1860

La notion de protectionnisme implique celle de défense contre un adversaire et, par là, celle de conflit. Le parallèle n'est pas trop fort quand on parle de commerce international. C'est pourquoi il est utile de savoir quelle a été la force relative des divers pays européens en présence dans cette guerre économique devenue, selon les partisans du libre-échange, combat loyal et régulier à partir de 1860 et ce jusque vers 1880-1890.

Dans ce chapitre, nous allons d'abord situer l'importance des diverses puissances européennes, puis nous jetterons un bref coup d'œil sur le reste du monde.

A. *Le Royaume-Uni : une puissance économique super dominante.*

Le fait que la révolution industrielle ait débuté en Angleterre a eu des conséquences déterminantes sur le rapport des forces économiques des divers Etats durant tout le XIXe siècle. Rappelons, d'une façon très schématique, que ce qu'on appelle traditionnellement la « révolution industrielle » a débuté en Angleterre dès la première moitié du XVIIIe siècle et que les autres pays européens n'ont imité cet exemple qu'avec retard. Retard variable selon les pays, allant d'un minimum de l'ordre de trente à quarante ans à un maximum dépassant largement le siècle [1]. Il est évident qu'un tel retard n'a pas pu être résorbé au milieu du XIXe siècle. Ce qui a conduit à faire du Royaume-Uni une puissance économique [2] super dominante, non seulement sur le plan de l'économie européenne, mais aussi et surtout — en raison du retard et même du déclin économique de certains des autres continents — sur le plan mondial. D'ailleurs, la position dominante du Royaume-Uni, vers 1860, était beaucoup plus forte que celle des États-Unis au milieu du XXe siècle, comme on peut le voir dans le tableau 52.

Vers 1860, avec seulement un peu plus de 2 % de la population mondiale, le Royaume-Uni avait un potentiel de production industrielle qui représentait quelque 40-45 % de celui de l'ensemble du monde. Dans les secteurs « modernes », tels que la sidérurgie et le textile du coton, il s'agissait même de 50 % (voir

1. **Voir P. Bairoch : *Révolution industrielle et sous-développement*, Paris 1963, 4e éd. Mouton, Paris-La Haye 1974, et aussi la première partie (Histoire du démarrage des pays développés, p. 17-117) de notre livre *Le Tiers-Monde dans l'impasse : le démarrage économique du XVIIIe au XXe siècle*, Gallimard, Paris 1971.**
2. **Voir note 1.**

le tableau 52). En matière commerciale, le Royaume-Uni possédait un peu plus du tiers de la flotte mondiale, effectuant un quart des exportations mondiales et recevant un tiers des importations mondiales.

Tableau 52 : *Poids économique relatif du Royaume-Uni et des États-Unis au moment de leur prédominance économique (pourcentages par rapport au total mondial).*

	Royaume-Uni	États-Unis	
	1858-1862 %	1953 * %	1969-1971 %
Sidérurgie (production de fer pour 1860, d'acier pour 1953 et 1970)	53	43	20
Textile (consommation de coton brut)	49	22	15
Énergie (consommation)	27	41	33
Production d'acide sulfurique	—	40	31
Exportations	25	19	13
Flotte marchande	34	29	8
Population	2,2	6,3	5,6

* L'année 1953 peut être considérée comme étant significative de la période pendant laquelle la suprématie des États-Unis a été la plus forte (compte non tenu des années immédiates d'après-guerre). Les données de 1969-1971 sont fournies à titre de comparaison.

Sources : nos calculs. Royaume-Uni : voir le chapitre VI. États-Unis : d'après *Annuaire Statistique* (Nations Unies, diverses livraisons) et *Bulletin Mensuel de Statistique* (Nations Unies, diverses livraisons).

Sur le plan de l'Europe, et en termes absolus, cette position dominante est encore plus forte et aucun autre État ne tiendra jamais un tel rôle prédominant. Le potentiel industriel du Royaume-Uni devait représenter, vers 1860, quelque 55-60 % de celui de l'Europe. Le Royaume-Uni produisait 58 % du fer de l'Europe (y compris la Russie), consommait 45 % de l'énergie. L'industrie cotonnière britannique absorbait quelque 59 % des importations totales de coton brut de l'Europe (voir le tableau 53). La flotte européenne était, à concurrence de 43 %, formée de navires britanniques et, enfin, quelque 30 % du commerce extérieur européen était le fait du Royaume-Uni. Et tout ceci malgré que la population du Royaume-Uni représentait moins de 10 % de celle de l'Europe, ce qui implique, aux niveaux de la production et de la consommation par habitant, des écarts énormes entre le Royaume-Uni et le reste de l'Europe (nous verrons quelques-unes de ces données dans la section suivante). A l'heure actuelle, la puissance économique dominante de l'ensemble de l'Europe est l'URSS, mais ce pays — qui comprend 34 % de la population européenne — ne représente que quelque 40 % du potentiel industriel de l'Europe [3].

3. Ainsi, vers 1970, l'URSS produisait les pourcentages suivants du total européen : acier 36 % ; électricité 34 % ; acide sulfurique 28 % ; récepteurs de radio 28 % ; récepteurs de télévision 33 % ; plastiques et résines 11 %. Chiffres de production d'après *Annuaire Statistique des Nations-Unies, 1972*, New York 1973. D'après le calcul des services statistiques des Nations Unies, en 1963 la valeur ajoutée de l'industrie de l'URSS représente 38 % de celle de l'ensemble de l'Europe (d'après *The Growth of World Industries, 1967 edition*, vol. 1, New York 1969, p. 282-284). Sur cette base et en utilisant les indices de croissance de la production industrielle de l'URSS et du reste de l'Europe de 1963 à 1970, on arrive à la conclusion que la part de l'URSS est, pour 1970, de 40 %.

Notons cependant — et ceci est une remarque restrictive importante — que, en ce qui concerne le niveau général du développement, l'écart n'était pas aussi fort que pourraient le laisser supposer les chiffres cités pour le Royaume-Uni Car, en définitive, ceux-ci n'expriment que l'avance acquise par le Royaume-Uni dans le domaine de l'industrialisation des secteurs modernes ou nouveaux, les écarts étant moins accusés pour les secteurs industriels plus traditionnels ainsi que pour l'agriculture et surtout les services. Si l'on se base sur le niveau du revenu ou produit par habitant, qui reste malgré les critiques le meilleur indice unique du niveau de développement économique, l'écart entre le Royaume-Uni et le reste de l'Europe, tout en étant important, n'était pas énorme. D'après nos estimations, (voir le chapitre VII) on peut postuler que le produit national brut par habitant du Royaume-Uni était environ deux fois plus élevé que celui du reste de l'Europe (Russie incluse). Entre le Royaume-Uni et les pays les moins développés d'Europe (Russie, Portugal, etc.) cet écart était de l'ordre de 3 à 1.

Certes, nous sommes encore loin des écarts actuels de développement : ainsi, par exemple, entre les États-Unis et le Tiers-Monde l'écart (corrigé comme ci-dessus afin de tenir compte des différences des pouvoirs d'achat des monnaies) est de l'ordre de 13 à 1. Mais l'écart de 3 à 1 est, *grosso modo*, proche de celui qui existe aujourd'hui entre les pays industrialisés d'Europe occidentale et l'Amérique latine. C'est dire, comme nous le notions dans l'introduction générale, que le problème des relations économiques entre le Royaume-Uni et l'Europe continentale était déjà, vers 1860, celui des relations entre pays de niveaux inégaux de développement.

B. *L'Europe continentale : une constellation de petites puissances économiques très inégales.*

Que trouvons-nous face à la puissance économique qu'est le Royaume-Uni de 1860 ? Il convient d'abord de noter — fait qui, à notre connaissance, n'a pas été assez souligné — que du point de vue démographique les pays européens n'avaient pas alors une distribution régulière. On trouvait en Europe : un géant, six grands pays [4] et huit petits pays, mais pas de pays de taille moyenne. Le géant (en matière démographique), c'est évidemment la Sainte Russie des Tsars qui, avec les frontières de l'époque (1860), avait une population de l'ordre de 80 millions [5] sur un total européen de 294 millions. Les grands sont, dans l'ordre décroissant : la France (37 millions), l'Allemagne (36 millions), l'Autriche-Hongrie (35 millions), le Royaume-Uni (29 millions), l'Italie (25 millions) et l'Espagne (15 millions). Et des 16 millions de l'Espagne on passe aux 4,6 millions de la Belgique, suivie par le Portugal (4,0 millions), la Suède (3,9 millions), les Pays-Bas (3,3 millions), la Suisse (2,5 millions), le Danemark (1,7 million), la Norvège (1,6 million), et la Grèce (1,1 million).

Ces fortes inégalités de taille démographique (les huits petits pays sont moins peuplés que l'Italie, et la Russie est plus peuplée que l'Italie, le Royaume-Uni

4. Sans compter la Turquie, que nous excluons de cette analyse (voir l'Introduction générale).
5. Y compris les territoires d'Asie dont la population était, vers 1860, de l'ordre de 10 millions.

et l'Espagne réunis) se retrouvent, mais très sensiblement atténuées, au niveau de la puissance économique. Car, en moyenne, le niveau de développement des petits pays était alors plus avancé que ne l'était celui des grands ; et le géant était parmi les moins développés.

Tableau 53 : *Quelques indicateurs de la puissance industrielle et population des pays européens vers 1860.*

	Production de fonte et de fer brut direct [a]	Consommation de coton brut [b]	Production de charbon et de lignite [a]	Machines à vapeur fixes [c]	Longueur du réseau des chemins de fer [d]	Population [e]
Royaume-Uni	*3 790*	*435*	*77 670*	*(700)*	*16 800*	*28,8*
Allemagne	480	53	15 250	(200)	11 630	36,1
Autriche-Hongrie	310	43	2 830	(60)	4 540	34,7
Belgique	340	14	9 540	99	1 730	4,7
Danemark	N	N	N	(5)	110	1,8
Espagne	50	20	350	(15)	1 920	15,6
France	940	92	8 570	178	9 170	36,5
Grèce	N	1	N	N	—	1,1
Italie	30	7	9	(20)	1 800	24,8
Norvège	7	2	N	(5)	70	1,6
Pays-Bas	N	3	(10)	(15)	330	3,3
Portugal	N	2	(3)	—	140	4,0
Russie	280	42	(310)	(60)	1 630	81,1
Suède	180	6	(20)	(10)	520	3,8
Suisse	14	14	(40)	(10)	1 090	2,5
Total Europe [f]	6 490	735	114 610	1 400	51 850	294,0
Europe continentale	2 700	300	36 940	700	35 050	265,2

N = négligeable ou nul.

a. En milliers de tonnes, moyennes annuelles 1858-1862 (lignite traduite en équivalent de charbon).
b. En milliers de tonnes, moyennes annuelles 1857-1861.
c. En milliers de chevaux vapeur, données de 1860 ou ajustées à 1860 ; données entre parenthèses : chiffres très approximatifs pour la plupart des cas.
d. En kilomètres, 1860 fin de l'année en général.
e. En millions d'habitants, au milieu de 1860.
f. Y compris les territoires non repris ci-dessus (pour la fonte, notamment le Luxembourg).

Sources : Voir les tableaux 4, 7 et 38 ; Sauf machines à vapeur : M. G. Mulhall, *A Dictionary of Statistics*, 4e éd., Londres 1898, p. 545-549, et statistiques nationales.

Le tableau 53 permet de situer, d'une façon approximative, sinon la puissance économique, du moins la puissance industrielle globale des secteurs modernes des divers états européens en fournissant pour chacun d'entre eux le volume de la production de fer brut et de charbon, celui de la consommation de coton, la puissance des machines à vapeur fixes, et la longueur du réseau des chemins de fer (nous examinerons plus loin la situation du point de vue niveau de développement).

En ce qui concerne le commerce extérieur, nous avons vu (chapitre IV) que le Royaume-Uni fournissait, vers 1860, 30 % des exportations totales. Mais si on se limite aux seules exportations d'articles manufacturés, cette proportion passe à 43 %. Le Royaume-Uni exportait, vers 1860, quelque 650 millions de dollars d'articles manufacturés. La France se trouve à la deuxième place, mais très loin derrière le Royaume-Uni, avec quelque 250 millions de dollars, et l'Allemagne à la troisième place, avec seulement 120-150 millions. Les autres grands pays européens exportaient des quantités négligeables de produits industriels : l'Autriche-Hongrie probablement quelque 40-60 millions de dollars ; l'Italie quelque 25-30 millions ; l'Espagne quelque 15 millions, et la Russie moins de 5 millions. Par contre, parmi les petits pays on trouve des chiffres plus significatifs : la Suisse devait exporter quelque 60-70 millions de dollars d'articles manufacturés, soit quelque 25 dollars par habitant [6], comparé à 20 dollars pour le Royaume-Uni ; donc, comme pour les exportations totales par habitant, la Suisse occupait, vers 1860, la première place en tant que pays exportateur d'articles manufacturés par habitant. Vient ensuite la Belgique, avec quelque 30-35 millions de dollars, suivie de la Suède avec quelque 11 millions. Les autres petits pays avaient alors des exportations insignifiantes d'articles manufacturés : ensemble ces pays ne devaient pas exporter pour plus de 10 millions.

Sur ces bases voyons à présent quelle devait être très approximativement l'importance du potentiel industriel de chaque pays. Par potentiel industriel nous entendons essentiellement le potentiel des secteurs modernes de l'industrie (c'est-à-dire surtout l'industrie du fer, production et transformation du textile mécanisé, du charbon et de la chimie) et non les secteurs artisanaux dont l'importance relative était pour chaque pays à peu près du même ordre.

Si la France se place immédiatement après le Royaume-Uni pour sa puissance industrielle, elle est cependant bien loin de posséder le potentiel de celui-ci. Très grossièrement et sans tenir compte de l'efficacité de l'appareil de production, on peut dire que le potentiel industriel des secteurs modernes de la France représentait, vers 1860, seulement le quart de celui du Royaume-Uni. L'Allemagne — pour très peu de temps encore moins puissante industriellement que la France (l'annexion de l'Alsace-Lorraine et la croissance plus rapide lui permettront, dès 1871, de dépasser la France) — a un potentiel de l'ordre du sixième ou du septième de celui du Royaume-Uni. Viennent ensuite deux pays, dont l'un est sept fois plus peuplé que l'autre : l'Autriche-Hongrie et la Belgique, qui ont chacun un potentiel de l'ordre du quinzième de celui du Royaume-Uni. Le potentiel russe est, à peu de chose près, 60 % de celui de l'Allemagne (mais avec une population près de deux fois et demie plus grande et une industrie moins moderne) ou, si l'on préfère, un onzième de celui du Royaume-Uni. D'ailleurs, voici pour les différents pays européens l'indice de la puissance industrielle moderne sur base Royaume-Uni = 100 que nous avons estimé à partir des données du tableau 53 et d'autres données (voir notamment le chapitre VI, et, pour les pondérations de notre indice de la production industrielle de l'Europe, l'annexe méthodologique et statistique) :

Royaume-Uni	100	Russie	7-9	Pays-Bas	1-3
France	22-27	Suisse	4-6	Norvège	1-2
Allemagne	13-16	Espagne	3-5	Danemark	0,5-1
Autriche-Hongrie	8-10	Suède	3-5	Portugal	0,5-1
Belgique	7-9	Italie	2-3	Grèce (inférieur à 0,5)	

6. Signalons ici que les Pays-Bas exportaient apparemment (ou réexportaient) un volume encore plus élevé que la Suisse d'articles manufacturés. Mais les statistiques sont trop aléatoires dans ce cas.

Comme on le voit, face au géant économique que représente le Royaume-Uni, l'Europe continentale est bien cette constellation de petites puissances économiques de tailles très inégales, dont nous parlions au début. La puissance industrielle moderne totale combinée des quatorze pays d'Europe continentale repris ci-dessus représentait environ 80-90 % de celle du Royaume-Uni. Mais il convient de corriger le facteur puissance absolue par celui de puissance relative, donc de voir quel était le niveau de développement économique. On devrait encore, et c'est là un point très important, pouvoir disposer d'indicateurs de la position compétitive réelle des industries des divers pays, mais il s'agit d'un domaine où des données objectives ne sont pas disponibles. D'ailleurs, même à l'heure actuelle, une appréciation objective des positions compétitives des industries est assez difficile et comporte beaucoup plus d'éléments subjectifs qu'objectifs.

Pour disposer d'une image approximative du niveau de développement vers 1860, on trouvera dans le tableau 54 une série des sept indicateurs, dont aucun n'est susceptible à lui seul de répondre à cette question, mais qui, pris ensemble

Tableau 54 : *Quelques indicateurs du niveau de développement des principaux pays européens vers 1860.*

	Agriculture		Industrie et transport				
	Productivité [a]	Part secteur [b]	Coton [c]	Fonte [d]	Houille [e]	Machines à vapeur [f]	Chemins de fer [g]
Royaume-Uni	*20,0*	*24 %*	*15,1*	*130*	*2 480*	*24*	*44*
Europe continentale	*9,5*	*65 %*	*1,1*	*10*	*170*	*3*	*9*
Allemagne	10,5	53 %	1,5	13	400	5	21
Autriche-Hongrie	9,5	± 60 %	1,2	9	190	2	10
Belgique	11,0	45 %	2,9	69	1 310	21	30
Espagne	11,0	± 75 %	1,3	3	± 60	1	6
France	14,5	51 %	2,5	26	390	5	18
Italie	5,0	± 65 %	0,3	1	± 60	1	6
Russie	7,5	± 80 %	0,5	4	± 50	1	1
Suède	10,5	64 %	1,6	48	± 90	2	3
Suisse	9,0	± 45 %	5,6	6	± 50	3	28

a. Production nette par actif masculin employé dans l'agriculture (exprimée en millions de calories directes).
b. Proportion de la population active agricole.
c. Consommation de coton brut par habitant (en kg).
d. Production de fonte par habitant (en kg).
e. Consommation de houille par habitant (en kg).
f. Machines à vapeur fixes par 1 000 habitants (en CV).
g. Indice de développement du réseau des chemins de fer établi sur base :

$$\frac{V}{P + 3.S} \text{ où}$$

V = longueur en kilomètres des voies de chemins de fer en exploitations
P = population exprimée en 1 000 000 habitants
S = Superficie du pays en 10 000 km carrés.

Sources : D'après notre article « Niveaux de développement économique de 1810 à 1910 », *Annales, Économies, Sociétés, Civilisations*, n° 6, nov.-déc. 1965 (chiffres rectifiés et complétés) ; sauf : population active, d'après *La population active et sa structure*, vol. I de *Statistiques internationales rétrospectives*, par T. Deldycke, H. Gelders, J.-M. Limbor, sous la direction de P. Bairoch, Bruxelles et New York 1968, et données pour l'Europe continentale : calculées pour cette étude.

et interprétés avec d'autres facteurs non quantitatifs, permettent un diagnostic relativement valable. Notons qu'il n'a pas été possible d'introduire les données pour tous les quinze pays du tableau 53. Nous compléterons ces données par des estimations sur le produit par habitant.

Si le Royaume-Uni reste incontestablement le pays le plus développé, l'ordre des niveaux de développement et les écarts ne sont plus du tout ceux du potentiel industriel global. Nous avons tenté d'effectuer un classement du même genre que le précédent. Il n'est peut-être pas superflu d'insister sur le caractère très aléatoire d'une telle tentative, mais nous avons jugé préférable de l'entreprendre plutôt que de laisser le lecteur la tenter, alors qu'il dispose souvent de moins d'éléments. D'autre part, signalons que les écarts de niveaux de développement ainsi déterminés et surtout ceux du développement industriel moderne ne recoupent pas parfaitement ceux des niveaux du produit par habitant, en raison des écarts plus faibles en ce qui concerne les secteurs industriels traditionnels, l'agriculture et surtout les services [7]. Nous allons déterminer successivement les niveaux très approximatifs de développement du secteur industriel moderne, de l'agriculture et du développement économique général. Les données utilisées pour déterminer ces niveaux sont surtout les indicateurs du tableau 54 complétés par des éléments non quantitatifs et en tenant compte des biais que comporte un grand nombre de ces indicateurs pour certains pays.

Pour les niveaux du développement des secteurs industriels modernes, et en prenant pour base 100 le niveau du Royaume-Uni, les pays se situent aux niveaux approximatifs suivants :

Royaume-Uni	100	Suède	8-10
Suisse	55-65	Autriche	5-9
Belgique	45-55	Espagne	5-8
France	17-22	Italie	2-4
Allemagne	10-15	Russie	0,5-1

Le Danemark et la Norvège devaient se situer près du niveau de l'Espagne et de l'Italie, alors que les niveaux de développement industriel du Portugal et de la Grèce devaient être inférieurs à celui de la Russie. Pour l'ensemble de l'Europe continentale, l'indice doit se situer aux environs de 10. Mais, si l'on exclut la Russie, il s'agit d'environ 25-30. De même pour le Royaume-Uni, il ne faut pas négliger le facteur régional. En raison des contingences statistiques, nous traitons surtout, dans cette étude, du Royaume-Uni, mais, en fait, l'agrégat le plus significatif serait la Grande-Bretagne (c'est-à-dire le Royaume-Uni sans l'Irlande). Pour cette Grande-Bretagne, on peut situer le niveau d'industrialisation moderne aux environs de 120-125 (100 étant le Royaume-Uni). Donc, en définitive, on peut conclure que le niveau d'industrialisation (moderne) de l'Europe continentale sans la Russie était quatre à cinq fois plus faible que celui de la Grande-Bretagne.

En ce qui concerne l'agriculture, les écarts sont beaucoup plus restreints que

7. En moyenne, car pour certains petits pays — comme la Norvège qui, dès le XIXe siècle, s'est spécialisée dans son rôle de transporteur maritime international — cette activité relativement marginale pour les autres pays joue un rôle important.

pour l'industrie. Ainsi le niveau de la productivité agricole (voir le tableau 54) du Royaume-Uni est seulement deux fois plus élevé que celui de l'Europe continentale. Et l'écart extrême devait être de l'ordre de 4-5 à 1, alors que, pour l'industrie, cet écart devait être beaucoup plus important. Il faut prendre garde à ne pas confondre les indices du potentiel industriel moderne par habitant élaborés ci-devant avec des indices de productivité (auquel cas il devrait s'agir du potentiel industriel par actif dans l'industrie). Nous avons tenté d'estimer approximativement l'écart de productivité industrielle totale [8] entre le Royaume-Uni et un ensemble de pays de l'Europe continentale [9]. Cet écart de productivité était de l'ordre de 2,3 à 1, comparé à 1,7 à 1 pour l'agriculture. L'écart de productivité industrielle entre la Grande-Bretagne et ces pays était de l'ordre de 2,5 à 1, et entre la Grande-Bretagne et l'ensemble de l'Europe continentale cet écart devait être de l'ordre de 3 à 1.

Venons-en à présent aux niveaux du produit national brut. Les tableaux 49 et 50 du chapitre VII nous ont fourni respectivement nos estimations sur l'évolution du produit national brut total et sur l'évolution du produit par habitant en valeurs constantes. Ici, nous nous contenterons de rappeler brièvement les éléments essentiels pour 1860, période pour laquelle la marge d'erreur des données est encore importante pour un grand nombre de pays. Si, du point de vue du potentiel industriel moderne, le Royaume-Uni représentait quelque 100 % de l'ensemble de l'Europe continentale, pour le produit national brut il s'agit de quelque 20-22 %. L'écart entre le produit brut par habitant du Royaume-Uni et celui de l'Europe continentale est de l'ordre de 1,9 à 1. Mais, par rapport aux pays les moins développés d'Europe, cet écart est déjà de l'ordre de 3 à 1, et si l'on se limitait à l'écart Grande-Bretagne-pays les moins développés d'Europe, cet écart serait de l'ordre de 3,4 à 1.

Mais, en matière de concurrence commerciale, ces éléments sur le produit national sont beaucoup moins significatifs que ceux sur l'industrie et, sous cet aspect, vers 1860 le Royaume-Uni n'avait en face de lui que quatre concurrents réels : la France, l'Allemagne, la Belgique et la Suisse. Les autres pays, soit en raison de leur très faible niveau de développement industriel ou de leur faible taille (ou des deux combinés) ne constituaient pas des rivaux sérieux.

C. *Le reste du monde : des puissances en déclin et des puissances en devenir.*

Mais nous ne pouvons pas isoler entièrement l'Europe du reste du monde, si dominante que soit l'économie du vieux continent (voir le chapitre I). Et si l'on examine quelle était, vers 1860, la situation du reste du monde, on se

8. Industrie manufacturière et mines, mais construction exclue. Calculé sur base des éléments réunis pour notre chapitre VI en ce qui concerne la production industrielle, et l'étude *La population active et sa structure* (op. cité) et certaines données complémentaires pour l'emploi dans l'industrie. Comme on l'aura remarqué, ici, comme dans pratiquement toutes les estimations similaires pour le XIXe siècle, on ne tient pas compte des différences internationales du nombre d'heures de travail pour calculer les écarts de productivité.
9. Il s'agit des pays suivants : Allemagne, Autriche-Hongrie, Belgique, Danemark, France, Italie, Suède et Suisse.

trouve placé face, d'une part, à un grand nombre de puissances en déclin — des territoires qui étaient déjà des colonies avant de devenir des pays « sous-développés » — et, d'autre part, à quelques pays restés ou devenus indépendants, qui sont des puissances en devenir. Quelques mots sur ces deux groupes de pays.

Commençons par les puissances en déclin, et d'abord par l'Empire Ottoman. Cette puissance surtout militaire, devant laquelle l'Europe avait tremblé si longtemps, n'est plus que l'ombre d'elle-même. 1860 c'est la veille de l'émancipation totale des Balkans qui affaiblira encore cet Empire, dont de toute façon la puissance économique était beaucoup plus restreinte que sa puissance militaire. Passons rapidement sur le Moyen-Orient, où le seul effort valable d'industrialisation — à savoir celui de Méhémet Ali — avait échoué largement sous l'afflux de produits manufacturés britanniques, pour en venir à l'Asie. L'Inde était, à ce moment déjà, depuis longtemps engagée dans ce que les historiens ont appelé la désindustrialisation, car forcée de vendre son coton brut et d'acheter les cotonnades britanniques, l'industrie textile, comme d'autres secteurs, verra son importance décliner très rapidement. La Chine, elle, avait résisté plus longtemps. Mais, en 1860, on était déjà 18 ans après le traité de Nankin imposé par l'Angleterre à la suite de la guerre de l'opium et deux ans après l'expédition conjointe franco-britannique qui avait abouti à restreindre très fortement le pouvoir de décision économique de la Chine. Plus loin — et de ce fait plus inaccessible, donc moins intéressant — le Japon, auquel nous reviendrons plus loin.

L'Amérique latine — qui avait recouvré son indépendance politique de l'Espagne et du Portugal, pour tomber sous la dépendance économique du Royaume-Uni — n'avait jamais été un concurrent potentiel de l'Europe dans le domaine des manufactures. Telle était aussi la situation de l'Afrique noire encore largement indépendante politiquement, mais affaiblie par les saignées que trois siècles de traite des noirs lui avaient occasionnées. Le Maghreb — qui, pour l'Europe des siècles précédents, était la terre d'origine des corsaires barbaresques qui handicapaient très sérieusement le commerce méditerranéen de la Chrétienté — n'avait plus, dès le début du XIXe siècle, qu'une fraction de sa puissance d'antan. Et, en 1860, il était déjà tombé, en grande partie, sous la domination européenne : la prise d'Alger par les Français datait déjà de trois décennies exactement et déjà quelque 200 000 Européens y étaient installés.

Bref, dès 1860, ces puissances en déclin — qui, géographiquement, recoupent ce qu'on dénomme aujourd'hui le Tiers-Monde — avaient ressenti profondément les effets négatifs de l'avance prise par l'industrie européenne et surtout britannique. Certes, pour l'ensemble du Tiers-Monde le creux du mouvement de désindustrialisation ne se situe peut-être pas vers 1860, mais plutôt vers 1870-1880. Toutefois, dès 1860, le potentiel industriel traditionnel du Tiers-Monde était devenu très négligeable et l'industrie moderne n'avait pas encore débuté sa lente progression. Vers 1860, on peut estimer que la production de fonte et de fer brut de l'ensemble du Tiers-Monde ne devait pas dépasser les 20-40 000 tonnes (soit 0,4 % du total mondial), c'est-à-dire quelque 0,03 kg par habitant, comparé à 6 500 000 tonnes pour l'Europe (22,0 kg par habitant). Dans l'ensemble du Tiers-Monde il y avait moins de 20 000 broches modernes à filer le coton, c'est-à-dire 0,03 % du total mondial (du point de vue de la population, le Tiers-Monde représentait alors 71 % de l'ensemble du monde).

Les puissances, les quelques puissances en devenir, ce sont évidemment avant tout les États-Unis. États-Unis qui, dès 1875-1885, dépassaient le Royaume-Uni du point de vue niveau de développement par habitant, alors que le dépassement du point de vue du produit national global se situait vers 1865-1875. Mais ce niveau élevé du développement des États-Unis résultait surtout alors de sa forte productivité agricole, celle-ci résultant des grandes disponibilités de terres fertiles. Sur le plan industriel, on peut considérer que les États-Unis n'ont dépassé le niveau par habitant du Royaume-Uni que vers 1900-1910. Mais 1860 n'est pas 1880, et encore moins 1910, car la période 1860-1910 a été celle de la formation et celle du développement rapide de cette nouvelle puissance dominante. Entre 1860 et 1910, la population des États-Unis a triplé (de 31,5 à 92,4 millions d'habitants). A peine supérieure à celle du Royaume-Uni en 1860, elle est plus de deux fois plus importante en 1910. Vers 1860 [10], la production de fer des États-Unis ne représentait qu'un cinquième de celle du Royaume-Uni et l'industrie américaine ne consommait qu'un tiers de la quantité de coton absorbée par les usines britanniques qui, pourtant, devaient importer celui-ci à concurrence de plus de 80 % des États-Unis. D'autre part, en 1860, les États-Unis sont essentiellement des exportateurs de matières premières et de céréales ; en effet, vers cette date, les produits manufacturés ne représentent que 35 millions de dollars ou 12 % des exportations totales, alors que les exportations britanniques de produits manufacturés atteignent quelque 650 millions de dollars. Mais, dès 1880, les 100 millions de dollars sont dépassés et les produits américains commencent à être concurrentiels, car l'innovation y est plus grande (produits nouveaux tels que machines agricoles, à coudre ; standardisation des pièces, etc.). Toutefois, du point de vue des exportations totales d'articles manufacturés, même à la veille de la première guerre mondiale, le Royaume-Uni dépassait encore largement les États-Unis : respectivement 1 990 et 890 millions de dollars.

L'autre grande puissance en devenir est le Japon ; mais là 1860 est encore l'époque pré-Meiji (qui débute en 1868) et ce pays ne deviendra une puissance économique qu'après 1920. A la fin de la période nous intéressant directement (à savoir 1913) le Japon — dont la population était alors supérieure de 16 % à celle du Royaume-Uni — produisait une quantité d'acier représentant seulement 3 % de la production du Royaume-Uni et consommait une quantité de coton représentant 38 % de la consommation du Royaume-Uni. En sus de ces deux futurs grands, il faut encore dire quelques mots des pays de peuplement européen, tels que le Canada et l'Australie. Ceux-ci se cantonnent — durant le XIXe siècle — dans leur rôle de fournisseurs de matières premières et surtout de produits alimentaires de l'Europe, et notamment du Royaume-Uni. Ceux qui chercheront à s'industrialiser (comme le Canada) ne le feront qu'après 1870. Il s'agira alors beaucoup plus d'un processus de substitution partielle de la production locale aux importations que d'une véritable industrialisation comportant des visées de conquêtes du marché extérieur. Vers la fin du XIXe siècle, ce bas niveau d'industrialisation allié à la très faible importance de leur assiette

10. Les données de 1860 des États-Unis au lieu d'être (comme pour les autres pays) des moyennes annuelles pour la période 1858-1862, sont (en raison de la guerre de Sécession) des moyennes annuelles 1856-1860 ajustées à 1860 sur base des tendances à moyen terme.

démographique (vers 1890 la population combinée du Canada, de l'Australie, de la Nouvelle-Zélande et de l'Argentine était de 12 millions d'habitants, soit 3 % de celle de l'Europe ; vers 1860, il s'agissait de 6 millions et de 2 %) font de ces pays des concurrents très marginaux sur la scène des exportateurs de produits manufacturés. Par contre, en tant que débouchés pour ces produits, ils occupent une place privilégiée et croissante dans le commerce britannique et européen en général (voir le chapitre IV, section D).

Comme nous venons de le voir, vers 1860, et ce pratiquement jusqu'à la fin du XIXe siècle, le reste du monde, l'Outre-Mer comme on disait à l'époque, constitue pour l'Europe un marché dégagé de toute concurrence économique autre que celle que se font entre eux les différents pays européens. D'ailleurs, il suffit de se rappeler les données du tableau 2 ; nous avons vu que, vers 1860, l'Europe — avec seulement 23 % de la population mondiale — consommait 60 % de l'énergie (moderne) du monde, produisait 90 % du fer produit dans le monde et fournissait 65 % des exportations mondiales.

CHAPITRE IX

Présentation des résultats escomptés par les tenants du libre-échange

Étant donné les très grands développements reçus par la théorie, ou, plutôt, les théories des échanges internationaux, il est très malaisé de résumer sans déformer, ou du moins sans appauvrir, les thèses en présence. En effet, il est difficile de simplifier les « grandes oppositions doctrinales de portée historique et actuelle » que constituent les débats entre protectionnisme et libre-échangisme [1]. Comme le notait déjà Haberler en 1936, c'est-à-dire avant le foisonnement des recherches nouvelles en la matière : « Il serait préférable de construire une échelle, avec les partisans du libre-échangisme absolu à une extrémité, les « autarcistes », les avocats de l'économie fermée à l'autre extrémité, et tous les autres auteurs rangés entre ces deux points en fonction de l'importance de la protection qu'ils préconisent. » [2]

Construire une telle échelle est aujourd'hui une tâche extrêmement difficile et qui n'a pas de raison d'être dans le cadre de la présente recherche. C'est pourquoi nous nous bornerons ici à présenter schématiquement quels sont les principaux résultats escomptés par les théoriciens libéraux ou néo-libéraux des échanges internationaux dans l'hypothèse d'une intensification du commerce extérieur.

Ce chapitre comporte deux sections. La première est consacrée à l'analyse des points de vue libre-échangistes tels qu'avancés au cours du XIXe siècle, la seconde à un très bref aperçu des thèses libérales ou néo-libérales plus contemporaines.

A. *Points de vue libre-échangistes au XIXe siècle.*

Comme nous l'avons laissé entrevoir dans le chapitre II consacré à l'histoire douanière de l'Europe, la doctrine ou la pensée libre-échangiste du début du XIXe siècle est étroitement liée à l'histoire économique britannique et notamment au problème des Corn Laws. Certes les fondations théoriques du libéralisme remontent à Adam Smith, et par là aux physiocrates français du XVIIIe siècle, pour lequel un des principes essentiels de la « richesse », rappelons-le, est la

1. M. Bye : *Relations économiques internationales*, 2e éd., Paris 1965, p. 285.
2. G. Haberler : *The Theory of International Trade with its Implications to Commercial Policy*, Londres 1936, 9e éd., 1960, p. 212-213.

division du travail. Division du travail non seulement sur le plan national, mais également sur le plan international. Et ce qu'il convient de noter à ce propos c'est que Smith, dès les premières pages de son traité, insiste sur le fait que l'écart de productivité entre pays plus « développés » (ou, plutôt, selon sa terminologie, « riches », « opulents ») et pays moins développés est plus important en matière industrielle qu'agricole [3]. D'où découlent des avantages à intensifier les échanges entre nations riches et pauvres, les premières ayant intérêt à exporter des produits manufacturés afin d'importer des produits agricoles en provenance des secondes.

Dans cette perspective et en tenant compte du principe de base de la pensée de l'école classique (le laisser faire), l'adoption ou, plutôt, la réintroduction en quelque sorte, en 1815, des Corn Laws dans une forme qui sera à peu de chose près celle qui allait être en vigueur jusqu'en 1846 ne devait pas manquer de susciter une réaction des économistes. Réaction d'autant plus vive que la commission nommée en vue de s'occuper de ce problème était surtout composée d'experts du milieu agricole et que, de ce fait, la loi de 1815 était essentiellement l'expression des intérêts des agriculteurs et surtout des grands propriétaires terriens. Alors que cette loi était encore en discussion, Ricardo publia son *Essay on the Influence of a Low Price of Corn*, où l'on trouve déjà l'idée force — qui allait animer l'Anti-Corn Laws League — que les progrès d'une société sont surtout déterminés par le coût des produits alimentaires, car ceux-ci sont l'élément déterminant du niveau de salaire et, par là, des profits [4].

Quelques années plus tard le texte de Tooke, présenté à la Chambre des Communes et connu sous la dénomination de « Pétition des Marchands », résume assez bien la position des libre-échangistes britanniques dans la période précédant l'abrogation des Corn Laws et dont les éléments se retrouvent dans toute la pensée libérale. Le texte (voir texte nº 1 de l'annexe du chapitre III) insiste sur les avantages retirés par tous les États dans l'hypothèse d'une spécialisation internationale du travail. Spécialisation qui, par le biais d'un commerce international accru, « diffuserait une augmentation de la richesse et des agréments aux habitants de chaque pays ». C'est donc là le principe essentiel que le libéralisme en matière de commerce international n'est pas seulement profitable aux pays riches, mais également aux autres. Mais, comme nous le verrons plus loin, la question des types de pays bénéficiant le plus de ces échanges n'est pas très claire. Près d'un quart de siècle plus tard, ce texte de Tooke fut d'ailleurs considéré par McCulloch — un des deux principaux disciples de Ricardo (l'autre étant James Mill) — comme étant la meilleure formulation de la doctrine libérale qui « nulle part n'a été mieux exprimée que par la pétition présentée par les marchands de Londres à la Chambre des Communes » [5]. Mais ce texte laisse

3. A. Smith : *The Wealth of Nation*, Londres 1776 (édition Everyman's Library, Londres 1960, vol. I, p. 6-7).
4. D. Ricardo : *An Essay on the Influence of a Low Price of Corn on the profit of stock : showing the inexperiency of restrictions on importations with remarks on Mr Malthus two publications...*, Londres 1815, dans P. Straffa (ed.) : *The Works and Correspondance of David Ricardo*, vol. IV : *Pamphlets and Papers 1815-1823*, Cambridge 1966, p. 1-41.
5. J. R. McCulloch : *A Dictionnary of Commerce and Commercial Navigation*, Londres 1844, p. 364. L'auteur va jusqu'à reproduire la pétition dans son intégralité, p. 364-365. Notons que la dette que l'école libérale anglaise doit aux physiocrates français n'est pas oubliée au milieu du XIXe siècle. Précédant la citation de la pétition des marchands, McCulloch cite en français un petit extrait de Le Trosne (*De l'ordre social*).

cependant dans l'ombre deux éléments importants. Le premier qui, comme nous l'avons vu dans le chapitre III, constituait un des arguments de choc des partisans du libre-échange et notamment de l'Anti-Corn Laws League : à savoir que la libéralisation des échanges extérieurs permettra (et est la seule qui puisse le faire) une sensible amélioration du niveau de vie des « classes laborieuses » grâce à la baisse des prix des produits alimentaires, qui, en effet, absorbaient une fraction très dominante du budget ouvrier. Le second élément est constitué par la stimulation de la concurrence et l'esprit d'innovation qu'entraînent des échanges commerciaux accrus. Ces effets indirects de la division internationale du travail seraient peut-être même plus importants que les effects directs [6].

Donc, à la veille de la période libérale au Royaume-Uni, on peut dire que les partisans du libre-échange voient dans cette politique un moyen d'accélérer la croissance économique par une intensification des échanges extérieurs. Intensification des échanges extérieurs qui permettra non seulement une hausse du niveau de vie des ouvriers, mais surtout une répartition internationale du travail par une plus forte spécialisation des divers États. Spécialisation qui, elle, n'est pas seulement favorable aux pays riches, mais également aux autres. Partout cette accélération de la croissance favorisera l'emploi du capital et le bien-être général. Ainsi nous sommes déjà en présence de trois des éléments qui seront également retenus par les économistes néo-libéraux du XXe siècle : accélération de la croissance économique, stimulation de l'innovation et de l'investissement, et spécialisation internationale avantageuse pour tous.

En fait, le seul aspect assez peu traité par l'école libérale anglaise est celui qu'on aurait pu appeler à l'époque l'égalisation ou la non-égalisation des richesses. Dire que le libéralisme profite à tous n'implique pas qu'il profite à tous également et encore moins qu'il permette aux moins riches de rattraper les riches. Bien entendu, comme nous aurons l'occasion de le voir, l'écart entre « riches » et pauvres était à l'époque beaucoup plus faible qu'il ne l'est au XXe siècle, ce qui conduisait à réduire l'intérêt de ce problème. Il semble que le seul auteur à s'être penché sur ce problème dans l'école libérale anglaise soit Stuart Mill. Pour celui-ci, comme le note Moret, le commerce international conduit à « l'avantage du pauvre sur le riche » [7]. Mais c'est là, il nous semble, une interprétation un peu large de la pensée de Stuart Mill découlant du principe que le pays ayant moins de produits à offrir peut, de ce fait, améliorer ses termes des échanges.

Le Trosne, s'il n'a pas apporté de contribution personnelle importante à l'école physiocratique, est néanmoins celui qui a « fait un des meilleurs exposés de la doctrine » (*Dictionnaire des sciences économiques*, J. Romeuf (ed.), 2 t., Paris 1956-1958) et « est peut-être le meilleur ou du moins le plus strictement économique de toute l'école » (Ch. Gide et Ch. Rist : *Histoire des doctrines économiques*, 5e éd., Paris 1926, p. 4), ce qui a probablement séduit McCulloch.

6. J. R. McCulloch : *A Dictionary of Commerce and Commercial Navigation*, op. cité, p. 35. On retrouve déjà chez Adam Smith, mais sans que l'accent y soit mis, la notion de l'effet bénéfique de la concurrence (*The Wealth of Nation*, op. cité, volume I, p. 374). Enfin, notons que Stuart Mill insiste également sur le fait que les « bénéfices indirects du commerce sont plus importants que les bénéfices directs » et parmi les bénéfices indirects économiques la stimulation à l'innovation est la plus importante ; elle produirait « une sorte de révolution industrielle dans un pays aux ressources sous-utilisées ». J. Stuart Mill : *The Principles of Political Economy with some of their Applications to Social Philosophy*, 1848 (Book III, Chapter VII), dans F.E.L. Priestley (ed.) : *Collected Works of John Stuart Mill*, vol. III, Toronto 1965, p. 593-594.
7. M. Moret : *L'échange international*, Paris 1957, p. 58.

Mais Stuart Mill lui-même a écrit en réponse à son interrogation sur les gains de l'échange : « On the whole England probably, of all the countries of Europe, draws to herself the largest share of the gains of international trade. »[8]

Notons à ce propos que Stuart Mill acceptait le principe d'une protection d'un secteur industriel, mais uniquement dans des conditions spécifiques d'une différence « de niveau de développement » et pour une durée limitée : « Le seul cas dans lequel, sur les bases mêmes de l'économie politique, des droits de douane protecteurs peuvent être défendus est celui où ils sont imposés temporairement (spécialement dans un pays jeune et en émergence) dans l'espoir de naturaliser une industrie étrangère parfaitement adaptée aux circonstances du pays. La supériorité d'un pays sur un autre dans un secteur de la production ne découle souvent que du fait que celui-ci y a débuté plus tôt. Il peut ne pas y avoir d'avantages inhérents d'un côté et de désavantages de l'autre côté, mais seulement une supériorité actuelle découlant d'une habileté acquise et d'expérience. Un pays qui doit acquérir cette habileté et cette expérience peut, dans d'autres aspects, être mieux adapté à la production que ceux qui furent plus tôt engagés dans ces activités. »[9] Mais à part cette position de Stuart Mill — très proche paradoxalement de List[10] — il faut bien constater que, dans l'ensemble, ce problème du rattrapage de l'égalisation était ignoré par les libéraux anglais. Cette position, si elle est compréhensible au début du XIXe siècle et chez des économistes du pays le plus développé, est plus « aberrante » vers le milieu du XIXe siècle et chez les économistes de l'Europe continentale. Milieu du XIXe siècle, où l'avance britannique était pratiquement à son apogée et très importante. N'oublions pas que, vers 1850, le Royaume-Uni produisait quelque 62 % de la production de fonte de l'Europe et consommait également quelque 62 % du coton brut consommé par l'industrie européenne, alors que sa population ne représentait que 10 % de celle de l'Europe. Il convient donc de voir ici brièvement quels étaient les arguments et les positions des partisans du libre-échange en Europe continentale dans les années 1850-1860, c'est-à-dire à la veille de l'adoption par la plupart de ces pays de politiques douanières plus libérales.

Il apparaît effectivement que le problème pourtant important des implications négatives des différences de niveaux de développement n'a pas été suffisamment perçu ou, peut-être, a été ignoré délibérément par les économistes libéraux d'Europe continentale. Certes, Bastiat affirmait que la liberté des échanges profiterait plus aux pays pauvres qu'aux riches[11], mais son analyse était

8. J. Stuart Mill : « Of the Laws of Interchange between Nations ; and the Distribution of the Gains of Commerce among the Countries of the Commercial World », dans *Essay on some unsetled Questions of Political Economy*, 2e éd., Londres 1874, réimprimé à New York en 1968, p. 45. A ce propos signalons que, pour Stuart Mill, ce sont les échanges avec les colonies et les pays qui exportent des matières premières qui sont les moins profitables à l'Angleterre, op. cité, p. 45-46.
9. J. Stuart Mill : *The Principles of Political Economy with some of their Applications...*, Book V, chap. X), op. cité, vol. III, p. 918 (notre traduction).
10. Stuart Mill, quand il se réfère aux protectionnistes, se réfère à l'économiste américain H. C. Carey qu'il décrit comme « le seul écrivain de quelque réputation en tant qu'économiste qui aujourd'hui adhère à la doctrine protectionniste » (*The Principles of Political Economy with some of their Applications...*, Book I, Chap. VIII, op. cité, vol. I-II, p. 119). N'oublions pas (voir le chapitre III) que le *Le système national d'Économie Politique* de List (1841) ne fut traduit en anglais qu'en 1856 aux États-Unis et qu'il fallut attendre 1886 pour une édition en Angleterre.
11. Ch. Gide et Ch. Rist : *Histoire des doctrines économiques*, op. cité, p. 410.

relativement sommaire. D'ailleurs, comme le note Weiller [12], à la fin du XIXe siècle on reprochait aux économistes d'Europe continentale d'avoir méconnu l'analyse théorique des « valeurs internationales » et des « gains de l'échange » de Stuart Mill.

Si, dans les analyses réalisées à la veille de la période libérale en Europe continentale, l'exemple du Royaume-Uni est évidemment cité et si même, assez souvent, certains aspects de sa spécificité sont soulignés, on n'en tire néanmoins aucune implication d'une problématique propre à un pays plus développé et encore moins d'une problématique propre au pays le plus développé. Ainsi Michel Chevalier — l'artisan français du traité de commerce franco-britannique et, par là, de tout le réseau des traités dits « de Cobden » (voir le chapitre III) — écrit vers 1852-1853 : « L'adoption par la Grande-Bretagne du principe de la liberté commerciale est un des grands événements du siècle. Quand une nation aussi puissante et aussi éclairée donne l'exemple de l'application d'un grand principe et qu'il est notoire qu'elle a lieu de s'en féliciter, comment les autres nations, ses émules, n'entreraient-elles pas dans la même voie ? » [13]

De même, l'exposé des motifs au traité de commerce franco-britannique dans la lettre de Napoléon III [14] met implicitement au profit des mesures libérales le niveau élevé de « bien-être » atteint par l'Angleterre. Et le rapport de Baroche et de Rouher (respectivement président du Conseil d'État, chargé par intérim des Affaires Étrangères, et Ministre secrétaire d'État au Département de l'Agriculture, du Commerce et des Travaux Publics) conclut que « les modifications du tarif anglais et la réforme de notre législation douanière convergent au même but, préparent à un égal degré de nouveaux éléments de prospérité publique pour les deux pays. Cette lutte pacifique n'amènera ni victoires, ni défaites, mais produira de louables émulations, des enseignements mutuels, des perfectionnements mutuels » [15].

Cette omission importante des économistes et politiciens libéraux de l'Europe continentale du milieu du XIXe siècle se retrouve encore dans l'école libérale internationale de la fin de ce siècle. Le livre de l'économiste Bastalle [16] qui, comme le note Jean Weiller [17], « était devenu une sorte de bréviaire de l'école classique anglaise », ne fait pas intervenir le problème des inégalités de développement économique. Bastalle non plus ne se réfère pas à List ; et quand, dans une annexe (annexe B), il parle de « some counter-theories of international trade », il s'agit uniquement de Cournot, Sidgwick et Shadwell.

Et si, comme nous venons de le voir, l'école libérale continentale n'a pas perçu les implications des différences du niveau de développement, cette lacune est d'autant plus grave qu'en définitive la pensée protectionniste a eu également

12. J. Weiller : « L'étude des échanges internationaux », dans E. James : *Histoire de la pensée économique au XXe siècle*, Paris 1955, t. I, p. 266.
13. M. Chevalier : *Examen du système commercial connu sous le nom de système protecteur*, Paris 1853, p. 205.
14. Voir l'annexe au chapitre III, texte n° 4.
15. Conseil supérieur de l'Agriculture, du Commerce et de l'Industrie : *Enquête : traité du Commerce avec l'Angleterre. Actes et Documents*, Paris 1861, p. 39-40.
16. C. F. Bastalle : *The Theory of International Trade with some of its Applications to Economic Policy*, Londres 1897. Nous avons analysé la 4e édition revisée : Londres 1903.
17. J. Weiller : « L'étude des échanges internationaux », op. cité, t. I, p. 265.

extrêmement peu d'écho parmi les économistes d'Europe continentale. Comme le notait Pirou [18] : « Le mercantilisme avait été réfuté par Smith et l'immense majorité des économistes avait considéré cette réfutation comme décisive. List avait eu peu de disciples. En France, par exemple, on ne peut guère citer qu'un Paul Cauwès (1843-1917). »

Avant de passer aux positions récentes des libéraux, soulignons le fait que nous avons omis délibérément, de cet exposé schématique de la pensée libre-échangiste, le problème des relations avec les colonies. C'est un problème qui déborde du cadre de notre analyse, même s'il est très passionnant et passionné. Passionné car, en fait, on est loin d'un consensus des historiens sur les positions réelles des libre-échangistes en la matière. Et le débat sur cette question, qui a été lancé par un article de Gallagher et Robinson en 1953 [19], est loin d'être clos en 1973 [20].

B. *Bref aperçu des positions récentes des libéraux sur les conséquences du libre-échange.*

Comme nous le notions au début de ce chapitre, il est très difficile de résumer les thèses en présence dans les théories des échanges internationaux sans les appauvrir considérablement, même si on se limite à la seule école « libérale ». Peut-être que la meilleure façon de l'entreprendre est de partir d'une position assez tranchée et de la résumer et de la nuancer progressivement. Et pour ce faire nous partirons de l'excellente synthèse réalisée par Barre dans son manuel d'économie politique [21] où il regroupe sous les trois points suivants les aspects positifs en matière économique [22] que présente, pour les libéraux, le libre-échange :

a) le libre-échange permet une répartition des productions selon la loi des coûts comparatifs et entraîne une spécialisation avantageuse pour tous ;
b) le libre-échange facilite le développement de la concurrence et entretient

18. G. Pirou : *Introduction à l'étude de l'Économie Politique*, Paris 1939, p. 271. Voir également à ce propos Ch. Gide et Ch. Rist : *Histoire des doctrines économiques*, op. cité, p. 333-336.
19. J. Gallagher et R. E. Robinson : « The Imperialism of Free Trade », *The Economic History Review*, vol. 6, nº 1, 1953, p. 1-15.
20. Voir notamment D. C. M. Platt : « Further Objections to an " Imperialism of Free Trade " 1830-1860 », *The Economic History Review*, vol. 26, nº 1, févr. 1973, p. 77-91. Le lecteur intéressé par ce problème trouvera dans cet article et dans l'ouvrage de B. Semmel, *The Rise of Free Trade Imperialism : Classical Political Economy, the Empire of Free Trade and Imperialism 1750-1850*, Cambridge 1970, des indications bibliographiques complémentaires.
21. R. Barre : *Économie Politique*, t. II, Paris 1956, p. 671-672. Cette synthèse de Barre résume bien le consensus en la matière. Voir notamment à ce propos : P. T. Ellsworth et J. C. Leith : *The International Economy*, Londres 1969, p. 63-78 ; G. Haberler : *The Theory of International Trade...*, op. cité, p. 221-226 ; C. P. Kindleberger : *International Economics*, 4e éd., Homewood 1968, p. 19-37 ; G. Marcy : *Économie internationale*, Paris 1965, p. 44-129 ; J. Weiller : « L'étude des échanges internationaux », et « Les relations économiques internationales (depuis la théorie générale) », op. cité. vol. I, p. 261-291, vol. II, 545-573.
22. Parmi les arguments non économiques, il y a évidemment la notion très importante que le libre-échange serait favorable à la paix internationale.

l'esprit d'innovation non seulement entre les producteurs nationaux, mais aussi entre les nations ;

c) le libre-échange permet un agrandissement du marché entraînant ainsi le développement de la production de masse et les avantages qui y sont attachés.

Pour résumer ces trois points, nous dirons que le libre-échange entraîne une accélération de la croissance économique et de l'innovation ; grâce notamment à une distribution spatiale plus efficace des productions sur le plan international.

Mais, dans l'optique qui nous intéresse ici, celle du développement économique, il convient encore de noter les apports de ce que Samuelson a appelé le théorème Ohlin-Hecksher et qui garde une large place dans les théories actuelles des échanges internationaux [23]. Rappelons que, selon ces auteurs, le commerce international tend à égaliser d'un pays à l'autre les rémunérations des facteurs de la production [24]. Ce qui entraîne une égalisation potentielle, sinon du développement industriel, du moins du niveau des revenus entre les différents pays. Pour Lerner et Samuelson le libre-échangisme conduit même sous certaines conditions, assez nombreuses il est vrai, à une égalisation complète des prix tant absolus que relatifs de tous les facteurs de la production, ce qui doit entraîner une égalisation du développement économique, laquelle égalisation est, comme le montre G. Caire [25], le « troisième volet du tryptique trop optimiste des tenants de l'industrialisation transmise par les échanges internationaux », les deux précédents étant « le développement entraîné » qui cherche à montrer surtout les effets d'entraînement produits par les échanges extérieurs et « la promotion commune des nations co-échangistes » qui découle du facteur précédent. D'ailleurs, selon les études de Tinbergen, Meade et Laursen, qui approfondirent le théorème de Lerner et Samuelson, le libre-échange peut constituer un substitut non partiel mais total au libre mouvement des travailleurs ou des autres facteurs de la production [26].

Ces récents développements de la théorie pure [27] du commerce international, dont nous ne pouvons pas ici rendre compte avec suffisamment de détails, ont

23. Pour un aperçu des théories récentes, voir notamment : J. Bhabwati : « Les tendances récentes de la théorie pure du commerce international », dans *Les minutes de la Conférence de Brissago, Cahiers de l'ISEA*, n° 11, nov. 1965, p. 11-50 ; J. S. Chipman : « A Survey of the Theory of International Trade » (en trois parties dans *Econometrica*), notamment partie 3 : « The Modern Theory », janv. 1966, p. 18-76 ; W. M. Corden : *Recent Developments in the Theory of International Trade*, Princeton 1965 ; G. Haberler : *A Survey of International Trade Theory*, Princeton 1961 ; C. P. Kindleberger : *International Economics*, op. cité ; M. Moret : *L'échange international*, op. cité ; R. A. Mundell : « The Pure Theory of International Trade », *American Economic Review*, vol. L, n° 1, mars 1960, p. 67-110 ; J. Weiller : « Les relations économiques internationales (depuis la théorie générale) », op. cité ; J. Weiller : *L'économie internationale depuis 1950*, Paris 1965.
24. G. Marcy : *Économie internationale*, op. cité, p. 104.
25. G. Caire : « Industrialisation et échanges extérieurs », *Tiers-Monde*, t. VIII, n° 31, juil.-sept. 1967, p. 535-566.
26. G. Haberler : *A Survey of International Trade Theory*, op. cité, p. 17.
27. Les théoriciens (surtout les anglo-saxons) ont coutume de distinguer la « théorie pure » du commerce international de la « théorie monétaire ». La théorie pure s'occupe principalement des causes et des résultats généraux des échanges internationaux, alors que le problème de la balance des payements et de son équilibre est au centre des préoccupations de la théorie monétaire du commerce international.

donc eu comme conséquence de nuancer très sérieusement un aspect fondamental de la théorie classique qui — dans le contexte de l'économie actuelle, caractérisée par de très fortes inégalités de développement — avait des résonnances fort négatives et pessimistes. En effet, une des hypothèses fondamentales de la théorie classique postule, comme nous l'avons vu, que « la nation est vouée à une spécialisation immuable, les avantages de la division du travail entraînant chaque pays dans la voie de la spécialisation, celle-ci une fois opérée doit être considérée comme définitive ou tout au moins la théorie n'envisage pas la possibilité de son changement. Elle ne peut d'ailleurs logiquement le faire. »[28] Or, tant que les inégalités de niveaux de développement étaient assez modérées [29], et surtout tant que l'écart entre le revenu par actif des secteurs industriels les plus avancés et celui des agriculteurs les moins productifs n'était pas aussi considérable qu'aujourd'hui [30], une telle cristallisation des structures n'impliquait pas forcément des aspects négatifs. Aussi peut-on se demander dans quelle mesure justement ces développements des théories classiques ne relèvent pas un peu du « wishful thinking » au détriment de l'analyse concrète de la réalité, et ce malgré la qualité et le sérieux des recherches. Bien entendu, les cas envisagés ici ne sont pas suffisants pour apporter une solution à ce problème, cependant ils peuvent contribuer à l'éclairer. Car il convient de tenir compte que l'expérience libre-échangiste de l'Europe s'est déroulée dans le contexte économique et technique de la seconde moitié du XIXe siècle. Il faut aussi noter que cette période comportait déjà deux des éléments importants qui caractérisent notre époque : à savoir des inégalités de niveaux de développement et des prix de transport assez bas pour permettre un important volume d'échanges internationaux.

Enfin, pour être un peu moins incomplet, il conviendrait de traiter ici de la théorie du « second best » développée d'abord par Meade [31] et qui occupe une place assez importante dans l'analyse contemporaine. En schématisant, on peut

28. M. Moret : *L'échange international*, op. cité, p. 41.
29. Nous avons vu dans les chapitres précédents et surtout dans le chapitre VII que l'écart entre le produit national par habitant du Royaume-Uni et de la *moyenne* du reste de l'Europe était de l'ordre de 2 à 1 vers 1860. Dans les premières phases de l'industrialisation, vers 1780-1800, quand la théorie classique commençait à prendre forme, cet écart devait être encore plus faible, probablement de l'ordre de 1 à 1,2 seulement. Aujourd'hui cet écart est de 1 à 6 si l'on considère les pays de l'Europe occidentale et de 1 à 50 pour l'ensemble du monde. Il est évident que ces comparaisons sont grossières, ne serait-ce qu'en raison des marges d'erreur des données. Notons qu'il s'agit de données corrigées pour les différences de pouvoir d'achat des monnaies, mais que ces corrections sont évidemment assez grossières. Toutefois, si grossières que soient ces données, elles permettent de décrire l'évolution intervenue dans ce domaine.
30. Ainsi, d'après les statistiques disponibles, on peut fixer aux environs de 1970 à moins de 0,1 dollar le salaire horaire d'un ouvrier masculin agricole dans les pays les moins développés du Tiers-Monde. Par contre, aux États-Unis, le salaire horaire (toujours pour l'ouvrier masculin) atteint et dépasse les 4 dollars dans beaucoup de secteurs industriels, soit un écart de 1 à 50 environ. *Sources* : Salaires agricoles : *Annuaire de la Production de la FAO 1972*, Rome 1973 ; États-Unis : *Statistical Abstract of the United States 1972*, Washington 1973. Cet écart concerne les salaires des ouvriers ; or cet écart serait encore plus important si l'on considérait les revenus moyens par actif des secteurs considérés, car les secteurs industriels évolués comptent une plus forte proportion de cadres hautement qualifiés que l'agriculture du Tiers-Monde.
31. J. E. Meade : *The Theory of International Economic Policy* (notamment vol. II : *Trade and Welfare*), Oxford 1955.

dire que cette théorie tend à démontrer que si le libre-échange intégral constitue, ou peut constituer, une situation optima, il n'en découle pas nécessairement que tout mouvement vers cette direction (vers le libre-échange intégral) conduit à une amélioration par rapport à la situation protectionniste précédente. Il peut même y avoir aggravation significative. C'est là un aspect important dans le cadre de la situation douanière de l'Europe continentale. Mais pénétrer plus loin dans les détails de l'analyse de ces problèmes nous entraînerait hors du cadre de la présente étude et dépasserait d'ailleurs les limites de notre compétence actuelle en matière de théorie du commerce international. Et si critiquable que puisse être dans beaucoup de ses aspects la théorie libérale, nous souscrivons quand même aux avantages que présente, dans de nombreux cas, la division du travail. C'est la raison pour laquelle nous renvoyons le lecteur intéressé par ces problèmes aux travaux des théoriciens et c'est aussi la raison pour laquelle nous laisserons aux théoriciens le soin de tirer les enseignements théoriques découlant de notre analyse qui se veut essentiellement empirique.

En définitive, dans les chapitres suivants, nous centrerons notre analyse des résultats de la politique libre-échangiste sur les trois aspects suivants qui résument les conséquences classiques escomptées par les partisans des théories libérales ou néo-libérales dans l'hypothèse d'une intensification des échanges :

a) accélération de la croissance économique ;
b) stimulation de l'innovation et de l'équipement ;
c) atténuation des disparités du développement et nivellement des disparités des prix des facteurs de la production.

Afin de réduire la répétition et étant donné les implications actuelles de ce problème, nous traiterons de l'atténuation des disparités du développement dans un chapitre séparé.

CHAPITRE X

Commerce et développement économique du Royaume-Uni

Il est extrêmement arbitraire de tenter d'isoler l'influence d'un seul facteur sur le processus très complexe que constitue la croissance économique. Et ce, même si ce facteur est aussi important que l'est le commerce extérieur dans le cas d'un pays tel que le Royaume-Uni. Mais, sans une telle approche, il est difficile, pour ne pas dire impossible, de progresser réellement dans l'analyse causale du développement économique, comme d'ailleurs dans celle de tout autre phénomène pour la plupart des disciplines.

Nous avons vu combien avait été forte la position économique du Royaume-Uni — qui a été la première puissance industrielle dominante — et nous avons vu aussi que 1846 a marqué le début de la véritable politique libre-échangiste de ce pays, première des grandes puissances à s'être engagée dans cette voie. C'est cette double antériorité qui fait inscrire ce pays en tête des quatre chapitres consacrés à l'analyse de l'influence des politiques commerciales sur le développement économique des pays européens. Comme nous l'avons déjà mentionné à plusieurs reprises, avec le cas du Royaume-Uni nous sommes en présence de ce que nous appelons aujourd'hui le monde développé ou, encore, le centre par opposition à la périphérie, qualificatif qui désigne également les pays sous-développés.

L'évolution des politiques douanières européennes nous incite tout naturellement à nous concentrer ici sur trois périodes distinctes. La première, qui va de 1846 à 1860, est celle d'un libre-échange presque unilatéral. La seconde, de 1860 à 1879, est celle d'un libre-échange largement partagé. Et, enfin, 1880-1914, est à nouveau une période d'un libre-échange unilatéral. Chacune de ces périodes fera l'objet d'une section distincte, dont celle consacrée à la période 1846-1860 (section B) examinera également l'évolution intervenue de 1800 à 1846 et dont celle consacrée à la période 1880-1914 (section D) comportera une analyse assez développée sur les relations entre la « grande dépression » et le commerce extérieur. Mais, avant d'aborder les problèmes spécifiques de cette étude, il nous a paru utile de s'arrêter un peu sur le rôle du commerce extérieur dans le développement économique du Royaume-Uni ou, plutôt, de l'Angleterre avant 1800. C'est l'objet de la première section de ce chapitre.

A. *Commerce extérieur et premières phases de la révolution industrielle en Angleterre.*

Dans une étude publiée récemment, nous nous sommes attaché à effectuer une analyse empirique du rôle du commerce extérieur dans les premières phases

de la révolution industrielle anglaise [1]. Au terme de cette analyse, qui porte sur la période 1700-1790 [2], il apparaît que le commerce extérieur n'a joué qu'un rôle marginal dans les débuts de l'industrialisation anglaise. La part du capital commercial dans les investissements industriels a probablement été assez faible et la demande occasionnée par la création et le renouvellement de la flotte anglaise, dont le développement a pourtant été rapide, n'a eu qu'une répercussion marginale. En effet, sur des bases assez fragmentaires il est vrai, nous avons pu estimer que la demande ainsi occasionnée (y compris même la marine de guerre) devait être inférieure à 0,5 % du produit national. Et cette incidence a été également très faible sur les secteurs moteurs de la révolution industrielle (quelque 1 % pour le textile et quelque 2 % pour la sidérurgie).

Au niveau très important des débouchés, le rôle des marchés extérieurs a été très réduit. Sur le plan de l'économie dans son ensemble, on peut conclure que la demande extérieure additionnelle n'a été responsable que de 5 à 9 % de l'accroissement de la demande totale [3]. Autrement dit, que le marché intérieur additionnel a absorbé de 91 à 95 % de la production additionnelle durant la période 1700-1710 à 1780-1790. Sur base des données globales, les proportions ne sont guère différentes : les exportations totales ont été responsables de quelque 4 à 8 % de la demande totale (et, par conséquent, la demande totale intérieure de 92 à 96 %). Même si l'on postule arbitrairement (et en exagérant délibérément) un « profit » supplémentaire de l'ordre d'un tiers du marché extérieur par rapport au marché national en raison de la théorie classique des gains résultant des avantages comparatifs, l'impact du commerce extérieur sur le plan macro-économique n'aurait été que de l'ordre de 5 à 11 % durant cette phase du début de la révolution industrielle.

Même si l'on descend au niveau des deux secteurs qui ont été les éléments moteurs de la révolution industrielle, l'image ne change guère. Nuls pour la sidérurgie de base, les marchés extérieurs n'ont eu qu'une influence assez faible pour l'industrie de transformation du fer. De 1700-1709 à 1780-1789, ces marchés n'ont absorbé que quelque 11 % de la production totale et les exportations additionnelles n'ont absorbé que quelque 18 % de la production additionnelle. Pour l'industrie textile, nous obtenons même une influence négative pour le secteur lainier : la production stagne quand les exportations s'accroissent rapi-

1. P. Bairoch : « Commerce international et genèse de la révolution industrielle anglaise », *Annales, Économies, Sociétés, Civilisations*, n° 2, mars-avril 1973, p. 541-571.
2. Nous avons considéré que, vers 1790, la révolution industrielle avait atteint en Angleterre le point de non retour. En effet, vers cette date, l'industrie de transformation anglaise consommait déjà quelque 15 kg de fonte par habitant et par an, niveau qui ne sera atteint par l'Europe continentale que vers 1870. L'industrie cotonnière consommait quelque 2 kg de coton brut par habitant, niveau qui ne sera atteint par l'Europe continentale que vers 1885. La population active agricole (malgré des importations de produits alimentaires très restreintes) ne représentait plus que quelque 36-42 % de la population active totale, niveau qui ne sera atteint par l'Europe continentale que dans le milieu du XXe siècle. Dans ce cas, il est vrai que le niveau de la consommation par habitant de produits agricoles était beaucoup plus faible pour l'Angleterre de 1790 que pour l'Europe continentale du milieu du XIXe siècle.
3. Donnée qui résulte du calcul suivant : en partant du taux d'exportation (rapport de la valeur des exportations à la valeur du produit intérieur) et des taux annuels de croissance du volume du produit intérieur et des exportations, on calcule l'accroissement de la production intérieure et celui des exportations en postulant que la croissance de ces deux variables a été uniforme à l'intérieur de la période considérée.

dement et la production progresse rapidement quand l'expansion de ces ventes se ralentit. Pour le secteur du coton, qui a joué un rôle capital dans la révolution industrielle, l'influence des marchés extérieurs a été encore plus faible que pour les articles manufacturés en fer. Entre 1760 et 1790, phase clé de la mécanisation, les exportations totales ont absorbé quelque 15-20 % de la production et les exportations additionnelles ont probablement absorbé quelque 10-15 % seulement de la production additionnelle. Dans tous ces cas il s'agit encore de taux biaisés volontairement vers le haut.

B. *1800-1860 : protectionnisme (1800-1846) et libre-échange unilatéral (1846-1860).*

On peut d'abord se poser une question, certes accessoire, mais importante : un des chevaux de bataille des partisans du libre-échange, de ceux de l'Anti-Corn Laws League, était que ce libre-échange entraînerait une baisse du coût de la vie en général, se traduisant par une hausse du niveau de vie pour les ouvriers

Tableau 55 : ***Quelques indicateurs de l'évolution du niveau de vie du Royaume-Uni.***

	1831-1835	1841-1845		1851-1855	
	Données	Données	Accroissement annuel %	Données	Accroissement annuel %
Produit national par habitant **(livres constantes de 1900)**	17,3	18,4	0,6	23,1	2,3
Salaires réels					
Construction Sud Angleterre (1451-1475 = 100)	72,4	72,6	0,1	78,0	0,7
Ensemble salaires industrie cotonnière (1900 = 100)	45,6	49,8	0,9	53,6	0,8
Ensemble salaires Grande-Bretagne * (1840 = 100)	95,9	102,1	0,4	114,9	1,1
Consommation par habitant **(en kg par an)**					
Thé	0,61	0,66	0,8	0,96	3,8
Sucre	8,12	7,79	— 0,4	13,67	5.8
Tabac	0,38	0,39	0,3	0,48	2,1

*** Données pour 1831, 1845 et 1855 respectivement.**

Sources : **Produit national : d'après P. Deane : « New Estimates of Gross National Product for the United Kingdom 1830-1914 », *The Review Income and Wealth*, série 14, nº 2, juin 1968, p. 95-112. Salaires réels, construction : E. H. P. Brown et S. V. Hopkins : « Seven Centuries of the Prices of Consumables compared with Builder's Wage Rates », *Economica*, vol. XXIII, nº 92, nov. 1956, p. 296-314. Industrie cotonnière, indice des salaires : G. H. Wood : « The Statistics of Wages in the Nineteenth Century : the Cotton Industry », *Journal of the Royal Statistical Society*, vol. 73, juin 1910, p. 598-599. Indice des prix : prix implicite déduit du calcul du produit national britannique de P. Deane : « New Estimates of Gross National Product for the United Kingdom 1830-1914 », op. cité. Ensemble salaires Grande-Bretagne : Salaires : P. Deane et W. A. Cole : *British Economic Growth 1688-1959*, Cambridge 1967, p. 23. Indice des prix : voir plus haut. Consommation par habitant : d'après B. R. Mitchell et P. Deane : *Abstract of British Historical Statistics*, Cambridge 1962, p. 356.**

en particulier. Ce résultat a-t-il été atteint ? Pour cette question la date charnière est évidemment 1846. Déjà, dans sa première étude sur les salaires au Royaume-Uni, Bowley [4] concluait que la période 1852-1870 était celle où les salaires réels s'étaient accrus le plus rapidement pour la période s'étendant de 1790 à 1914. Les données reprises dans le tableau 55 nous permettent en tout cas de déceler formellement une nette accélération de l'augmentation du niveau de vie après 1846. En effet, tant la donnée directe (PNB par habitant) que les données indirectes (consommation par habitant) indiquent un rythme de croissance quatre à cinq fois plus rapide de 1841-1845 à 1851-1855 que de 1831-1835 à 1841-1845. En ce qui concerne les revenus des classes ouvrières, l'évolution apparaît comme ayant été moins favorable. Cependant, il est à peu près certain que les salaires réels se sont accrus plus rapidement après l'abrogation des Corn Laws qu'avant. Mais il convient de noter, et ceci est important, que tant l'accélération de l'augmentation du niveau de vie en général que celle des salaires réels n'ont pas résulté essentiellement d'une baisse des prix, mais ont été surtout la conséquence d'une croissance plus rapide de l'économie. En effet, le niveau général des prix a même évolué plus favorablement de 1831-1835 à 1841-1845 que de 1841-1845 à 1851-1855. Dans la première période il y a eu une baisse des prix de l'ordre de 0,3 à 0,5 %, alors que dans la seconde période on a assisté à une légère hausse des prix. Même si le prix du blé a subi une baisse après 1846, celle-ci a été assez faible et, en tout cas, nettement plus faible que celle qui avait été attendue [5]. Donc, dans ce domaine très important, l'abrogation des Corn Laws et la libéralisation des échanges ont très certainement atteint leur but au Royaume-Uni, même si celles-ci ne se sont pas traduites par une baisse des prix des céréales. Et, par là même, ce résultat implique déjà une évolution favorable de l'économie britannique dans son ensemble.

L'analyse des données annuelles sur l'évolution du volume des exportations et du produit national brut fait apparaître que la profonde modification de la politique douanière a non seulement entraîné une accélération de la croissance du commerce extérieur, mais a également entraîné celle du produit national brut. L'accélération de la croissance de ces deux importantes variables ressort d'ailleurs clairement des tableaux 56 et 57.

B.1. *Le commerce extérieur.*

Avant de passer aux conséquences économiques de la libéralisation des échanges, arrêtons-nous un peu sur l'évolution du commerce extérieur.

Déjà très rapide durant les 10-15 années précédant 1846, le rythme de l'expansion du volume des exportations s'accélère encore après cette date. De 1843-1847 à 1857-1861, les exportations britanniques s'accroissent à un taux moyen annuel légèrement supérieur à 6 % (voir le tableau 56). Il convient d'insister sur le fait qu'il s'agit là du taux le plus élevé jamais atteint pour une période de cette durée dans toute l'histoire économique britannique (ou, en tout cas, de 1697 à nos jours). Signalons que le taux que nous citons ici n'est pas le plus

4. A. L. Bowley : *Wages in the UK in the Nineteenth Century*. Cambridge 1900.
5. S. Fairlie : « The Corn Laws and British Wheat Production 1829-1876 », *The Economic History Review*, vol. 32, n° 1, avr. 1969, p. 88-116.

élevé pour cette période en raison des dates imposées par les phases douanières. En effet, si nous avions retenu l'évolution de 1846-1848 à 1858-1860, le taux annuel de croissance du volume des exportations aurait été de 7,3 %. Notons cependant que, dans d'autres pays européens, on retrouve au XIXe siècle des périodes à taux de croissance du volume des exportations voisins, voire un peu supérieurs. C'est le cas notamment de la France de 1850 à 1875, de l'Allemagne de 1898 à 1913, de la Suède de 1862 à 1874, et de la Belgique de 1847 à 1864.

Tableau 56 : ***Évolution du commerce extérieur (commerce spécial) britannique en fonction des périodes douanières.***

	Commerce extérieur en valeurs courantes				Taux annuel de croissance du volume des exportations	Termes des échanges nets (1880- = 100)
			Balance commerciale			
	Exportations	Importations	en valeur	en % des importations		
1800-1804	39,9	47,3	— 7,4	— 15,6	—	196,9
1830-1834	38,7	51,9	— 13,2	— 25,4	3,1 %	132,8
1843-1847	57,5	78,3	— 20,8	— 26,6	5,0 %	115,3
1857-1861	126,0	164,8	— 38,8	— 23,5	6,1 %	95,3
1877-1881	208,1	328,9	— 120,8	— 36,7	3,1 %	99,9
1909-1913	455,0	595,5	— 140,5	— 23,6	2,7 %	111,7

Sources : **D'après A. H. Imlah :** ***Economic Elements in the « Pax Britannica » : Studies in British Foreign Trade in the 19th Century,*** **Cambridge (Mass.) 1958, p. 94-98.**

En termes d'expansion par habitant le caractère extrêmement favorable de cette période ressort encore plus nettement. Ci-dessous, voici l'évolution du taux annuel de croissance du volume des exportations par habitant :

1800-1804 à 1830-1834		1,8 %
1830-1834 à 1843-1847		4,0 %
1843-1847 à 1857-1861		5,9 %
1857-1861 à 1877-1881		2,2 %
1877-1881 à 1909-1913		1,8 %

Cette expansion très rapide des échanges se fait surtout avec les pays d'outre-mer, les pays européens n'ayant pas modifié leurs politiques commerciales. C'est le commerce avec les pays extra-européens et notamment avec l'Empire Britannique qui progresse le plus rapidement, la part relative de l'Europe dans les exportations de produits britanniques passant de 45,2 % pour 1842-1846 à 36,8 % pour 1856-1860 [6]. Signalons que la très rapide expansion des ventes à l'Australie, consécutive à la découverte de gisements aurifères, est responsable en grande partie de cette évolution. En effet, les exportations à destination de ce pays passent de 2,1 % du total des exportations britanniques pour 1842-1846 à 8,6 % pour 1856-1860. La très forte augmentation de la demande

6. W. Schlote : ***Entwicklung und Struckturwandlungen des englischen Aussenhandels von 1700 bis zur Gegenwart,*** **Jena 1938, p. 162-163.**

australienne étant à mettre en rapport avec le développement très rapide du marché intérieur de ce pays, notamment après la découverte de l'or en 1851 [7].

Sur le plan des produits, cette rapide croissance des exportations britanniques reste assez bien dans le cadre des résultats escomptés par les libre-échangistes et notamment par le groupe de pression des industriels du textile de coton. Le taux d'exportations de la production du secteur de l'industrie cotonnière — qui stagnait depuis les années 1820 — progresse extrêmement vite après 1846 [8]. Progression d'autant plus remarquable qu'elle s'effectue dans une phase où la croissance de la production de ce secteur reste encore élevée. Pour les autres secteurs, l'évolution se présente en des termes voisins. Le secteur lainier accroît son taux d'exportations de 30 % entre 1840-1844 et 1855-1859, l'industrie métallique de près de 40 % [9], pour le coton il s'agit d'environ 25 % durant la même période, mais les taux d'exportations de ce secteur sont plus élevés. D'ailleurs, c'est durant cette période qui suivit l'introduction du libre-échange que la contribution des marchés extérieurs à la croissance de l'économie britannique a été la plus importante de tout le XIXe siècle et même de toute l'histoire du Royaume-Uni. Durant la période de 1843-1847 à 1857-1861, les quantités additionnelles d'exportations de produits britanniques ont représenté environ 31 % des quantités additionnelles du produit national brut total [10]. Or, il s'agit seulement de 10 % pour la période 1800-1830 ; d'environ 20 % de 1830-1834 à 1843-1847 ; de 25 % de 1857-1861 à 1877-1881 et de 23 % de 1877-1881 à 1909-1913. Rappelons que, durant les premières phases de la révolution industrielle (*grosso modo* 1700-1710 à 1780-1790), il s'agissait de 5-9 % seulement).

B.2. *La croissance économique et la formation du capital.*

Sur le plan de l'économie intérieure en général, la période libérale est, sans conteste, marquée par une évolution positive (voir le tableau 57). Le taux de croissance du volume du PNB total passe de 2,1 à 2,4 %, ce qui, compte tenu du très net ralentissement démographique (dû largement à la grande vague d'émigration irlandaise consécutive à la famine de 1846), conduit à une très forte accélération de la croissance du PNB par habitant ; celui-ci double, passant de 1,1 à 2,2 %, taux très probablement jamais réalisé auparavant (durant le XVIIIe siècle, le taux maximum était de l'ordre de 1 %).

7. De 1850 à 1860, la population australienne passe de 405 000 à 1 146 000 habitants, soit un taux annuel de croissance de l'ordre de 11 %, le plus rapide enregistré par année des pays de peuplement européen pour une telle période et à partir d'un tel niveau de population.
8. Voici l'évolution des taux d'exportations (exportations en pourcentages de la production) du secteur de l'industrie cotonnière :

1819-1821	52,8	1844-1846	55,4
1824-1826	51,1	1849-1851	60,8
1829-1831	56,4	1854-1856	61,4
1834-1836	50,4	1859-1861	63,8
1839-1841	49,8	1864-1866	64,0

Sources : P. Deane et W. A. Cole : *British Economic Growth 1688-1959*, op. cité, p. 187.
9. P. Deane et W. A. Cole : *British Economic Growth 1688-1959*, op. cité, p. 196 et 225.
10. Voir la section A de ce chapitre pour la signification de ces calculs. Voir également le tableau 61 pour les données similaires calculées sur base des données en valeur, et le texte accompagnant ce tableau pour la méthodologie.

Tableau 57 : *Taux annuels de croissance du produit national brut et de la population du Royaume-Uni (pourcentages).*

	PNB (volume)		Population	PNB (par habitant)	
	Série Deane	Série Feinstein		Série Deane	Série Feinstein
1800-1804 à 1830-1834	2,6 *	—	1,3	1,3	—
1830-1834 à 1843-1847	2,1	—	1,0	1,1	—
1843-1847 à 1857-1861	2,4	—	0,2	2,2	—
1857-1861 à 1877-1881	2,3	2,0	0,9	1,4	1,0
1877-1881 à 1909-1913	1,9	1,9	0,9	1,0	1,0

* 1801-1831.

Sources : Exportations : d'après A. H. Imlah : *Economic Elements in the « Pax Britannica ». Studies in British Foreign Trade in the 19th Century*, op. cité, p. 106-107.
Produit national : Série Deane 1800-1830 : d'après P. Deane et W. A. Cole : *British Economic Growth 1688-1959*, op. cité, p. 282. Les données de Deane et Cole concernent la Grande-Bretagne uniquement, le taux de croissance a été ramené par nous de 2,7 à 2,6 % afin de tenir compte de l'Irlande.
1830-1913 : d'après P. Deane : « New Estimates of Gross National Product for the United Kingdom 1830-1914 », op. cité, p. 104-107. Série Feinstein : d'après C. H. Feinstein : *National Income Expenditure and output of the United Kingdom 1855-1965*, op. cité, p. T 18 (nous avons adopté la série dite « compromise estimate » qui est la moyenne de l'optique de production et de revenu).
Population : d'après B. R. Mitchell et P. Deane : *Abstract of British Historical Statistics*, op. cité, p. 8-10.

Il est évidemment dommage de ne pas disposer encore de données très sûres sur la Grande-Bretagne proprement dite, l'évolution divergente, surtout en matière démographique, de l'Irlande et son niveau très inférieur de développement introduisant des biais assez importants, mais non suffisants (d'après les estimations très provisoires disponibles) pour modifier le sens de l'évolution. Ainsi, pour la Grande-Bretagne seule, l'évolution probable du taux de croissance du volume du produit national par habitant serait à peu près la suivante (sur base des données de Deane) :

1800-1804 à 1843-1847	1,2 à 1,3 %
1843-1847 à 1857-1861	1,4 à 1,5 %
1857-1861 à 1877-1881	1,6 à 1,7 %
1877-1881 à 1909-1913	0,9 à 1,0 %

D'après les nouvelles estimations de Feinstein [11] notons que, pour la période 1857-1913, les différences entre le Royaume-Uni et la Grande-Bretagne sont extrêmement faibles en terme de croissance du volume du produit national. En ce qui concerne la croissance globale, celle-ci serait un peu plus forte pour la Grande-Bretagne (2,0 % par an contre 1,8 %) ; par contre, pour la croissance par habitant, les données pour le Royaume-Uni — vu la très forte baisse de la population irlandaise — seraient plus favorables (0,9 % contre 0,8 %).

L'accélération de la croissance économique durant cette première phase libé-

11. C. H. Feinstein : *National Income Expenditure and output of the United Kingdom 1855-1965*, Cambridge 1972, p. 212-214.

rale s'accompagne d'une très rapide progression de la formation brute du capital, cette dernière étant évidemment à la fois cause et conséquence de l'accélération de la croissance. Alors que, de 1835 à 1845, celle-ci a fluctué autour des 29 millions de livres (de 1900) — soit quelque 5 % du PNB — elle dépassait les 50 millions en 1861, soit 6,4 % du PNB [12]. Plus spectaculaire encore est la progression des investissements à l'étranger. Le solde net des investissements à l'étranger — qui, jusqu'en 1849, fluctuait autour des 5 millions de livres (3,3 millions en moyenne de 1830 à 1846, toujours en livres de 1900) — a atteint 39,7 millions de livres en moyenne annuellement de 1856 à 1860. C'est là le véritable début, et début spectaculaire, des mouvements internationaux de capital. Quarante millions de livres aux prix de 1900, cela signifie *grosso modo* 1,1 milliard de dollars de 1970, ou, ce qui est plus significatif, 5,5 % du produit national brut du Royaume-Uni de l'époque. A titre de comparaison, relevons que le solde net des transferts de capitaux privés à long terme à l'étranger des États-Unis n'a jamais dépassé jusqu'ici le 1 % du produit national brut (tout en étant parfois proche de ce taux). D'ailleurs, comme nous le verrons plus loin, pour la période 1906-1913 les transferts nets de capitaux britanniques à l'étranger représentaient 9 % du PNB.

La progression rapide de la formation intérieure de capital traduit évidemment la poursuite et l'intensification de l'industrialisation de l'économie britannique ainsi que le rapide développement d'un réseau moderne de communications : chemins de fer et bateaux à vapeur. A propos de l'industrialisation, notons que, malgré l'augmentation des importations de produits alimentaires, l'emploi agricole ne régresse pas en termes absolus (au contraire) et que la régression en termes relatifs est assez modérée. Une telle évolution s'explique par la rapide hausse du niveau de vie mise en relief précédemment. Mais l'industrie se mécanise et s'équipe ; et le réseau des chemins de fer — qui ne comptait pas encore 4 000 km en 1845 — en compte 17 500 en 1861, soit 46 % de la longueur maxima exploitée atteinte en 1921.

Il n'y a pas de doute que, parmi les causes de cette rapide expansion de l'économie britannique, il faut attribuer une place primordiale aux marchés extérieurs et, par là, assez directement à la modification de la politique douanière. Sur le plan macro-économique, nous avons vu que les exportations additionnelles de la période 1843-1847 à 1857-1861 ont représenté quelque 31 % du produit national brut additionnel. Et l'impact est encore plus fort au niveau des secteurs moteurs. Pour l'industrie textile cotonnière, les exportations additionnelles entre 1844-1846 et 1859-1861 ont représenté 69 % de la production additionnelle et 63 % pour l'industrie du fer ; même pour l'industrie lainière, il s'agit de 58 % [13].

Il est intéressant de signaler que cette évolution très favorable du commerce extérieur — qui, comme nous l'avons vu, est très largement responsable de l'évolution économique favorable de l'ensemble de l'économie — a été néanmoins concomitante avec une détérioration assez sérieuse des termes des échanges nets britanniques. Sur la base de 1880 = 100, les termes des échanges passent

12. Pour cette période, sur base des séries de P. Deane : « New Estimates of Gross National Product for the United Kingdom 1830-1914 », op. cité, p. 106-107.
13. Ces taux par secteurs sont calculés sur base des chiffres fournis par l'étude de P. Deane et W. A. Cole (*British Economic Growth 1688-1959*, op. cité) suivant les procédés exposés précédemment.

de 115,3 pour 1843-1847 à 95,3 pour 1857-1861. D'ailleurs c'est en 1857 que la situation dans ce domaine est la plus défavorable de tout le XIXe siècle [14]. Ce qui prouve, si besoin est, que la détérioration des termes des échanges n'est pas en soi un indicateur d'une évolution défavorable, car comme les théoriciens l'ont toujours fait remarquer, un accroissement rapide de la productivité du pays exportateur peut conduire à un abaissement des prix d'exportations sans que pour autant il y ait nécessairement réduction de la rémunération des facteurs locaux de la production. Bref, au niveau d'un pays comme au niveau d'une entreprise individuelle, une baisse des prix de vente *résultant d'une productivité accrue* est évidemment une évolution favorable et d'ailleurs généralement recherchée.

C. *1860-1879 : libre-échange largement partagé.*

Avec cette seconde période nous sommes en présence de la phase la plus intéressante, car elle est la seule période à caractère libre-échangiste qu'ait connue l'Europe (si l'on excepte le troisième quart du XXe siècle). Et, d'autre part, il s'agit presque de l'instauration d'une zone de libre-échange entre un pays développé et un grand nombre de petits pays qui l'étaient beaucoup moins.

C.1. *Le commerce extérieur.*

Voyons d'abord brièvement les échanges extérieurs. On assiste à une très forte chute de l'expansion des ventes britanniques, puisque le taux annuel de croissance du volume total des exportations tombe de 6,1 % à environ 3,1 % par an (voir le tableau 56) et qu'en termes de volume par habitant on passe de 5,9 à 2,2 %. Donc, a priori, l'adoption du libre-échange par la plupart des pays d'Europe continentale ne semble pas avoir été suffisante pour donner une forte impulsion aux exportations britanniques. Mais il convient de faire deux remarques. La première concerne le fait que le ralentissement du taux d'expansion du volume des ventes commence déjà un peu avant 1860. La seconde remarque est la constatation que l'essoufflement des exportations résulte surtout des ventes destinées à des marchés extra-européens. En effet, le marché le plus dynamique n'est plus l'outre-mer et notamment l'Empire Britannique, mais l'Europe. Nous aurons l'occasion de revenir sur les causes du ralentissement des exportations britanniques vers le Tiers-Monde dans la section suivante.

Ainsi, alors que de 1839-1841 à 1859-1861 la valeur des exportations à destination des pays extra-européens s'était accrue de 4,9 % par an et celle des exportations vers l'Europe de 4,5 %, pour la période 1859-1861 à 1879-1881, il s'agit respectivement de 2,4 à 2,7 %. Notons cependant que les ventes à l'Europe n'ont pas progressé en termes de volume plus rapidement durant cette période de libre-échange des pays d'Europe continentale que durant la période précédente. Si l'on postule que l'évolution des prix d'exportations a été la même pour les exportations à destination de l'Europe que celle pour l'ensemble des

14. Sur base des données de A. H. Imlah : *Economic Elements in the Pax Britannica...*, op. cité, p. 94-98.

exportations, on obtient une croissance du volume des ventes britanniques à l'Europe de 5,3 % par an de 1839-1841 à 1859-1861 et de 3,3 % seulement de 1859-1861 à 1879-1881. (Dans une hypothèse extrême, une évolution divergente des prix d'exportations pourrait réduire de moitié cet écart.)

Les exportations vers l'Europe sont surtout le fait d'articles manufacturés élaborés. Car si les articles manufacturés représentent une plus grande proportion des ventes destinées à l'Empire que celles destinées à l'Europe (90 % contre 75 % respectivement vers 1860), par contre les articles à forte valeur ajoutée prédominent dans les exportations destinées à l'Europe. Cette période a vu une forte expansion, notamment des ventes de biens d'équipement, lesquelles sont passées de moins de 4 millions de livres sterling avant 1860 à près de 10 millions vers 1880 (soit de 3 à 5 % des exportations totales). Mais il ne faut pas oublier que l'extrême libéralisation du tarif douanier britannique a aussi facilité les importations d'articles manufacturés en provenance d'Europe. Nous reviendrons sur cet aspect très important à la fin de ce chapitre.

Rappelons que les autres conséquences favorables escomptées par les partisans du libéralisme sont : l'accélération de la croissance économique, la stimulation de l'innovation, et une augmentation des investissements intérieurs. Voyons si ces conséquences se sont matérialisées dans le cas du Royaume-Uni. Cette période étant celle où les investissements à l'étranger sont déjà très importants, nous traiterons de ce problème dans la sous-section consacrée à la formation du capital.

C.2. *La croissance économique.*

Malgré la très forte chute du taux d'expansion du volume des exportations, on ne constate pas de modifications sensibles de la croissance de l'économie du Royaume-Uni en termes globaux. D'après les données de Deane, on passe d'un taux annuel de croissance du volume du produit national de 2,4 % pour la période de 1843-1847 à 1857-1861 à 2,3 % pour celle de 1857-1861 à 1877-1881. Et ce nonobstant le fait que les années finales de la seconde période (qui est celle qui nous intéresse ici) sont déjà celles du début de ce qu'on a coutume d'appeler la grande dépression [15]. Si au lieu de 1877-1881 comme point d'aboutissement on utilisait 1871-1875, on obtiendrait un taux annuel de croissance de 2,8 %, c'est-à-dire de 17 % supérieur à celui de la période précédente. On ne pourra que regretter ici l'absence de données avant 1855 pour les séries calculées par Feinstein ; ce qui ne nous permet pas de comparer cette période à celles qui l'ont précédée. Cependant, notons que, selon les séries de Feinstein, le taux de croissance du volume du produit brut pour la période 1857-1861 à 1877-1881 est de 2,0 % seulement (mais de 2,8 % de 1857-1861 à 1871-1875).

En termes de croissance par habitant, l'évolution est assez différente. En raison essentiellement du caractère exceptionnel de l'évolution démographique de la période précédente — qui, rappelons-le, était fortement influencée par la baisse de la population irlandaise — on se trouve placé devant une forte chute : 1,4 % au lieu de 2,2 % de croissance du produit national par habitant (séries

15. Nous consacrons l'essentiel de la section suivante au problème des rapports entre le protectionnisme des partenaires commerciaux du Royaume-Uni et la Grande Dépression.

de Deane). Est-on en droit de parler d'une évolution défavorable ? En définitive non, et cela pour deux raisons essentiellement. La première se rapporte au caractère exceptionnel de la période de la grande dépression. Si l'on exclut cette période, les années 1857-1861 à 1871-1875 sont celles où la croissance par habitant du produit national du Royaume-Uni a été la plus rapide de tout le XIXe siècle. La seconde raison tient au fait que si l'on se réfère aux données ayant trait à la seule Grande-Bretagne, il apparaît alors (voir plus haut) que la croissance par habitant des années 1857-1861 à 1877-1881 a même été la plus favorable de tout le XIXe siècle. Certes, ces estimations pour la seule Grande-Bretagne comportent une marge d'erreur plus forte, mais elles n'en permettent pas moins d'affirmer que, pour cette région, la croissance a certainement été favorable durant la période qui nous intéresse ici.

Il est important de signaler ici que cette croissance favorable a été réalisée malgré une régression du secteur agricole. Sur base des séries de Feinstein, la production agricole totale recule de 0,23 % par an durant cette période [16]. Durant la période précédente, la production agricole s'était accrue d'environ 1,5 % par an.

Mais l'impact de ce ralentissement de la croissance agricole qui, comme nous le verrons par la suite, a joué un rôle primordial sur l'évolution économique des grands pays d'Europe continentale, a vu réduire son incidence en raison de l'importance relativement restreinte de ce secteur au Royaume-Uni, déjà au début de la période étudiée ici. En effet, vers 1860, l'agriculture ne fournissait que quelque 22 % du produit national du Royaume-Uni et la population active y étant employée ne représentait que 26 % du total, alors que, pour l'Europe continentale, le taux correspondant était de l'ordre de 65 %. De ce fait, et malgré la diminution du rythme d'expansion des exportations, il apparaît comme probable qu'on n'a pas assisté à une forte baisse du rythme d'expansion de la production industrielle totale. Mais les données sûres font malheureusement défaut. Les séries de Feinstein ne remontent qu'à 1855 et, d'après elles, la production de l'industrie manufacturière s'est accrue de 2,2 % par an de 1857-1861 à 1877-1881, pour l'ensemble de l'industrie (y compris mines et construction) il s'agit même de 2,4 % par an. L'indice de la production industrielle élaborée par Hoffmann [17] permet de remonter plus loin, mais il y a de fortes probabilités qu'il comporte un biais défavorable à la période que nous étudions, car il est trop axé sur les facteurs de base. Selon cet indice, la production industrielle (y compris les mines) s'est accrue de 2,3 % par an de 1857-1861 à 1877-1881, contre 3,4 % durant la période précédente (1843-1847 à 1857-1861). Par contre, les estimations de Deane et Cole [18] sur le produit industriel semblent indiquer plutôt un statu quo en ce domaine. Une conclusion similaire peut être tirée des chiffres de Deane sur le produit national, puisque,

16. Notons cependant que ce taux est influencé par la très mauvaise récolte de 1879 ; si l'on se base sur l'évolution 1855-1863 à 1875-1883 la baisse est de 0,07 %.
17. W. G. Hoffmann : *British Industry 1700-1850*, Oxford 1955 (annexe).
18. P. Deane et W. A. Cole : *British Economic Growth 1688-1959*, op. cité, p. 170. Voici d'après ces auteurs le taux de croissance du volume du produit industriel :

1821-1831 à 1851-1861	2,3 %
1831-1841 à 1861-1871	3,0 %
1841-1851 à 1871-1881	2,7 %
1851-1861 à 1881-1892	3,5 %

malgré le ralentissement du rythme de croissance de l'agriculture, le taux de croissance de l'ensemble de l'économie ne subit pas de modifications importantes (voir le tableau 57).

C.3. *La formation intérieure du capital et les exportations de capitaux.*

La formation brute du capital continue même à accélérer sa progression amorcée dans la période précédente. Du sommet de 53 millions de livres sterling (livres de 1900) atteint en 1861 [19] on passe à un nouveau sommet de 122 millions en 1876, soit un passage de 5,6 à 9,5 % du PNB (aux coûts des facteurs). Cette progression est d'autant plus remarquable qu'il faudra attendre les années 1898-1902 pour atteindre à nouveau un pareil taux de formation de capital, après la régression qui marqua, comme nous le verrons, les années 1879-1894. Globalement, de 1857-1861 à 1877-1881, le volume de la formation brute de capital s'accroît à raison de 4,6 % par an (5,5 % par an de 1857-1861 à 1875-1879). Croissance d'autant plus significative que, contrairement à ce qui se passait en Europe continentale à la même période, au Royaume-Uni les investissements dans les chemins de fer sont, en termes relatifs, plus faibles dans la période 1860-1879 que dans celle de 1846-1859 [20]. En fait, le taux de croissance de la formation brute de capital pour les usines et machines est à peu près le même que celui de l'ensemble des investissements : 4,1 % par an de 1857-1861 à 1871-1881 et 5,3 % de 1857-1861 à 1875-1879.

L'évolution apparaîtrait comme étant encore plus favorable pour la formation nette de capital. Notons que c'est l'absence de séries annuelles avant 1856 qui justifie le conditionnel. En tout cas, les séries disponibles sur la formation nette de capital à prix constants [21] marquent un net renversement de la tendance vers 1860-1862. On passe d'une formation nette négative de 6 millions de livres par an en moyenne de 1856 à 1860 à un montant positif de l'ordre de 43 millions par an de 1877 à 1881 (53 millions de 1875 à 1879). Pour les usines, machines et équipements de transport, les chiffres sont respectivement de — 6 millions et de + 12 millions de livres (il s'agit de livres en prix de 1900).

Le Royaume-Uni étant, comme nous l'avons vu, au XIXe siècle le principal pays (et de loin) investissant à l'étranger, il convient de jeter un bref coup d'œil sur l'évolution enregistrée en ce domaine et d'examiner les relations de ce phénomène avec le commerce extérieur. Notons d'abord l'importance relative des investissements à l'étranger, lesquels pendant un certain nombre d'années ont même dépassé les investissements locaux ; cela a été notamment le cas de 1886 à 1890 et de 1907 à 1914 (pour la période 1830-1914). D'ailleurs il y a généralement eu corrélation inverse entre les deux séries : quand la formation locale de capital était élevée, les investissements à l'étranger étaient faibles,

19. A partir de là nous utilisons les données de Feinstein au lieu de celles de Deane. Notons que les écarts entre les deux séries sont assez faibles en ce qui concerne la formation de capital, notamment pour ce qui a trait aux grandes tendances ; car toutes deux sont basées sur les calculs de Imlah.
20. Pour ce qui a trait au problème des chemins de fer, voir l'étude exhaustive de G. R. Hawke (*Railways and the Economic Growth in England and Wales 1840-1870*, Oxford 1970) ; cet auteur utilise évidemment pour ce problème la méthodologie de la New Economic History School.
21. C. H. Feinstein : *National Income Expenditure and output of the United Kingdom 1855-1965*, op. cité, p. T 108.

et vice-versa. Durant la période 1830-1914 on note six périodes de forts taux d'investissements nets à l'étranger : 1832-1836 ; 1843-1846 ; 1857-1860 ; 1865-1874 ; 1884-1891, et, surtout, 1906-1913 période pendant laquelle ces investissements représentent près de 9 % du PNB [22]. Il est difficile de voir dans ces dates une corrélation probante avec les phases des politiques douanières de l'Europe, mais il est vrai que la part des investissements à l'étranger absorbée par l'Europe était très minoritaire, l'essentiel de ces investissements étant dirigé vers l'Amérique du Nord et l'Empire [23].

Par contre, la relation entre l'évolution des investissements à l'étranger et celle du commerce extérieur apparaît comme ayant été plus étroite. Ainsi les six périodes de fort flux d'investissements à l'étranger se trouvent être toutes, sauf une (celle de 1884-1891), des périodes de croissance favorable des exportations. De même, sur les quatre périodes de faible flux d'investissements à l'étranger, trois se placent durant des périodes où les exportations progressent lentement. D'ailleurs, le calcul du coefficient de corrélation linéaire pour la période 1830-1913 nous fournit un coefficient de 0,918 [24]. Certes, comme nous l'avons noté dans le chapitre V, cette corrélation (comme toute corrélation) n'implique pas nécessairement de relation causale. Dans la section suivante, nous reviendrons sur le problème des effets de ces exportations (que nous avons analysés sur le plan global dans le chapitre V), sur les exportations britanniques et sur son économie en général.

C.4. *L'innovation.*

La seule série quantitative qu'on peut réellement exploiter ici est celle des brevets ; et son homogénéité est réduite en raison des changements de législation en la matière (en 1852 et en 1884).

Alors que de 1839-1841 à 1849-1851 le nombre de brevets délivrés (« sealed ») progresse seulement de 1,4 % par an et de — 0,2 % par an entre 1853-1855 et 1858-60 (+ 0,9 % pour les demandes de brevets), de 1858-1860 à 1877-1879 le taux est de 2,9 % [25] (et 3,0 % pour les demandes). Après cela le rythme se ralentit fortement : 2,0 % de 1886-1888 à 1911-1913 (1,5 % pour les demandes).

Le caractère favorable de cette période peut d'ailleurs se vérifier à contrario par la vaste littérature parue après 1885-1890 et consacrée à la recherche des causes de la perte (à partir des années 1870-1880) de la suprématie britannique dans le domaine des techniques [26]. Cette évolution peut également être mise en relief d'une façon quantitative si l'on fait le compte des innovations techniques répertoriées, par exemple, dans la chronologie de l'*Histoire des Techniques* de

22. Analyse effectuée jusqu'à 1869 sur la base des données de A. H. Imlah : *Economic Elements in the Pax Britannica...*, op. cité, p. 70-75. Et, à partir de 1870, sur la base des données de Imlah revisées par C. H. Feinstein : *National Income Expenditure...*, op. cité, p. T 37.
23. Voir le chapitre V, section A.
24. En utilisant la série de P. Deane (« New Estimates..., op. cité, p. 106-107) pour le flux en volume des investissements à l'étranger, et la série de A. H. Imlah (*Economic Elements in the Pax Britannica...*, op. cité, p. 95-98) pour le volume des exportations (ramenées aux prix de 1900 comme c'est le cas de la série de Deane).
25. Taux calculés sur la base de séries homogènes.
26. Pour les contributions récentes sur ce problème, voir plus loin la note 51 de ce chapitre.

Derry et Williams [27]. De 1830 à 1859, sur 70 innovations ou inventions technologiques, 24 sont britanniques (ou 34 %) ; de 1860 à 1879, sur un total de 40, 11 sont britanniques (ou 28 %) ; et de 1880 à 1903, sur un total de 55, 13 sont britanniques (ou 24 %).

Ainsi, également ici, effets favorables de la période libre-échangiste. Il y a donc convergence, la période libre-échangiste a conduit dans le cas du Royaume-Uni à des effets assez favorables dans les trois domaines analysés ici. Certes, ces domaines sont interdépendants, comme le sont presque toutes les variables de l'activité économique. Ainsi, en général, une augmentation des taux de formation de capital entraîne une accélération de la croissance économique et une croissance économique plus rapide stimule généralement l'innovation. On peut cependant tout aussi bien prendre comme point de départ la variable innovation (+ innovation = + investissements = + croissance). Mais il n'en reste pas moins qu'une des variables doit au moins se modifier et c'est ce qui s'est produit. Enfin, il faut insister sur le fait que cette évolution relativement favorable de l'économie a été concomitante avec un fort ralentissement de l'expansion du commerce extérieur.

D. *1880-1914 : libre-échange unilatéral et problème de la Grande Dépression.*

Comme nous l'avons vu dans le chapitre III, consacré à l'histoire tarifaire du Royaume-Uni, cette période marque en quelque sorte un retour à une situation qui n'est pas sans rappeler celle qui a précédé 1846. En effet, dans les années 1880-1914, il existe un fort courant d'opinion — notamment parmi les industriels — qui estime que la politique douanière suivie par le gouvernement est préjudiciable à l'économie britannique et que la poursuite du libre-échange et d'un libre-échange très radical est un non-sens à un moment où la quasi-totalité des partenaires commerciaux retourne au protectionnisme. Dans cette opposition au libre-échange unilatéral il n'y a pas de doute que ce qu'on a appelé « the Great Depression » a joué un rôle important, même si, aujourd'hui, on peut considérer cette grande dépression — dans beaucoup de ses aspects — comme un mythe [28]. Il n'en reste pas moins qu'à l'époque on a été, dans l'ensemble, persuadé de sa réalité et que si les indicateurs plus sophistiqués dont on dispose aujourd'hui portent à reviser des points de vue extrêmes, ils ne mettent cependant pas en doute la réalité d'un sensible ralentissement de la croissance de l'économie britannique. Dans la présente section, nous allons nous pencher sur le problème de cette grande dépression et surtout sur celui des relations possibles entre le ralentissement de la croissance d'une part et le commerce extérieur et les modifications des politiques douanières sur le continent d'autre part. Mais, auparavant, nous allons passer rapidement en revue l'évolution générale de la période 1880-1914.

27. T. K. Derry et T. I. Williams : *A Short History of the Technology*, Oxford 1960, p. 740-749. Voir aussi, à ce propos, le tableau 46, chap. VI.
28. S. B. Saul : *The Myth of the Great Depression 1873-1896*, Londres 1969.

D.1. *Évolution générale de la période 1880-1914.*

Cette sous section sera brève, car les sections précédentes ont déjà plus qu'esquissé la physionomie de cette période. Voyons d'abord le commerce extérieur : de 1877-1881 à 1909-1913 le taux annuel de croissance du volume des exportations britanniques tombe à 2,7 %, c'est-à-dire le taux le plus faible, pour une période de cette durée, de tout le XIXe siècle (voir le tableau 56). La croissance économique subit également un ralentissement, mais beaucoup plus modéré et, surtout, moins certain (voir le tableau 57), car si, d'après les séries de Deane, on passe d'un taux annuel de croissance du produit national de 2,3 % à 1,9 %, d'après celles de Feinstein le ralentissement apparaît comme très modéré puisqu'on passe d'un peu moins de 2,0 % à 1,9 %, c'est-à-dire que l'on reste bien à l'intérieur des limites des marges d'erreur probables. La population ayant augmenté à un rythme voisin durant les deux périodes, les différences des taux par habitant ne diffèrent pas sensiblement de celles pour la croissance globale [29]. Si l'on utilise les données de Deane, la croissance du produit par habitant de la seule Grande-Bretagne est, durant cette période, la plus faible de tout le XIXe siècle. La série de Feinstein ramenée à la seule Grande-Bretagne ne diffère pas sensiblement de la série Royaume-Uni (le ralentissement est cependant un peu plus accusé, car la croissance de la période libérale est un peu plus rapide).

En outre, bien que nous y reviendrons plus largement, il convient de rappeler que pour la période qui nous intéresse ici, débutant par une phase conjoncturelle défavorable et s'achevant par une phase favorable, les taux de croissance pour l'ensemble de la période se trouvent biaisés vers le haut, de sorte qu'il est raisonnable de parler d'un certain ralentissement de la croissance économique. Par contre, le ralentissement est beaucoup plus accentué en ce qui concerne la formation intérieure de capital. Le taux de croissance du volume de la formation brute de capital passe de 4,6 % par an durant la période précédente à 1,0 % pour la présente période. Pour la formation brute pour les usines et les machines, il s'agit respectivement de 4,1 % et de 2,0 %. En ce qui concerne la formation nette de capital, signalons que celle-ci régresse en volume, passant de 43 à 36 millions de livres (livres de 1900) de 1877-1881 à 1909-1913 et ne progresse que faiblement pour les usines, machines et équipements de transport (de 12 à 15 millions de livres).

Par contre, comme nous l'avons vu, les investissements à l'étranger progressent très rapidement durant cette période. Nous avons vu également qu'en ce qui concerne l'innovation, les indices disponibles dégagent une nette tendance à la décélération pour la période nous intéressant ici. Nous aurons l'occasion de revenir un peu plus longuement sur ce problème dans le point D.2 ci-après. Donc, dans l'ensemble, cette période de libre-échange unilatéral se révèle avoir été assez négative pour l'économie britannique : faible croissance du commerce extérieur (le plus faible du XIXe siècle), évolution un peu moins négative pour la croissance économique, mais encore plus défavorable pour la formation intérieure de capital et l'innovation. A présent nous allons reprendre l'analyse de cette évolution négative en nous concentrant sur la grande dépression et en procédant à une analyse plus causale, notamment dans le domaine qui est le

29. Bien entendu, en termes relatifs l'écart pour les séries de Deane est plus important.

nôtre dans la présente étude, à savoir celui des relations entre le commerce extérieur et la croissance économique.

D.2. *La Grande Dépression, le commerce extérieur et le protectionnisme des partenaires commerciaux du Royaume-Uni.*

Notons d'abord le fait que, si l'on accepte les dates traditionnelles, le ralentissement de l'expansion économique — ce que les historiens anglais appellent la Grande Dépression [30] — a débuté avant la réintroduction généralisée des barrières en Europe continentale. En effet, la plupart des auteurs font remonter le début de cette dépression à 1873, année où commence une période de baisse de la valeur et aussi du volume des exportations britanniques. Baisse qui a plutôt le caractère d'un ajustement après une forte progression [31], mais qui néanmoins marque le début d'une période d'une vingtaine d'années caractérisée par un net ralentissement du rythme d'expansion du volume des exportations. Cependant si le rythme d'expansion des exportations s'infléchit indiscutablement en 1873, signalons qu'en ce qui concerne la croissance économique la date d'infléchissement serait plutôt 1875-1877 si l'on se base que sur les données récentes de Deane [32] et de Feinstein [33]. En effet, en 1873 le volume du PNB s'accroît encore de 2,3 %, en 1874 de 1,7 %, en 1875 de 2,5 %, et en 1876 et 1877 de 1,0 % [34]. Ce n'est qu'en 1878 que le taux descend au-dessous de 1,0 % (0,4 %), c'est-à-dire au-dessous du taux de croissance démographique moyen de cette période. Et ce n'est qu'en 1879 que l'on est placé devant une légère régression

30. Pour une première prise de contact avec ce problème voir dans l'excellente étude de P. Mathias (*The First Industrial Nation : An Economic History of Britain 1700-1914*, Londres 1969) la section intitulée « The Great Depression 1873-1896 » (p. 395-426). En langue française, dans laquelle pratiquement rien n'a été écrit à ce sujet, on peut depuis peu se référer au très bon et récent dossier de R. Marx : *Le déclin de l'économie britannique (1870-1929)*, Paris 1972.

Voici dans l'ordre chronologique de parution les principales publications sur ce problème controversé : G. D. H. Cole : *British Trade and Industry : Past and Future*, Londres 1922 (notamment les chap. IV à VI) ; H. L. Beales : « The Great Depression in Industry and Trade », *The Economic History Review*, vol. 5, 1934, nº 1 ; W. W. Rostow : *British Economy of the 19th Century : essays*, Oxford 1948 (reprend des articles publiés avant la guerre) ; K. Hutchinson : *The Decline and Fall of British Capitalism*, Londres 1951 ; A. E. Musson : « The Great Depression in Britain 1873-1896 : a Reappraisal », *Journal of Economic History*, juin 1959, vol. 19, nº 2, p. 199-228 ; T. W. Fletcher : « The Great Depression of English Agriculture 1873-1896 », *The Economic History Review*, vol. 13, 1961, nº 3 ; J. Saville : « Mr. Coppock on the Great Depression : A critical Note », *Manchester School of Economic and Social Studies*, vol. 31, nº 1, janv. 1963, p. 47-71 ; D. J. Coppock : « Mr Saville on the Great Depression : A Reply », *Manchester School of Economic and Social Studies*, vol. 31, 1963, nº 2, p. 171-184 ; D. J. Coppock : « British Industrial Growth during the Great Depression, 1873-1896 : a pessimist view », *The Economic History Review*, vol. 17, nº 2, déc. 1964, p. 389-396 ; C. H. Wilson : « Economy and Society in late Victorian Britain », *The Economic History Review*, vol. 18, 1965, nº 1, p. 183-198 ; S. B. Saul : *The Myth of the Great Depression...*, op. cité.

31. De 1861-1863 à 1872, le volume des exportations britanniques s'était accru de 5,9 % par an.
32. P. Deane : « New Estimates of Gross National Product..., op. cité.
33. C. H. Feinstein : *National Income Expenditure...*, op. cité.
34. D'après la série « Compromise estimate » de C. H. Feinstein : *National Income...*, op. cité, p. T 18, T 19.

du volume du PNB (— 0,4 %). En ce qui concerne la production de l'industrie manufacturière, le ralentissement se situe dès 1875, année où celle-ci régresse de 1,3 % ; mais les fortes baisses de la production industrielle se situent en 1878 (2,2 %) et surtout en 1879 (5,5 %). Par contre, pour l'agriculture on constate une stagnation de la production à partir de 1876-1877. Mais, à ce propos, il faut signaler la très forte baisse survenue en 1879, année où le niveau de la production agricole recule de 21 % par rapport à la moyenne des cinq années précédentes.

Cette baisse de la production agricole — qui est la plus forte enregistrée depuis au moins 1855 et probablement depuis 1845-1846 — mérite que l'on s'y arrête un peu. Car cette baisse, durant l'année 1879, d'ailleurs considérée souvent comme étant l'année de la plus mauvaise récolte du siècle [35], semble être très largement responsable de la crise industrielle de 1879. Crise qui est la plus sévère en terme de baisse de production de la période 1863-1891 [36]. En effet, c'est essentiellement à une baisse de la demande intérieure qu'est dû ce recul de la production industrielle, car le volume des exportations s'accroît en 1879 de 5,4 %. Signalons à ce propos que, durant les récessions de 1862 et de 1892, le volume des exportations avait régressé de 5,8 % et de 3,8 % respectivement. Avec la crise industrielle de 1879 on est probablement en présence de la dernière des crises économiques de type ancien au Royaume-Uni, c'est-à-dire causée par une diminution de la demande des ruraux. Mais c'est là une date très tardive pour le Royaume-Uni, car, vers 1879, non seulement la population active agricole était relativement très faible (environ 19 %), mais l'industrie avait une très forte fraction de ses débouchés à l'étranger, probablement quelque 40 % [37]. Cette digression sur cette « crise » se justifie dans la mesure où elle apporte un élément supplémentaire de confirmation au rôle que pouvait encore jouer l'agriculture dans une structure économique déjà si avancée. Car cette situation — où seulement 19 % de la population active sont engagés dans l'agriculture — n'a été atteinte que vers 1925 par la Belgique, qu'après 1930 par les États-Unis,

35. Sur cette mauvaise récolte, résultant des conditions atmosphériques très défavorables, voir notamment la récente histoire de l'agriculture britannique de cette période de C. S. Orwin et E. H. Whetham : *History of British Agriculture 1856-1914*, Londres 1964 (notamment p. 242-243). Voir également P. J. Perry (ed.) : *British Agriculture 1875-1914*, Londres 1973.

Sur le rôle de l'agriculture dans l'économie britannique, on pourra également se référer à l'étude de E. M. Ojala : *Agriculture and Economic Progress*, Oxford 1952 (notamment p. 54-68).

36. La baisse de la production de l'industrie manufacturière a été, comme nous l'avons vu, de 5,5 % en 1879 ; il faut remonter à 1862 pour trouver une baisse de même ampleur ou plus forte (— 5,8 %,) et ce n'est qu'en 1892 qu'on retrouve une telle récession (— 6,3 %).

37. Le premier recensement industriel n'a été effectué qu'en 1907, et pour la période qui nous intéresse on ne dispose pas d'estimations concernant le taux d'exportations de l'ensemble de l'industrie. Voici les estimations existantes pour quelques secteurs et pour la période nous intéressant :

textile de coton	74 %
textile de laine	33 %
industrie du fer	33 %

(*Sources :* P. Deane et W. A. Cole : *British Economic Growth...*, op. cité, p. 187, 196, 225). A. Maizels (*Industrial Growth and World Trade*, Cambridge 1965, p. 223) estime à 42 % le taux d'exportations de l'industrie britannique vers 1899.

aux alentours de la seconde guerre mondiale par les Pays-Bas et la Suisse, qu'après 1950 pour la Suède, vers 1960 par le Danemark et la Norvège, vers 1963 par la France et vers 1970 par l'Autriche [38].

Après cette digression sur cette crise de 1879, retournons aux rapports entre la date du début de la grande dépression et les changements de politiques douanières. Comme nous l'avons vu ci-dessus, on peut dater les débuts réels de la « grande dépression » à 1875-1877 et la fin de celle-ci peut être datée à 1895-1897.

Tableau 58 : *Comparaison des taux annuels de croissance de la période de la Grande Dépression avec ceux de la période précédente (pourcentages).*

	1857-1861 à 1873-1877		1873-1877 à 1893-1897	
	Valeur	Volume	Valeur	Volume
Production agricole	0,6	0,2	— 1,4	— 0,2
Revenu total des agriculteurs	0,6	—	— 1,4	—
Revenu par agriculteur	1,8	—	— 0,3	—
Production industrielle	—	2,8	—	1,8
Produit intérieur brut	3,2	2,1	1,2	1,8
Exportations	3,6	3,1	0,1	2,2

Sources : Exportations d'après A. H. Imlah : *Economic Elements...*, op. cité ; autres données d'après Feinstein : *National Income Expenditure...*, op. cité.

Or, la réintroduction de barrières douanières en Europe se situe plus tard : à partir de 1879. Ceci réduit sensiblement — sans l'exclure toutefois — l'argument selon lequel les modifications des politiques douanières européennes seraient le principal facteur responsable de cet infléchissement de la conjoncture économique britannique. Mais le prolongement de cette dépression jusqu'à 1895-1896 doit poser le problème de l'influence sur celle-ci de ces modifications de politiques douanières. Car il n'est pas exclu, a priori, que par hasard une crise de nature assez classique ait précédé une dépression de plus longue durée causée par d'autres facteurs et, dans ce cas, de facteurs liés au commerce extérieur.

La conclusion de Saul, au terme d'une analyse sectorielle [39], est que l'influence de ces modifications douanières sur la dépression a été assez mineure si l'on s'en tient aux effets directs, mais peut-être plus importante si l'on tient compte de la concurrence faite à la Grande-Bretagne dans les marchés neutres par les industries des autres pays qui s'étaient développées grâce à la protection douanière.

Cette conclusion nous semble un peu trop modérée, car il apparaît quand même, comme le souligne d'ailleurs Mathias [40], que l'élévation des barrières douanières en Europe continentale a été concomitante avec un sérieux ralentis-

38. P. Bairoch (sous la direction de) : *La population active et sa structure*, vol. I de *Statistiques internationales rétrospectives*, Bruxelles et New York 1968, et *Statistique de population active 1959-1970*, OCDE, Paris 1972.
39. S. B. Saul : *Studies in British Overseas Trade 1870-1914*, Liverpool 1960 (notamment le chap. VI « Tariff and Commercial Policy », p. 134-165).
40. P. Mathias : *The First Industrial Nation...*, op. cité, p. 399.

sement du taux d'expansion des ventes de la Grande-Bretagne à l'Europe. Ainsi de 1876-1880 à 1892-1896 — période durant laquelle le volume des exportations britanniques s'accroît à un taux annuel de 2,3 % seulement (c'est-à-dire nettement plus lentement que durant les décennies précédentes) — la part de l'Europe dans les exportations totales de produits britanniques tombe de 38,3 à 35,4 %. Parallèlement à ce ralentissement et probablement en raison de la persistance de la politique libérale britannique, les importations en provenance de l'Europe ont progressé rapidement : la part relative de ce continent dans le total des importations britanniques passa de 40,3 % pour 1876-1880 à 44,4 % pour 1892-1896 [41]. D'où accroissement sensible du déficit commercial qui passe de 375 à 516 millions de dollars annuellement, partiellement compensé il est vrai par les réexportations de produits coloniaux vers l'Europe qui s'élèvent à 188 millions de dollars annuellement pour 1892-1896. Mais d'où surtout modification très sensible de la balance commerciale d'échange d'articles manufacturés entre la Grande-Bretagne et l'Europe, comme on peut le constater dans le tableau 59.

Tableau 59 : *Commerce extérieur du Royaume-Uni avec l'Europe industrialisée* [a] *pour les articles manufacturés (moyennes annuelles en millions de livres courantes).*

	1854-1857	1877-1879	1898-1901	1909-1913
Importations	8,5	42,4	71,9	98,9
Exportations	20,3	41,2	42,4	65,8
Solde brut	+ 11,8	— 1,2	— 29,5	— 33,1
Solde corrigé pour prix des transports [b]	+ 14,6	+ 3,7	— 25,3	— 26,5

a. Allemagne, France, Pays-Bas, Belgique, Luxembourg, Suisse, Autriche-Hongrie et Italie.
b. Pour tenir compte des coûts de transport, les exportations exprimées en valeur f.a.b. ont été majorées arbitrairement par nous de 14 % pour 1854-1857, de 12 % pour 1877-1879 et de 10 % pour les deux dernières périodes.

Sources : d'après W. Schlote : *Entwicklung und Strukturwandlungen...*, op. cité, p. 91-92.

Sur la base des données de ce tableau nous constatons une forte détérioration de la balance commerciale des échanges d'articles manufacturés. Détérioration qui entraîne pour l'industrie britannique une perte de débouchés de quelque 29 millions de livres entre les années 1877-1879 et 1898-1901. Ces 29 millions concernent la période 1877-1879 à 1898-1901 ; ramenés à la période plus significative de la Grande Dépression proprement dite, c'est-à-dire 1873-1877 à 1893-1897, il s'agirait probablement de quelque 31-33 millions. Mais l'Europe industrialisée n'est pas la seule région où, du fait de l'élévation des droits de douane, on pourrait s'attendre à une modification de la balance commerciale des articles manufacturés. Il y a notamment les États-Unis qui ont renforcé leur tarif avant l'Europe ; et également le Canada, dont le tarif découlant de la politique dite « nationale » date de 1879 et dont l'objet était de promouvoir l'industrialisation

41. D'après les données de B. R. Mitchell et P. Deane : *Abstract of British Historical Statistics*, op. cité, p. 316 (Europe y compris l'Afrique du Nord).

par une substitution de la production locale aux importations [42]. Même l'Australie (surtout le Victoria) adopte dès 1864 une politique plus protectionniste destinée à promouvoir l'emploi des mineurs mis en chômage par l'épuisement progressif des mines d'or. Politique protectionniste qui se renforcera notamment en 1871 et 1877. Pour les États-Unis, la différence du solde des échanges d'articles manufacturés est de l'ordre de 11-13 millions de livres durant cette période. Pour l'ensemble des pays industrialisés (Europe et reste des pays s'industrialisant) on peut conclure à une perte directe de débouchés de l'ordre de 58-64 millions de livres. Ces 58-64 millions de livres devaient représenter quelque 8-10 % de la valeur de la production industrielle nette [43]. Si l'on adopte ces pourcentages très approximatifs, cela impliquerait que, durant la période 1873-1877 à 1893-1897, le taux annuel de croissance de la production industrielle aurait pu atteindre 2,2 % au lieu de 1,8 % réalisés, soit en terme de croissance par habitant 1,3 % au lieu de 0,8 %, ce qui constitue une différence très appréciable. Bien entendu ce calcul sommaire comporte une hypothèse de travail largement arbitraire, car il suppose qu'en l'absence de différences entre les politiques douanières du Royaume-Uni et de la plupart des pays de l'Europe continentale, le Royaume-Uni aurait, vers 1900, une situation en matière d'échange d'articles manufacturés semblable à celle qui était la sienne vers 1850.

Tableau 60 : *Évolution du commerce du Royaume-Uni avec le reste du monde séparé en deux groupes à caractère douanier dominant (moyennes annuelles en millions de livres courantes).*

	1873-1875	1893-1895	Variations (commerce en %, balance en millions de livres)
Régions à barrières douanières élevées [a]			
Exportations	153,2	125,3	— 18,2
Réexportations	52,0	53,3	+ 2,5
Exportations totales	205,2	178,6	— 13,0
Importations	151,6	318,9	+ 110,4
Balance commerciale	+ 43,6	— 140,3	— 183,9
Régions à barrières douanières très faibles [b]			
Exportations	85,1	95,8	+ 12,6
Réexportations	5,2	5,4	+ 3,8
Exportations totales	90,3	101,2	+ 12,1
Importations	116,3	92,9	— 20,1
Balance commerciale	— 26,0	+ 8,3	+ 34,3

a. Europe, États-Unis, Canada, Australie et Nouvelle Zélande.

b. Asie, Turquie (ajustée arbitrairement afin de tenir compte des modifications territoriales) et Moyen-Orient, Afrique, Amérique latine.

Sources : Calculé d'après les données de B. R. Mitchell et P. Deane : *Abstract of British...*, op. cité, p. 315-325.

42. Pour l'histoire tarifaire canadienne voir notamment O. J. McDiarmid : *Commercial Policy in the Canadian Economy*, Cambridge (Mass.) 1946.

43. Sur base du recensement industriel de 1907, la valeur nette de la production industrielle était de 712 millions de livres. La croissance de la production industrielle entre 1898-1901 et 1907 ayant été de l'ordre de 15 %, on peut donc retenir pour 1898-1901 un chiffre de l'ordre de 620 millions de livres. La valeur des exportations étant un agrégat plus large que celui de la production nette, nous l'avons diminuée de 8 % (pourcentage adopté par A. Maizels).

D'ailleurs l'influence des politiques douanières des autres pays sur les possibilités d'exportations du Royaume-Uni dans cette période ressort assez nettement du tableau 60 où nous avons réparti les exportations de ce pays en deux groupes de destination selon le caractère dominant des régimes douaniers. Cette évolution divergente des possibilités d'exportations et d'importations entraîne un bouleversement profond de la balance commerciale britannique qui devient fortement déficitaire dans ses échanges avec les pays industrialisés qui ont élevé leurs barrières douanières, alors que cette balance commerciale devient excédentaire dans les échanges du Royaume-Uni avec les pays à barrières douanières très faibles.

McCloskey [44] a effectué une estimation des pertes pour l'économie britannique résultant de l'industrialisation du reste du monde. D'après les résultats jugés préliminaires, ces pertes ne seraient que de l'ordre de 4 % du PNB vers 1913, ce qui, somme toute, n'est pas très éloigné du taux auquel nous sommes arrivé ci-dessus, si l'on tient compte du fait que l'industrie représentait alors quelque 27-28 % du PNB [45] et que notre calcul ne porte que sur la période 1873-1878 à 1893-1897. Donc on peut conclure que le libre-échange unilatéral en matière de tarifs industriels vis-à-vis de l'Europe continentale et d'autres régions en voie d'industrialisation a certainement ralenti la croissance du secteur industriel de quelque 15 %. Mais le ralentissement de la production industrielle britannique a été beaucoup plus important que ces 15 %, puisqu'il a été de l'ordre de 36 % (voir le tableau 58). Donc ce facteur n'aurait pu intervenir que pour moins de la moitié environ du ralentissement constaté, ce qui signifie que d'autres facteurs ont dû intervenir tant dans le domaine purement commercial que dans d'autres domaines. D'ailleurs, la contribution de l'ensemble des marchés extérieurs à la croissance du produit national est, durant la période de la « grande dépression », la plus faible de tout le XIXe siècle ou, en tout cas, de 1830 à 1914 (voir le tableau 61). De 1873-1877 à 1893-1897 les quantités d'exportations additionnelles exprimées en valeur ont représenté moins de 9 % des quantités additionnelles du produit national [46]. Par contre, en termes de volume, il n'y a pas de différences essentielles entre cette période et les autres. Ce qui pose d'ailleurs le problème très important de l'évolution des prix d'exportation et de ce que nous appellerons les « termes des échanges de la production nationale ».

44. D. N. McCloskey : « Britain Loss from Foreign Industrialization : a Provisional Estimate », *Exploration in Economic History*, vol. 8, nº 2, Winter 1970-1971, p. 141-152.
45. Dans les calculs de C. H. Feinstein (*National Income...*, op. cité, p. 208), l'industrie manufacturière représente 26 % du produit brut pour 1907 et 31 % pour 1924.
46. Pour cette période, pour laquelle on dispose d'estimations annuelles valables du produit national (et des exportations), les calculs effectués pour aboutir aux données du tableau 61 ont été basés sur les données annuelles effectives plutôt que sur les taux de croissance de ces agrégats, comme nous l'avons fait pour le XVIIIe siècle (voir notre article : « Commerce international et genèse de la révolution industrielle anglaise », op. cité, et la note 3 du présent chapitre). Donc les quantités additionnelles d'exportations ou du produit national ont été calculées en soustrayant du montant cumulé de chacun de ces agrégats pour toutes les années de la période considérée le montant représenté par le produit de la donnée de l'année de départ (nous avons utilisé une moyenne annuelle quinquennale) par le nombre d'années de la période.

Pour les données en volume (où toutes les séries ont été ramenées à une base commune) nous avons rectifié les données sur les exportations afin que la part du volume des exportations dans le volume du produit national soit identique à cette part basée sur les valeurs courantes. Ceci afin de réduire les distorsions provenant de l'évolution différentielle des structures des prix à moyen ou long terme.

Tableau 61 : *Contribution directe des exportations additionnelles à la production nationale brute additionnelle (en pourcentages).*

	En valeur		En volume	
Périodes « douanières »				
1830-1834 à 1843-1847	(15,5) *		(19,6)	
1843-1847 à 1857-1861	(24,8)		(30,8)	
1857-1861 à 1877-1881	22,9	(20,2)	23,5	(20,8)
1877-1881 à 1909-1913	17,2	(18,2)	22,6	(23,0)
Périodes « économiques »				
1857-1861 à 1873-1877	24,1		27,2	
1873-1877 à 1893-1897	8,5		30,5	
1893-1897 à 1909-1913	26,7		22,7	

* Les taux entre parenthèses sont calculés d'après les données du produit national de P. Deane les autres d'après les données de C. H. Feinstein.

Sources : Nos calculs ; voir texte pour la méthode.

En effet, de 1873-1877 à 1893-1897, les prix d'exportations [47] passaient de 119,9 à 78,2 (base 100 = 1880), soit une baisse de 35 %, et se situaient en 1895-1898 au niveau le plus bas de tout le XIXe siècle (et même probablement du milieu du XVIIIe siècle à nos jours). Certes, il s'agit largement d'un mouvement international des prix ; ainsi, par exemple, les prix d'importations passent pour les mêmes périodes de 109,7 à 70,9, ce qui amène une très faible amélioration des termes des échanges (nets) puisque ceux-ci passent de 109,3 à 110,3 (toujours pour les mêmes dates et sur la même base). Mais, par rapport aux prix intérieurs, on note une nette détérioration de ce que nous appelons les « termes des échanges de la production nationale » et qui expriment le rapport entre l'évolution de l'indice des prix du produit intérieur et l'indice des prix des exportations. L'indice implicite des prix du produit intérieur brut passe de 102,6 à 87,0 [48] de 1873-1877 à 1893-1897, soit une baisse de 15 % seulement et ce malgré l'effet de la réduction des prix d'importations. Sur ces bases les « termes des échanges de la production nationale » passent de 116,9 à 89,9, soit une détérioration de 23 %. Ce qui constitue non seulement une très forte détérioration, mais aussi un phénomène spécifique au Royaume-Uni [49]. Cette forte détérioration, dans la mesure où les indices utilisés sont valables, peut théoriquement s'expliquer par une concurrence rencontrée par les produits britanniques à l'étranger, amenant un réajustement progressif des prix à partir

47. D'après A. H. Imlah : *Economic Elements...*, op. cité, p. 94-98.
48. D'après C. H. Feinstein : *National Income...*, op. cité, p. T 132.
49. Ainsi un calcul similaire pour la même période de référence (1873-1877 à 1893-1897) nous fournit pour la France une détérioration de 4,7 % (sur base des données de M. Lévy-Leboyer : « L'héritage de Simiand : prix, profits et termes des échanges au XIXe siècle », *Revue Historique*, no 493, janv.-mars 1970, p. 108-111). Pour l'Italie, il s'agit de 2,7 % (sur base des données de P. Ercolani : « Documentazione Statistica di Base », dans G. Fua (éd.), *Lo Sviluppo Economico in Italia*, vol. III, Milan 1969, p. 403-404 et 424), et en Suède de 6,0 % (sur base des données de O. Johansson : *The Gross Domestic Product of Sweden 1861-1955*, Stockholm 1967, p. 150-152 et 138-140).

d'un niveau peut-être trop favorable à l'industrie britannique en raison de la plus faible concurrence. Une autre explication à cette détérioration peut être recherchée dans l'évolution différentielle de la productivité de l'industrie anglaise par rapport à celle des autres pays. Ce sont là des problèmes qu'il ne nous est pas possible d'explorer, mais auxquels nous reviendrons brièvement plus loin. Ce qu'il convient de retenir ici, c'est la forte détérioration de ces « termes des échanges de la production nationale » et le caractère spécifiquement britannique de celle-ci.

Dans la recherche des causes de la perte de vitesse de l'économie britannique — perte de vitesse qui, ne l'oublions pas, déborde le cadre temporel de la « grande dépression » [50] — on s'est beaucoup arrêté aux facteurs techniques et à ceux liés au dynamisme des entrepreneurs ainsi qu'au rôle de l'émigration et de l'exportation des capitaux. Nous n'allons pas analyser ici l'impact possible des deux premiers de ces facteurs : la technique [51] et l'esprit d'entreprise [52]. Cette omission n'implique pas du tout que nous estimons que ces facteurs n'ont pu jouer de rôle important ; mais nous sommes obligés à nous restreindre ici au problème déjà assez large du commerce extérieur et des transferts des facteurs de la production. En outre il va de soi que lorsque nous constatons que les politiques douanières différentes du Royaume-Uni et du reste des pays industrialisés ont probablement entraîné une perte de X pour l'industrie britannique, cela n'exclut pas du tout la possibilité qu'une orientation peut être différente de la technique anglaise et un plus grand dynamisme des entrepreneurs auraient pu modifier l'importance de cette perte ou même l'annuler. Mais ici nous nous limitons aux seuls facteurs « commerce extérieur » et transfert des facteurs de la production qui, dans le cas des économies industrialisées de la seconde moitié du XIXe siècle et surtout dans celui du Royaume-Uni, étaient très importants.

A propos de l'impact du commerce extérieur, il ne faut pas totalement négliger

50. Ainsi (voir le chap. VII), alors que le volume du produit national de l'Europe continentale s'accroît de 2,5 % par an de 1893-1897 à 1909-1913, pour le Royame-Uni il s'agit de 1,8 % seulement.
51. A propos du facteur technique, voir notamment D. H. Aldcroft (ed.) : *The Development of British Industry and Foreign Competition 1875-1914 : Studies in Industrial Entreprise*, Londres 1968. Ce recueil d'études sectorielles comporte une bibliographie assez complète (p. 364-372) qui fournit l'essentiel des études sectorielles publiées jusqu'en 1967, bibliographie qu'on peut compléter par les essais publiés dans D. N. McCloskey (ed.) : *Essays on a Mature Economy Britain after 1840*, Princeton 1971 (pt. III : Economic Efficiency and the Choice of Technics, p. 145-309).

    Sur le plan plus général, il faut signaler encore les études de H. J. Habakkuk (*American and British Technology in the 19th Century : The Search for Labor Saving Inventions*, Cambridge 1962) et de A. L. Levine (*Industrial Retardation in Britain, 1880-1914*, Londres 1967). Enfin, comme pour pratiquement chaque aspect de l'histoire économique britannique, voir le chapitre correspondant (dans ce cas le chap. 15) de l'excellente synthèse de P. Mathias : *The First Industrial Nation*, op. cité.
52. A propos du facteur dynamisme des entrepreneurs, il faut évidemment se rapporter aux études mentionnées dans la note précédente et au récent article de D. N. McCloskey et L. Sandberg : « From Damnation to Redemption : Judgments on the Late Victorian Entrepreneurs », *Explorations in Economic History*, vol. 9, n° 1, Fall 1971, p. 89-108, article qui peut fournir un point de départ utile à l'analyse de ce problème. La toute récente synthèse de P. L. Payne (*British Entrepreneurship in the Nineteenth Century*, Londres 1974) comporte un chapitre sur ce problème et une bibliographie assez complète sur le problème des entreprises britanniques.

dans le présent cas le secteur agricole qui a joué, comme nous le verrons dans les prochains chapitres, un rôle très important dans la plupart des pays d'Europe continentale. Certes, vers 1880, l'agriculture a cessé d'être depuis longtemps un secteur important de l'économie britannique, puisque seulement quelque 19 % des actifs au Royaume-Uni sont engagés dans ce secteur et que seulement quelque 11 % du produit national sont originaires de l'agriculture. Mais ce secteur connaît indiscutablement une période fort négative : le volume de la production baisse sensiblement et le revenu des agriculteurs baisse fortement. Or il n'y a pas de doute que si le début de la grande dépression dans le secteur agricole est causé largement par une série de mauvaises récoltes, la dépression qui se poursuit après 1879 découle, elle, directement de la concurrence des produits agricoles des pays neufs ; concurrence qui entraîne un recul de la production agricole locale et qui, d'ailleurs, a été favorisée par cette série de mauvaises récoltes. Cette baisse de la production jointe à la baisse des prix agricoles a entraîné une forte chute du revenu total des facteurs du secteur agricole qui passe de 163 millions de livres par an pour 1873-1877 à 124 millions pour 1893-1897, soit une baisse de 24 %. Durant la même période le revenu des agriculteurs tombe de 44,8 millions de livres par an à 25,8 millions, soit une baisse de 42,4 % qui, en tenant compte de l'évolution des prix, se traduit par une baisse réelle de 32 % [53]. Dans l'hypothèse la plus favorable on peut estimer que la baisse du revenu réel par agriculteur a été de 24 % [54]. Durant la même période, les importations nettes (réexportations exclues) de produits alimentaires passaient de 144 à 171 millions de livres. Et ce malgré la forte baisse des prix qui implique que, en terme de volume, l'accroissement des importations de 1873-1877 à 1893-1897 a été de l'ordre de 90 % et malgré le fait que la période de départ inclut déjà des années de mauvaises récoltes. D'ailleurs, pour la période 1868-1872, les importations nettes de produits alimentaires étaient de 102 millions par an [55]. Or, les prix d'équipements, de biens de consommation, et de services privés n'avaient baissé que de 13 % entre ces deux dates [56], et la réduction des prix du panier de consommation de biens achetés par les agriculteurs a probablement été encore plus faible, étant donné l'autoconsommation de produits agricoles.

Une telle évolution unique en tout cas durant le XIXe siècle a certainement entraîné de la part des classes rurales sinon une baisse de la consommation des biens industriels du moins un ralentissement de cette consommation. Il n'est pas exagéré de considérer que, sans cette évolution négative du pouvoir d'achat des classes rurales, la consommation totale (biens d'équipements et consommation privée) de produits industriels aurait été, à la fin de la dépression, au moins supérieure de quelque 14-20 millions de livres à ce qu'elle a été effectivement. Cette donnée découle d'une série de calculs et d'estimations que nous avons effectués. Nous avons d'abord estimé quelle pouvait être la valeur de la consommation des agriculteurs en produits industriels et ce tant pour les équipements

53. D'après C. H. Feinstein : *National Income...*, op. cité, p. T 60 et T 132.
54. Si l'on postule une réduction annuelle de 1,1 % du nombre d'agriculteurs durant cette période. Or, de 1871 à 1881, cette réduction a été de 0,92 % par an. Et tant de 1881 à 1891 que de 1891 à 1901 de 0,99 % par an.
55. D'apèrs W. Schlote : *Entwicklung und Strukturwandlungen...*, op. cité (annexe statistique).
56. D'après C. H. Feinstein : *National Income...*, op. cité, p. T 132.

que pour la consommation privée. Le montant ainsi obtenu devait probablement représenter, pour les années 1860-1890, quelque 30-40 % du revenu (net) des facteurs de l'agriculture, seule série annuelle se rapprochant le plus du produit agricole dont on dispose pour cette période [57].

Nous avons postulé qu'en l'absence d'un ralentissement de la croissance agricole la progression de la valeur du revenu net des facteurs de l'agriculture aurait été la même de 1873-1877 à 1893-1897 que celle enregistrée en moyenne de 1855-1859 à 1873-1877. L'écart des valeurs obtenues en appliquant le ratio de 30-40 % à ce chiffre fictif et au chiffre réel nous fournit la différence de consommation de produits industriels. Chiffre qui, notons-le, constitue une sous-estimation, car en période de croissance normale du revenu des agriculteurs ce ratio a tendance à croître avec le temps, alors qu'en période de baisse du revenu il a tendance à décroître.

Donc, si nous ajoutons cette « perte » (due au recul du revenu agricole) à celle estimée auparavant (découlant du libre-échange unilatéral), nous arrivons à « expliquer » environ quelque 60-70 % du ralentissement estimé dans le rythme de croissance de la production industrielle.

A côté de ces effets directs découlant des politiques douanières opposées du Royaume-Uni et des autres pays industrialisés, de la baisse des achats de produits industriels du secteur agricole et des effets probables de l'évolution de l'environnement technique et de la gestion des entreprises britanniques, il faudrait encore parler du rôle probable des trois facteurs suivants : saturation du processus de substitution de la production locale artisanale aux importations de produits industriels dans les colonies ou « empire informel » [58] britannique, concurrence des pays nouvellement industrialisés sur les marchés extérieurs britanniques traditionnels et, enfin, répercussions des transferts des facteurs de production. Nous allons brièvement examiner chacun de ces facteurs.

En ce qui concerne les colonies et l'empire informel, rappelons que nous avons

57. En raison des lacunes statistiques, nous avons dû nous résigner à effectuer cette estimation sur la base des données de 1921-1923 (en utilisant les données réunies par Feinstein, *National Income Expenditure...*, op. cité). En ce qui concerne les équipements, on possède des données sur la formation brute du capital dans l'agriculture auxquelles on a ajouté 7 % des investissements bruts dans les logements et services y assimilés.

Pour la consommation privée, cette estimation a été effectuée à partir de la proportion d'habitants vivant directement de l'agriculture rapportée aux diverses rubriques de consommation privée. Pour chacune de ces rubriques, il a été postulé que la consommation par habitant de la population agricole était plus faible que la moyenne nationale (par exemple, pour le textile, l'écart a été postulé de 20 %, alors que pour les médicaments et y assimilés nous avons retenu 50 %).

Le montant ainsi obtenu des deux types de consommation (investissements et consommation privée) a été confronté avec le revenu (net) des facteurs de l'agriculture dont il représentait quelque 45 % vers 1921-1923. (Il s'agit du « Total Factor Income » ou du « Net farm output after payments for all non farm inputs but before payments of landowner's expenses (net from gross rent) and before providing for depreciation ». Rapporté au revenu brut (dont on ne dispose pas de série annuelle pour la période nous intéressant), ce ratio n'est que de 30 %.) Pour les années 1860-1890, nous avons retenu (en partie arbitrairement) un taux de 30-40 %.

58. Par empire informel on entend généralement les pays du Tiers-Monde qui n'étaient pas des colonies britanniques, mais qui étaient tombés, à partir du début du XIXe siècle (pour l'Amérique latine) ou du milieu du XIXe siècle (pour la Chine notamment), sous la dépendance économique du Royaume-Uni.

déjà traité du Canada et de l'Australie. En fait, nous nous concentrerons ici sur ce qu'il est convenu d'appeler aujourd'hui le Tiers-Monde et surtout sur l'Asie. La suppression en 1813 du monopole de la Compagnie des Indes, entreprise qui n'était pas intéressée ou motivée dans l'exportation d'articles manufacturés en coton vers l'Inde, a entraîné une très forte expansion des ventes de produits britanniques et une disparition progressive et quasi totale de l'industrie locale, notamment dans le domaine du textile. De 1813 à 1870-1880, les importations de produits manufacturés textiles britanniques se sont substituées à la production locale indienne. Et comme l'Inde constituait un marché de quelque 220 millions d'habitants [59], les exportations britanniques d'articles manufacturés ont pu enregistrer une expansion extrêmement rapide [60]. Mais, dès 1870-1880, non seulement cette substitution était déjà atteinte, mais on notait déjà le début d'une réindustrialisation qui s'accélèra notamment après 1887, date de la création de la fameuse filature l' « Empress Mill » appartenant à ce qui allait devenir « l'empire » industriel des Tata (entrepreneur local). Ceci amena un ralentissement des exportations britanniques vers l'Inde qui ne fut compensé que partiellement par les ventes consécutives à l'établissement du réseau des chemins de fer.

L'évolution, sans être parfaitement similaire et synchrone, est très voisine pour les autres régions de l'empire formel et de l'empire informel. Dans les Antilles il y a même une forte réduction du taux de croissance de la capacité d'importations en raison de la concurrence que subit le sucre de canne du fait de la très rapide progression de la production du sucre de betteraves. De ce fait les exportations britanniques vers les Antilles, qui avaient progressé (en terme de valeur) de 5,2 % par an de 1846-1848 à 1873-1875, ne progressent plus que de 0,9 % par an de 1873-1875 à 1893-1895. En terme de volume la différence est certes plus faible, mais reste forte puisqu'il s'agit de 4,8 % et de 3,0 % respectivement [61].

En ce qui concerne la concurrence des pays nouvellement industrialisés sur les marchés extérieurs britanniques traditionnels, nous avons déjà signalé, au

59. La population de l'Inde était de l'ordre de 190 millions vers 1800 et de 250 millions vers 1850.

Les éléments repris dans ce paragraphe sont tirés des sources suivantes : V. Anstey : *The Economic Development of India*, 4e éd., Londres 1952 ; M. Desai : « Demand for Cotton Textiles in Nineteenth Century India », *The Indian Economic and Social History Review*, vol. 8, no 4, déc. 1971, p. 337-361 ; R. Dutt : *Economic History of British India under the British Rule*, Londres 1956 ; D. Kumar (ed.) : *The Indian Economy in the Nineteenth Century : A Symposium*, Delhy 1969 ; B. N. Ganguli (ed.) : *Readings in Indian Economic History*, Bombay 1964.

60. C'est ainsi que les tissus importés en Inde (en provenance presque exclusivement du Royaume-Uni) sont passés de moins d'un million de yards, vers 1814, à plus de 50 millions vers 1830, à près de 1 000 millions vers 1870 et à 1 400 millions vers 1880, pour atteindre un maximum plafonnant autour des 1 800 millions à partir de 1884 (d'après M. Desai : « Demand for Cotton Textiles... », op. cité). Le seul marché indien absorbait vers 1857-1860 25 % des exportations totales d'articles textiles en coton du Royaume-Uni (d'après J. R. T. Hughes : *Fluctuations in Trade Industry and Finance : A Study of British Economic Development 1850-1860*, Oxford 1960, p. 97).

61. Données en valeur calculées d'après les données par continent de B. R. Mitchell et P. Deane : *Abstract of British Historical Statistics*. Pour les données en volume, on a estimé arbitrairement que l'indice général des prix d'exportations britanniques (de A. H. Imlah : *Economic Elements...*, op. cité) était valable également pour les exportations vers ces régions.

début de cette section, l'opinion de Saul qui conclut à l'importance de ce facteur [62]. Ce point de vue se trouve confirmé par une analyse de l'évolution du commerce extérieur des autres pays industrialisés. Ceci a déjà été signalé dans le chapitre IV notamment sur le plan général de la performance des exportations de la période 1860-1910 et plus particulièrement pour la période 1890-1910. La structure géographique des échanges (voir la section D de ce chapitre IV) confirme également cette évolution, et c'est ainsi notamment que de 1870 à 1900, alors que les exportations britanniques vers les pays extra européens progressent de 38 %, ces mêmes exportations de l'Europe continentale progressent de 108 %. Ici il convient peut-être de noter que le ralentissement de la conjoncture de la plupart des pays d'Europe continentale, à partir de 1876 notamment, a également dû handicaper les exportations britanniques non seulement en Europe, mais dans les autres pays où, de ce fait même, la concurrence était devenue plus vive. Nous aurons d'ailleurs l'occasion de revenir plus loin sur ce point (voir notamment la note 65 du présent chapitre).

Enfin il nous faut aborder à présent le problème des effets des investissements à l'étranger et de l'émigration du Royaume-Uni. Rappelons d'abord que nous avons consacré un chapitre (V) à ce problème sur le plan de l'Europe dans son ensemble ; ici, il s'agit en somme d'isoler ces effets probables pour le seul Royaume-Uni.

En ce qui concerne les migrations, nous avons estimé très grossièrement que le manque d'exportations, dû à l'émigration vers les pays de peuplement européen, avait été pour 1910 de l'ordre de 200 à 300 millions de dollars, soit 25-35 % des exportations totales européennes. Cette perte résulte surtout de la réduction des possibilités d'exportations vers les États-Unis non entièrement compensées par les possibilités accrues d'exportations vers les autres pays de peuplement européen. On peut postuler que la perte pour le Royaume-Uni a dû être proportionnellement plus forte que pour l'ensemble de l'Europe, car, d'une part, les marchés des pays de peuplement européen étaient surtout des marchés britanniques et, d'autre part, une forte proportion d'émigrants européens étaient des Britanniques. Ainsi, vers 1870, les exportations du Royaume-Uni vers ces pays représentaient environ 61 % des exportations de l'ensemble de l'Europe vers cette même destination, alors que les exportations totales du Royaume-Uni ne représentaient alors que 30 % des exportations totales de l'ensemble de l'Europe [63]. Et, durant la période 1840-1910, 40 % des émigrants européens étaient partis du Royaume-Uni. Si on tient compte des destinations de ces émigrants et des taux de retour, on peut estimer que quelque 42-47 % des immigrants qui sont restés dans les pays de peuplement européen étaient des Britanniques. En appliquant simplement la moyenne des deux taux (exportations et émigration) à la perte d'exportations de l'ensemble de l'Europe, on obtient une perte d'exportations de l'ordre de 100-160 millions de dollars pour le Royaume-Uni.

62. S. B. Saul : *Studies in British Overseas Trade, 1870-1914*, op. cité, p. 134-165.
63. Pour 1869-1871 les exportations du Royaume-Uni vers les pays de peuplement européen (sont ici considérés comme tels les sept pays suivants : États-Unis, Canada, Australie, Nouvelle-Zélande, Argentine, Chili, Uruguay) représentaient quelque 260 millions de dollars, soit 26 % des exportations totales britanniques. Pour l'ensemble de l'Europe (y compris le Royaume-Uni) il s'agissait de 425 millions de dollars et de 13 % respectivement et pour l'Europe continentale de 105 millions et de 7 %.

En ce qui concerne les effets des exportations du capital, rappelons que dans le chapitre V nous avons conclu que, pour l'ensemble de l'Europe, celles-ci avaient eu probablement un effet stimulant sur les possibilités d'exportations, mais que, par contre, l'impact des investissements à l'étranger (comme d'ailleurs celui des migrations) sur l'économie intérieure avait été négatif. Voyons d'abord les conséquences positives en matière de commerce extérieur. Sur le plan de l'ensemble de l'Europe les effets de la concurrence des entreprises industrielles créées par ces capitaux étaient plus faibles que les effets entraînés par le développement de la production de biens complémentaires et par la demande de biens d'équipements notamment pour l'infrastructure des transports, entraînant ainsi une création de commerce de l'ordre de 600-1 000 millions de dollars. Dans la mesure où la structure des transferts de capitaux britanniques ne différait pas fondamentalement de celle de l'ensemble de l'Europe, on peut, a priori, postuler que ces transferts ont stimulé en termes relatifs les exportations britanniques plus fortement que celles de l'ensemble de l'Europe, vu l'importance des capitaux britanniques (environ 50 % du total européen) et la structure géographique du commerce extérieur. Mais, comme ces investissements n'étaient pas liés dans tous les cas à une obligation juridique ou implicite d'achat de produits britanniques, il y a possibilité que les effets positifs sur le commerce extérieur des investissements britanniques aient été plus largement exploités par d'autres pays en raison justement de leur dynamisme commercial plus fort durant ces années.

Cette possibilité se trouve étayée par le fait que les pays d'Europe continentale ont accru, comme nous l'avons vu, dans la période 1870-1910, considérablement plus vite leurs exportations aux pays extra européens récepteurs de capitaux que ne l'a fait le Royaume-Uni. Dans le premier cas [64], ces exportations sont passées de 240 à 850 millions de dollars (soit un accroissement de 3,2 % par an), dans le second cas (Royaume-Uni) de 340 à 670 millions de dollars (soit 1,7 % par an). D'ailleurs, il est très significatif que la part relative du Royaume-Uni dans les importations totales des pays récepteurs de capitaux européens a fortement régressé des années 1870 à la veille de la première guerre mondiale, passant probablement de plus de 50 % de leurs importations totales à moins de 30 % [65].

Si l'on postule que la création de commerce pour le Royaume-Uni représente une proportion du total européen équivalente à la moyenne du pourcentage des

64. Pour ce calcul, il s'agit des exportations à destination de l'Amérique et de l'Océanie.

65. Pour les principaux pays récepteurs de capitaux britanniques [a], voici l'évolution de la part relative du Royaume-Uni dans les importations totales de ces pays :

	1869-1871	1894-1896	1913
Argentine	32,6 [b]	25,8	31,0
Australie	62,3 [c]	69,9 [c]	51,8
Brésil	36,9 [d]	16,5 [b]	13,2
Canada	56,6	32,0	20,7
Chili	45,0 [e]	44,4	30,0
Chine	38,7	19,5	16,5
Égypte	39,7 [f]	33,6	30,5
États-Unis	39,5	20,1	16,3
Inde	65,0	68,3	64,2
Union Sud Africaine	89,1 [c]	76,0 [c]	56,8
Total ci-dessus [g]	*50,2*	*37,5*	*28,6*

capitaux britanniques et de la part relative du Royaume-Uni dans l'accroissement des exportations européennes vers les pays extra-européens récepteurs de capitaux européens, on obtient quelque 42-43 %, soit 250-430 millions de dollars pour 1910. A ce montant il faut encore ajouter les gains de commerce découlant des investissements britanniques en Europe [66]. Mais, comme les investissements britanniques en Europe ne représentent que quelque 8-12 % de ceux destinés au reste du monde [67], nous nous contenterons d'accroître le montant ci-dessus de 10 %, soit un total de 275-475 millions. Ces 275-475 millions de dollars représentent quelque 13-23 % des exportations spéciales totales britanniques et quelque 2,3-4,1 % du PNB. Mais, avant de poursuivre, rappelons ici les restrictions que nous avons émises dans le chapitre V à propos des données européennes : il s'agit d'ordres de grandeur résultant de calculs qui comportent une large part d'arbitraire et qui s'appliquent à des données statistiques très approximatives.

A présent, passons à la deuxième série d'effets des investissements à l'étranger et de l'émigration. Nous avons vu (chapitre V) que, dans l'ensemble, les effets de ces phénomènes sur l'économie intérieure européenne avaient probablement été négatifs. Et ce en raison surtout des trois facteurs suivants : transfert d'une fraction de la production agricole vers les pays de peuplement européen ; perte de population active ; et réduction d'investissements intérieurs en raison des exportations de capitaux. Pour la perte due au facteur agricole, il faut tenir compte d'une part qu'environ 40 % des produits agricoles importés en Europe étaient pour le Royaume-Uni, mais que, d'autre part, le rapport perte brute — perte nette était plus favorable pour le Royaume-Uni que pour le reste de l'Europe. C'est pourquoi nous postulerons que la part du Royaume-Uni pour cet élément était de 20-30 % du total européen. Pour la perte due à la diminution de la population active, il faut tenir compte du fait qu'une importante fraction des émigrants britanniques était originaire des régions les moins industrialisées (Irlande, Écosse). Donc, au lieu de 42-47 % (part des Britanniques dans l'émigration nette d'Europe de 1840 à 1910), nous retiendrons 35-40 %. Enfin, le problème le plus délicat concerne la perte d'investissements intérieurs qui pose implicitement tout le problème, non résolu, des causes des exportations de capitaux. Objectivement, nous ne pouvons pas appliquer ici d'autres taux que

---

a. Vers 1913, ces 10 pays représentaient 77 % des capitaux britanniques à l'étranger et 82 % des capitaux britanniques hors d'Euroqe.
b. 1881-1884.
c. En excluant le commerce entre les divers États qui formeront plus tard ce pays.
d. 1872-1873 ; e. 1873-1875 ; f. 1880-1882.
g. Moyennes pondérées par l'importance des importations totales de chaque pays à la période considérée.

Sources : Nos calculs sur la base de *Statistical Abstract for the Several Colonial and Other Possessions of the United Kingdom*, Londres, diverses années ; *Statistical Abstract for the United Kingdom for Each of the Last Fifteen Years*, Londres, diverses années ; *Memorandum sur le commerce international et sur les balances des payements, 1912, 1926*, Société des Nations, vol. II, Genève 1928, et sources nationales.

66. Sur le plan de l'ensemble de l'Europe, nous avons évidemment négligé ce facteur.
67. Vers 1913, les investissements britanniques en Europe représentaient 5,5 % de ceux dans le reste du monde. Mais, vers 1900, ce pourcentage était de 11,6 % et, vers 1870, il devait être encore plus élevé.

celui de l'importance relative des capitaux britanniques à l'étranger, c'est-à-dire, grosso modo, 50 %[68].

Globalement cela fait une perte de l'ordre de 4,5-7,3 milliards de dollars, soit 38-63 % du produit national brut du Royaume-Uni (toujours vers 1910). En tenant compte du gain dû au commerce extérieur, la perte globale serait de 4,2-6,9 milliards, soit 36-59 % du PNB effectif. Comme le solde migratoire du Royaume-Uni, durant la période 1870-1910, s'est traduit probablement par une perte réelle de population de l'ordre de 5,6 millions[69], soit 12,4 % de la population du Royaume-Uni, en termes de PNB par habitant la perte économique est, en 1910, de l'ordre de 16-53 %. Taux qui paraît extrêmement élevé, mais qui, en somme, est inférieur à la perte du PNB calculée suivant l'hypothèse d'une non-modification du taux de croissance par habitant de l'économie britannique de 1868-1872 et 1908-1912 par rapport à celle enregistrée de 1838-1840 à 1868-1872. Dans cette hypothèse, le produit par habitant aurait été, vers 1910, de quelque 70 % supérieur à ce qu'il a été effectivement.

***

Dans l'ensemble on peut donc conclure que l'évolution assez négative des exportations dans la période de la « grande dépression » et les conséquences des transferts des facteurs de la production sont largement responsables du ralentissement de la croissance britannique durant cette période. Et l'évolution négative des exportations résulte assez largement de la dissymétrie des politiques douanières entre le Royaume-Uni libéral à l'extrême et les autres pays industrialisés dont le protectionnisme se renforce. Dans la mesure où ces conditions ont subsisté au-delà des années 1893-1897 et jusqu'en 1914, on peut tirer les mêmes conclusions pour toute la période de 1873-1877 à 1913. Il apparaît ainsi, si l'on reprend l'ensemble de la période étudiée avec plus de détail dans ce chapitre, que le libre-échange a été favorable à l'économie britannique durant la première phase de libre-échange unilatéral, c'est-à-dire grosso modo de 1846 à 1860, et aussi durant la grande partie de la période du libre-échange partagé de 1860 à environ 1875-1877. Par contre, à la fin de la période de libre-échange partagé et surtout durant la période de libre-échange unilatéral, l'économie britannique a beaucoup souffert de cette situation. Il n'y a pas de doute que le facteur le plus important dans cette modification des conséquences d'une politique douanière libérale est à rechercher dans le rattrapage du niveau technique et industriel

68. On ne dispose pas de bonnes données sur les investissements étrangers au Royaume-Uni. Mais, d'après des indications fragmentaires, ceux-ci devaient être assez faibles, très probablement inférieurs à un milliard de dollars vers 1913-1914, alors que les investissements britanniques à l'étranger, rappelons-le, étaient de quelque 20 milliards de dollars vers cette même date.

69. Chiffre qui résulte du calcul suivant que nous avons effectué. Au solde migratoire connu des migrations extra-européennes de chaque décennie, nous avons ajouté l'accroissement naturel de cette population jusqu'en 1910 en postulant que l'accroissement naturel de ces émigrants a été de 25 % supérieur à celui de l'ensemble de la population du Royaume-Uni durant les mêmes périodes (en raison du groupe d'âge de ces émigrants). *Sources : Solde migratoire* d'après N. H. Carrier et J. R. Jefferey : *External Migration : A Study of the Available Statistics 1815-1950*, Londres 1953, H 14. *Accroissement naturel* d'après B. R. Mitchell : *Abstract of British Historical Statistics*, op. cité, p. 29-37.

de la part des pays d'Europe continentale, rattrapage qui, comme nous l'avons vu dans le chapitre VI, a été plus rapide dans les phases protectionnistes. Ce rattrapage conduit au fait que, combiné avec les mesures protectionnistes prises à partir des années 1879-1892, il donne à l'Europe continentale le moyen de profiter et du marché britannique largement ouvert et du marché des pays extra-européens dont la capacité d'importations est largement accrue par les investissements étrangers et l'apport de main-d'œuvre qui, tous deux, sont très largement d'origine britannique.

CHAPITRE XI

Commerce et développement économique de la France

Il est difficile, sinon impossible, dans le cadre de cette étude de traiter, avec tant soit peu de détails, de chacun des six grands pays que comptait l'Europe continentale sans trop appauvrir l'analyse ; c'est pourquoi celle-ci portera surtout sur trois cas : la France, l'Allemagne et l'Italie. D'ailleurs la pauvreté du matériel statistique disponible pour les autres pays réduit l'intérêt de l'analyse. En outre, avec la France et l'Allemagne, nous sommes en présence des deux seuls concurrents directs importants du Royaume-Uni. L'analyse sera plus approfondie pour la France ; les deux autres cas seront plutôt traités par référence à ce pays. Toutefois, même dans le cas de la France, l'analyse sera un peu moins approfondie que celle que nous venons d'effectuer sur le Royaume-Uni ; en ce sens que nous nous concentrerons davantage sur les conséquences proprement dites de l'expérience libre-échangiste.

Le problème des grands pays d'Europe continentale sera traité dans deux chapitres. Le premier, que nous abordons ici, est consacré à la France, et le second surtout à l'Allemagne et à l'Italie, avec cependant une section où sera traitée brièvement l'évolution de l'économie de l'Autriche-Hongrie, de l'Espagne et de la Russie.

L'inscription de la France en tête de l'analyse consacrée aux grands pays et les développements plus longs qui seront donnés à ce cas se justifient par un grand nombre de raisons dont nous nous contenterons, ici, de fournir trois. La première est que, vers 1860, la France était comme nous l'avons vu la première puissance économique de l'Europe continentale et ce en raison du fait que ce pays a été incontestablement le premier des grands pays d'Europe continentale à s'engager dans la « révolution industrielle ». La deuxième raison tient au fait que la France est le premier pays d'Europe à avoir signé un traité de commerce avec l'Angleterre dans le cadre du libéralisme et que la période libérale dura en France (voir le chapitre III) plus longtemps que dans les autres grands pays d'Europe continentale. Enfin, la France fut toujours, parmi les grands pays d'Europe continentale, le pays pour lequel le Royaume-Uni occupa en termes relatifs (et absolus) la plus grande place dans les débouchés de son commerce extérieur. En effet, vers 1860, 26 % des exportations françaises étaient destinés au Royaume-Uni, alors que le taux correspondant pour l'Allemagne était de l'ordre de 15 à 20 % et pour l'Italie de 9 %.

Après une brève section consacrée aux échanges extérieurs, nous centrerons notre analyse des résultats de la politique libre-échangiste française [1] sur les trois aspects suivants qui résument, comme nous l'avons déjà noté, les conséquences escomptées par les partisans des théories libérales ou néo-libérales dans l'hypothèse d'une intensification des échanges :

1. accélération de la croissance économique ;
2. stimulation de l'innovation et des investissements ;
3. nivellement des prix des facteurs de la production.

La question de l'atténuation des disparités des niveaux de développement — qui est un des points les plus importants — sera traitée dans le chapitre XIV, qui déjà amorcera d'une certaine façon les conclusions de cette partie de l'étude.

De même la dernière section de ce chapitre (section E, conclusion et essai explicatif de l'exemple français) est également déjà une amorce des conclusions générales, dans la mesure où, comme nous le verrons, l'exemple français est significatif de celui des autres grands pays européens.

Avant de commencer l'analyse proprement dite, il n'est pas superflu de rappeler que l'expérience à caractère libre-échangiste débuta en France avec le traité franco-britannique qui entra en vigueur en janvier 1860 et que cette période ne s'acheva réellement qu'avec le tarif dit de Méline qui entra en vigueur en février 1892 (voir le chapitre III).

A. *Le commerce extérieur.*

Cette section sera assez brève, car nous aurons l'occasion de revenir sur le problème du commerce extérieur dans les sections suivantes. Ici, il s'agira somme toute de signaler les principaux traits de l'évolution du commerce extérieur français [2].

1. Ce chapitre est très largement basé sur notre article « Commerce extérieur et développement économique : quelques enseignements de l'expérience libre-échangiste de la France au XIXe siècle » (dans *Revue Économique*, vol. XXI, no 1, janv. 1970, p. 1-33) dont il constitue, sous certains de ses aspects, un résumé en quelque sorte. Mais, étant donné que plus de cinq ans séparent la rédaction de ces deux textes, celui présenté ici a été revu et remanié, notamment pour y incorporer les données devenues disponibles entre-temps. De même, certaines approches nouvelles d'analyse ont été utilisées et la section A se rapportant à l'évolution du commerce extérieur a été ajoutée et l'analyse de la section (conclusion et essai explicatif) sensiblement élargie.
2. Nous tenons à remercier très vivement Monsieur J.-C. Toutain de nous avoir fourni, très aimablement et avant leur publication, des données sur l'économie française du XIXe siècle, et notamment sur le commerce extérieur. Données qui paraîtront (ou seront déjà parues au moment où notre ouvrage sortira de presse) dans son étude dont le titre provisoire est : *Le commerce extérieur de la France de 1789 à 1970*.

A l'exception de l'étude à paraître mentionnée ci-dessus — dont on peut trouver quelques éléments résumés dans sa communication au 2e Congrès des Historiens Économistes Français de 1973 : *Les structures du commerce extérieur de la France 1789-1970* (dactylographié) — on ne dispose pas de travaux récents sur l'évolution du commerce extérieur français au XIXe siècle. Un dépouillement systématique de la *Bibliographie annuelle de l'histoire de France* des années 1953 à 1973 ne permet de localiser que six titres sur ce problème (en excluant évidemment les études régionales).

Sur ce problème les titres les plus importants sont : J. Coussy : *La politique commerciale du Second Empire et la continuité de l'évolution structurelle française*, dans Cahiers de l'ISEA, série P6 no 120, déc. 1961, p. 19-47 ; C. P. Kindleberger : « Foreign Trade

L'expansion du volume des échanges extérieurs (et notamment des exportations), déjà assez rapide dès les années 1826-1827, s'accélère à partir du début des années 1840, passant d'un taux annuel moyen de croissance de 3,6 % entre 1825 et 1840 à 6,2 % de 1840 à 1860 (sauf indication contraire, il s'agit toujours, en ce qui concerne le volume du commerce extérieur, de calculs sur la base de moyennes annuelles triennales entourant l'année citée). La période de libre-échange est d'abord marquée par quelques années de très rapide expansion : de 1861 à 1865 le volume des exportations s'accroît de 10,8 % par an. Mais la période qui suit, à savoir 1865-1875, est d'abord marquée par la crise de 1866-1867, puis par un net ralentissement : 4,0 % par an de 1867 à 1875. Ce ralentissement se transforme en une véritable stagnation jusqu'à 1894, puisque, de 1875 à 1894, le volume des exportations ne s'accroît plus que de 0,7 % par an, soit quelque 0,5 % par habitant. La reprise s'amorce à partir de 1895 et dure jusqu'à la guerre, mais l'expansion est plus faible qu'avant cette dépression : le taux annuel de croissance du volume des exportations étant même légèrement inférieur à 3 % [3]. Si l'on calcule les taux de croissance du volume des exportations par périodes douanières (voir le tableau 62), on obtient en utilisant les indices de Lévy-Leboyer et de Toutain les chiffres suivants : de 1822-1826 à 1857-1861, 4,2-4,9 % ; de 1857-1861 à 1889-1893, 2,9-3,4 % ; et de 1889-1893 à 1909-1913, 2,4-2,6 %. Ainsi la période libérale (et surtout les années 1865-1895) est nettement caractérisée par un fort ralentissement de l'expansion du commerce extérieur.

La rapide progression des exportations jusqu'à 1875 se fait grâce surtout aux ventes accrues de produits agricoles qui passent de 20 % des exportations totales vers 1830 à 38 % pour 1870 ; à l'intérieur de ce groupe ce sont essentiellement les exportations de matières premières agricoles qui progressent le plus rapidement (7 % des exportations totales vers 1830, 17 % vers 1870 [4]). Il s'agit essentiellement de peaux, de soie et de laine brutes. La stagnation des ventes de produits alimentaires résulte du recul des ventes de vin après 1876 par suite du phylloxéra. La période protectionniste, comme nous le verrons plus loin (voir le tableau 65), permet une reprise rapide des ventes d'articles manufacturés.

---

and Economic Growth : Lessons from Britain and France 1850 to 1913 », *The Economic History Review*, vol. XIV, nº 2, 1961, p. 289-305 ; M. Rist : « Une expérience française de libération des échanges au dix-neuvième siècle : le traité de 1860 », *Revue d'Économie politique*, 1956, nov-déc., p. 908-961 ; J. Weiller : *Du protectionnisme traditionnel aux nouvelles politiques industrielles*, dans *Économies et Sociétés*, t. III, nº 10, p. 1745-1878 ; t. III, nº 11, p. 1883-1933, *Cahiers de l'ISEA*, Série P 16 et P 17, Paris 1969.

A ce nombre extrêmement restreint d'études il faut évidemment ajouter l'étude de E. Levasseur (*Histoire du commerce de la France*, 2 vol., Paris 1911) qui, bien que datant de plus de soixante ans et comportant quelques erreurs, demeure avec ses 1 500 pages une mine de renseignements aussi bien sur le commerce extérieur que sur le commerce intérieur.

3. Tous ces taux ont été calculés sur la base des séries de J.-C. Toutain (*Le commerce extérieur de la France de 1789 à 1970*, op. cité). Sur la base de l'indice calculé par M. Lévy-Leboyer (« La croissance économique en France au XIXe siècle », *Annales, Économies, Sociétés, Civilisations*, juil.-août 1968, 23e année, nº 4, p. 788-807), l'évolution se présente en des termes très voisins, sans être identiques toutefois.
4. J.-C. Toutain : *Les structures du commerce extérieur de la France...*, op. cité, et J.-C. Toutain : *Le commerce extérieur de la France de 1789 à 1970*, op. cité.

Tableau 62 : *Évolution du commerce extérieur par grandes périodes douanières (moyennes annuelles).*

	1822-1826	1857-1861	1889-1893	1909-1913
Commerce spécial (valeurs courantes, millions de francs)				
Exportations	(473)	2 044	3 545	6 324
Importations	(385)	1 883	4 313	7 627
Balance commerciale (en valeur)	(+ 88)	+ 161	— 768	— 1 303
Balance commerciale (en % des importations)	(+ 22,9)	+ 8,6	— 17,8	— 17,1
Indice du volume des exportations (1899 = 100)				
Série Lévy-Leboyer	6,8	28,7	82,6	132,3
Série Toutain	6,1	32,1	79,5	131,7
Taux annuel de croissance du volume des exportations				
Série Lévy-Leboyer	—	4,2	3,4	2,4
Série Toutain	—	4,9	2,9	2,6
Termes des échanges nets (1899-1901 = 100)				
Série Lévy-Leboyer	112,6	110,5	99,2	92,1
Série Toutain	—	100,5	104,1	102,9

Sources : Commerce spécial : d'après *Annuaire Statistique de la France*, partie rétrospective. Les données de 1822-1826 sont en prix constants de 1825. Volume et prix du commerce extérieur : série Lévy-Leboyer, d'après « L'héritage de Simiand : prix, profits et termes des échanges au XIXe siècle », *Revue Historique*, no 493, janv.-mars 1970, p. 77-120, et « La croissance économique en France au XIXe siècle », op. cité. Série Toutain : d'après *Le commerce extérieur de la France de 1789 à 1970*, op. cité.

Sur le plan de la structure géographique des échanges, signalons que le Royaume-Uni est, à partir des années 1840-1842 et durant tout le restant du XIXe siècle, le principal client de la France absorbant quelque 24-29 % des exportations françaises. Mais du côté des achats le Royaume-Uni ne fournit que 15-18 % des importations. La situation est plus équilibrée dans les échanges avec le reste des pays européens pris dans leur ensemble qui représentent quelque 43-47 % du commerce français tant pour les importations que pour les exportations. En ce qui concerne le reste du monde, il faut surtout noter la forte réduction de l'importance de l'Amérique (tant du Nord que du Sud) comme débouché : ce continent, qui absorbait 35 % des exportations françaises vers 1830 n'en absorbe plus que 22 % vers 1860, 18 % vers 1890 et 14 % vers 1910 (chacune des deux parties du continent représentait grosso modo la moitié des pourcentages cités). Par contre, pour les importations, l'évolution est beaucoup plus lente (et plus irrégulière) : ce continent, qui fournissait 25-27 % des importations de 1830 à 1860, en fournit toujours 22-23 % pour 1900-1910, de sorte que le déficit commercial devient progressivement très important. Un déficit de même ampleur (c'est-à-dire de l'ordre de 10 % des importations totales) se forme progressivement dans les échanges avec l'Asie. Ce continent absorbe encore 1 % des exportations françaises jusqu'en 1890 et un peu plus de 2 % de 1900 à 1910, mais fournit des proportions croissantes des importations : 4 % de 1830 à 1860, 10 % vers 1890 et 12 % vers 1910. Les échanges avec l'Afrique sont plus équilibrés, la plart dc ce continent passe de quelque 5-7 % des échanges jusqu'à 1890 à 11-12 % vers 1910 [5].

Globalement les régions qualifiées aujourd'hui de Tiers-Monde ont représenté pour la France un débouché relativement stable absorbant quelque 21-23 % de ses exportations. Par contre, les achats en provenance du Tiers-Monde progressent en terme relatif assez rapidement, passant de 21-23 % vers 1830-1840 à 34 % vers 1910. Mais, si les échanges avec le Tiers-Monde ont été fortement déficitaires pour la France, il n'en est pas de même des échanges avec les marchés protégés français (colonies et protectorats), qui, en raison d'une politique très restrictive [6], sont excédentaires [7].

La balance commerciale de l'ensemble du commerce extérieur — qui est marquée en général par des excédents jusqu'en 1861 — devient déficitaire à partir de cette date et le restera jusqu'à la fin de la période étudiée ici (en fait ce déficit persistera, sauf exception notable de 1924 à 1928, jusqu'au début des années 1950). Alors que pour 1857-1861 l'excédent représente 9 % des importations, le déficit s'accroît progressivement pendant la période libérale jusqu'à atteindre près de 30 % vers 1880 [8]. Comme nous le verrons à la fin de ce chapitre, l'introduction du tarif dit de Méline permet un rapide redressement

5. Les données sur la structure géographique des échanges émanent des données rassemblées pour notre étude « Geographical Structure and Trade Balance of European Foreign Trade from 1830 to 1970 », *The Journal of European Economic History*, op. cité.
6. Voir à ce propos P. Bairoch : *La place de la France sur les marchés internationaux au XIXe siècle : présentation de quelques faits*, rapport au 2e Congrès des Historiens Économistes Français, Paris 1973 (dactylographié) ; notamment la section « Système hautement préférentiel des colonies françaises », p. 10-12.
7. Voici l'évolution de l'importance relative (en pourcentages du total) du commerce de la France avec ses colonies et protectorats (moyennes annuelles triennales entourant l'année citée) :

	Exportations	Importations
1830	10,4	13,5
1840	11,0	9,5
1850	10,2	9,9
1860	9,4	8,2
1870	5,6	5,6
1880	6,1	4,7
1890	7,9	7,3
1900	11,7	9,1
1910	12,3	10,1

Sources : 1830 : calculé d'après *Commerce extérieur de 1787 à 1837*, Paris 1838 ;
1840 à 1890 : calculé d'après *Tableaux décennaux du commerce général et de la navigation*, Paris diverses années ;
1900 et 1910 : calculé d'après *Tableaux annuels du commerce de la France*, Paris 1902 et 1912.

8. Voici l'évolution de la balance commerciale exprimée en pourcentages des importations (moyennes triennales entourant l'année citée, sauf 1913) :

1830	+ 4,9 %	1880	— 29,2 %
1840	— 3,2 %	1890	— 18,4 %
1850	+ 38,8 %	1900	— 9,7 %
1860	+ 8,2 %	1910	— 16,1 %
1870	— 8,7 %	1913	— 22,4 %

de cette situation, mais au début de ce XXe siècle le déficit s'élargit progressivement sans toutefois atteindre les niveaux relatifs de la fin de la période libérale.

Avant de passer à l'analyse de la croissance, quelques mots sur l'évolution des termes des échanges. Les deux séries dont on dispose (voir le tableau 62) fournissent une évolution assez divergente : relative stabilité des termes des échanges selon la série de Toutain, détérioration selon celle de Lévy-Leboyer. De toute façon cette divergence n'est pas très gênante, car, comme nous l'avons vu dans le chapitre IV (section G), pour les pays européens la signification des termes des échanges nets est assez limitée.

B. *La croissance économique.*

Grâce au vaste programme de recherches collectives sur l'histoire quantitative de l'économie française mené sous la direction de Jean Marczewski [9] et aux travaux non moins féconds de chercheurs isolés — tels que Crouzet et Lévy-

Tableau 63 : *Évolution de la croissance par périodes douanières (taux moyens annuels).*

	1822-1826 à 1857-1861	1857-1861 à 1889-1893	1889-1893 à 1909-1913
Population totale	0,5	0,2	0,2
Produit national (volume)			
produit physique global (série Lévy-Leboyer)	1,7	0,9	1,8
produit intérieur brut (série Toutain)	1,8	1,2	1,5
Agriculture (volume)			
production agricole (série Lévy-Leboyer)	1,6	0,4	1,0
produit agricole brut (série Toutain)	1,1	0,3	0,8
Industrie (volume)			
Série Crouzet	1,7-3,8	1,5-2,3	2,1-3,0
série Lévy-Leboyer	2,8	2,4	3,3
série Markovitch	2,4	1,8	1,9

Sources : Population : d'après M. Bourgeois-Pichat : « Évolution générale de la population française depuis le XVIIIe siècle », *Population*, oct.-déc. 1951, no 4, p. 635-662, et J.-C. Toutain : *La population de la France de 1700 à 1959*, *Cahiers de l'ISEA*, Suppl. no 133, janv. 1963 (série AF, no 3). Produit national : Série Lévy-Leboyer : d'après M. Lévy-Leboyer : « La croissance économique en France au XIXe siècle », op. cité. Série Toutain : d'après J.-C. Toutain, *Le produit intérieur brut de la France de 1789 à 1970*, à paraître. Agriculture : Voir produit national. Industrie : Série Crouzet (indice de la production industrielle) : d'après F. Crouzet, « Essai de construction d'un indice annuel de la production industrielle française au XIXe siècle », op. cité. (Le premier taux est basé sur l'indice y compris le lin et le chanvre, le second exclut ces secteurs (voir le texte de l'auteur). Série Lévy-Leboyer (indice de la production industrielle), voir M. Lévy-Leboyer : « La croissance économique en France au XIXe siècle », op. cité. Série Markovitch (indice de la production industrielle) d'après T. J. Markovitch, « Les cycles industriels en France (Essai d'élaboration préalable d'indices annuels de la production industrielle pour le XIXe siècle) », *Le Mouvement Social*, no 63, avr.-juin 1968, p. 11-39.

---

9. Publiées dans la série AF des *Cahiers de l'ISEA* (Paris) et réunissant, outre J. Marczewski, T. J. Markovitch et J.-C. Toutain.

Leboyer [10] — on commence à disposer de données chiffrées beaucoup plus valables qu'auparavant [11].

Sur base des données de Toutain et de Lévy-Leboyer (voir le tableau 63), on peut estimer que le volume du produit national total a progressé à un taux annuel de l'ordre de 1,7-1,8 % durant la période de vingt-cinq ans précédant 1860. La croissance se ralentit très sérieusement pendant la période libre-échangiste (pendant laquelle elle tombe à 0,9-1,1 %) pour retrouver, de 1892 à la première guerre mondiale, le rythme de croissance d'avant le libéralisme. D'emblée il convient de signaler, et c'est ici un point sur lequel nous reviendrons plus loin, que le ralentissement de la croissance a touché plus fortement l'agriculture que l'industrie. En termes de croissance par habitant, le ralentissement est moins accusé, car le taux de progression démographique diminue sérieusement, et, d'autre part, comme il s'agit de calculs portant sur les territoires de l'époque, la perte de l'Alsace-Lorraine a comme effet de réduire la progression de la population. En terme de croissance par habitant, on passe donc de 1,2-1,3 % à 0,8-1,0 %. Mais la reprise est plus nette, puisque pendant la période du retour au protectionnisme le taux annuel de croissance du produit national passe à 1,4-1,7 % c'est-à-dire à près du double de celui de la période libérale. Notons également que l'essentiel du ralentissement de la période libérale se situe durant les années 1875-1891, années durant lesquelles le volume du produit intérieur brut total s'accroît de 0,9 % par an, seulement.

Mais avant de passer aux autres conséquences de l'expérience libre-échangiste, il convient d'examiner dans quelle mesure des facteurs exogènes ne peuvent pas être responsables de ce ralentissement de la croissance économique. Durant la période 1824-1913, on se trouve placé devant quatre facteurs exogènes, dont trois sont spécifiques à la France, et qui sont susceptibles d'avoir entraîné des conséquences relativement importantes dans le domaine de la croissance économique. Il s'agit des troubles de la Révolution de 1848 ; de l'inclusion de la Savoie en 1860 ; de la « famine de coton » des années 1862-1864 entraînée par la guerre de Sécession aux États-Unis, et de la guerre de 1870-1871 et de la perte de l'Alsace-Lorraine qui en découla.

Trois de ces événements ont eu, évidemment, comme conséquence de réduire les taux de croissance de l'économie ; seule l'inclusion de la Savoie a eu un effet contraire. Nous avons éliminé ces facteurs exogènes, soit en reprenant les estimations existantes, soit en effectuant nous-même de telles estimations, mais uniquement pour le produit national total et non par secteur d'acti-

10. Notamment de F. Crouzet : « Essai de construction d'un indice annuel de la production industrielle française au XIXe siècle », *Annales, Économies, Sociétés, Civilisations*, 25e année, n° 1, 1970, janv.-févr., p. 56-99. Notamment de M. Lévy-Leboyer : « La croissance économique en France au XIXe siècle », op. cité.

11. Notons que, dès le début des années 1960, il était déjà possible d'analyser le commerce extérieur en rapport avec les grandes tendances de la croissance, comme l'a d'ailleurs fait J. Coussy (*La politique commerciale du Second Empire et la continuité de l'évolution structurelle française*, op. cité. L'excellent article de Coussy est, à notre connaissance, le seul publié sur ce problème entre 1953 et 1974 (le nôtre excepté).

En ce qui concerne le commerce extérieur et la politique commerciale de la France on possède, grâce aux travaux pénétrants de J. Weiller, des analyses assez complètes. Voir : *Du protectionnisme traditionnel aux nouvelles politiques industrielles*, op. cité. Et, sur un plan plus général, voir du même auteur : *Problèmes d'économie internationale*, 2 vol., Paris 1946-1950.

vité [12]. En tenant compte de l'élimination de ces facteurs, nous obtenons les taux annuels de croissance corrigés suivants, repris dans le tableau 64.

Tableau 64 : *Croissance du volume du produit français après élimination des facteurs exogènes (taux annuels).*

	Produit total		Produit par habitant	
	A	B	A	B
1822-1826 à 1857-1861	1,9	1,8	1,5	1,4
1857-1861 à 1889-1893	1,3	1,3	1,2	1,2
1889-1893 à 1909-1913	1,5	1,8	1,4	1,7

A : sur base de la série Toutain.
B : sur base de la série Lévy-Leboyer.
Sources : Voir tableau 62.

Donc, même en éliminant les facteurs exogènes, on se trouve placé devant un écart très important entre les rythmes de croissance des différentes périodes qui nous permet de conclure qu'il y eut un sensible ralentissement de la croissance durant la période libre-échangiste. Ce ralentissement est d'autant plus significatif qu'on le constate non seulement si l'on compare les taux de croissance de cette période à ceux de la période précédente, mais également si on les compare aux taux de l'ensemble du XIXe et du XXe siècle. En effet, le taux de croissance enregistré pendant la période libérale a été le plus faible de ceux que la France a connu depuis la fin du XVIIIe siècle à nos jours, à l'exception des années troublées par la Révolution et par les guerres de l'Empire et des années de la grande crise de 1930. Le fait que la période de libre-échange ait eu une durée très longue (plus de trente ans) permet également de réduire la probabilité que ce ralentissement n'ait été qu'une contraction temporaire qui aurait permis l'élimination d'entreprises marginales en vue de favoriser une expansion ultérieure plus rapide.

C. *L'innovation et l'équipement.*

L'innovation occupe une place dominante dans les controverses autour du protectionnisme. Les théories se réclamant de la libéralisation des échanges insistent toujours, comme nous l'avons vu, sur la stimulation de l'innovation qu'entraîne nécessairement le libre-échange par le jeu, notamment, de la concurrence. De même l'équipement de l'industrie et sa modernisation dépendraient largement, sinon directement, des effets stimulants produits par cette concurrence des produits étrangers.

Ces aspects du problème sont évidemment plus délicats à analyser que ceux

12. Voir l'annexe de notre article « Commerce extérieur et développement économique : quelques enseignements de l'expérience libre-échangiste de la France au XIXe siècle », op. cité, pour plus de détails sur la méthodologie utilisée pour l'exclusion des facteurs exogènes.

de la croissance, surtout si l'on cherche à se baser sur des indications quantitatives. Notons d'abord que, sur le plan des innovations majeures, cette période ne se distingue pas nettement de celles qui l'ont précédée ou suivie. On peut même arriver à la conclusion que les innovations majeures y ont été moins fréquentes. Mais il ne s'agit pas là d'une caractéristique propre à la France, car, déjà à cette période, la transmission internationale d'innovations majeures était très rapide.

Nous avons réuni les statistiques ayant trait au nombre de brevets délivrés, au nombre de dessins et modèles déposés, ainsi qu'à la puissance des machines à vapeur utilisées dans l'industrie [13]. Ces données ont été corrigées afin de tenir compte des modifications du cadre géographique de la France. L'analyse de ces statistiques fait apparaître que la période libre-échangiste se caractérise par un net ralentissement de l'équipement en machines à vapeur de l'industrie ; le taux d'accroissement de la puissance utilisée par l'industrie a été, durant cette période, plus faible que durant celles la précédant et la suivant. De 1840-1842 à 1858-1860, le taux annuel de croissance corrigé de cet indicateur est de l'ordre de 10 %, alors que, de 1858-1860 à 1888-1891, il n'est que de 5 % (et de 7,5 % de 1888-1891 à 1898-1900). Même ralentissement dans l'accroissement du nombre de brevets d'inventions délivrés et de modèles et dessins déposés. Ainsi le nombre de brevets d'inventions délivrés qui progressait d'environ 5 % par an de 1840-1842 à 1858-1860 ne progresse plus que de 2 % durant la phase libérale pour retrouver un taux de croissance de 4 % dans la première décennie après 1891 (taux toujours corrigés). Certes, ces indices ne sont pas suffisants pour apporter une preuve formelle d'un ralentissement de l'innovation et de l'équipement. Et cela d'autant plus que les données dont on dispose laissent apparaître une accélération du processus de modernisation de l'équipement dans certains secteurs.

Ainsi il apparaît que la modernisation de l'industrie sidérurgique ne s'est pas ralentie et qu'elle semble même s'être accélérée sous certains aspects, en ce sens que la disparition des hauts-fourneaux à bois a été plus rapide durant cette période, ce qui est cependant « normal » si l'on tient compte de la courbe logistique qui caractérise en général la diffusion des innovations. Par contre, la taille moyenne des hauts-fourneaux a évolué d'une façon plus uniforme. Toutefois dans l'ensemble, le secteur de la sidérurgie de base a connu durant la période libérale une évolution assez positive [14]. Évolution qui, d'ailleurs, a été généralement à la base des conclusions favorables émises à propos du traité de 1860 ; es données de ce secteur étant plus accessibles, on avait tendance à négliger (les données n'étant d'ailleurs pas disponibles) le fait que le secteur du fer (production et transformation des métaux ferreux) ne fournissait vers 1860 que quelque 4,9 % de la valeur ajoutée industrielle [15], soit probablement moins

13. Voir notre article : « Commerce extérieur et développement économique... », op. cité, tableau II, p. 17.
14. Voir à ce propos A. L. Dunham : *The Anglo-French Treaty of Commerce of 1860 and the Progress of Industrial Revolution in France*, Michigan 1930 (notamment p. 161-178) et B. Gille : « La sidérurgie française de 1860 à 1880 », *Revue d'Histoire de la Sidérurgie*, vol. VI, 1965, p. 201-235. Repris dans B. Gille : *La sidérurgie française au XIX*e *siècle*, Genève 1968, p. 233-279.
15. D'après T. J. Markovitch : *L'industrie française de 1789 à 1964*, *Cahiers de l'ISEA* (Histoire quantitative de l'économie française, série AF 4, 5, 6 et 7), n° 163, juil. 1965 ; n° 173, mai 1966 ; n° 174, juin 1966 ; n° 179, nov. 1966. Ici, n° 174, tableau de synthèse n° 4.

de 2 % de la valeur ajoutée de l'ensemble de l'économie. Par contre, d'après les indications chiffrées, on pourrait plutôt discerner une certaine stagnation de la modernisation de l'industrie textile (et de l'industrie cotonnière en particulier) qui était à l'époque un des secteurs clés de l'industrialisation (le textile et l'habillement fournissaient plus de 32 % de la valeur ajoutée de l'industrie). C'est ainsi que la consommation moyenne de coton brut par broche, qui était de l'ordre de 16 kg vers 1842, passe à 22 kg vers 1862 et ne dépasse pas ce niveau vers 1883. Mais, vers 1895, il s'agit déjà de 28 kg et vers 1913 de 37 kg.

En ce qui concerne les données sur la formation du capital, nous sommes en présence de deux séries statistiques. La première, disponible depuis 1966, est celle élaborée par T. J. Markovitch [16], la seconde, disponible depuis très peu, a été élaborée par M. Lévy-Leboyer [17]. Nous examinerons ici les conclusions un peu contradictoires qu'on peut tirer de ces séries (signalons que dans notre article nous n'avons utilisé que la première de ces deux séries). Le fait que les séries de Markovitch soient des moyennes décennales partant du milieu de la décennie ajoute évidemment une marge d'incertitude supplémentaire à l'analyse. Sur un plan plus général, les données sur la formation du capital de T. J. Markovitch ne permettent pas une conclusion très nette. Si, incontestablement, on note une forte hausse du taux de formation du capital de 1854-1864 par rapport aux décennies antérieures, ce taux régresse quelque peu durant les deux décennies suivantes pour reprendre son expansion après la réintroduction du protectionnisme. Les données se rapportant à la production de biens durables nous fournissent une évolution relativement favorable pour la période de libéralisation des échanges, si l'on retient l'estimation maximale de Markovitch (c'est-à-dire celle incluant les biens durables à caractère non productif), par contre si l'on s'en tient à la notion plus stricte de biens d'équipement, c'est-à-dire à celle correspondant à l'estimation minimale de cet auteur (qui nous semble être la plus valable dans cette optique), l'évolution est défavorable pour cette période. Comme on le voit, si les conclusions ne sont pas très nettes, elles tendent cependant vers le caractère sinon négatif, du moins non positif, de la période 1860-1892 en matière d'équipement.

Les séries de Lévy-Leboyer étant annuelles, elles permettent de mieux cerner les périodes nous intéressant ici. Sur la base de ces séries, le volume des investissements français — qui avait progressé de 1,8 % par an de 1822-1826 à 1857-1861 — ne progresse plus que de 0,8 % de 1857-1861 à 1889-1893. Donc, très sérieux ralentissement durant la phase libérale et ralentissement d'autant plus significatif que, lors de la phase protectionniste qui suit, la progression annuelle du volume de ces investissements atteint 1,9 % (de 1889-1893 à 1909-1913). Certes, il convient de corriger le taux de la période libérale afin de tenir compte de la perte de l'Alsace-Lorraine. Mais, même si l'on estime que cette perte s'est traduite par un recul de 6 % des investissements (ce qui est une estimation biaisée vers le haut : la population de l'Alsace-Lorraine représentant 4,1 % de la population française), cela ne porte qu'à 1,0 % le taux annuel de croissance. En termes de taux annuel de croissance par habitant, nous obtenons respectivement 1,3, 0,7 et 1,7 %. Donc évolution très négative des investissements pendant la période libérale.

16. T. J. Markovitch : *L'industrie française de 1789 à 1964*, op. cité, nº 179, p. 88-117.
17. M. Lévy-Leboyer : série à paraître.

D. *Nivellement des coûts des facteurs de la production.*

Une des thèses essentielles (explicite ou implicite) présentes dans la grande majorité des divers courants des théories néo-libérales est la conviction que le commerce, et surtout la libéralisation de celui-ci, conduit à un nivellement des coûts des facteurs de la production (salaires, intérêts, rentes, etc.) et à une atténuation des disparités du développement. Rappelons que nous traiterons de l'atténuation des disparités du développement en général dans le chapitre XIV.

En ce qui concerne le nivellement des coûts des facteurs de la production, le seul domaine (fort heureusement le plus important) pour lequel on puisse tenter des comparaisons est celui du niveau des salaires. Avant d'aborder l'évolution comparée des salaires, il convient de noter ici que, contrairement à ce qu'on pourrait postuler vu l'écart des niveaux de développement, le niveau moyen des salaires industriels réels britanniques ne semble pas avoir été nettement supérieur à celui de la France vers 1860. D'après les calculs de Marczewski [18], « jusqu'au milieu du XIXe siècle, les salaires français dans l'industrie semblent avoir été, en équivalent de pouvoir d'achat, plus élevés que les salaires anglais ». Vers 1861, les salaires industriels moyens anglais exprimés en livres dépassaient de 2,5 % les salaires français exprimés en livres, alors que, exprimés en francs, les salaires anglais étaient inférieurs de 13 % aux salaires français exprimés en francs. Il est possible que ces calculs ont quelque peu surestimé le niveau relatif des salaires français. L'égalité des salaires vers 1860 nous semble une hypothèse maximale avec, comme alternative, la probabilité d'une suprématie britannique, mais pas aussi forte que pourrait le laisser supposer un raisonnement simpliste basé sur l'écart des niveaux de développement. L'explication de cette distorsion pourrait avoir son origine dans des conditions sociales plus favorables à la classe ouvrière en France. Il faudrait attendre de disposer de données plus précises, surtout pour la Grande-Bretagne, pour réexaminer cette question. Mais pour le problème traité ici, seule l'évolution nous intéresse. Or, d'après les données disponibles, il apparaît que l'augmentation des salaires a été beaucoup plus rapide en Grande-Bretagne qu'en France, c'est-à-dire qu'au lieu d'un nivellement il y a eu, au contraire, un accroissement des disparités. Ainsi, d'après les données homogénéisées par Marczewski nous obtenons, entre 1861 et 1891, une augmentation des salaires bruts de 26 % en France et de 40 % en Grande-Bretagne [19]. Quoique pour le problème qui nous intéresse ici cet aspect soit plus marginal, l'évolution des salaires réels (compte tenu du coût de la vie) accentue encore cette disparité, puisqu'il apparaît qu'entre ces deux dates le coût de la vie a baissé (d'environ 20 %) en Grande-Bretagne, alors qu'au contraire il a augmenté (d'environ 5 %) en France. Donc, les salaires réels se sont accrus d'environ 75 % en Grande-Bretagne, contre 20 % en France.

18. J. Marczewski : *Le produit physique de l'économie française de 1789 à 1913 (comparaison avec la Grande-Bretagne)* dans *Cahiers de l'ISEA* (Histoire quantitative de l'économie française), série AF 4, n° 163, juil. 1965 (p. I-CLIV, notamment page LIII).
19. Les salaires sont exprimés en monnaies locales. L'évolution est la suivante dans le cas où l'on exprime les salaires français en pouvoir d'achat de la livre et les salaires britanniques en pouvoir d'achat du franc : 10 et 20 %, donc disparité encore plus forte.

E. *Conclusions et essai explicatif de l'exemple français.*

L'analyse que nous venons d'effectuer nous permet de tirer des conclusions très nettes quant aux effets apparents de la politique libérale en matière d'échanges internationaux de la France entre 1860 et 1892 : ceux-ci ont été dans l'ensemble fortement négatifs et à l'opposé de ceux escomptés par les théories libérales ou néo-libérales. Le fait que, d'une part, la période libre-échangiste ait été d'une durée assez longue (plus de trente ans) et que, d'autre part, la croissance économique ait été, après cet intermède libre-échangiste, un peu plus faible que durant la phase protectionniste précédente, permet également de nier la possibilité que ce ralentissement n'ait été qu'une contraction temporaire qui aurait amené l'élimination d'entreprises marginales en vue de permettre une expansion ultérieure plus rapide.

Mais l'appui que peut apporter aux tenants des théories protectionnistes ou néo-protectionnistes cette expérience française doit être nuancé ; car il apparaît, *et ceci est important*, que ce n'est point l'industrie qui a été la plus défavorablement touchée par cette expérience ; comme nous l'avons signalé (voir le tableau 63) on a en effet constaté que le ralentissement de la croissance avait été plus marqué dans l'agriculture. Ainsi, le taux annuel de croissance du volume de la production industrielle passe de quelque 2,5-2,8 % pour la période de 1822-1826 à 1857-1861 à quelque 1,9-2,1 % pour la période de 1857-1861 à 1889-1893. Pour l'agriculture il s'agit d'une chute de 1,3 % à 0,4 %. La réintroduction du protectionnisme voit une reprise de la croissance : de 1889-1893 à 1909-1913 la production industrielle s'accroît de quelque 2,7-3,0 % [20] par an, et celle de l'agriculture de près de 1,0 %.

Ce très fort ralentissement de la croissance de l'agriculture peut s'expliquer très largement par un rétrécissement du marché local du fait des importations accrues de produits agricoles. Le solde négatif des échanges des produits agricoles — qui représentait moins de 3 % du produit brut agricole dans les 20-30 années précédant 1860 — est passé à 15 % de 1875 à 1895 (voir le tableau 65). En fait, si l'on tient compte des importations de produits agricoles tropicaux (qui, cependant, ne se substituent que partiellement à la production locale), le solde négatif de ces échanges atteint pour cette période près de 20 % du produit

20. A ce propos notons que, comme on a pu s'en rendre compte dans le tableau 63, l'indice de la production industrielle de Markovitch, contrairement aux deux autres indices, ne marque pas une hausse sensible du taux de croissance de la production industrielle durant la phase protectionniste de 1889-1893 à 1909-1913. Il nous semble que cet indice sous-estime sérieusement la croissance durant cette période. Ainsi, de 1908-1909 à 1912-1913 — années caractérisées sur le plan international par une rapide croissance — l'indice de Markovitch marque une quasi-stagnation (sur base 1938 = 100 : respectivement 59,9 et 60,2). Or, pour la même période, l'indice de Lévy-Leboyer progresse de 31,7 %, celui de l'INSEE (voir *Bulletin de la Statistique générale de la France*, oct. 1924) de 25,0 %, et celui de Crouzet de 25,7 ou de 32,6 %, selon l'indice choisi. D'autre part, si l'on s'en tient à des quantités physiques, on obtient les taux de progression (toujours globalement de 1908-1909 à 1912-1913) suivants : fonte 45,5 % ; acier 58,2 % ; coton (consommation) 11,2 % ; laine (consommation) 2,9 % ; charbon 9,0 % ; ciment 40,9 % ; aluminium 119,4 %. (D'après la partie rétrospective de l'*Annuaire Statistique de la France.*)

Tableau 65 : *Incidences du solde des échanges extérieurs sur le produit brut de l'agriculture et de l'industrie (millions de francs courants, moyennes annuelles).*

	Agriculture			Industrie		
	Produit brut I	Solde des échanges extérieurs * II	II/I %	Produit brut III	Solde des échanges extérieurs IV	IV/III %
1835-1844	4 494	(— 105)	(2,3)	6 385	(+ 432)	(6,8)
1845-1854	5 287	— 145	2,7	7 299	+ 680	9,3
1855-1864	7 363	— 393	5,3	9 090	+ 1 243	13,7
1865-1874	8 387	— 587	7,0	10 053	+ 1 392	13,8
1875-1884	7 821	— 1 146	14,7	10 409	+ 1 222	11,7
1885-1894	7 212	— 1 100	15,3	10 555	+ 1 200	11,4
1895-1904	7 536	— 1 029	13,7	11 763	+ 1 459	12,4
1905-1913	10 266	— 1 545	15,0	15 548	+ 2 068	13,3

* Produits agricoles exotiques exclus (qui représentaient 111 millions de francs pour 1835-1844; 275 millions pour 1865-1874 ; 324 pour 1885-1894 et 626 pour 1904-1913).

Sources : Agriculture : d'après J.-C. Toutain : *Le produit de l'agriculture française de 1700 à 1958, Cahiers de l'ISEA*, n° 115, Suppl. juil. 1961, p. 91 et 233. Produits industriels : T. J. Markovitch : *L'industrie française de 1789 à 1964*, op. cité, n° 179, p. 240. Soldes des échanges extérieurs (industrie) : partie rétrospective de l'*Annuaire Statistique de la France.*

NB : Les statistiques du commerce extérieur des années qui précèdent 1847 n'existant qu'en valeurs constantes (de 1825), les données pour 1835-1844 ne sont pas très significatives.

agricole. Pour expliquer cette forte augmentation des importations de produits agricoles, il faut faire intervenir, outre la libéralisation des échanges, la baisse des coûts de transport qui a permis aux céréales, d'outre-Atlantique notamment, d'atteindre à des coûts compétitifs non seulement les ports européens — grâce à la baisse du coût des frets maritimes — mais également l'intérieur de ce continent grâce aux chemins de fer. Ces chemins de fer ont également entraîné de l'autre côté de l'Atlantique une baisse des prix de revient dans les ports d'exportations. Ainsi, les importations nettes de blé, qui représentaient 0,3 % de la production pour la décennie 1851-1860, en représentent 10 % en 1871-1880 et même 19 % en 1888-1892. Ce rétrécissement du débouché de l'agriculture, comme nous le verrons, a eu des conséquences très négatives, car il se situe à une période où ce secteur, rappelons-le, occupait encore la moitié de la population active en France, ce qui rendait extrêmement difficile une accélération de l'exode rural qui aurait permis à l'industrie d'éponger le sous-emploi agricole comme cela a été le cas, 10-20 ans plus tôt, en Grande-Bretagne. C'est largement une simple question de proportions relatives. Voici d'ailleurs les situations respectives des deux pays en termes de pourcentages de la population active totale à la veille du début de leur politique libérale vis-à-vis de l'importation de produits agricoles :

	Agriculture	*Industrie manufacturière*
Grande-Bretagne, 1846	22 %	37 %
France, 1860	51 %	22 %

Dans l'hypothèse théorique d'un épongeage annuel de 2 % de la population active rurale par l'industrie manufacturière (et en supposant qu'un cinquième de ces 2 % soit absorbé par le tertiaire), il aurait fallu que la population active dans le secteur industriel s'accrût de 3,7 % par an en France et de 0,9 % seulement en Grande-Bretagne. Si l'on postule une augmentation de la productivité de l'ordre de 2,5 % par an, cela impliquerait la nécessité d'une croissance du volume de la production industrielle de l'ordre de 6,3 % en France et de 3,4 % en Grande-Bretagne. Or, comme nous l'avons vu (chapitre VI), on peut déjà considérer 3,4 % comme un taux de croissance très rapide pour le XIXe siècle, étant donné que, pour l'ensemble de l'Europe, la production industrielle s'est accrue de quelque 2,4 % par an de 1829-1831 à 1909-1911.

Signalons que, contrairement à ce que l'on pourrait penser, le rythme d'accroissement du solde négatif des échanges de produits alimentaires n'a pas été au Royaume-Uni beaucoup plus fort après 1846 qu'il ne l'a été en France après 1860. Ainsi, au Royaume-Uni, de 1836-1845 à 1861-1870 le volume des importations nettes de produits alimentaires a progressé de quelque 370 % [21], soit 5,4 % par an. En France, de 1850-1859 à 1875-1884, il doit s'agir d'environ 320 % [22], soit 4,8 % par an.

La conjonction d'une augmentation très rapide des importations avec une structure de la population active, qui ne permet pas de transferts importants des actifs ruraux vers d'autres secteurs, a entraîné un sensible ralentissement de la progression de la productivité agricole et une stagnation ; et même, pendant un certain temps, un recul du pouvoir d'achat des agriculteurs. Le volume du produit final par agriculteur masculin actif, qui a progressé de 0,9 % par an de 1815-1834 à 1845-1865, ne progresse plus que de 0,6 % de 1845-1865 à 1875-1895 [23]. Le niveau de vie des agriculteurs, qui progressait d'environ 1 % par an avant la période libérale, connaît un sérieux ralentissement de son expansion pendant cette période et régresse même à la fin de la période libérale pour retrouver dans les années protectionnistes de 1892-1914 un rythme d'expansion encore plus rapide qu'avant la période libérale [24].

21. D'après W. Schlote : *Entwicklung und Strukturwandlungen des englischen Aussenhandels von 1700 bis zur Gegenwart*, Jena 1938 (annexe statistique).
22. Sur la base des importations nettes décennales de produits agricoles indigènes calculées par J.-C. Toutain (*Le produit de l'agriculture française de 1700 à 1958*, op. cité) et des données annuelles des statistiques du commerce extérieur des produits agricoles (*Annuaire Statistique de la France*, partie rétrospective), on peut conclure que l'accroissement de la valeur de ces importations a été de l'ordre de 320 % de 1859-1860 à 1875-1884. Les prix d'importations étant à peu près stables (d'après l'indice de M. Lévy-Leboyer : « L'héritage de Simiand : prix, profits et termes des échanges au XIXe siècle », *Revue Historique*, n° 493, janv.-mars 1970) il s'agit donc d'un accroissement de l'ordre de 320 % en volume.
23. D'après J.-C. Toutain : *Le produit de l'agriculture française de 1700 à 1958*, op. cité, p. 207.
24. Ainsi nous avons l'évolution suivante du niveau de vie de la population vivant de l'agriculture. Produit physique (corrigé pour autoconsommation) par personne, en francs de 1905-1913 :

1825-1834	321		1875-1884	479	— 2,6 %
1835-1844	373	+ 16,2 %	1885-1894	498	+ 4,0 %
1845-1854	411	+ 10,2 %	1895-1904	577	+ 15,9 %
1855-1864	437	+ 6,3 %	1904-1913	681	+ 18,0 %
1865-1874	492	+ 12,6 %			

Sources : J. Marczewski : *Le produit physique de l'économie française de 1789 à 1913...*, op. cité, p. LXXXIII.

Or, comme les agriculteurs représentaient encore une fraction dominante de la population, cette stagnation relative de leur pouvoir d'achat a fortement affecté la demande de produits industriels. Si l'on effectue un calcul de l'impact sur la demande industrielle de ce ralentissement de l'agriculture, avec les mêmes bases que celles utilisées pour le Royaume-Uni (voir la section E du chapitre X), il apparaît que le ralentissement de la croissance du pouvoir d'achat des agriculteurs a impliqué une réduction de quelque 2,5-3,4 milliards de francs d'achats de produits industriels [25]. Ces 2,5-3,4 milliards représentent quelque 10-13 % de la valeur de la production industrielle brute ; autrement dit, cette réduction des achats des agriculteurs peut expliquer, pour quelque 60-75 %, le ralentissement intervenu dans le taux de croissance du secteur industriel. C'est donc là un facteur primordial, surtout si l'on tient encore compte des effets induits du ralentissement de cette consommation des agriculteurs. Ainsi, il apparaît que les effets de la forte augmentation des importations de produits agricoles ont été déterminants sur l'évolution de l'économie française pendant la période libérale, en affectant non seulement le secteur agricole, mais également par ce biais le secteur industriel.

D'ailleurs, les effets de la politique libérale en matière d'importations de produits agricoles se font ressentir très tôt sur le plan conjoncturel. En effet, si l'afflux de céréales, notamment d'outre-mer, ne devient réellement très important qu'à partir des années 1874-1877, dès 1861-1863 on peut mesurer l'impact de cette politique. C'est ainsi que, pour les années 1861-1863, les importations de produits alimentaires s'élèvent à 666 millions de francs contre 375 millions par an de 1858 à 1860 et ce malgré le fait que le niveau de la production agricole en 1861-1863 se situe à 3,5 % au-dessus du niveau de la période précédente [26]. Or cet accroissement de 290 millions de francs d'importations supplémentaires n'est pas une quantité relative négligeable, puisque le produit brut agricole total aux prix du marché était alors de l'ordre de 7,4 millions par an et que les prix unitaires des produits agricoles importés étaient plus faibles que ceux de la production intérieure.

Les effets directs et les effets induits du ralentissement de l'agriculture entraîné par l'afflux de céréales ont été d'autant plus importants que ce secteur était encore dominant en tant que fraction de la consommation privée. Dans les années 1870-1880, non seulement les agriculteurs et les membres directs de leurs familles représentaient, en tant que nombre de consommateurs privés, environ la moitié de l'ensemble des consommateurs français [27], mais les habi-

25. Les données de base utilisées pour ce calcul sont de J.-C. Toutain pour le produit agricole global brut et de T. J. Markovitch pour le produit industriel brut.

Comme période pré-libérale de référence, nous avons retenu les années 1825-1834 à 1855-1864, et comme période libérale les années 1855-1864 à 1885-1894. La méthode de calcul est similaire à celle utilisée pour le Royame-Uni.

Notons que nous avons retenu comme pourcentages de dépenses de produits industriels 30-40 % du produit agricole brut final, au lieu de 30-40 % du produit agricole net comme dans le cas britannique.

26. Importations : d'après la partie rétrospective de l'*Annuaire Statistique de la France.* Production agricole : d'après J.-C. Toutain : *Le produit intérieur brut de la France de 1789 à 1970*, op. cité.

27. La population vivant de l'agriculture a été relevée dans les recensements de 1856 à 1891 ; elle représentait 51,4 % de la population totale au recensement de 1876 (53,3 % en 1861 et 45,5 % en 1891).

tants des régions rurales, dont le revenu était directement fonction de celui des agriculteurs, représentaient plus des deux tiers de l'ensemble des consommateurs [28]. De ce fait, les secteurs industriels axés sur les biens de consommation privée et surtout sur les textiles voient leur croissance durant la période libérale se ralentir plus fortement que celle des autres secteurs [29]. D'ailleurs, le coefficient de corrélation linéaire de la courbe du pouvoir d'achats des agriculteurs et celle de la valeur finale de la production des secteurs d'habillement et étoffes est de 0,94 pour la période 1781-1790 à 1905-1913 (par périodes décennales), ce qui dénote une corrélation assez forte même si le nombre d'observations n'est que de 13.

Si nous n'avons pas insisté ici sur les effets du phylloxéra sur le ralentissement de la croissance des recettes des agriculteurs, c'est que ces effets ont été relativement moindres en raison justement des possibilités plus restreintes d'importations. Alors que pour les céréales, après 1860 on constate que chaque régression du volume de la production s'accompagne d'une chute parallèle ou encore plus forte de la valeur totale de la production, les importations pouvant combler facilement le déficit, par contre, pour le vin, la hausse des prix permet de compenser en partie la baisse du volume de la production [30]. En outre, si

28. Nous adoptons ici comme définition de « région rurale » les communes ayant moins de 5 000 habitants. Sur cette base, cette population représentait 74,5 % de la population totale au recensement de 1876 (64,7 % en 1901).
29. Voici, par exemple, les taux annuels de croissance des divers secteurs :

	1827-1831 à 1857-1861	1857-1861 à 1887-1891
Transformation des métaux	6,2	3,8
Chimie	6,6	5,4
Industries alimentaires	4,8 [c]	3,2
Textiles [a]	3,2	1,6
Textiles [b]	4,3	2,7

a. Ensemble des textiles.
b. Coton, laine, soie et jute seulement.
c. 1830-1834 à 1854-1861.

Sources : d'après M. Crouzet : « Essai de construction d'un indice... », op. cité.

30. Voici, par exemple, les variations annuelles du volume et de la valeur de la production lors des années de recul sensible du volume de la production dans la période 1874-1890 (en pourcentages) :

Blé	Volume	Valeur	Vin	Volume	Valeur
1875	— 24,3	— 45,6	1876	— 50,1	— 39,7
1879	— 16,2	— 21,2	1878	— 13,6	— 7,1
1883	— 19,7	— 24,0	1879	— 48,0	— 40,8
1888	— 13,9	— 6,8	1885	— 18,4	— 8,2
			1889	— 22,9	— 19,9

Signalons qu'avant la période libérale le système douanier permettait pour les céréales une compensation partielle. Ainsi, pour la période 1850-1860, nous avons les données suivantes pour le blé :

	Volume	Valeur
1853	— 33,0	— 5,8
1855	— 25,0	— 23,6
1859	— 30,4	— 18,9

Sources : d'après la partie rétrospective de l'*Annuaire Statistique de la France.*

le vin constitue certainement le principal article d'exportations, n'oublions pas que sa part dans la production agricole totale était beaucoup plus faible que celle des céréales. Ainsi, même dans la décennie où le vin représente le plus fort pourcentage du produit végétal global de la période 1815-1914, à savoir 1864-1874, il s'agissait de 16,2 % contre 33,1 % pour les céréales auxquelles on peut ajouter les 3,4 % des pommes de terre qui s'y substituaient largement [31].

Le rôle primordial ainsi joué par l'agriculture n'exclut nullement la possibilité que d'autres facteurs soient intervenus dans ce ralentissement de la croissance du secteur industriel qui se manifeste d'ailleurs dès 1862, mais d'une façon encore plus marquée dès 1876-1877 [32]. Il y a évidemment la demande extérieure ; nous verrons plus loin qu'elle a joué un rôle certain, quoique beaucoup plus faible que l'agriculture. Mais il faut également mentionner ici les effets possibles d'autres facteurs. D'emblée, notons que l'analyse de la dépression [33] française a fait l'objet d'extrêmement peu d'études, à l'opposé de la grande dépression britannique [34].

Nous commencerons par signaler que, contrairement à ce qui s'est passé durant les mêmes années au Royaume-Uni, on ne note pas de sensible diminution de la demande en provenance du secteur de la construction de voies ferrées. La longueur moyenne exploitée des chemins de fer, qui s'était accrue de 6 250 km de 1850 à 1860, s'accroît de 6 380 km de 1860 à 1870, de 8 620 km de 1871 à 1881, et de 9 660 km de 1881 à 1891. Le ralentissement ne se place que dans les décennies suivantes (4 400 km de 1891 à 1901 et 2 360 km de 1901 à 1911). Et, comme très peu de l'équipement ferroviaire était importé, la courbe de la demande suit assez bien celle de l'accroissement de la longueur des voies

31. D'après J.-C. Toutain : *Le produit de l'agriculture française...*, op. cité, vol. II, p. 6-7. Pour la période 1835-1854 le vin représente 8,3 % du produit végétal et les céréales 38,5 %.

32. Notamment sur base du calcul de l'écart relatif par rapport à la tendance de longue durée calculée selon la méthode de l'ajustement exponentiel effectué par F. Crouzet (« Essai de construction d'un indice... », op. cité, p. 98-99) sur ses indices de la production industrielle. Cette césure se note également, dans la même période, pour les profits. Voir notamment J. Bouvier, F. Furet, M. Gillet : *Le mouvement du profit en France au 19e siècle*, Paris 1965, p. 37-124, 224-225.

33. On pourrait même parler de « grande dépression » à la suite de Y. Gonjo : « Le Plan Freycinet, 1878-1882 : un aspect de la Grande Dépression économique en France », *Revue Historique*, n° 503, juil.-sept. 1973, p. 49-86.

Un dépouillement systématique de la *Bibliographie annuelle de l'histoire de France* de 1953 à 1973 ne nous a apporté aucun autre article traitant de ce problème sauf celui de M. Lévy-Leboyer : « La décélération de l'économie française dans la seconde moitié du XIXe siècle », *Revue d'Histoire Économique et Sociale*, vol. 44, n° 4, 1971, p. 485-507.

34. Soulignons ici le fait que, en raison de l'extrême faiblesse des données sur la croissance dont disposaient les chercheurs avant le début des années 1960, nous négligeons ici les travaux sur ce problème publiés avant cette date. Travaux d'ailleurs extrêmement rares, mais parmi lesquels il faut signaler l'ouvrage de base de A. L. Dunham : *The Anglo-French Treaty...*, op. cité, qui reste fort utile pour l'analyse de l'historique générale, et l'article fort documenté de M. Rist : « Une expérience française de libération des échanges au dix-neuvième siècle : le traité de 1860 » (op. cité) mais qui se limite à la période 1860-1866. Nous souscrivons entièrement à la remarque pertinente de F. Crouzet (« Essai de construction d'un indice... », op. cité, p. 90) : « ... On a beaucoup écrit sur les facteurs qui auraient retardé ou bloqué la Révolution industrielle, en France, pendant la première moitié du XIXe siècle, il serait temps de s'intéresser à ceux qui ont freiné la croissance française dans sa seconde moitié et, en particulier, d'analyser avec précision le rôle de la stagnation démographique et de la dépression agricole. »

ferrées [35]. Toutefois, signalons que les données décennales masquent le renversement de la tendance et qu'à partir de 1882-1883 on constate une baisse de la production de rails, mais on notera que cette inflexion de la courbe se situe six à sept années après le début du ralentissement général de la croissance industrielle et qu'elle est donc plutôt une conséquence de celui-ci.

Dans son analyse sur « La décélération de l'économie française dans la seconde moitié du XIXe siècle », Lévy-Leboyer [36] insiste sur le fait que le facteur démographique (c'est-à-dire dans ce cas surtout le ralentissement de la croissance démographique et le vieillissement de la population qui est son corrolaire) ne semble pas avoir joué le rôle qu'on lui prête souvent, et que la décélération serait surtout la conséquence d'une rigidité du secteur agricole.

Après cette parenthèse sur la « dépression » française, revenons-en à l'analyse des causes du ralentissement économique durant la phase libérale. En ce qui concerne la demande extérieure, il apparaît très nettement que la période libérale a eu comme conséquence un sérieux ralentissement de la croissance du solde positif du commerce des articles manufacturés (voir le tableau 66). Alors que, avant la période libérale, la croissance des exportations d'articles manufacturés est rapide et celle des importations de ces articles lente, pendant la période libérale c'est l'inverse qui se produit.

Tableau 66 : *Commerce extérieur d'articles manufacturés de la France (moyennes annuelles en millions de francs courants).*

	Exportations	Importations	Solde des échanges	Taux annuels de variation du solde des échanges
1849-1853	806	45	761	—
1856-1860	1 316	68	1 248	7,2 %
1887-1891	1 860	606	1 254	— [a]
1909-1913	3 651	1 478	2 173	2,5 %

a. Inférieur à 0,02 %.

Sources : 1849-1913 : d'après les données des parties rétrospectives de l'*Annuaire Statistique de la France.*

La perte directe occasionnée par l'évolution défavorable du commerce extérieur des articles manufacturés a été relativement faible. Sur base des données figurant dans le tableau 66, on peut postuler qu'en l'absence d'une libéralisation des échanges le solde positif des échanges extérieurs d'articles manufacturés aurait pu se situer vers 1887-1891 à quelque 300-400 millions de francs au-dessus de ce qu'il a été en réalité [37]. Un tel montant représente quelque 1,5 % de la

35. Pour l'évolution de la demande, voir F. Caron : « Les commandes des compagnies de chemins de fer en France de 1850 à 1954 », *Revue d'Histoire de la Sidérurgie*, vol. IV, 1965, p. 137-176.

36. M. Lévy-Leboyer : « La décélération de l'économie française dans la seconde moitié du XIXe siècle », op. cité.

37. Nous avons postulé que, dans une telle hypothèse, le montant des exportations ne se serait pas trouvé modifié sensiblement, mais que, par contre, la croissance des importations aurait été ralentie. Ces importations représentaient à la veille de la politique libérale 5 % des exportations ; nous avons postulé vers 1890 un taux de l'ordre de 10 à 15 %. Malgré la réintroduction du protectionnisme, ce taux passe effectivement de 32,6 % à 40,5 % de 1887-1891 à 1909-1913 (voir le tableau 66).

valeur finale de la production industrielle vers cette période ou seulement 10-15 % de la perte directe occasionnée à l'industrie par le ralentissement de l'agriculture (voir ci-devant).

La période protectionniste, ouverte par le tarif de Méline, permet à la France d'améliorer très sensiblement sa balance commerciale d'articles manufacturés et ce non seulement par un freinage des importations, mais également par une accélération des exportations. Mais ici il faut faire intervenir également l'influence des marchés très protégés des colonies françaises. La part des colonies et protectorats dans les exportations totales, qui était, comme nous l'avons vu, de 7,9 % pour 1889-1891, passe à 12,3 % pour 1909-1911.

Le nouveau tarif a eu évidemment des conséquences sur les importations de produits agricoles et surtout de produits alimentaires concurrentiels de l'agriculture française. Ainsi, si nous reprenons l'exemple du blé — dont les importations nettes ont représenté, comme nous l'avons vu, 10 % de la production de 1871 à 1880 et même 19 % de 1888 à 1892 — ces importations ne représentent plus que 3 % de 1901 à 1910. Les importations de l'ensemble de produits agricoles se situaient en valeur, pour la période 1893-1902, à 25 % au-dessous du niveau de 1882-1891 ; en termes de volume, la baisse est de l'ordre de 8 % [38]. Cette baisse des importations permit, comme nous l'avons vu, une reprise de la croissance du secteur agricole qui a facilité l'accélération de la croissance industrielle. Bien entendu, le rôle de l'agriculture est dans ce cas moins déterminant que lors du ralentissement de la croissance, ne serait-ce qu'en raison de l'importance devenue plus restreinte du secteur agricole. Mais il est très significatif que dans son analyse des mouvements de longue durée Markovitch insiste sur le fait que le renversement de la tendance conjoncturelle se situe en France en 1892 : « ... car c'est cette dernière date que nous retrouvons dans la plupart des changements » [39].

En ce qui concerne les effets des déplacements des facteurs de la production, il convient d'abord de rappeler que la France a joué un rôle beaucoup plus marginal que le Royaume-Uni. Nous avons vu (chapitre V) que seulement 3 % des émigrants européens du XIXe siècle étaient des Français (Britanniques : 36 %) et que vers 1913-1914 quelque 22-23 % des capitaux européens investis à l'étranger étaient français (Royaume-Uni : 50 %). Pour les capitaux investis hors d'Europe, cette part de la France n'était que de quelque 13-15 %. Pour ces raisons, il est assez arbitraire d'effectuer, comme nous l'avons fait pour le Royaume-Uni (voir la section D du chapitre X), un calcul de la perte économique nette probable découlant des transferts des facteurs de la production. A titre de simple information et sans qu'il faille attacher une trop grande valeur à cette donnée, signalons que si l'on effectue un tel calcul (suivant les mêmes procédés que pour le Royaume-Uni, mais avec les paramètres français) on aboutit, pour 1910, à une perte de l'ordre de 300 à 600 millions de dollars, soit 1,5-3,1 milliards de francs (ou quelque 4-8 % du produit national brut vers 1910). Vers 1890, sur les mêmes bases, cette perte aurait été de l'ordre de 0,7-1,5 milliard de francs,

38. Et ce malgré la récolte exceptionnellement mauvaise de 1897 qui a entraîné une forte hausse des importations. Cette année-là, la récolte de blé a été inférieure à 31 % à la moyenne des trois années précédentes et suivantes, c'est-à-dire la baisse la plus forte du XIXe siècle (en tout cas de 1827 à 1913).
39. T. J. Markovitch : *L'industrie française de 1789 à 1964*, op. cité, *Cahiers de l'ISEA*, Série AF 4, n° 163, juil. 1965, p. 137.

c'est-à-dire environ un tiers de la perte occasionnée par la réduction du pouvoir d'achat des agriculteurs (qui, bien entendu, résulte largement, elle aussi, des transferts des facteurs de production, non seulement de la France, mais aussi et surtout des autres pays).

Dans l'ensemble on peut donc conclure que l'afflux de produits agricoles, rendu possible par la libéralisation des importations, a été le facteur explicatif le plus important dans l'échec de l'expérience libérale française. La différence fondamentale de l'impact de ce facteur au Royaume-Uni s'explique à la fois par le moment structurel plus tardif où cette politique y est intervenue et par la forte suprématie de l'industrie anglaise à l'époque.

CHAPITRE XII

Commerce et développement économique dans les autres grands pays d'Europe continentale

Dans le présent chapitre, nous allons passer en revue les rapports entre commerce et développement dans les autres grands pays d'Europe continentale. « Autres » dans le sens où le chapitre précédent a été consacré à la France et, aussi, dans le sens où c'est essentiellement par référence au cas français que seront traités les autres cas des grands pays d'Europe continentale. Somme toute, il s'agira de vérifier si l'évolution a été voisine et si, notamment, le ralentissement de la croissance — qui se constate aussi dans ces pays durant la phase libérale — est dû aux mêmes causes qu'en France, c'est-à-dire à l'afflux de produits agricoles. Par la force des choses, l'analyse de ces autres cas sera plus sommaire. Si, pour les cas de l'Allemagne et de l'Italie, il s'agit encore d'analyses, pour les trois autres cas (Autriche-Hongrie, Espagne et Russie) il s'agit, comme le titre de la section l'indique, d'un bref aperçu. Le peu de place consacrée à ces trois derniers pays se justifie par quatre séries d'éléments [1]. D'abord leur rôle relativement restreint en matière de commerce extérieur. Ainsi, vers 1910-1913, ces trois pays ne représentaient ensemble que 16 % des exportations européennes, contre 24 % pour le Royaume-Uni, 13 % pour la France, et 20 % pour l'Allemagne. Secundo, pour ces pays on dispose de très peu d'informations statistiques. Notamment, on ne dispose pas de calculs réels de comptabilité nationale rétrospective se rapportant au XIXe siècle. Tertio, la durée de leur période libérale a été en moyenne beaucoup plus courte que pour les autres pays. Enfin, quarto, il s'agit surtout de pays exportateurs de produits agricoles.

A. *L'Allemagne.*

Rappelons d'abord que la période libre-échangiste de l'Allemagne débute à la fin de 1862 pour s'achever en 1879 [2]. Et il convient de suite de noter que l'industrialisation a commencé beaucoup plus tardivement dans ce pays qu'en

1. Dont certains il est vrai, mais pas la majorité, s'appliquent aussi à l'Italie.
2. Sauf indications complémentaires (voir les notes), les données statistiques utilisées dans cette section sont basées sur les sources suivantes : *Statistisches Jahrbuch für das*

France et que, de ce fait, malgré une croissance économique probablement plus rapide le niveau de développement de l'Allemagne vers 1860 était moins avancé que celui de la France (voir notamment les indices des tableaux 53 et 54, chapitre VIII). Dailleurs, ce niveau relativement faible de développement a des origines assez lointaines. En effet, sans aucun doute, on peut faire remonter à la guerre de Trente Ans (1618-1648) la perte de vitesse relative démographique et probablement la perte de vitesse relative économique de l'Allemagne. Guerre de Trente Ans qui s'est surtout déroulée sur le territoire allemand et dont les conséquences directes (destructions, victimes) et indirectes (épidémies) ont entraîné une chute de la population qui a été de l'ordre de 30 à 40 %. D'ailleurs ce n'est que vers 1750 que l'Allemagne a retrouvé le niveau de la population qui était le sien vers 1618. Et dans la mesure, certes très approximative, où l'on peut assimiler niveau d'urbanisation à niveau de développement, signalons que, vers 1800 — alors que la population de Paris était de l'ordre de 600 000 habitants, celle de Londres de l'ordre d'un million et que l'Europe comptait quelque vingt-trois villes de plus de 100 000 habitants (voir le tableau 5, chapitre II) — Berlin avait moins de 200 000 habitants et l'Allemagne ne comptait qu'une seule autre ville de l'ordre 100 000 habitants (Hambourg). Autre différence notoire, que l'Allemagne partage d'ailleurs avec la plupart des pays européens : une croissance démographique plus rapide qu'en France [3].

Après un bref aperçu de l'évolution du commerce extérieur, nous nous bornerons ici à l'analyse de la croissance économique et à celle des investissements. L'analyse comparative de l'innovation est très aléatoire, car la principale donnée quantitative en la matière (c'est-à-dire les brevets d'invention) n'est disponible qu'à partir de juillet 1877, l'office de brevets allemand ayant commencé alors son activité. Quant à l'atténuation des disparités de développement, rappelons qu'elle sera traitée dans le chapitre XIV qui constitue en quelque sorte une conclusion à cette partie.

A.1. *Le commerce extérieur (Allemagne).*

Comme nous l'avons vu dans le chapitre IV consacré au commerce extérieur européen, l'expansion des exportations allemandes a été très rapide, notamment dans la seconde moitié du XIXe siècle, la plus rapide de celles des grands pays d'Europe. D'ailleurs, dès le milieu du XIXe siècle, l'Allemagne est probablement la seconde puissance commerciale d'Europe, place qu'elle occupe certainement dès 1880, date à partir de laquelle les statistiques sont plus complètes. Dans une première phase — qui va des années 1830 aux environs de 1870 — cette expansion est due à la fois à la très rapide progression des ventes de produits

---

Deutsche Reich, Berlin (diverses années), W. G. Hoffmann (avec la collaboration de F. Grumbach et H. Hesse) : *Das Wachstum der Deutschen Wirtschaft Seit der Mitte des 19. Jahrhunderts*, Berlin, 1965. Étude qui, avec ses 840 pages et ses 249 tableaux statistiques, constitue une source pratiquement complète pour l'histoire économique de l'Allemagne. Et les diverses sources de statistiques internationales utilisées pour les divers chapitres de la première partie de cette étude.

3. Alors que la population européenne (France exceptée) s'accroît entre 1850 et 1900 à un taux annuel de l'ordre de 0,9 %, pour la France ce taux n'est que de 0,2 % et ce malgré un mouvement d'émigration d'ampleur beaucoup plus réduite que dans le reste de l'Europe.

alimentaires et de matières premières et à la rapide progression des ventes d'articles manufacturés. De 1836-1839 à 1868-1871, le volume des exportations de produits alimentaires s'accroît de 4,5 % par an, celui des matières premières de 5,6 % et celui des articles entièrement manufacturés de 4,7 %. La seconde phase est marquée, elle, par une stagnation des exportations de produits alimentaires et de matières premières qui se trouve plus que compensée par une progression rapide des ventes des articles manufacturés, dont le volume s'accroît de 4,3 % par an de 1868-1871 à 1909-1913. Quant à l'expansion rapide des exportations d'articles manufacturés (voir le tableau 68), elle est le fait d'articles métalliques et de produits chimiques, alors que les ventes de produits textiles progressent assez faiblement. C'est ainsi que, vers 1860, les textiles représentaient près de 50 % des exportations d'articles manufacturés élaborés ; en 1890, il ne s'agit plus que de 42 %, et en 1913 de 21 %. A cette date les produits métalliques représentaient 40 % des exportations d'articles manufacturés élaborés (dont 19 % pour les machines) et les produits chimiques 19 %, alors que vers 1860, il s'agissait de 5 et 12 % respectivement. Rappelons que nous avons vu (section D du chapitre IV) qu'en 1913 l'Allemagne était devenue le plus important exportateur d'Europe (et du monde) de machines et de produits chimiques.

Au point de vue de l'expansion du volume des exportations par périodes douanières, on note une accélération sensible du taux d'expansion pendant la période libre-échangiste. Alors que de 1836-1840 à 1860-1864 le volume des exportations s'accroît de 3,9 % par an, de 1860-1864 à 1877-1881 il s'agit de 4,9 % (en termes d'exportations par habitant il s'agit respectivement de 3,2 et de 4,0 %). L'introduction du protectionnisme s'est d'abord accompagnée d'un net ralentissement du rythme d'expansion, qui dure jusque vers 1893-1894 ; c'est ainsi que, de 1877-1881 à 1893-1897, le volume des exportations ne s'est accru que de 2,3 % par an (soit 1,4 % par habitant). Mais il ne faut pas oublier que la réintroduction du protectionnisme coïncide dans le temps avec la dépression générale des échanges internationaux. Cependant la reprise est rapide et de 1893-1897 à 1909-1913 le taux annuel de croissance du volume des exportations passe à 5,6 % (4,1 % par habitant).

Avant de passer à l'influence sur la croissance économique des changements de politiques douanières, rappelons que l'importance relative de la Grande-Bretagne dans les échanges extérieurs allemands est plus faible que dans le cas de la France. Vers 1885 la Grande-Bretagne absorbait 16 % des ventes allemandes, alors que pour la France le pourcentage correspondant était de 27 %. En outre, l'Allemagne a très peu de ses débouchés hors d'Europe. Vers 1900, seulement 22 % des exportations allemandes étaient destinées à des pays extra-européens (France, 27 %, Royaume-Uni, 61 %).

A.2. *La croissance économique (Allemagne).*

Les séries sur le produit national allemand ne débutant qu'en 1850, la période témoin précédant les années libre-échangistes est donc très restreinte et, de ce fait, peut-être insuffisamment représentative de l'évolution antérieure. Les données disponibles pour les années antérieures à 1850 sont trop fragmentaires pour servir d'indicateurs valables de la croissance économique, sauf en matière industrielle où, d'après les calculs déjà anciens de R. Wagenfuhr [4], la production se serait accrue de 1800 à 1860 à peu près au même rythme que de 1860 à 1880.

On trouvera dans le tableau 67 l'essentiel des données se rapportant au rythme de croissance des périodes significatives choisies en fonction des modifications des politiques tarifaires. Avant d'analyser ces données, il convient de noter que celles-ci comportent, pour la période libérale, un biais positif, en ce sens qu'il s'agit de chiffres pour le territoire de l'époque. Donc l'inclusion en 1871 de l'Alsace-Lorraine entraîne une hausse « artificielle » du produit brut total allemand de l'ordre de 4,0-4,5 % [5]. En termes de croissance par habitant, le biais est négligeable, sauf peut-être pour l'industrie pour laquelle l'Alsace-Lorraine était nettement plus industrialisée que la moyenne de l'Allemagne (voir plus loin).

Tableau 67 : *Taux annuels de croissance du volume de la production et des exportations allemandes.*

	1850-1854 à 1860-1864	1860-1864 à 1877-1881	1877-1881 à 1893-1897	1893-1897 à 1909-1913
Production agricole nette	2,3	1,1	1,7	1,3
Production industrielle	3,4	4,1	3,6	4,1
Produit national net	2,6	2,5	2,9	2,8
Population	0,7	1,1	0,9	1,4
Produit par habitant	1,9	1,4	1,9	1,3
Volume des exportations	4,7	4,9	2,3	5,7

Sources : d'après W. G. Hoffmann : *Das Wachstum...*, op. cité, p. 172-174, 316-318, 391-393, 530-531, 827-828.

Dans l'ensemble, l'évolution enregistrée présente d'importantes similitudes avec celle du cas français : notamment ralentissement, pendant la période libre-échangiste, de la croissance de la production agricole, qui passe de 2,3 % par an avant la période libre-échangiste à 1,1 % durant cette période, ce qui, traduit en termes de croissance par habitant, conduit à une quasi-stagnation durant la période libre-échangiste. Étant donné que la population active agricole s'est accrue pendant la période libérale de 0,8 % par an en moyenne, il en découle que la productivité agricole n'a pas progressé de plus de 0,3 % par an contre plus de 2,0 % durant la décennie précédant (et probablement aussi durant les deux décennies précédentes) cette période libérale. Comme pour la France, la réintroduction du protectionnisme permit à l'agriculture de retrouver un rythme

4. R. Wagenfuhr : « Die Industriewirtschaft Entwicklungstendenzen der Deutschen und Internationalen Industrieproduktion 1860 bis 1932 », *Vierteljahrshefte zur Konjunkturforschung*, vol. 31, Berlin 1933.
5. Sur le plan de la population, l'Alsace-Lorraine représentait 3,96 % de la population de l'Allemagne (sans cette région) de 1871. A cette époque l'Alsace-Lorraine devait avoir un produit par habitant égal ou supérieur de 5-10 % à celui de la moyenne française. Or, vers 1870, le produit par habitant de la France (avec l'Alsace-Lorraine) était de quelque 3 % supérieur à celui de l'Allemagne. Sur ces bases, l'adjonction de l'Alsace-Lorraine à l'Allemagne s'est traduite par un gain de 4,1 à 4,5 % du produit national.

de croissance plus rapide de la production et surtout, étant donné le ralentissement de la progression du nombre d'actifs agricoles, un rythme plus rapide de la croissance de la productivité qui a été de l'ordre de 1,2 % par an pour les trois décennies suivant la période libérale. Le ralentissement de la croissance de la production du secteur agricole pendant la période libérale combiné avec l'évolution défavorable des prix, se traduit évidemment par un fort ralentissement de l'expansion du revenu des agriculteurs. Ce revenu (en valeurs courantes) — qui avait progressé de 3,8 % par an de 1850-1854 à 1860-1864 — ne progresse plus que de 2,3 % de 1860-1864 à 1877-1881 (toujours avec le biais de l'inclusion, à partir de 1871, de l'Alsace-Lorraine ; en territoire constant le ralentissement serait encore plus net : taux de croissance corrigé environ 2,0 %). En termes de revenu par agriculteur (donc sans le biais), la progression est de 3,9 % et 1,4 % respectivement. Et comme, de 1860-1864 à 1877-1881, le niveau général des prix s'est accru de 0,8 % par an, il en est probablement résultée une forte réduction de la croissance de la demande intérieure en provenance du secteur agricole (et rural en général) tant pour les investissements (pour lesquels on possède des données ; voir plus loin) que pour la consommation privée des agriculteurs et de la population rurale.

Et, comme pour la France, ce ralentissement de la croissance agricole est à mettre en relation avec les importations accrues de produits alimentaires. Entre 1860-1865 et 1876-1879 le volume de ces importations a été multiplié par quatre, soit un taux annuel de croissance de 9 % contre 0,6 % pour la période de 1836-1840 à 1860-1865, une stagnation de 1880 à 1890 et une progression de 7 % par an de 1890 à 1913 (3,5 % de 1876-1879 à 1910-1913). Donc, durant la période libérale, le volume des importations de produits agricoles s'est accru neuf fois plus rapidement que celui de la production. Vers la fin de la période libre-échangiste la valeur des importations de produits alimentaires représentait environ 20 % de la valeur totale de la production agricole, contre moins de 6 % au début de cette période.

On peut se demander pourquoi, malgré ce fort ralentissement de la croissance de la production et de la productivité agricole, et par là des revenus des classes rurales, l'industrie a été en mesure d'accélérer son taux d'expansion. Et ce d'autant plus que, vers 1860, la population active agricole représentait quelque 53 % de la population active totale. A cela il y a deux raisons majeures, sans parler du biais très important découlant de l'annexion de l'Alsace-Lorraine, biais qui sera estimé plus loin.

La première est liée au fait que, vers 1860, le niveau de la production du secteur industriel étant encore assez faible, la demande occasionnée par les biens d'équipements et surtout de l'infrastructure des transports a eu, en termes relatifs, une influence plus grande qu'en France. Ainsi, par exemple, entre 1860 et 1880 l'Allemagne a ouvert à la circulation 22 000 km de voies ferrées, contre 16 500 km pour la France, mais vers 1860 la production de fonte était de l'ordre de 940 000 tonnes en France et de 480 000 tonnes seulement en Allemagne [6]. D'ailleurs les indices disponibles de la production industrielle laissent clairement apparaître la différence des taux de croissance des secteurs de biens d'équipe-

6. Il s'agit de la production allemande non compris celle du Luxembourg qui, dans beaucoup de séries statistiques, est comprise dans celle de l'Allemagne. Vers 1860, la production du Luxembourg était de l'ordre de 70 000 tonnes.

ment par rapport à ceux axés sur les biens de consommation. Ainsi, entre 1860-1862 et 1877-1879, nous avons les progressions suivantes des volumes de la production des divers secteurs (taux annuels) :

Biens de consommations surtout		*Biens d'équipement surtout*	
Alimentation	3,0 %	Fabrication métallique	6,7 %
Bois	3,7 %	Métallurgie	7,2 %
Textiles	2,8 %		
Vêtements	2,2 %		

La seconde des causes qui expliquent l'accélération de la production industrielle est la rapide expansion des exportations d'articles manufacturés, et surtout de celles d'articles semi-manufacturés, dont le volume s'est accru à un taux annuel de 10 % entre 1860-1862 et 1877-1879. Cependant, il convient de noter que les articles semi-manufacturés ne représentaient qu'une faible proportion de la valeur de la production de l'industrie manufacturière et que, pour l'ensemble des articles manufacturés, l'expansion du volume des exportations a été plus rapide durant la décennie précédant la période libre-échangiste et pendant certaines années après cette période que durant l'intermède libre-échangiste (voir le tableau 68).

Tableau 68 : *Taux annuels de croissance du volume des exportations et de la production d'articles manufacturés en Allemagne (pourcentages).*

	1836-1838 1850-1852	1850-1852 1860-1862	1860-1862 1877-1879	1877-1879 1898-1900	1898-1900 1911-1913
Exportations					
Semi-manufacturés	3,6	5,4	10,0	4,1	8,7
Entièrement manufacturés	2,9	5,6	4,3	3,7	5,9
Ensemble *	3,0	5,5	5,3	3,8	6,8
Production (ensemble de l'industrie, construction exclue)	—	3,1	4,3	4,0	3,9

* Nos estimations basées sur les données précédentes et sur l'importance relative des deux rubriques.

Sources : d'après W. G. Hoffmann : *Das Wachstum...*, op. cité, p. 530-532 et 390-393.

En Allemagne comme en France, il n'y a pas eu, durant la période libérale, de forte expansion des importations d'articles manufacturés. Celles-ci se sont accrues (en volume) durant la période libre-échangiste à un taux annuel de 4,5 %, c'est-à-dire plus lentement que les exportations de ces mêmes biens. Après 1879, les exportations se sont accrues beaucoup plus rapidement que les importations, élargissant encore la balance favorable des échanges de ces biens qui passe de 112 % des importations pour 1880-1882 à 229 % pour 1911-1913. En ce qui concerne l'ensemble des exportations, rappelons que le taux annuel d'expansion du volume de celles-ci, qui était de 3,9 % de 1836-1840 à 1860-1864, passe à 4,9 % durant la phase libre-échangiste.

Notons, avant de passer aux investissements, qu'il ne faut pas négliger — comme facteur explicatif du non ralentissement du secteur industriel durant la phase libérale — les conséquences de l'annexion de l'Alsace-Lorraine. On peut estimer que cette annexion a ajouté quelque 10 % au potentiel industriel allemand de 1870 [7]. En postulant que, vers 1877-1881, cette adjonction a entraîné avec ses effets induits une hausse de 12 % de la production industrielle, on peut ramener de 4,1 % à 3,4 % le taux annuel de croissance de la production industrielle allemande sans les effets de l'annexion. C'est-à-dire qu'on retrouve ainsi le taux de la période ayant précédé la phase libérale (voir le tableau 67). Et ce qui amène également à une accélération de la croissance industrielle durant la phase protectionniste qui a suivi et ce surtout en termes de croissance par habitant. Sur ces bases voici d'ailleurs les taux annuels (corrigés) de croissance de la production industrielle par habitant : 1850-1854 à 1860-1864, 2,7 % ; 1860-1864 à 1877-1881, 2,5 % ; 1877-1881 à 1909-1913, 2,6 %.

A.3. *Les investissements (Allemagne).*

Sous cet aspect du problème l'évolution durant la période libérale est encore plus nettement négative, non seulement par rapport à la croissance, mais également par rapport au cas français. Les taux d'investissements montrent une nette tendance à la stagnation relative qui contraste violemment avec l'évolution enregistrée avant et après cette période. Le tableau 69 nous fournit les données en la matière.

Tableau 69 : *Investissements nets en pourcentage du produit national net.*

	Investissements totaux	Investissements (logements exclus)	Investissements (logements et chemins de fer exclus)
1850-1854	9,8	7,2	5,2
1858-1862	10,3	8,7	6,7
1875-1879	11,0	6,3	3,5
1892-1896	12,0	8,2	7,5
1909-1913	14,9	11,1	9,9

Sources : d'après W. G. Hoffmann : *Das Wachstum...*, op. cité, p. 257-258 et 827-828.

Comme pour la croissance globale, le ralentissement de l'expansion des investissements résulte ici aussi du secteur agricole. La période libre-échangiste a

7. Sur la base des statistiques allemandes, on peut estimer que l'annexion de l'Alsace-Lorraine a accru de quelque 9 % la population active du secteur industriel. En effet, de 1867 (sans l'Alsace-Lorraine) à 1871 (avec l'Alsace-Lorraine) le nombre d'actifs de ce secteur s'est accru de 14,6 %. Or, de 1865-1867 à 1868-1870 la production industrielle s'est accrue de 3,6 % par an, ce qui a dû entraîner normalement un accroissement de 1,3 % par an du nombre des actifs en tenant compte de la productivité (cette productivité par actif s'était accrue de 2,3 % par an de 1860-1864 à 1880-1884). Donc, normalement, de 1867 à 1871 l'emploi aurait dû croître de 5,3 % ; autrement dit, 8,8 % de l'accroissement seraient dus à l'annexion de l'Alsace-Lorraine. La productivité par actif du secteur industriel de l'Alsace-Lorraine ayant été probablement supérieure, vers 1870, à la moyenne de l'ensemble de l'Allemagne, on peut raisonnablement postuler un écart de productivité de 10-15 %. Ce qui amène l'adjonction du potentiel industriel à quelque 10 %.

été marquée par une quasi-stagnation des investissements dans l'agriculture, lesquels investissements sont passés (en marks constants de 1913) de 576 millions de marks annuellement pour les années 1860-1864 à 282 millions pour 1877-1881, pour remonter à 392 millions dès 1886-1890, à 500 millions pour 1896-1900, et pour atteindre 1 004 millions pour 1909-1913.

Mais, même dans l'industrie, les investissements ont progressé beaucoup plus lentement durant la période libre-échangiste qu'avant et surtout qu'après cette période. Le seul secteur (logements exclus) où les investissements ont progressé plus rapidement pendant la phase libre-échangiste qu'après celle-ci est celui des chemins de fer. Toutefois, dans ce cas, il y a coïncidence dans le temps entre la période d'expansion de ce mode de transport et la politique douanière libérale. Car les années 1860-1890 sont celles où l'extension des voies ferrées a été la plus rapide dans pratiquement tous les pays, y compris les États-Unis protectionnistes (voir le chapitre IV).

Ainsi, pour ces deux aspects importants du développement économique, le cas de l'Allemagne ne diffère pas de celui de la France : la période libre-échangiste n'a pas apporté les résultats escomptés par les théories libérales, au contraire, et les périodes protectionnistes ont été nettement plus favorables. Comme en France, la cause essentielle du ralentissement économique durant la phase libérale est le fort ralentissement du secteur agricole. Et comme en France, les raisons de ce ralentissement de l'agriculture sont dues à l'afflux de céréales importées.

B. *L'Italie.*

Si l'Italie du dernier tiers du XIXe siècle avait déjà surmonté, mais depuis peu (1861), le handicap important de son morcellement politique et économique, elle était loin cependant de se trouver dans des conditions favorables à une industrialisation rapide [8]. L'obstacle principal à cette industrialisation résidant dans le fait que l'Italie était le seul des grands pays d'Europe à ne pas disposer de ressources minérales importantes à l'époque : charbon et fer. D'autre part, toute la structure économique ne pouvait que se ressentir défavorablement d'une caractéristique propre à beaucoup de pays sous-développés d'aujourd'hui : une agriculture (en moyenne) très peu productive combinée avec une hyperurbanisation héritée de son passé prestigieux. C'est ainsi que, vers 1880, 28 % de la population italienne vivait dans des agglomérations de 20 000 habitants et plus, alors que ce taux pour la même date n'était que de 18 % pour la France, de 21 % pour la Belgique et de 9 % pour la Suisse, pays qui, tous trois, avaient alors un niveau de développement beaucoup plus élevé que celui de l'Italie.

8. Sauf indications complémentaires (voir les notes), les données statistiques utilisées dans cette section sont basées sur les sources suivantes : *Sommario di Statistiche Storiche Italiane 1861-1955*, Rome 1958 ; L. Cafagna : « The industrial Revolution in Italy, 1830-1914 », dans C. Cipolla (ed.) : *The Fontana Economic History of Europe*, Londres 1973 ; S. B. Clough : *The Economic History of Modern Italy*, New York et Londres 1964 ; G. Fua : *Notes on Italian Economic Growth, 1861-1964*, Milan 1965 ; G. Fua (ed.) : *Lo Sviluppo Economico in Italia*, vol. III : *Studi di Settore e Documentazioni di Base*, Milan 1969, et les diverses sources de statistiques internationales utilisées pour les divers chapitres de la première partie de cette étude.

Pour des pays à niveaux de développement voisins et toujours pour la même date, nous trouvons 12 % pour l'Espagne, 10 % pour l'Autriche et 9 % pour la Grèce [9]. La productivité agricole moyenne italienne vers le milieu du XIXe siècle était probablement une des plus basses d'Europe, probablement inférieure à la moitié de celle de la France (voir le tableau 54, chapitre VIII). Nous disons bien productivité moyenne, car les différences étaient probablement en Italie plus accusées que dans d'autres pays européens. Ces éléments, et d'autres dans l'analyse desquels nous n'entrerons pas ici, expliquent pour quelle raison (comme nous l'avons vu dans le chapitre VIII) l'Italie a abordé la phase libre-échangiste avec un niveau d'industrialisation parmi les plus faibles d'Europe.

Rappelons que cette phase libre-échangiste a duré quelque vingt-six ans, du début de 1861 à la fin de 1887 (le nouveau tarif étant entré en vigueur le 1er janvier 1888). Comme pour le cas allemand, après un bref aperçu de l'évolution du commerce extérieur, nous analyserons brièvement la croissance économique et les investissements.

B.1. *Le commerce extérieur (Italie).*

En raison du manque d'unité politique, les données sur le commerce extérieur sont assez aléatoires (pour ne pas dire plus) pour la période précédant 1861. C'est pourquoi nous serons obligés de concentrer cette analyse sur la période 1861-1913.

Notons d'abord — bien qu'il ne s'agisse pas là d'un indicateur très valable, surtout quand il est dégagé de tout contexte — que la structure par produits du commerce extérieur italien confirme bien les remarques émises plus haut à propos du faible degré d'industrialisation de l'Italie [10]. Encore vers 1890, 85 % des exportations étaient le fait de matières premières, avec, comme principaux articles exportés, la soie brute et l'huile d'olive. Quant à la caractéristique la plus marquante de l'évolution du commerce extérieur, elle a trait au déficit important et croissant de la balance commerciale italienne, notamment dans ses échanges avec le Royaume-Uni. Le déficit total de la balance commerciale passe de 6 % des importations vers 1870 à 29 % vers 1890, pour atteindre 37 % vers 1910. Ce déficit commercial est compensé par un excédent de la balance du tourisme et surtout par les transferts financiers des émigrants italiens à l'étranger.

Ne disposant pas de données sur le rythme de croissance du volume des exportations avant 1861, il n'est pas possible de comparer l'évolution enregistrée durant la phase libérale à celle qui l'a précédée. Par contre, ce qui apparaît clairement, c'est le rythme très lent de la croissance du volume des exportations durant cette phase libérale : 2,4 % par an de 1861-1865 à 1885-1889 [11], c'est-à-dire probablement un des plus faible taux d'Europe (en tout cas le plus faible

9. Sources pour la population urbaine d'après *L'Annuaire Statistique de la France, 1931*, Paris 1932 (partie rétrospective).
10. Le caractère très relatif de cet indicateur ressort très bien si l'on sait que, vers 1890, les exportations des États-Unis (qui, déjà, étaient alors une grande puissance industrielle mondiale) étaient composées à raison de 80 % de matières premières et de produits alimentaires (y compris les produits alimentaires manufacturés).
11. D'après P. Ercolani : « Documentazione Statistica di Base », dans G. Fua, (ed.) : *Lo Sviluppo Economico in Italia*, op. cité, p. 422-423.

des pays d'Europe pour lesquels on possède des données en la matière : voir le tableau 19, chapitre IV). La phase protectionniste est marquée par une accélération de la croissance du volume des exportations (2,9 % de 1885-1889 à 1909-1913), mais, en termes comparatifs européens, il s'agit toujours d'une expansion plus que modérée.

B.2. *La croissance économique (Italie).*

On ne dispose pas encore d'éléments sur l'évolution du produit national d'avant 1861. De ce fait la comparaison sur la base de ces données ne pourra porter que sur la période ayant suivi celle du libre-échange. Cependant, signalons qu'il apparaît comme probable que, en ce qui concerne au moins l'agriculture, la production s'est accrue plus rapidement durant les 2-3 décennies précédant 1860 que de 1860 à 1890 [12].

Tableau 70 : *Taux annuels de croissance du volume de la production italienne.*

	1861-1865 à 1885-1889	1885-1889 à 1909-1913
Production agricole	0,2	1,4
Production industrielle *	1,4	3,5
Produit national brut	0,7	2,0
Population	0,7	0,7
Produit national brut par habitant	0,0	1,3

* Industrie manufacturière.

Sources : d'après P. Ercolani : « Documentazione Statistica di Base », op. cité, p. 401-402 et 412, et O. Vitali : « La Stima del Valore aggiunto a prezzi costanti per rami di attività », dans G. Fua (ed.) : *Lo Sviluppo Economico in Italia*, op. cité, p. 475-476.

On retrouve ici une évolution voisine de celles que nous avons pu observer pour la France et l'Allemagne. Le taux de croissance durant la phase libérale est très faible ; en termes de croissance par habitant il s'agit même d'une stagnation. Au contraire, la phase protectionniste se caractérise dans son ensemble par une nette accélération de la croissance économique. Et, dans le cas de l'Italie, le rôle de l'agriculture dans la faible croissance de la période libérale est également déterminant. Durant la phase libérale il y a même une forte régression de la production agricole en termes de production par habitant, comme on peut le voir dans le tableau 70. En effet, de 1861-1865 à 1885-1889, la production agricole s'accroît annuellement de 0,2 %, alors que la population s'accroît de 0,7 %. Cette régression du secteur agricole s'explique, du moins

12. D'après nos estimations (basées, il est vrai, sur des données assez grossières pour 1840), la production agricole brute se serait accrue de 1,4 % par an de 1838-1842 à 1858-1862, contre 0,9 % de 1858-1862 à 1888-1892. Les données réunies récemment sur les rendements de blé (G. Porisini : *Produttività e agricoltura : rendimenti del frumento in Italia del 1815 al 1922*, Turin 1971) montrent pour cette importante céréale une baisse probable des rendements pour la période 1860-1881, comparée à 1815-1860, p. XXIV.

en partie, par un très rapide accroissement des importations de céréales. Ainsi, pour les importations de blé, alors que jusqu'en 1883 celles-ci se situaient en moyenne au-dessous des 350 000 tonnes annuellement, elles atteignirent 840 000 tonnes pour 1885-1889. C'est-à-dire qu'on passe d'un taux d'importations par rapport à la production de l'ordre de 8 % avant 1883 à 26 % pour 1885-1889.

La très mauvaise performance de l'agriculture a eu d'autant plus de répercussion sur la croissance économique dans son ensemble que, d'une part, ce secteur était encore largement dominant et que, d'autre part, les programmes d'équipement, notamment en voies ferrées, n'ont que très peu favorisé l'industrie locale. Vers 1870, environ 62 % de la population active étaient encore engagés dans l'agriculture, comparés à quelque 50 % pour l'Allemagne et quelque 48 % pour la France [13]. Non seulement le développement des chemins de fer a été assez lent [14], mais sa contribution directe à l'industrie, par le biais de la demande, a été pratiquement nulle en raison du handicap représenté par le manque de charbon. Entre 1860 et 1890, la production de fonte brute est tombée de 28 000 tonnes à 13 000 tonnes et l'essentiel des équipements pour les chemins de fer, comme d'ailleurs les autres équipements, a été importé durant cette phase, malgré un certain développement de la production de fer et d'acier (grâce à la fonte importée ou à la ferraille) et de l'industrie mécanique notamment dans le Nord.

Il faudra attendre l'effet combiné des mesures protectionnistes douanières et des mesures gouvernementales directes en faveur de l'industrie locale ainsi que la baisse du coût du charbon importé (grâce à la baisse des coûts de transports) pour que la sidérurgie de base italienne connaisse un début de développement (427 000 tonnes de fonte en 1913). Mais l'accélération de la croissance industrielle durant la phase protectionniste n'est pas due essentiellement au développement du secteur du travail des métaux — qui reste, en termes relatifs, très peu développé — mais au secteur textile et surtout aux textiles de coton. Alors que, vers 1880, la consommation de coton brut par habitant en Italie est inférieure de 36 % à celle de la moyenne d'Europe continentale, vers 1910, elle dépasse cette moyenne de quelque 40 %. A propos de cette rapide croissance de l'industrie cotonnière, il convient de noter que celle-ci est due très largement à des investissements directs étrangers (et notamment suisses) qui, par ce biais, contournaient la forte élévation des droits de douanes entrés en vigueur en 1888. On peut estimer (voir la section C.2 du chapitre XIII) que, vers 1900, près de 800 000 broches à filer le coton appartenaient à des Suisses. Or, dans toute l'Italie, à cette date le nombre total de ces broches s'élevait à 2 090 000.

Ce qu'il faut également signaler c'est que la reprise économique est surtout très sensible dans le secteur agricole, dont la production s'accroît de 1,4 % par an durant la période protectionniste, contre 0,2 % pour la période libérale, soit un écart de 600 %, alors que pour la production industrielle cet écart n'est que de 150 % (voir le tableau 70). L'élévation des droits de douane sur les céréales a d'ailleurs comme conséquence un net freinage des importations de

13. P. Bairoch (sous la direction de) par T. Deldycke, H. Gelders, J.-M. Limbor : *La population active et sa structure*, Bruxelles et New York 1968.
14. Entre 1860 et 1890, 11 100 km seulement de voies ferrées ont été ouverts à la circulation en Italie, comparés à 31 200 pour l'Allemagne, 27 400 pour la France, 29 400 pour la Russie et 22 600 pour l'Autriche-Hongrie (d'après W. L. Woytinsky : *Die Welt in Zahlen*, 7 vol., Berlin 1925-1928, tome V, p. 34-35.

céréales, en tout cas jusqu'aux années 1900. Ainsi les importations de blé, qui étaient passées de 320 000 tonnes par an pour 1871-1880 à 840 000 tonnes pour 1885-1889, ne s'élevaient qu'à 660 000 tonnes pour 1895-1899. Par contre, on retrouve un niveau supérieur de 33 % à celui de 1885-1889 pour 1905-1909 et même de 85 % pour 1909-1913.

La reprise de la croissance de la production des rendements et de la productivité agricole de 1890 à 1913 a dû être largement facilitée par une sensible réduction de la pression démographique sur les terres agricoles par le fait du fort mouvement d'émigration qui a marqué cette période. D'après les calculs récents de Vitali [15], de 1893 à 1913 la population active agricole a même baissé, passant de 10,9 à 10,6 millions de personnes. Une baisse du nombre absolu d'agriculteurs, à un moment où ceux-ci représentaient plus de 60 % de la population active, est exceptionnelle, sinon unique, l'Italie partageant avec la Suède et pour la même raison une telle évolution [16]. Car c'est essentiellement à l'ampleur du mouvement d'émigration qu'est dû ce phénomène. L'Italie a été, durant cette période, le pays où les taux d'émigrations ont été les plus élevés d'Europe, à l'exception de l'Irlande [17]. De 1890 à 1913, le solde migratoire net s'est traduit par une perte annuelle de quelque 130 000 habitants, ce qui devait représenter quelque 95-100 % de l'accroissement naturel de la population active rurale [18].

15. O. Vitali : *La popolazione attiva in agricoltura attraverse i censimenti italiani*, Rome 1967 (cité par Ercolani, op. cité, page 386).
16. Voici les pourcentages de population active de quelques pays européens au moment où leur nombre absolu d'agriculteurs a commencé à décroître (entre parenthèses figure la période) :

Allemagne	31 %	(1922-1924)	Grande-Bretagne	20 %	(1850-1860)
Belgique	36 %	(1880-1890)	Suède	72 %	(1885-1895)
Danemark	34 %	(1930)	Suisse	50-55 %	(1860-1880)

17. Voici, par exemple, les taux d'émigration vers l'outre-mer (par an et par mille habitants) pour la période 1891-1910 de différents pays européens :

Allemagne	0,74	Danemark	2,55	Pays-Bas	0,50
Angleterre	4,50	Espagne	3,84	Portugal	5,47
Écosse	7,13	France	0,13	Russie	0,77
Irlande	10,57	Italie	7,70	Suède	4,21
Autriche-Hongrie	3,23	Norvège	6,44	Suisse	1,40
Belgique	0,43				

Sources : G. Sunbard : *Aperçus statistiques internationaux*, Stockholm 1908, p. 105, et *Annuaire statistique de la France*, partie rétrospective.

18. Taux que nous avons calculés sur la base des paramètres suivants :

— 75 % des émigrants seraient des ruraux ;
— le taux d'activité des émigrants était de 50 % supérieur à la moyenne nationale ;
— l'accroissement naturel de la population active rurale italienne dépassait de 10 % la moyenne nationale.

Sources pour ces paramètres :

Pourcentages des ruraux parmi les émigrants : I. Ferenczi et W. F. Willcox (eds.) : *International Migrations*, vol. I, p. 823-827. Pour la décennie 1891-1900 les personnes occupées dans l'agriculture représentaient 48 % des émigrants dont l'occupation est spécifiée et 40 % pour la décennie 1901-1909. Mais ces taux sont très probablement sous-estimés : une forte proportion de paysans indiquant des métiers tels que maçon et ouvrier du bâtiment (près des 40 % du total des émigrants).

Taux d'activité des émigrants : Il n'existe pas de statistiques (sauf pour Capri) de la structure d'âge des émigrants de cette période. Le taux retenu est basé sur la confron-

B.3. *Les investissements (Italie).*

L'analyse de l'évolution des investissements est rendue un peu plus délicate par l'absence de séries permettant d'isoler ceux ayant trait aux chemins de fer. Cette carence est d'autant plus gênante que, comme dans la plupart des autres pays européens, la période libérale a été à cet égard plus importante que celle qui a suivi. En effet, de fin 1862 à fin 1887, le réseau italien de voies ferrées est passé de 3 110 à 12 280 km, soit un accroissement de 610 km par an, alors que de 1887 à 1913 l'accroissement annuel n'a été que de 410 km. Malgré cette différence, il apparaît assez clairement que le rythme de croissance du volume des investissements a été plus rapide durant la période protectionniste. Ainsi, de 1861-1865 à 1885-1889, la valeur en prix constants du stock de capital s'est accrue de 4,1 % par an contre 6,1 % de 1885-1889 à 1909-1913. Pour les investissements en machines et en équipements de transport les taux annuels de croissance respectifs sont de 7,7 % et de 8,8 % ; et pour le total des investissements non compris les habitations et travaux publics de 5,9 % et de 8,0 % respectivement. Donc, malgré les chemins de fer, la période protectionniste est nettement plus favorable à cet égard.

*

Ainsi, tant en France qu'en Allemagne ou en Italie, et pour des raisons semblables, la période libérale a été défavorable au développement économique, alors qu'au contraire la période protectionniste lui a été favorable. On pourrait objecter, à propos de ces deux derniers pays et surtout de l'Italie, qu'il convient de tenir compte du stade de développement assez peu avancé auquel se trouvaient ceux-ci à la veille de l'expérience libre-échangiste. Or, dans la mesure où on peut accepter comme hypothèse de travail que la croissance économique s'accélère au fur et à mesure du processus du développement (du moins jusqu'à un certain stade), on peut être tenté de voir dans l'accélération de la croissance de la phase protectionniste une tendance « naturelle ». Ce point de vue est difficilement acceptable pour deux raisons importantes : premièrement il s'est

---

tation pour d'autres pays du pourcentage de population d'âge actif parmi les émigrants et parmi la population nationale des mêmes périodes.

Pour la Suède — pour laquelle les statistiques sont excellentes — pour la période 1851-1900 le pourcentage du groupe d'âge de 15-65 ans du solde migratoire dépassait de 38 % celui de la moyenne de la population de 1850 à 1900. Pour les émigrants, il s'agit de 43 % (d'après *Historisk Statistik for Swerige*, vol. 1, 2e éd., Stockholm 1959, p. 68 et 128, et G. Sunbarg : *Aperçus statistiques internationaux*, op. cité, p. 148).

En Norvège et pour la période 1901-1910 (émigrants et groupe d'âge de 15-60 ans) cet écart est de 60 % (d'après *Historisk Statistik 1968*, Oslo 1968, p. 39 et 57).

En France de 1878 à 1891 (émigrants de 21 à 50 ans) cet écart est de 48 % (d'après I. Ferenczi : *International...*, op. cité, vol. 1, p. 679, et *Annuaire Statistique de la France*).

Au Danemark durant la période de forte émigration de 1880 à 1893 (émigrants de 15 à 59 ans) cet écart est de 53 % (d'après I. Ferenczi : *International...*, op. cité, vol. I, p. 667-668, et *Annuaire Statistique de la France*, partie rétrospective internationale).

Accroissement naturel de la population agricole : Il s'agit d'une estimation assez arbitraire basée sur les différences des taux de natalité et de mortalité par régions.

avéré que l'évolution a été semblable pour la France — pays économiquement plus avancé — et, comme nous le verrons dans le prochain chapitre, pour d'autres pays avancés. Deuxièmement, il apparaît que la croissance tant de l'Allemagne que de l'Italie (mais là c'est moins certain) a été plus rapide durant les décennies précédant la période libérale.

Avant d'aborder dans le prochain chapitre le cas des petits pays d'Europe, nous allons, mais d'une façon très sommaire, traiter des autres grands pays d'Europe.

C. *Bref aperçu de l'évolution dans les autres grands pays.*

Le problème soulevé ci-dessus à propos de l'Italie et de l'Allemagne se pose également pour l'Autriche-Hongrie, l'Espagne ou la Russie. Et, comme pour ces pays les données sont dans beaucoup de domaines encore plus incomplètes, il va de soi qu'on ne pourra apporter ici que quelques éléments assez partiels. Nous nous bornerons surtout à tenter de déterminer dans quelle mesure la période libérale a été différente en terme de croissance économique des périodes qui l'ont entourée.

C.1. *L'Autriche-Hongrie.*

Comme nous l'avons vu, la période à caractère libéral fut d'assez courte durée en Autriche-Hongrie. Ce pays ne rentra dans le réseau des traités de Cobden que fin 1866 et releva ses tarifs douaniers dès 1877. Rappelons également qu'avant 1866, l'Autriche-Hongrie était probablement le pays où les idées de List étaient le plus largement appliquées. La brièveté de l'expérience libérale réduit évidemment la portée de l'analyse économique. Signalons d'abord que, contrairement aux pays que nous venons de passer en revue (France, Allemagne, Italie), l'agriculture de l'Autriche-Hongrie en raison de la brièveté de l'expérience libérale et des disponibilités locales [19] n'a pas subi l'impact des disponibilités de céréales d'outre-mer. La balance commerciale des céréales est restée en moyenne, sinon positive, du moins relativement équilibrée jusqu'à la première guerre mondiale. Pour la période 1881-1890 et pour le froment et le seigle, cette balance positive représentait encore près de 5 % de la production et cela comparé à un déficit de 10-12 % pour la France et l'Allemagne et de 16 % pour l'Italie [20]. Pour la période 1909-1913 et pour l'ensemble des céréales, il s'agit d'un déficit de 2,1 % alors que le déficit est de 27,7 % pour les pays européens à agriculture non excédentaire (voir la section B, les conclusions de la présente partie).

La production industrielle durant la phase libérale ne semble pas être marquée par une décélération de la croissance, le contraire apparaît même probable [21]. L'absence de calculs du revenu national ne permet évidemment pas de mettre cette

19. Et peut-être aussi en raison de l'éloignement des ports d'importation, ce qui réduisait sensiblement l'avantage du prix des céréales d'outre-mer.
20. D'après les calculs de G. Sunbarg : *Aperçus statistiques internationaux*, op. cité, p. 258.
21. Voir notamment N. T. Gross : « The Industrial Revolution in the Habsburg Monarchy 1750-1914 », dans C. Cipolla (ed.) : *The Fontana Economic History of Europe*, Londres 1973, vol. 4, Part 1, p. 228-278.

évolution positive au compte de la non pénétration de céréales sur le marché austro-hongrois. D'autre part, la période libérale fut, en tout état de cause, de trop courte durée.

Pour l'ensemble du XIXe siècle, il apparaît que la croissance économique de l'Autriche-Hongrie a été moyenne. La production industrielle aurait augmenté, entre 1841 et 1911, d'environ 3,6 % par an [22], ce qui constitue un taux assez moyen, surtout si l'on considère qu'il s'agit probablement d'une surestimation. L'Autriche-Hongrie, qui produisait vers 1840 environ 10 % de la fonte brute d'Europe continentale n'en produit plus que 7,7 % en 1908-1912 (et 6,7 % en 1913). Pour la consommation de coton brut les taux sont les suivants : environ 13 % vers 1840 et 11,9 % en 1908-1912. Par contre, pour le charbon (et la lignite) on passe de quelque 3-4 % vers 1840 à 11,7 % pour 1908-1912 [23]. D'après nos calculs [24] en ce qui concerne l'agriculture le volume de la production agricole brute a progressé de 1,0 % par an de 1838-1842 à 1908-1912, contre 1,1 % pour le reste de l'Europe continentale. Mais la croissance a été plus uniforme. Certes on note un ralentissement de la croissance de 1860 à 1880 comparé à 1840-1860, mais il s'agit du passage d'un taux annuel de croissance un peu inférieur à 1,0 % à un taux un peu supérieur à 0,6 %.

C.2. *L'Espagne.*

En ce qui concerne l'Espagne, la pauvreté du matériel statistique est encore plus grande que pour l'Autriche-Hongrie. Rappelons que la période libérale de l'Espagne a été aussi de courte durée : de mi-1865 à 1877. Enfin, et dernière similitude avec l'Autriche-Hongrie, l'afflux de céréales a été assez modéré en Espagne, probablement en raison des difficultés de transports internes. A ce propos il est intéressant de noter que Madrid était, avant l'établissement du réseau de voies ferrées, la capitale d'Europe occidentale où les coûts de transport jusqu'à la mer devaient être les plus élevés en raison de la combinaison de ces trois éléments non réunis par aucune autre capitale d'Europe occidentale : 1) absence de fleuve navigable ; 2) distance importante de la mer ou d'un fleuve navigable ; 3) relief important de l'hinterland entourant la capitale de tous côtés. Pour la période 1881-1890, les importations de froment et de seigle représentaient quelque 6 % seulement de la production. Mais il faut savoir qu'auparavant (jusqu'en 1877 environ) l'Espagne était exportatrice nette de céréales et que de forts droits de douane sur les importations de céréales furent édictés en 1888. D'autre part, si les superficies agricoles semblent avoir fortement augmenté de 1800 à 1860, les rendements, eux, ont baissé [25]. Et si la seconde moitié

22. D'après N. T. Gross : « Austrian Industrial Statistics 1880-1885 and 1911-1913 », *Zeitschrift für die Gesamte Staatswissenschaft*, vol. 121, n° 4, fév. 1968, p. 25-69 (notamment page 67). Gross insiste bien sur le caractère très aléatoire de son calcul de la valeur de la production industrielle et estime que celui-ci surestime la croissance réelle.
23. D'après nos calculs sur base de la sommation des statistiques et estimations nationales (voir le chapitre VI).
24. Faits pour la présente étude en utilisant les méthodes décrites dans notre article « Niveaux de développement économique de 1810 à 1910 », *Annales, Économies, Sociétés, Civilisations*, n° 6, nov.-déc. 1965.
25. J. Vinces Vives (avec la collaboration de J. Nadal) : *An Economic History of Spain*, Princeton 1969, p. 644-651.

du XIXe siècle a été plus favorable du point de vue de l'évolution des rendements, par contre elle a été marquée par une baisse assez accentuée de la productivité agricole [26]. Baisse de la productivité qui se place surtout entre 1860 et 1880 et dont l'ampleur (plus de 30 %) est probablement unique en Europe, même si notre indice comporte évidemment une marge d'erreur et que, selon toute probabilité, cette productivité a dû progresser assez sensiblement entre 1800 et 1860.

Dans les autres secteurs il semble bien que la période libérale ait été caractérisée par une évolution assez négative. En ce qui concerne l'industrie il convient de noter une stagnation de la production de la sidérurgie. Ainsi la production de fonte brute (et de fer obtenu par la méthode directe) — qui était passée d'un volume probable de l'ordre de 25-35 mille tonnes vers 1856 à 65 mille tonnes pour 1865-1867 — régresse durant la période libérale, n'atteignant en 1875-1877 que 46 mille tonnes [27]. Par contre, dans la période protectionniste (et très protectionniste même) qui a suivi, la sidérurgie fait de rapides progrès, car dès 1884-1886 la production était de l'ordre de 145 mille tonnes pour atteindre 411 mille tonnes en 1908-1912. Cette évolution très négative de la phase libérale se place pourtant à un moment où l'établissement du réseau des voies ferrées espagnoles était très rapide. Entre 1865 et 1877, la longueur des voies exploitées est passée de 480 à 6 500 km ; donc ont été ouverts à la circulation en moyenne 500 km par an, contre 30 km par an de 1850 à 1865 et 260 km par an de 1877 à 1890 [28]. Mais, pour des raisons économiques et techniques et surtout en raison d'une loi qui permettait l'importation sans droits de douane des équipements pour chemins de fer, ces derniers n'ont pas favorisé la sidérurgie locale [29].

Le secteur du textile (et notamment l'industrie cotonnière) semble avoir évolué plus favorablement durant la phase libérale. Si l'on tient compte des effets de la famine de coton, la consommation de coton brut a progressé durant la période libérale à peu près aussi favorablement que durant les dix années suivantes : respectivement de 3,2 % par an de 1857-1858 à 1871-1875 et de 4,3 %de 1871-1875 à 1881-1885. Par contre, durant la décennie suivante, ce secteur stagne et il semble qu'il faille attribuer alors cette stagnation à la baisse des ressources des agriculteurs résultant de l'arrivée tardive du blé étranger [30].

C.3. *La Russie.*

La problématique de la Russie est assez différente de celle des deux pays que nous venons de passer en revue et, a fortiori, du restant des grands pays européens. N'oublions pas que nous sommes en présence du plus grand des pays d'Europe, mais aussi du pays d'Europe dont le niveau d'industrialisation, vers

26. P. Bairoch : « Niveaux de développement économique de 1810 à 1910 », op. cité.
27. D'après J. Nadal : « La Economia Espagnola 1829-1931 », dans *El Banco di Espana : Una Historia Economica*, Madrid 1970, p. 317-417.
28. D'après *Statistical Abstract for the Principal and other Foreign Countries*. vol. 10, Londres 1883, et W. L. Woytinsky : *Die Welt in Zahlen*, op. cité.
29. J. Nadal : « The Failure of the Industrial Revolution in Spain 1830-1914, » dans C. Cipolla (ed.) : *The Fontana Economic History of Europe*, Londres 1973, vol. 4, Part 2, p. 532-626 (notamment p. 594-606).
30. J. Nadal : « The Failure of the Industrial Revolution in Spain 1830-1914, » op. cité, p. 613.

1860, était le plus faible. D'autre part, la Russie était la principale exportatrice de céréales, mais cet excédent résultait beaucoup plus d'un bas niveau de vie des agriculteurs que d'un niveau élevé de la productivité agricole (voir le tableau 54, chapitre VIII). Enfin, sans pour autant être le moins du monde exhaustif, rappelons que la Russie a été le dernier pays d'Europe à abolir le servage ; abolition qui s'est réalisée très tard puisque l'édit « d'émancipation » fut proclamé par Alexandre II en mars 1861.

Plus important encore pour notre analyse est le fait que la Russie est le seul pays d'Europe à être demeuré pratiquement à l'écart du réseau du « traité Cobden », car, comme nous l'avons vu dans le chapitre III, ce pays ne signa le traité de commerce avec la France qu'en avril 1874 et que, dès 1877, la Russie releva de quelque 32 % ses droits de douane par le biais de l'obligation de les acquitter en or. Cependant, comme dès 1863 et surtout dès 1868, la Russie avait libéralisé un peu son système douanier, on peut quand même parler d'une période à caractère libéral d'une durée d'environ dix ans (de 1868 à 1877). Mais libéralisation très relative, car vers 1875 ses droits de douane étaient parmi les plus élevés d'Europe (voir le tableau 11, chapitre III).

Pour toutes ces raisons, une confrontation des rythmes de croissance entre la « période libérale » et la période protectionniste est assez illusoire et largement arbitraire. Notons d'abord que pour toute la seconde moitié du XIXe siècle — période pour laquelle on possède des estimations sur l'évolution de la production — la croissance a été très rapide dans le secteur industriel. Cette croissance est très rapide dès la fin des années 1860. De 1869-1871 à 1909-1911 le taux annuel de croissance de la production industrielle a été de l'ordre de 5,2 %[31], contre 2,5 % pour l'ensemble de l'Europe et 2,6 % pour l'Europe continentale (Russie exclue). Même si l'on tient compte de l'accroissement plus rapide de la population russe, il n'en demeure pas moins que la production industrielle s'est développée plus rapidement en Russie que dans le reste de l'Europe. En termes de taux annuel par habitant et pour la même période il s'agit de 4,3 % pour la Russie et de 1,7 % pour l'Europe continentale (Russie exclue). La non-homogénéité de ces calculs d'agrégats réduit certainement la valeur de ces comparaisons. Mais elles sont confirmées par des données plus partielles mais plus comparables. C'est ainsi que la Russie — qui produisait 7,9 % de la fonte d'Europe continentale pour 1868-1872 — en produisait 11,6 % en 1908-1912 (11,9 % en 1913). Pour la consommation de coton brut les pourcentages sont de 13,5 % pour 1868-1872 et de 19,3 % pour 1908-1912 (19,6 % pour 1913). Beaucoup moins significative est l'évolution enregistrée pour le charbon, car la consommation privée enlève beaucoup de sa valeur à cet indicateur ; toutefois il est quand même bon de noter que la Russie, qui produisait quelque 1,7 % de la production de charbon et lignite de l'Europe continentale en 1868-1872, en produisait 8,9 % en 1908-1912 (9,5 % en 1913).

A propos de cette rapide industrialisation — dont il est évidemment exclu d'analyser ici les causes [32] — il convient de signaler le rôle non négligeable joué

31. D'après R. W. Goldsmith : « The Economic Growth of Tsarist Russia, 1860-1913 », *Economic Development and Cultural Change*, vol. 9, n° 3, avr. 1961, p. 441-475.
32. Sur ce problème voir notamment les travaux suivants qui ont été utilisés pour cette sous-section : M. E. Falkus : *The Industrialization of Russia 1700-1914*, Londres 1972 ; A. Gershenkron : *Economic Backwardness in Historical Perspective*, Cambridge (Mass.) 1962, qui réunit les principaux articles sur le problème de l'industrialisation

par les capitaux étrangers. Sans conteste, la Russie était vers 1913-1914 le pays européen ayant reçu le plus de capitaux étrangers. Les estimations récentes font défaut ; mais, sur base des anciennes estimations, on peut fixer autour des 4,4 milliards de dollars le stock des capitaux étrangers en Russie vers 1913-1914. Et une importante fraction des investissements industriels était réalisée grâce à des capitaux étrangers. C'est dire que, d'une certaine façon, pour les pays européens exportateurs de capitaux le cas de la Russie peut être assimilé aux pays extra-européens avec le problème que cela implique en tant que transfert des facteurs de production (voir le chapitre V).

Bien que, comme nous l'avons noté, la brièveté de la période « libérale » et son caractère tout relatif rendent une confrontation des taux de croissance assez dénuée de sens, il n'est pas inutile de signaler que, durant cette période, la croissance a été plus lente (4,6 %) que durant les phases ultérieures ; et que l'accélération de la croissance industrielle — qui se place à partir du début des années 1890 — est concomitante avec une nouvelle et forte élévation des droits de douane, notamment en matière industrielle avec le nouveau tarif de 1891 (dit de Mendeleyev). Ce nouveau tarif fait de la Russie le pays possédant probablement le tarif douanier le plus élevé d'Europe (voir le tableau 12, chapitre III). De 1888-1890 à 1911-1913, la production industrielle s'accroît de 5,7 % par an.

Dans le domaine agricole, la croissance a été nettement plus lente ; celle-ci s'est accrue de quelque 1,7 % par an de 1860 à 1913 (toujours, comme ci-dessus, en terme de volume). Ce qui, en termes absolus, constitue un taux de croissance assez favorable si on le compare à ceux des autres grands pays d'Europe continentale : pour la même période, il s'agit de 0,5 % pour la France, 1,3 % pour l'Allemagne et 0,6 % pour l'Italie. Mais, en terme de croissance par habitant, ce taux est assez moyen : quelque 0,3 % comparé à 0,3 % pour la France, 0,2 % pour l'Allemagne et — 0,1 % pour l'Italie. Il est probable que la concurrence des blés américains a dû peser sur la croissance de l'agriculture russe en réduisant le taux d'expansion de ses exportations de céréales.

Étant donné le poids du secteur agricole, dans l'économie russe, cela a conduit à un taux général de croissance assez modéré : de l'ordre de 1,4 % par habitant et par an, mais de 2,75 % par an en termes globaux et ce pour la période 1860-1913. De 1860 à 1883, le taux annuel global aurait été de quelque 2,25 %, et de 1883 à 1913 de 3,0 % [33]. Ce qui dénote certainement une accélération dans la période « protectionniste ». Mais ici, encore davantage que pour l'Italie ou les deux pays précédents, on peut se poser la question du stade de développement.

---

russe ; G. Grossmann : « The Industrialization of Russia and the Soviet Union », dans C. Cipolla (ed.) : *The Fontana Economic History of Europe*, Londres 1973, vol. 4, Pt. 2, p. 486-531 ; R. Portal : « The Industrialization of Russia », dans H. J. Habakkuk et M. Postan (ed.) : *The Cambridge Economic History of Europe*, vol. VI, part II, Cambridge 1965, p. 801-872 ; O. Crisp : « The Pattern of Russia's Industrialization up to 1917 », dans *L'industrialisation en Europe au XIX*e *siècle*, Paris 1972, p. 435-470.

33. R. W. Goldsmith : « The Economic Growth of Tsarist Russia 1860-1913 », op. cité, p. 417.

*

Ainsi, dans l'ensemble, les cas des trois derniers grands pays d'Europe que nous venons de passer rapidement en revue n'apportent pas d'éléments très probants. La seule conclusion qu'on peut tirer avec certitude — malgré la rareté des données, la brièveté de la période libérale et les conditions particulières de ces pays — est que si ces cas n'apportent pas une confirmation supplémentaire significative au schéma général, ils n'infirment certainement pas ce schéma. Dans deux de ces trois pays, comme dans les autres grands pays d'Europe continentale (mais peut-être pour d'autres raisons), la phase libérale a été assez négative dans l'ensemble. Mais, du fait de l'absence de données, il est difficile de préciser dans quelle mesure cette phase libérale a été plus négative que la phase protectionniste qui l'a précédée. Problème qui se complique en raison du fait qu'il s'agit de pays où le début de leur industrialisation coïncide à peu près avec une période de 20-30 ans dans laquelle se place aussi cette courte phase libérale. Par contre, ce qui est certain, c'est que dans ces trois pays — comme dans les autres grands pays d'Europe continentale — la période protectionniste qui a suivi a été nettement plus positive, entraînant notamment une réelle accélération du processus d'industrialisation. Afin de terminer l'analyse par ce cas, il nous reste à voir maintenant ce qui s'est passé dans les petits pays européens : c'est là l'objet du prochain chapitre.

CHAPITRE XIII

Commerce et développement économique dans les petits pays d'Europe

Avant de passer à une analyse des effets des échanges extérieurs sur le développement économique de quelques petits pays européens, il faut revenir un peu sur les données ayant trait à l'évolution des exportations (présentée dans le chapitre IV) et notamment sur la constatation d'une évolution plus favorable du commerce extérieur des petits pays. C'est la raison pour laquelle ce chapitre débutera par une section consacrée à une analyse globale qui servira, en quelque sorte, d'introduction aux deux sections suivantes consacrées à l'analyse par cas.

A. *Analyse globale.*

Nous commencerons cette section par l'analyse du commerce extérieur dont nous venons de rappeler l'évolution plus favorable des petits pays [1]. Cette évolution plus favorable est surtout très marquée pour la période de 1860 à 1910, pour laquelle on dispose d'ailleurs de chiffres plus nombreux et, surtout, plus valables. Ainsi, de 1860 à 1910, le taux annuel de croissance de la valeur des exportations des petits pays a été de l'ordre de 3,7 % contre 2,6 % pour les grands pays y compris le Royaume-Uni, et 2,8 % pour les grands pays Royaume-Uni exclu. Toutefois, bien que les chiffres soient plus fragiles, notons que, de 1830 à 1860, l'évolution a été un peu moins favorable pour les petits pays que pour les grands (voir le tableau 71). S'il est possible que les chiffres du tableau 71 ne soient pas pleinement significatifs jusqu'en 1850 environ, il n'en reste pas moins probable que la tendance qu'ils font ressortir reflète certainement la réalité.

La progression de la part relative des exportations — qui passe de 14 % à 21 % des exportations totales européennes entre 1860 et 1910 — se fait surtout au détriment du Royaume-Uni ; la part des autres grandes pays restant relativement stable : autour des 55 %. Un certain ralentissement de cette progression des petits pays se produit à partir de 1900 (qui, d'ailleurs, s'accentue après 1910, car la part relative de 1913 est légèrement plus faible que celle de 1909-

1. Il s'agit ici des douze pays suivants : Belgique, Bulgarie, Danemark, Finlande, Grèce, Norvège, Pays-Bas, Portugal, Roumanie, Serbie, Suède et Suisse.

Tableau 71 : *Évolution des exportations par groupe des pays classés selon la taille (moyennes annuelles triennales, sauf 1913, en millions de dollars courants et pourcentages).*

	Pays de faible taille [a]		Pays de forte taille, en % du total des exportations européennes	
	En milliers de dollars courants	En % du total des exportations européennes	Royaume-Uni	Restant des pays de forte taille [b]
1830	(100)	(15,5)	(28,0)	(56,6)
1840	(140)	(16,5)	(29,1)	(54,3)
1850	175	15,5	29,7	54,8
1860	300	14,2	30,2	55,6
1870	500	15,2	30,2	54,6
1880	700	17,2	26,0	56,8
1890	875	18,9	26,6	54,4
1900	1 135	20,7	24,7	54,6
1910	1 840	21,3	23,7	55,0
1913	2 210 [c]	20,9	24,2	55,0

a. Belgique, Bulgarie, Danemark, Finlande, Grèce, Norvège, Pays-Bas, Portugal, Roumanie, Serbie, Suède, Suisse.
b. Ensemble de l'Europe sans les pays de faible taille et sans le Royaume-Uni.
c. Rectifié afin de tenir compte des effets de la guerre des Balkans (voir le texte).

Sources : Voir le chapitre IV.

1911). Notons enfin que la population ayant progressé un peu plus rapidement dans les grands pays que dans les petits, en terme d'exportations par habitant les progrès relatifs réalisés par les petits pays à partir de 1860 sont encore un peu plus marqués.

Comme nous le verrons plus loin, ce succès commercial des petits pays s'explique largement par l'impact plus important (en termes relatifs) qu'implique la possibilité d'exploiter certains crénaux plus faibles dans la situation concurrentielle internationale. Mais il faut faire intervenir aussi d'autres facteurs. Au fur et à mesure du développement du processus d'industrialisation, ces petits pays se voient forcés d'importer une fraction croissante de produits et, de ce fait, entraînés à chercher à accroître leurs exportations afin d'équilibrer leur balance commerciale. Cette évolution a été causée surtout par deux séries de facteurs. D'une part, la gamme et le volume des produits fabriqués vers la fin du XIXe siècle nécessitent un éventail plus varié et un volume accru de matières premières. Or, par le fait même de leur faible taille, se trouve considérablement réduite la possibilité de trouver en leur sous-sol toute cette variété de matières premières, d'où nécessité d'importations accrues. D'autre part, avec la technique du dernier tiers du XIXe siècle, le marché intérieur d'un petit pays cesse d'être suffisant comme débouché rentable à des entreprises de taille optima, voire de taille minima [2]. Cette situation a entraîné l'abandon de certaines pro-

2. Ainsi, par exemple, vers 1890 une usine sidérurgique très moderne avec quatre hauts fourneaux avait une capacité annuelle de production de fonte de l'ordre de quelque 180 000 tonnes. Vers cette date, la consommation moyenne de fonte par habitant de l'Europe continentale était (compte tenu du commerce extérieur) voisine de 30 kg. Donc, une seule usine de ce type pouvait couvrir les besoins d'un pays de plus de

ductions industrielles en faveur d'une spécialisation ; spécialisation qui, elle, s'est appuyée sur le marché mondial et qui a impliqué évidemment des importations et des exportations accrues. De ce fait le taux d'exportations (valeur des exportations en pourcentage de la valeur du produit national brut) des petits pays européens passe de 8,2 % vers 1840 à 23,0 % en 1913, alors que, pour les grands pays, il s'agit de 5,3 % et de 12,9 % respectivement.

De ce fait, durant le XIXe siècle et surtout à partir du milieu de celui-ci, pour un ensemble de raisons — dans lesquelles les facteurs géographiques, au sens large de ce terme, ont occupé une place privilégiée — les petits pays d'Europe ont opté dans leur ensemble pour une des deux stratégies de base de développement qui leur étaient possibles. La première stratégie choisie, ou plus généralement imposée par l'absence de certaines matières premières, est celle de la complémentarité avec l'économie dominante : à savoir la Grande-Bretagne surindustrialisée pour l'époque. Cette stratégie consistait donc à exporter des produits agricoles dont le coût relatif s'était accru en Grande-Bretagne pour importer des articles manufacturés que l'avance technique anglaise permettait de produire à faible prix. C'est la voie « choisie » notamment par le Danemark, le Portugal, la Norvège, la Finlande et, partiellement, la Suède. La seconde stratégie est celle de la concurrence rendue souvent possible par la disponibilité de certaines matières premières et par des traditions industrielles. Cette stratégie se modifie, par la suite, graduellement pour tendre vers une spécialisation plus ou moins poussée. C'est le cas de la Belgique, de la Suisse et, très largement mais à la fin du XIXe siècle, de la Suède.

Cette divergence fondamentale dans la voie « adoptée » du développement nous amènera tout naturellement à traiter séparément de ces deux types d'économies. C'est la raison pour laquelle la section B sera consacrée aux petits pays ayant « choisi » la complémentarité, et la section C à ceux ayant « opté » pour la concurrence. Mais, avant de passer à ces analyses par cas, il est intéressant de poursuivre l'analyse globale, surtout en tenant compte de cette distinction.

La croissance de la valeur des exportations a été plus rapide pour les petits pays complémentaires que pour les petits pays concurrentiels. De 1830 à 1913 [3], le taux annuel de croissance de ces exportations a été de 3,9 % pour les pays complémentaires comparé à 3,7 % pour les pays concurrentiels. Si l'on se limite à la période 1860-1913 (en raison des importantes marges d'erreur des chiffres pour 1830), cet écart est beaucoup plus marqué : respectivement 3,6 et 4,2 %. La croissance démographique ayant été un peu plus rapide dans les pays complémentaires, en termes de progression par habitant l'écart est plus réduit, mais reste substantiel, puisqu'il s'agit de 2,7 et de 3,1 %.

Nonobstant cette progression plus rapide des exportations, il apparaît que

---

6 millions d'habitants. Or, à cette date, il y avait en Europe 11 pays qui comptaient moins de 6 millions d'habitants, dont 5 de moins de 3 millions d'habitants et 2 de moins de 2 millions. Par contre, les hauts fourneaux à bois des années 1830 avaient une capacité annuelle de production de l'ordre de 500 tonnes. La consommation par habitant était de l'ordre de 4 kg pour l'Europe continentale. Donc une entreprise de deux hauts fourneaux couvrait les besoins de 250 000 habitants.

3. Les données de 1913 des pays balkaniques ont été modifiées afin d'éliminer les effets de la guerre qui a touché cette région. Pour ces pays, on a postulé de 1910 à 1913 une évolution semblable à celle de l'ensemble de l'Europe.

Tableau 72 : *Comparaison des taux annuels de croissance des exportations et du PNB selon la taille et le type de pays pour la période de 1859-1861 à 1909-1911 (pourcentages).*

	Valeurs des exportations		Volume du PNB	
	Total	Par habitant	Total	Par habitant
Ensemble de l'Europe	*2,8*	*1,9*	*1,9*	*1,0*
Grands pays européens	2,7	1,8	1,9	1,0
dont le Royaume-Uni	2,4	1,4	1,9	1,0
dont le restant des grands pays	2,8	1,9	1,9	0,9
Petits pays européens	3,7	2,7	2,0	1,1
dont pays complémentaires	4,1	3,0	1,9	0,9
dont pays concurrentiels	3,5	2,6	2,2	1,4

Sources : Valeur des exportations : voir le chapitre IV ; volume du PNB : voir le chapitre VI.

la croissance économique des petits pays complémentaires a été beaucoup plus lente que celle des petits pays concurrentiels (voir le tableau 72). De 1860 à 1910, les trois pays concurrentiels ont enregistré un taux annuel de croissance par habitant supérieur de quelque 55 % à celui des neuf pays complémentaires. Écart qui dépasse certainement la marge d'erreur des taux de croissance. Il convient de noter qu'une partie de cet écart est due au fait que, parmi les neuf pays complémentaires, quatre au moins étaient encore, durant une grande fraction de cette période, à un stade de développement proche de l'économie d'ancien régime, ce qui implique « normalement » de très faibles taux de croissance. Mais il n'en reste pas moins qu'avec ce faible taux de croissance économique, malgré la bonne performance du commerce extérieur, on est en présence d'une indication complémentaire à la fois sur le rôle positif de l'industrialisation comme facteur de croissance et sur le rôle non nécessairement positif des exportations, surtout quand celles-ci sont composées essentiellement de produits non élaborés. Et, dans le cas présent, il s'agit de produits très fortement concurrencés par le faible prix de revient des céréales d'outre-mer.

La croissance économique des petits pays concurrentiels n'a pas seulement été plus rapide que celle des autres petits pays, mais également que celle des grands pays. Et ceci n'est pas seulement valable pour la période 1860-1910 (analysée dans le tableau 72) mais également pour l'ensemble du XIXe siècle. C'est ainsi que, de 1840 à 1913, le taux annuel de croissance du volume du produit national brut est de 2,3 % pour les petits pays concurrentiels et de 1,8 % pour les grands pays (par habitant : 1,5 et 0,9 % respectivement).

Le tableau 73 permet d'apprécier l'évolution du commerce extérieur et celle de la croissance par périodes décennales. En ce qui concerne le commerce extérieur, pour les petits pays complémentaires la décennie la plus défavorable est celle des années 1870, c'est-à-dire durant la période où l'afflux des céréales d'outre-mer a connu sa plus forte expansion (voir le point A des conclusions à la présente partie). Dans l'ensemble, pour ces pays complémentaires, comme d'ailleurs pour les pays concurrentiels, la phase libre-échangiste a été marquée par un ralentissement de l'expansion de la valeur de leurs exportations. Pour l'ensemble des petits pays, les exportations se sont accrues de 3,7 % de 1860 à

1890 (et de 2,8 % de 1870 à 1890), contre également 3,7 % de 1830 à 1860, mais contre 4,1 % de 1890 à 1913. Cependant, en termes de volume, il apparaît que, au contraire, il y ait eu accélération du taux d'expansion. Ainsi, si l'on applique aux exportations des petits pays l'indice des prix d'exportations de l'ensemble de l'Europe, on obtient un taux annuel d'accroissement du volume des ventes : de 4,2 % de 1830 à 1860 ; de 4,6 % de 1860 à 1890 ; et de 3,9 % de 1890 à 1913.

Tableau 73 : *Taux annuels de croissance par périodes décennales des exportations et du produit national (pourcentages sur la base de moyennes annuelles triennales).*

	1850 à 1860	1860 à 1870	1870 à 1880	1880 à 1890	1890 à 1900	1900 à 1910
Valeur des exportations						
Grands pays d'Europe	6,4	4,5	1,8	1,1	1,5	1,6
Petits pays d'Europe	5,3	5,3	3,4	2,3	2,6	5,0
dont pays complémentaires	(4,8)	5,7	2,7	3,5	3,5	5,0
dont pays concurrentiels	5,7	5,1	3,8	1,3	2,2	5,0
Volume du produit national brut						
Grands pays d'Europe	1,5	2,4	0,9	1,4	2,6	2,0
Petits pays d'Europe	(1,8)	1,8	1,7	1,8	2,3	2,5
dont pays complémentaires	(1,4)	(1,6)	1,6	2,1	2,1	2,2
dont pays concurrentiels	(2,3)	2,1	2,0	1,5	2,5	2,9

Sources : Voir le tableau 72.

Cette accélération de l'expansion du volume des exportations durant la phase libérale ne s'est pas accompagnée d'une accélération de la croissance économique. Les données sont trop aléatoires pour les petits pays complémentaires pour qu'on puisse parler d'un ralentissement ; mais, pour les petits pays concurrentiels, ce ralentissement est plus que probable. Pour les taux annuels de croissance du produit national total, il s'agit : de 2,4 % de 1840 à 1860 ; de 1,9 % de 1860 à 1890 ; et de 2,8 % de 1890 à 1913. Pour les taux annuels par habitant, les écarts sont un peu atténués, mais restent importants : 1,6 % ; 1,1 % ; et 1,8 % respectivement. Ainsi nous avons là une évolution très voisine de celle des grands pays et, comme nous le verrons dans la section C, pour des raisons assez voisines. Enfin notons, avant de passer à l'analyse par cas, qu'en raison des fortes différences des taux de croissance, renforcées par les différences de la progression démographique, l'écart entre le produit par habitant pour les petits pays complémentaires et concurrentiels se creuse. Vers 1840, pour les pays complémentaires, le produit par habitant était de l'ordre de 250 dollars (dollars et prix de 1960, voir le chapitre VII), contre 290 pour les pays concurrentiels ; en 1913, il s'agit de 470 et de 830 dollars respectivement. Mais rappelons la présence massive de pays à économie traditionnelle parmi les pays complémentaires.

B. *Petits pays complémentaires du Royaume-Uni.*

Nous limiterons cette analyse aux cas du Danemark et du Portugal. Certes, comme nous l'avons noté, ce ne sont pas là les seuls pays auxquels on peut accoler la caractéristique de complémentarité. Mais, faute d'élargir trop notre étude, il nous a fallu choisir, et, dans ce contexte, il s'agit certainement des deux pays les plus caractéristiques. Le Danemark est parmi ces petits pays complémentaires celui qui a, sans conteste, le mieux réussi. Il a connu durant le XIXe siècle le taux de croissance le plus élevé de ces pays et se retrouve vers 1913 à la première place pour ce qui a trait au niveau du produit par habitant, et même à la troisième place sur le plan de l'ensemble des pays européens (voir le chapitre VII). Par contre, le Portugal est probablement parmi les petits pays complémentaires celui qui a enregistré au cours du XIXe siècle le plus faible taux de croissance. Il se trouve vers 1913 parmi les trois pays d'Europe à plus bas niveau de produit national par habitant. D'ailleurs il a même une place importante dans l'histoire de la théorie du commerce international, puisque c'est avec l'exemple des échanges des draps anglais contre le vin portugais que Ricardo a illustré sa proposition des avantages comparatifs.

B.1. *Le Danemark.*

Il convient d'abord d'insister sur deux caractéristiques ayant trait au Danemark [4] : la place prépondérante prise au cours du XIXe siècle par le commerce extérieur dans l'économie danoise et la précocité de la présence du Danemark dans la liste des fournisseursi mportants de produits alimentaires du Royaume-Uni.

Place importante du commerce extérieur. Certes, il s'agit là, comme nous venons de le voir, d'une caractéristique pratiquement commune à tous les petits pays. Mais il est quand même significatif de noter, par exemple, que vers 1909-1911 les exportations de produits danois représentaient 27 % de son produit national brut, à un moment où ce taux était de 17 % pour la Suède, de 18 % pour la Norvège, et de 22 % pour l'ensemble des petits pays (voir le tableau 22, chapitre IV). Mais il ne s'agit pas du pays ayant le plus fort taux d'exportation. Comme nous le verrons plus loin, la Belgique a largement dépassé en ce domaine le Danemark, puisque ses exportations représentaient quelque 35 % de son produit national brut.

Précocité de la présence du Danemark dans la liste des fournisseurs importants de produits alimentaires du Royaume-Uni et, en fait, de relations commerciales privilégiées entre ces deux pays. On peut faire remonter celles-ci au XVIIe siècle, à la signature, en février 1661, du traité de commerce et d'alliance entre l'Angleterre et le Danemark. Déjà avant l'abrogation des Corn Laws britanniques, le Danemark fournissait des quantités importantes de blé au Royaume-Uni. C'est ainsi que, pendant la décennie 1830-1839, ce pays se situe,

4. Sauf indications complémentaires (voir les notes) les données, et notamment les données statistiques utilisées dans cette section, sont basées, sur les sources suivantes :

K. Bjerke et N. Ussing : *Studier over Danmarks National Produkt 1870-1950*, Copenhague 1958 ; F. Hansen et W. Scharling : *Danmarks Statistik*, Copenhague 1872, 3 vol. ; S. A. Hansen : *Early Industrialization in Denmark*, Copenhague 1970 ; L. Jörberg : « The Industrial Revolution in the Nordic Countries », dans Cipolla (ed.) : *The Fontana Economic History of Europe*, Londres 1973, vol. 4, Pt. 2, p. 375-485 ; *Statistik Aorbog*, Copenhague (diverses années) et les diverses sources de statistiques internationales utilisées pour les différents chapitres de la première partie de cette étude.

en termes absolus, à la quatrième place en tant que fournisseur de blé (après, dans l'ordre, l'Allemagne [5], la Russie et l'Italie). En termes relatifs, c'est-à-dire par habitant, ces ventes de blé au Royaume-Uni occupent la première place, car il s'agit, pour cette décennie, de quelque 10 kg par an, contre 2,5 pour l'Allemagne et environ 0,5 pour la Russie et l'Italie [6]. Mais le blé n'est pas la seule céréale exportée vers l'Angleterre ; les autres céréales prises dans leur ensemble sont quatre fois plus importantes en quantité. De même, déjà dans la décennie 1830, le beurre et la viande figurent massivement dans les ventes danoises au Royaume-Uni.

L'abrogation des Corn Laws et la libéralisation de la législation douanière britannique permettent une expansion des ventes danoises vers ce marché privilégié. Le Royaume-Uni prendra une place croissante dans le total des exportations danoises : 37 % vers 1874 ; 43 % vers 1852 ; puis cette proportion se stabilise pendant trois décennies. Mais, vers 1900, elle atteint les 60 %. Et ce malgré une extension très rapide du volume des exportations qui se sont accrues de 3,5 % par an entre 1875 et 1910.

La raison de cette rapide extension des ventes est liée essentiellement à la réussite de la reconversion de l'agriculture danoise qui, devant l'arrivée massive sur le marché européen des céréales d'outre-Atlantique, renforce très rapidement sa spécialisation dans la production de beurre, fromage et viande. Les céréales — qui représentaient encore 25 % des exportations de produits agricoles en 1875-1879 — tombent à 2 % pour 1900-1909, alors que le beurre passe, entre les mêmes périodes, de 23 à 47 %, le jambon et le lard de 17 à 26 %, et les œufs de 1 à 8 %. De plus, durant cette période, la part des produits agricoles dans les exportations totales passe de 76 à 90 %, taux qui constitue d'ailleurs un sommet. Mais il convient d'insister sur le fait que la spécialisation dans la production des produits de l'élevage n'était pas, pour le Danemark, une orientation nouvelle, mais une simple intensification d'une orientation préexistante. Comme nous l'avons noté, même avant 1840 les ventes de beurre et de viande constituaient une fraction importante des exportations danoises. C'est ainsi que, vers 1835, le beurre représentait quelque 20 % des exportations et le bétail quelque 15 %.

Nous n'entrerons pas dans l'analyse des causes de cette réussite de la reconversion (ou, plutôt, semi-reconversion) de l'agriculture, domaine ou les facteurs éducation et organisation ont joué un rôle primordial [7]. Mais ce qu'il importe de voir c'est l'ampleur de l'expansion des échanges qui en est résultée

5. En fait comme une partie des exportations de blé danois transitait par Hambourg, il est probable qu'il conviendrait de réduire l'importance de l'Allemagne au profit du Danemark.
6. D'après J. R. McCulloch : *A Dictionary of Commerce and Commercial Navigation*, Londres 1844, p. 419.
7. Il n'est pas sans intérêt de signaler un jugement porté, vers le début du XIXe siècle, sur la main-d'œuvre danoise. Les caractéristiques qui lui étaient attribuées n'étaient pas spécialement favorables à la rapide transformation ultérieure : « Nos ouvriers sont chers, travaillent lentement et souvent mal et sans goût ; leur éducation est négligée. On ne les forme point à penser ; et l'apprenti suit machinalement ce qu'il voit faire au maître » (opinion rapportée par Mc Culloch : *A Dictionary of Commerce...*, op. cité, p. 386, qui cite Catteau : *Tableau des États-Danois*, t. II, p. 260). S'il le fallait, cette remarque nous inciterait une fois de plus au doute quant aux prétendues mentalités spécifiques des pays sous-développés.

et surtout si celle-ci a été positive sur le plan de l'économie dans son ensemble. Expansion des échanges qui a été très rapide. Ainsi, de 1880 à 1910, période pour laquelle on possède des données sur les prix d'exportations, le volume des ventes a progressé en moyenne de 3,8 % par an. Si l'on se base sur les données en valeur et sur des indications approximatives sur les prix [8], l'expansion semble avoir été nettement plus rapide encore de 1860 à 1880 : probablement de l'ordre de 5,5 à 6,5 %. Soit, globalement, de 1860 à 1910 un taux de l'ordre de 4,0-5,0 %.

Les données sur l'évolution du volume du produit national font défaut avant 1855 et les séries annuelles ne débutent qu'en 1870. De 1870-1874 à 1910-1914, le volume du produit intérieur net s'est accru à un taux annuel de 3,3 %, soit 2,1 % par habitant, ce qui constitue un taux très favorable, dépassant sensiblement celui des grands pays d'Europe continentale (0,9 % par an et par habitant) et même celui des petits pays concurrentiels (1,4 % par an et par habitant).

Les données disponibles avant 1870 font apparaître une croissance plus lente en tout cas de 1855 à 1872, période durant laquelle le taux annuel de croissance du produit national a été de l'ordre de 1,8 %, soit 0,7 % par habitant. Par contre, si l'on se base sur les indications disponibles (notamment en matière de production agricole), pour les années 1830-1840 à 1850-1860 la croissance a dû être de l'ordre de 2,0 à 2,5 % par an, soit 1,0-1,5 % par habitant.

Le réseau d'échanges intenses avec le Royaume-Uni n'a pas empêché le Danemark de se lancer dans un processus d'industrialisation, lequel a été assez rapide. La perte, en 1864, du Slesvig-Holstein — région traditionnellement plus industrialisée — semble avoir accéléré ce processus. Entre 1872 et 1914, le nombre d'ouvriers dans les entreprises industrielles s'accroît de quelque 3 % par an, ce qui peut laisser supposer une croissance de la production industrielle de l'ordre de 4-5 % par an. D'ailleurs, le volume du produit intérieur émanant des secteurs non agricoles s'accroît à un taux annuel de 4 % entre 1870-1874 et 1910-1914. Mais cette industrialisation est essentiellement tournée vers le marché intérieur. C'est ainsi que le taux d'exportations du secteur industriel passe de 14 % pour 1855 et 1872 à 11 % pour 1890 ; 7 % pour 1905 ; et 10 % pour 1913. Les exportations d'articles manufacturés subissent d'ailleurs une baisse en valeur de 1874 à 1900-1904 et ne comportent pratiquement pas de produits textiles. Ce n'est qu'à partir de 1905 que ces exportations commencent à croître et même à croître très rapidement, passant de 15 millions de couronnes annuellement pour 1892-1904 à 59 millions pour 1912-1914, soit de 6 à 9 % des exportations totales (17 % pour 1919-1923).

Cette industrialisation — qui s'est réalisée notamment après 1880 par un processus de substitution de la production locale aux importations — a été évidemment grandement facilitée par l'accroissement du niveau de vie des agriculteurs, dont la production nette annuelle par actif est passée de 865 couronnes pour 1870-1874 à 1 429 couronnes pour 1910-1914 (en valeurs constantes de 1929). Production agricole dont le taux d'exportation a fortement progressé, car le rapport des exportations agricoles à la production agricole intérieure nette passe de 40 % pour 1874-1878 à 94 % pour 1910-1914.

Mais il ne faut pas voir le Danemark, même d'avant 1870, comme un pays

8. Sous forme de prix d'exportations de produits agricoles d'autres pays.

essentiellement agricole, car, dès 1840, 24 % de sa population active était employée dans l'industrie (et 20 % dans le tertiaire). Et si la réussite économique danoise est liée largement à la reconversion de son agriculture — ce qui lui a permis de continuer de profiter de la demande britannique — il ne faut pas oublier que l'industrialisation s'est réalisée à l'abri d'une protection douanière relativement élevée. Comme on a pu le voir dans les tableaux 11 et 12 du chapitre III, les droits de douane danois sur les articles manufacturés se situent parmi les plus élevés d'Europe. En outre, le degré de protection s'accroît fortement avec le degré d'élaboration des produits, c'est-à-dire que la protection réelle est très importante. Dans l'ensemble on peut donc considérer que la politique de complémentarité a été profitable au Danemark et ce surtout jusqu'en 1870-1880. En l'absence de la politique d'industrialisation, il est plus que probable que le Danemark aurait enregistré un ralentissement sensible de sa croissance économique après 1880-1890, si son expansion avait été basée uniquement sur les exportations de produits agricoles. Bref, l'industrialisation, en prenant le relais, a permis que l'essoufflement des possibilités agricoles ne se traduise pas par un essoufflement de l'économie dans son ensemble.

Et ce qu'il convient de souligner, c'est que la croissance économique a été plus forte durant cette phase de rapide industrialisation. Phase dont on peut situer le début vers 1890. Ainsi, alors que de 1870-1874 à 1889-1893, le volume du produit national brut s'est accru de 2,7 % par an, de 1889-1893 à 1909-1913 il s'agit de 3,4 % (par habitant, respectivement 1,7 et 2,2 %). Donc si la complémentarité avec l'économie britannique — dont les potentialités ont été judicieusement exploitées — s'est avérée bénéfique pour l'économie danoise, il n'en reste pas moins que la politique d'industrialisation a été encore plus favorable. Le processus rapide d'industrialisation a facilité un transfert rapide de la population active rurale vers les activités secondaires et tertiaires : entre 1890 et 1914 la part de la population active agricole passe de 46,9 à 38,7 %. Ce qui a permis une accélération de la croissance économique, malgré un essoufflement de la croissance du secteur agricole dont le taux d'expansion du volume global de la production passe de 0,9 % par an entre 1870-1874 et 1889-1894 à 0,6 % de 1889-1894 à 1909-1913.

B.2. *Le Portugal.*

Au milieu du XIXe siècle, les échanges entre le Portugal et le Royaume-Uni étaient loin d'avoir l'importance relative qu'ils avaient eue pour le Royaume-Uni au milieu du XVIIIe siècle [9]. Vers 1750, le Portugal absorbait quelque 15 % des exportations totales anglaises [10] ; vers 1850, ce pourcentage était inférieur

9. Sauf indications complémentaires (voir les notes) les données, et notamment les données statistiques utilisées dans cette section, sont basées sur les sources suivantes : *Annuario Estatistico de Portugal* (diverses années), et *Estatisticas do Comercio Externo*, Lisbonne (diverses années) ; M. Halpern Pereira : *Livre Câmbio e Desenvolvimento Economico : Portugal na segunda metade do seculo XIX*, Lisbonne 1971 ; S. Sideri : *Trade and Power : Informal Colonialism in Anglo-Portuguese Relations*, Rotterdam 1970 ; et les diverses sources de statistiques internationales utilisées pour les divers chapitres de la première partie de cette étude.
10. D'après E. B. Schumpeter : *English Overseas Trade Statistics 1697-1808*, Oxford 1960, p. 15-17.

à 1 %. Mais, disons-le de suite, du côté portugais, le Royaume-Uni restait le partenaire prédominant, car, de 1851 à 1860, ce pays absorbait 64 % des exportations portugaises. Cette perte de vitesse du commerce extérieur portugais se poursuivit d'ailleurs durant tout le XIXe siècle et peut être mise en relief par le déclin rapide de la part du Portugal dans les exportations totales européennes. Nous avons vu (tableau 20, chapitre IV) qu'entre 1860 et 1910 cette part était tombée de 0,7 à 0,4 %. Or, vers 1830, elle devait se situer aux environs de 2,0 %. En effet, *grosso modo* (et fluctuations mises à part), la valeur des exportations portugaises n'a pratiquement pas progressé durant le XIXe siècle. Le niveau des exportations portugaises était d'ailleurs plus élevé vers 1800 qu'à aucune autre époque du XIXe siècle et représentait alors quelque 5-7 % des exportations totales européennes, mais il s'agissait d'un sommet assez exceptionnel. La stagnation du commerce extérieur portugais au XIXe siècle s'explique largement par trois facteurs : la perte du monopole du commerce avec le Brésil, la stagnation des ventes de vin (principal article d'exportation) et la très faible diversification des exportations. Ces trois facteurs résultant, directement ou indirectement, de la domination informelle de l'Angleterre.

La liberté de commerce octroyée la première fois en 1808, puis d'une façon plus complète en 1815 au Brésil (sous la pression britannique), prive non seulement le Portugal d'un débouché pour ses articles manufacturés, mais le prive également d'un important commerce de réexportations : le coton brut. D'ailleurs, 77 ans plus tard, en 1892, l'introduction d'une préférence tarifaire pour les produits portugais dans ses colonies d'Afrique aura un effet inverse, puisque contribuant largement à l'accélération du développement de son industrie textile (nous y reviendrons plus loin).

Les exportations de vin de Porto avaient progressé durant tout le XVIIIe siècle et avaient atteint, vers la fin de celui-ci, 200 000 hectolitres (presque exclusivement destinés à la Grande-Bretagne [11]). Fluctuations mises à part, ce montant ne sera pas dépassé jusqu'à 1870. Cette stagnation des ventes s'explique essentiellement par l'échec subi par le vin en général en Grande-Bretagne, qui n'a pas réussi à devenir une boisson de masse et par la concurrence des autres vins offrant ainsi aux classes aisées un plus grand choix que le traditionnel verre de porto [12]. Mais il faut aussi faire intervenir la régression de la production causée par le phylloxéra, dont le début de l'invasion date de 1862-1863 et qui prit une grande ampleur au Portugal. La faible diversification du commerce extérieur est mise en relief par la persistance du vin comme principal article d'exportations. Les ventes de vin représentaient près de 50 % des exportations totales portugaises jusqu'au début des années 1890.

Ici, il convient de noter que, si pour des raisons que nous venons d'invoquer, les exportations stagnent, il n'en est pas de même des importations qui, à partir de 1870, s'accroissent très rapidement, créant ainsi un déficit croissant de la balance commerciale qui atteint, vers 1910, quelque 35 millions de escudos, soit plus de 50 % de la valeur des importations. Il semble que le déficit persistant de la balance des paiements a pu être comblé largement grâce aux rentrées

11. Vers 1760-1790, l'Angleterre absorbait environ 74 % de vin exporté par le Portugal ; et le vin portugais représentait 74 % des vins importés en Angleterre.
12. Vers 1851-1860, c'est-à-dire avant le phylloxéra, le vin portugais ne représentait plus que 32 % des vins importés en Grande-Bretagne, et ce pourcentage est tombé à 18 % pour 1871-1880.

de devises en provenance du Brésil. Il s'agirait essentiellement de transferts de revenus de nouveaux émigrants ou, plutôt, d'ouvriers portugais travaillant au Brésil qui, en raison des entraves législatives, laissaient leurs familles au Portugal. L'abolition de l'esclavage au Brésil — qui n'est devenue effective que dans la décennie de 1880 — a été un des éléments dans cette demande de main-d'œuvre portugaise.

Le manque de données macro-économiques, même partielles, rend difficile une appréciation tant soit peu précise de l'évolution économique du Portugal. Mais il n'y a pas de doute que, vers 1880-1890, les deux siècles de relations économiques intenses avec la Grande-Bretagne se sont soldés, pour le Portugal, par une situation caractérisée par un très faible degré d'industrialisation. A cette date, on peut considérer que le niveau d'industrialisation du Portugal était un des plus faibles d'Europe, se situant même après ceux de la Russie et de l'Italie. Ainsi, par exemple, la consommation de coton brut par habitant — qui était, pour 1878-1882 de l'ordre de 17,3 kg par an pour le Royaume-Uni, de 4,4 kg pour la Belgique, de 2,6 kg pour la France, de 2,5 kg pour l'Espagne, de 1,1 kg pour l'Italie, de 1,0 kg pour la Russie et de 3,3 pour l'ensemble de l'Europe — n'était que de 0,6 kg pour le Portugal. Malgré des droits de douane très élevés, les importations de tissus en coton s'élevaient, vers cette même période, aux environs de 6 000 tonnes par an (soit 1,2 kg par habitant, ou quelque 3 m^2). Or, comme les importations de coton brut s'élevaient à quelque 3 000 tonnes, on peut considérer que le marché extérieur (en l'occurence, le Royaume-Uni) fournissait au moins 70 % de la consommation de textile de coton.

En ce qui concerne les industries métalliques, la situation est encore plus négative. Il s'agissait d'une structure qui, plus tard, sera considérée comme typique de celle d'une économie sous-développée : la totalité des minerais extraits dans le pays étant exportée (jusqu'en 1890 essentiellement vers le Royaume-Uni). Il s'agissait surtout de minerai de cuivre — dont la production et les exportations étaient de l'ordre de 150 000 tonnes vers 1880 — de minerai de manganèse et de minerai de fer (de l'ordre de 10 000 tonnes vers 1885).

Signalons ici que, d'après le calcul de Mulhall, le revenu par habitant du Portugal en 1889 était de 12,1 livres, c'est-à-dire le plus bas d'Europe après la Russie (11,5). La moyenne pour l'Europe était de 19,4 livres (Europe-Russie 22,2), le Royaume-Uni se situait à 33,7 et la France à 27,8 [13]. D'après nos estimations, basées sur les indicateurs indirects [14], le produit brut par habitant du Portugal vers 1900 représentait à peine 54 % de celui de l'Europe sans la Russie. Et seulement la Russie, la Bulgarie, la Roumanie et la Serbie avaient un produit par habitant inférieur à celui du Portugal (pour la Roumanie cet écart était d'ailleurs assez faible).

Mais il convient de noter que, à partir de 1876-1880, on assiste à une nette accélération (ou, plutôt, un redémarrage) du processus d'industrialisation, surtout dans l'industrie textile. Ainsi la consommation de coton brut s'accroît de 8,4 % par an entre 1878-1882 et 1898-1902. A partir de 1892, cette expansion est favorisée par une forte poussée des exportations de tissus de coton liée aux

13. M. G. Mulhall : *A Dictionary of Statistics*, 4e éd., Londres 1898, p. 32.
14. Voir le chapitre VII de cette étude.

ventes destinées aux colonies d'Afrique qui deviennent des marchés protégés à partir de cette date et qui absorbent l'essentiel de ces exportations de tissus de coton. D'après nos estimations, vers 1900 ces ventes de tissus devaient représenter un tiers environ de la production locale. Les colonies d'Afrique, qui absorbaient moins de 4 % des exportations totales portugaises vers 1880, en absorbent 18 % en 1910.

D'ailleurs cette évolution se traduit par une diminution très accentuée de l'importance relative du Royaume-Uni dans le commerce extérieur portugais. La part de ce pays dans les exportations portugaises passe d'environ 70 % avant 1860 à 28 % en 1890 et à 24 % en 1913. Pour les importations, il s'agit de plus de 50 % avant 1860, de 31 % en 1890 et de 22 % en 1913.

Mais il semble bien que cette industrialisation ait été trop tardive et pas assez profonde. D'ailleurs, à partir de 1900 ce processus d'industrialisation se ralentit sensiblement. Ainsi, de 1898-1902 à 1908-1912, la consommation de coton brut ne s'accroît plus que d'un peu moins de 1 % par an. Alliée aux difficultés du secteur agricole, ce retard au XIXe siècle explique encore largement le retard actuel du Portugal. En 1970, le produit national par habitant du Portugal était de 950 dollars (en dollars et prix des États-Unis de 1960), soit le plus faible d'Europe occidentale (dont la moyenne se situe à 2 020 dollars). Et l'écart était encore plus important vers 1950, respectivement 380 et 910 dollars [15].

Et si, pour conclure, on peut affirmer que le retard économique portugais est dû largement à l'échec d'une politique de complémentarité avec une économie développée, il faut cependant ne pas mettre en cause seulement la période libérale du XIXe siècle. Car le Portugal a déjà abordé le début de ce XIXe siècle avec une structure économique proche de celle d'un pays sous-développé, structure qui résultait de ses rapports commerciaux avec l'Angleterre de la seconde moitié du XVIIIe siècle, c'est-à-dire une Angleterre déjà industrialisée. D'autre part, il ne faut pas voir dans le Portugal du XIXe siècle un pays entièrement libre-échangiste. Les restrictions aux importations de céréales édictées en 1821 ne furent supprimées qu'en 1865, il est vrai, après une décennie d'efforts en ce sens d'un gouvernement qui se heurtait à l'opposition de la Chambre. Si les droits de douane sur les articles manufacturés en fer étaient très modérés, par contre la protection pour les produits textiles était relativement forte. Dès 1888 (mais plus rigoureusement en 1899), des restrictions aux importations de céréales furent à nouveau introduites et rappelons qu'en 1892 un marché préférentiel fut établi dans les colonies d'Afrique pour les produits portugais. Mais si, dans l'ensemble, la politique douanière portugaise ne peut être considérée comme un libre-échange intégral, il convient toutefois de ne pas faire l'erreur inverse en la considérant comme protectionniste. Le tarif douanier de 1837 élaboré par les « septembristes » (représentant surtout les artisans et les industriels) — qui fut la seule tentative de protection de l'industrie locale — ne resta en vigueur que moins de cinq ans [16]. La reprise du pouvoir en février 1842 par les

15. P. Bairoch : « Europe's Gross National Product, 1800-1975 », à paraître dans *The Journal of European Economic History*, vol. 5, nº 2, 1976.
16. Seule tentative durant la période 1815-1914 dont on retrouve le parallèle avec le programme d'industrialisation tenté par Pombal (qui gouverna le pays — sous le règne de Joseph II — de 1749 à 1777), qu'on peut considérer comme un précurseur en matière de politique d'industrialisation qui tienne explicitement compte de l'existence d'un pays plus développé.

« chartistes » (représentant surtout les grands commerçants) marqua la fin de cette expérience en renouvelant notamment le traité de commerce avec l'Angleterre, qui liait les deux pays depuis pratiquement 1703, date à laquelle fut signé le traité dit de « Methuen », par lequel les textiles de laine anglais entraient librement au Portugal et le vin portugais était admis avec un tarif douanier fortement réduit en Angleterre [17].

C. *Petits pays concurrentiels du Royaume-Uni.*

Sans conteste, le plus typique des petits pays européens concurrentiels du Royaume-Uni est la Belgique. Concurrence d'ailleurs très précoce, car la région des Pays-Bas qui sera, à partir de 1830, la Belgique est parmi les premières régions sur le continent à s'industrialiser tant dans le domaine du textile que dans celui de la métallurgie. D'autre part, cette industrialisation s'appuie assez vite, comme au Royaume-Uni, sur les marchés extérieurs. Et, tout comme le Royaume-Uni est celui des grands pays d'Europe où la part relative du commerce extérieur est la plus forte, la Belgique occupe cette place, avec la Suisse, parmi les petits pays. Bref, la Belgique était, en quelque sorte, une petite Angleterre de l'Europe continentale. Nous avons d'ailleurs vu (chapitre VII) que, du point de vue du niveau d'industrialisation, la Belgique occupait la première place en Europe continentale vers 1860.

Deux autres pays peuvent également être inclus parmi ceux ayant concurrencé le Royaume-Uni : ce sont notamment la Suisse et (mais moins nettement) la Suède. La Suisse était plus spécialisée dans l'industrie textile et la concurrence ainsi faite à l'Angleterre était très précoce. La Suède était depuis longtemps spécialisée dans la sidérurgie, mais il s'agissait de sidérurgie traditionnelle et la modernisation de son industrie est assez tardive. Et, pendant une grande partie du XIXe siècle, la Suède ne concurrence pas sur les marchés internationaux la Grande-Bretagne, ses exportations étant surtout composées de bois, de produits dérivés du bois et de produits agricoles. Mais, du fait de son industrialisation déjà assez poussée avant 1914 et de l'expansion de ses ventes de produits métallurgiques et de biens d'équipement, il est difficile de ranger ce pays parmi les pays complémentaires. C'est pourquoi, bien que ceci comporte une large part d'arbitraire, nous l'avons repris dans le groupe de pays concurrentiels. En réalité il s'agit, pour une grande partie du XIXe siècle, d'un type intermédiaire.

C.1. *La Belgique.*

La Belgique est probablement le pays d'Europe continentale où la révolution industrielle a été la plus précoce [18]. Dès 1810, ce pays est, en termes de niveau

17. J. B. Williams : *British Commercial Policy and Trade Expansion 1750-1850*, Oxford 1972, p. 149.
18. Sauf indications complémentaires (voir les notes) les données, et notamment les données statistiques utilisées dans cette section, sont basées sur les sources suivantes : *Annuaire statistique de la Belgique* (diverses années) et *Tableau général du commerce de la Belgique avec les pays étrangers*, Bruxelles (diverses années) ; C. Carbonnelle : « Recherches sur l'évolution de la production en Belgique de 1900 à 1957 », *Cahiers Économiques de Bruxelles*, n° 3, avril 1959, p. 353-372 ; J. Dhondt et M. Bruwier :

d'industrialisation par habitant, le pays le plus avancé d'Europe après le Royaume-Uni, et garde cette place durant tout le XIXe siècle [19]. Sans entrer dans l'analyse causale d'une telle situation — qui dépasserait le cadre de cette étude — signalons simplement que les trois raisons essentielles d'une telle situation sont probablement à rechercher dans la proximité géographique de l'Angleterre, dans la grande disponibilité et l'ancienneté de l'exploitation de certaines matières premières (charbon et minerais de fer) et dans la vieille tradition textile de cette région.

Bien qu'il existât pour la Belgique, notamment à partir de 1846, une masse assez grande de statistiques [20], ce n'est que tout récemment qu'on a commencé à disposer des premiers résultats encore très provisoires des calculs sur la comptabilité nationale du XIXe siècle [21] élaborés par l'équipe de P. Lebrun. Il s'agit d'une série sur le produit physique calculée par J. Gadisseur [22].

Dans le domaine du commerce extérieur [23], la réussite de la Belgique est certaine. Nous avons vu (chapitre IV) que ses exportations représentaient 3,2 % des exportations européennes ; en 1860, ce taux est déjà passé à 4,1 % il atteint 6,1 % pour 1890 et 7,3 % pour 1910. Et nous avons vu que le taux d'exportations par habitant ou par rapport au produit national de la Belgique était le plus élevé d'Europe vers 1900. En regard des pourcentages cités ci-dessus, on aura noté que l'expansion des ventes a été, en tout cas en termes relatifs par rapport au reste de l'Europe, plus rapide durant la phase libre-échangiste. Phase libre-échangiste qui, rappelons-le, va pour la Belgique de 1861 à 1887, avec un retour à un protectionnisme, il est vrai assez modéré. Mais si l'on mesure cette expansion en termes de volume, la phase libre-échangiste est marquée

---

« The Industrial Revolution in the Low Countries, 1700-1914 », dans C. Cipolla (ed.) : *The Fontana Economic History of Europe*, Londres 1973, vol. 4, Pt. 1, p. 229-366 ; J. Gadisseur : « Contribution à l'étude de la production agricole en Belgique de 1846 à 1913 », *Revue Belge d'Histoire contemporaine*, IV, 1973, nº 1-2, p. 1-4 ; P. Lebrun (assisté de D. Degrève, C. Desama, J. Gadisseur et J. Pirard) : « L'industrialisation en Belgique au XIXe siècle : première approche et premiers résultats », dans *L'industrialisation en Europe au XIXe siècle : Colloque international du CNRS, Lyon, octobre 1970*, Paris 1972, p. 141-186 ; ainsi que des données statistiques émanant des travaux (non encore publiés au moment de la rédaction finale de ce chapitre) poursuivis par l'équipe du Professeur P. Lebrun et dont certains éléments nous ont été aimablement communiqués ; la très riche série de dix articles sur l'économie belge de 1830 à 1913, suscitée par H. Dupriez et publiée entre 1933 et 1946 dans diverses livraisons du *Bulletin de l'Institut de Recherches Économiques et Sociales*, dont on trouvera les références dans l'article de P. Scholler : « La transformation économique de la Belgique de 1832 à 1844 », dans le numéro de décembre 1948, XIVe année, nº 3-5, du susmentionné *Bulletin de l'Institut...*, p. 526 ; et les diverses sources de statistiques internationales utilisées pour les divers chapitres de la première partie de cette étude.

19. P. Bairoch : « Niveaux de développement économique de 1810 à 1910 », *Annales, Économies, Sociétés, Civilisations*, nº 6, 20e année, nov.-déc. 1965.
20. L'abondance et la bonne qualité des statistiques belges sont à mettre en rapport avec la présence à la tête de l'Institut de Statistiques du pionnier de la statistique, Quetelet.
21. Cependant notons l'existence d'une estimation du revenu national pour 1846, 1895 et 1913 de F. Baudhuin (*Les placements*, Louvain 1943) et surtout la série pour la période de 1900 à 1957 de C. Carbonnelle « Recherches sur l'évolution... », op. cité.
22. J. Gadisseur : « Contribution à l'étude de la production... », dans op. cité.
23. L'absence d'études d'ensemble nous a amené à baser cette section sur un assez grand nombre de recherches plus spécialisées et aussi à élaborer certaines données à partir de statistiques de base, notamment en matière de structure par produits du commerce extérieur.

par une légère régression du rythme d'expansion par rapport aux années précédentes. Ainsi, de 1835-1839 à 1857-1861, le volume des exportations s'est accru à un taux annuel de l'ordre de 6,3 %, alors que de 1857-1861 à 1884-1888 il s'agit de 5,6 %. Comme dans la plupart des autres pays, le retour au protectionnisme est marqué en Belgique par un ralentissement de l'expansion des ventes, surtout jusque vers 1900-1902. Globalement, entre 1884-1888 et 1909-1913, le volume des exportations s'est accru à un taux annuel de 2,9 % [24].

La place du Royaume-Uni dans les échanges de la Belgique est loin d'être aussi dominante que dans les pays complémentaires que nous venons de passer en revue. En ce qui concerne les exportations, le Royaume-Uni n'absorbe en moyenne que quelque 15 % des ventes belges. Et, après avoir progressé de 1840 à 1860, la part relative de ces échanges diminue assez rapidement. Pour les importations, la place du Royaume-Uni était un peu plus importante : 25 % vers les années 1835-1840, et la régression, à partir de 1860, plus lente. Ce sont essentiellement les trois pays limitrophes (Allemagne, France, Pays-Bas) qui absorbaient l'essentiel du commerce extérieur belge. Mais les ventes se sont diversifiées au cours du XIXe siècle : ces trois pays absorbaient 63 % des exportations belges vers 1860, 58 % vers 1890, et 55 % vers 1910. A partir des années 1885, l'Amérique latine devint un débouché significatif en raison de la création de réseaux de chemins de fer, et surtout de tramways financés par des capitaux belges. Ce continent absorbait 3 % des exportations belges vers 1880, et 6 % vers 1910. A cette même date, le Congo belge absorbait moins de 1 % des ventes belges. D'ailleurs l'empire colonial (c'est-à-dire le Congo) ne tiendra jamais une grande place dans le débouché des exportations belges : moins de 2 % jusqu'à la seconde guerre mondiale. Le maximum sera atteint dans les années 1947-1952, où quelque 6 % des exportations belges furent absorbés par le Congo. Mais ce pourcentage baissa rapidement : moins de 4 % dans les années précédant l'indépendance (1960).

Une des caractéristiques actuelles assez négatives de la structure par produits des exportations belges trouve déjà ses racines dans le XIXe siècle : c'est la prédominance de ventes d'articles relativement peu élaborés. Certes, durant le XIXe siècle, l'expansion des exportations est due largement à celle des ventes d'articles manufacturés, qui passent de 24 % des exportations totales vers 1836 à 36 % vers 1860 et à 50 % en 1910. Mais non seulement le taux de 1910 est relativement bas (plus faible que celui de la France par exemple), mais vers cette date quelque 40 % des exportations d'articles manufacturés étaient le fait de métaux bruts et de fils textiles, c'est-à-dire de produits semi-élaborés. Autrement dit, les produits primaires et les articles semi-manufacturés représentaient quelque 70 % des exportations totales belges vers 1910.

Cependant, il convient de noter la rapide expansion des ventes de produits chimiques et de biens d'équipement. Et surtout que, en termes d'exportations de produits manufacturés par habitant, la Belgique dépassait le Royaume-Uni. Ainsi, en 1913, la Belgique exportait pour quelque 58 dollars par habitant d'ar-

24. Le volume des exportations a été calculé en appliquant aux exportations spéciales totales belges l'indice des prix d'exportations calculé par D. Degrève (données non encore publiées et communiquées par M. Degrève se rapportant notamment à l'article : D. Degrève, « Le commerce extérieur révélateur de l'économie nationale », dans *L'industrialisation en Europe au XIXe siècle*, op. cité, où figurent ces données sous la forme de graphiques, p. 155-169).

ticles manufacturés (y compris les métaux bruts et les fils textiles), contre 54 dollars pour la Suisse, 44 dollars pour le Royaume-Uni, 25 dollars pour l'Allemagne et 19 dollars pour la France [25].

Comment s'est répercutée l'expansion très rapide des exportations sur le développement économique de la Belgique ? Le fait même que les exportations représentaient, à la veille de la première guerre mondiale, une si forte proportion de la production implique déjà une influence déterminante du commerce extérieur, en tout cas pour le début du XXe siècle. En effet, rappelons que, selon toute probabilité, les exportations représentaient vers 1899-1901 quelque 36 % du produit national brut, taux qui n'a pas beaucoup évolué de 1900 à 1913. Cependant, il convient de souligner que ce taux extrêmement élevé d'exportations comporte également une autre implication : celle d'un écart plus important que pour le reste de l'Europe entre le taux de croissance des exportations et celui du produit national durant la période 1840-1910. En effet, on peut estimer qu'au début de l'indépendance belge (vers le début des années 1840), le taux d'exportations par rapport au produit national brut devait être de l'ordre de 7 à 10 % ou, en tout cas, ne devait certainement pas dépasser les 11 % [26].

Pour l'ensemble de l'Europe et pour la même période, il s'agissait de quelque 5,5 %, c'est-à-dire que le taux belge était, au grand maximum, deux fois plus élevé que celui de l'Europe, avec un écart probable de l'ordre de 53 %. Signalons ici que le taux d'exportations du Royaume-Uni était alors de l'ordre de 9,5 %, alors que les exportations par habitant de ce pays dépassaient de 40 % celles de la Belgique, ce qui apporte une confirmation supplémentaire à notre estimation du taux d'exportations de l'économie belge vers 1840 (en tenant compte du niveau du PNB par habitant plus faible de la Belgique). Par contre, vers 1910, le taux d'exportations de l'économie belge était trois fois supérieur (270 %) à celui de l'Europe (et deux fois supérieur à celui du Royaume-Uni). Donc, globalement, l'écart (en faveur des exportations) entre le taux de croissance des exportations et celui du produit national brut a été, en Belgique, beaucoup plus important que dans le reste de l'Europe.

Voyons à présent les données sur cette croissance économique. De 1846-1850 à 1909-1913, le volume du produit physique s'est accru de 1,8 % par an, soit 1,0 % par habitant. Sur ces bases, on peut estimer que le produit national brut par habitant s'est accru de quelques 1,1-1,3 % par an, ce qui constitue un taux un peu plus rapide que celui de l'Europe continentale (1,0 % de 1849-1851 à 1913). Il apparaît que la phase libre-échangiste — qui, pour la Belgique, couvre la période 1861-1887 — a été, comme dans les autres pays industrialisés d'Europe, négative du point de vue de la croissance économique. Le volume du produit physique — qui s'était accru de 2,1 % par an de 1846-1850 à 1857-1861 — ne progresse plus que de 1,2 % de 1857-1861 à 1884-1888, pour remonter à 2,3 % de 1884-1888 à 1909-1913. En termes de croissance du produit physique par habitant, il s'agit de 1,4, 0,4, et 1,5 % respectivement.

Notons que, d'après les indications partielles disponibles, il est probable que

25. Voir la section F du chapitre IV.
26. Sur la base de nos estimations (voir le chapitre VII) du volume du PNB (et de l'indice implicite des prix) pour 1839-1841, les exportations représentaient 8,4 % du produit national brut (aux prix du marché) de la Belgique. Si l'on se base sur le calcul du revenu national de F. Baudhuin (op. cité), pour 1846 les exportations représentaient environ 13 % du revenu national, soit quelque 10-11 % du produit intérieur brut.

la croissance économique a été plus lente de 1830 à 1846 que de 1846 à 1860 [27]. De sorte qu'on peut probablement ramener à quelque 1,1-1,3 % le taux de croissance du produit physique par habitant pour la période 1830-1860, ce qui laisse encore apparaître une forte chute du taux de croissance durant la période libérale. Cette forte chute est surtout due à une quasi-stagnation de la production agricole qui ne progresse que de 0,24 % par an de 1857-1861 à 1884-1888, et ce à un moment où la population totale progresse de 0,9 % par an et où le nombre d'agriculteurs demeure relativement stable. Comparée à cette progression de 0,24 % pendant la phase libérale, notons que la production agricole a progressé de 0,81 % de 1846-1850 à 1857-1861 et de 0,88 % de 1884-1888 à 1909-1913. Donc une évolution très voisine de celle de la quasi-totalité des grands pays d'Europe continentale. Et le fort ralentissement de la croissance agricole est dû, comme dans la plupart des grands pays d'Europe, à un afflux massif de céréales. Les importations de céréales — qui étaient inférieures à 100 000 tonnes avant 1850 et inférieures à 250 000 tonnes jusqu'en 1860 — atteignent quelque 1 700 000 tonnes vers 1890. C'est-à-dire que ces importations passent de quelque 6 % de la production locale vers 1850 à plus de 100 % vers 1890. Augmentent également très rapidement les importations d'autres produits alimentaires (beurre, viande, œufs). La réintroduction de mesures protectionnistes freine cette évolution. Il y a même un fort recul pour les produits alimentaires autres que les céréales [28] ; mais, pour celles-ci, il s'agit simplement d'un ralentissement du taux de croissance des importations qui atteignent les deux millions de tonnes vers 1900 et dépassent les trois millions vers 1910.

Cependant, il convient de signaler que le schéma belge diffère un peu de celui des autres pays industrialisés d'Europe, en ce sens qu'il apparaît que la période libérale s'est traduite par une détérioration de la balance commerciale de certains articles manufacturés et notamment des tissus de coton et de laine. Dans le tableau 74 on peut suivre l'évolution du commerce extérieur des textiles durant la phase libérale. Cette phase libérale est caractérisée notamment par le renversement de la balance commerciale des tissus autres que ceux de lin et de chanvre, laquelle balance excédentaire de quelque 19 millions de francs vers 1860 devient déficitaire de 0,6 million de francs vers 1885. Certes, l'évolution est plus favorable pour les fils, mais la valeur ajoutée locale est, dans ce cas, plus faible.

Pour l'industrie du fer cette évolution n'est pas aussi négative, mais la tendance est voisine, surtout pour les produits élaborés. Pour les métaux bruts (fer et acier), la croissance du solde excédentaire des échanges extérieurs de ces produits se ralentit sensiblement à partir de 1864 et encore plus nettement à partir de 1870, pour s'accélérer à partir de 1887 et surtout de 1894 [29]. Pour

27. Par exemple, c'est ainsi que, de 1831-1833 à 1845-1847, la production industrielle s'est accrue de 2,8 % par an, contre 4,2 % de 1845-1847 à 1858-1860 (d'après les données non encore publiées et aimablement communiquées par Monsieur Gadisseur). Pour l'agriculture, il est probable que la différence a été plus faible.

28. Les importations de viande, qui s'élevaient à moins de 500 tonnes avant 1860, ont dépassé les 30 000 tonnes dans les années 1880-1890, pour retomber aux environs des 10 000 tonnes vers 1910.

29. D'après les données réunies par A. Wibail : « L'évolution économique de la sidérurgie belge de 1830 à 1913 », *Bulletin de l'Institut de Recherches Économiques et Sociales*, t. V, nov. 1933, p. 3-30. Ce solde excédentaire (qui était déficitaire jusqu'en 1844)

Tableau 74 : *Évolution du commerce extérieur des textiles en Belgique durant la période libérale (en millions de francs courants, moyennes annuelles).*

		1869-1870 *	1884-1886
ENSEMBLE DES TEXTILES			
Tissus :	Importations	30,9	45,9
	Exportations	76,8	69,3
	Solde	+ 45,9	+ 23,4
Fils	Importations	9,2	24,3
	Exportations	27,9	134,5
	Solde	+ 18,7	+ 110,2
LIN ET CHANVRE EXCLUS			
Tissus :	Importations	30,6	44,9
	Exportations	49,8	44,3
	Solde	+ 19,2	— 0,6
Fils :	Importations	6,5	10,7
	Exportations	14,9	57,1
	Solde	+ 8,4	+ 47,6

* Les nomenclatures n'étant pas strictement comparables, les données de 1869-1870 sont probablement sous-estimées de quelque 1-3 %.

Sources : Nos calculs d'après *Annuaire Statistique de la Belgique, 1875, 1886 et 1887*, Bruxelles 1876, 1887 et 1888.

les produits manufacturés en fer en en acier, le solde excédentaire — qui s'était accru de 5,8 % par an de 1831-1833 à 1859-1861 — ne progresse plus que de 3,8 % de 1859-1861 à 1885-1887, pour s'accroître de 6,1 % de 1885-1887 à 1911-1913.

Ainsi, malgré le caractère extraverti de l'économie belge et l'évolution très positive des exportations, la phase libérale a été très défavorable pour la croissance économique. Et les causes principales de cette évolution défavorable sont probablement du même ordre que dans le cas des grands pays que nous avons passés en revue dans les deux chapitres précédents. C'est-à-dire très sérieux freinage de la croissance de la production agricole par suite d'importations massives de céréales, entraînant une baisse du pouvoir d'achat des classes rurales.

C.2. *La Suisse.*

Tout comme en Belgique, l'industrialisation a débuté très tôt en Suisse [30]. Mais,

s'accroît : de 19,1 % par an de 1844-1849 à 1859-1861 ; de 15,1 % par an de 1859-1861 à 1868-1870 ; de 3,3 % de 1868-1870 à 1884-1886, et de 4,3 % de 1884-1886 à 1911-1913 (de 5,7 % de 1891-1893 à 1911-1913).

30. Sauf indications complémentaires (voir les notes), les données et notamment les données statistiques utilisées dans cette section sont basées sur les sources suivantes : *Annuaire statistique de la Suisse* (diverses années) ; J.-F. Bergier : *Problèmes d'histoire économique de la Suisse*, Berne 1968 ; J.-F. Bergier : *Naissance et croissance de la Suisse industrielle*, Berne 1974 ; W. Bodmer : *Schweizerische Industriegeschichte : Die Entwicklung der schweizerischen Textilwirtschaft im Rahmen der übrigen Industrien und Wirtschaftszweige*, Zürich 1960 ; *Développement du commerce extérieur de la Suisse*

en raison du manque de matières premières, cette industrialisation a pris des formes différentes, notamment très faible importance d'industries sidérurgiques de base et plus forte spécialisation dans l'industrie textile (et surtout dans le tissage et la transformation des métaux). La concurrence des textiles suisses fut ressentie par l'Angleterre dès le début du XIXe siècle, et cela non seulement sur le marché intérieur suisse, mais également sur les marchés internationaux. D'ailleurs si, à partir de 1890, la Belgique détient la première place en Europe pour ce qui a trait aux exportations par habitant, jusqu'à cette date (et probablement à partir du début du XIXe siècle) cette place était probablement occupée par la Suisse. C'est ainsi que, vers 1880, période pour laquelle les estimations existantes peuvent être considérées comme relativement valables, les exportations suisses s'élevaient à quelque 50 dollars par habitant, contre 30 pour le Royaume-Uni, 43 pour la Belgique, 20 pour le Danemark, et 13 pour la Suède [31].

Comme pour la Belgique, les échanges de la Suisse s'effectuent surtout avec ses voisins immédiats. Vers 1890, l'Allemagne absorbait un quart des exportations suisses, la France 15 % et l'Italie et l'Autriche-Hongrie 7 % chacune. Toutefois, le Royaume-Uni se situait à la seconde place avec quelque 18 %. La place relativement restreinte du Royaume-Uni s'explique évidemment par le caractère non complémentaire des échanges de ces deux pays.

Vers 1840, les produits textiles manufacturés représentaient quelque 73 % des exportations suisses ; les montres n'en représentaient alors que 8 % environ [32]. Toutefois, signalons qu'une importante fraction des fils textiles était importée du Royaume-Uni. Dès la fin du XVIIIe siècle, la Suisse, en raison de la forte avance britannique dans le domaine de la filature, s'était spécialisée dans le tissage et même le tissage très élaboré. D'ailleurs, pendant pratiquement tout le XIXe siècle, les exportations textiles de soie ont été supérieures à celles de coton.

Si, pendant tout le XIXe siècle, les textiles demeurent le principal produit d'exportation, leur part relative décroît : vers 1913, celle-ci ne représentait plus que quelque 45 % des exportations totales. Signalons qu'un tel pourcentage de produits textiles dans les exportations totales constitue pour la période une proportion extrêmement élevée, en fait, la plus élevée du monde. Pour le Royaume-Uni — qui venait immédiatement après la Suisse — les textiles ne représentaient, vers 1913, que 38 % des exportations totales (voir le chapitre IV, section F). On constate une progression très rapide des ventes d'articles manufacturés en métal : instruments de précision et machines surtout. Ce groupe de produits — qui représentait moins de 1 % du total des exportations vers 1840 —

---

dans les années 1886 à 1912, Berne s.d. (probablement 1914) ; numéro spécial (1964, nº 1-2) de la *Revue Suisse d'Économie Politique et de Statistique*, consacré à un siècle d'économie suisse, p. 1-368 ; *Strukturwandlungen der Schweizerischen Wirtschaft und Gesellschaft : Festschift für Fritz Marbach*, Berne 1962 ; et les diverses sources de statistiques internationales utilisées dans les divers chapitres de la première partie de cette étude.

31. P. Bairoch : « European Foreign Trade in the XIXth Century : The Development of the Value and Volume of Exports (Preliminary Results) », *The Journal of European Economic History*, vol. 2, nº 1, Spring 1973, p. 17.

32. Source pour les données sur la structure par produits des exportations pour les années précédant 1886 : estimations de A. Bosshardt et A. Nydegger : « Die Schweizerische Aussenwirtschaft im Wandel der Zeiten », numéro spécial de la *Revue Suisse d'Économie Politique et de Statistique*, 1964, nº 1-2, p. 302-327.

dépasse les 15 % à la veille de la première guerre mondiale. La progression des exportations de montres a été plus lente, celle-ci passant de 8 à 13 % des exportations totales durant la même période. Les produits chimiques — qui occupent actuellement une place très importante dans le commerce extérieur suisse (21 % des exportations totales) [33] — n'étaient encore que marginaux vers 1913 (5 % du total), et, vers 1840, ne représentaient que 0,4 % des exportations totales.

Un autre groupe de produits, dont les exportations ont fortement progressé, sont les produits agricoles (notamment les produits laitiers) qui passent de 4 à 16 % des exportations totales entre 1840 et 1910. Et, à propos des produits agricoles, il convient d'insister sur une caractéristique assez spécifique de la politique suisse. Contrairement aux autres pays européens qui ont, durant la phase libérale, abandonné presque totalement toutes mesures protectionnistes en faveur de l'agriculture, la Suisse, elle, les a maintenues. Ce maintien s'inscrit d'ailleurs dans un mouvement d'ensemble en faveur de l'agriculture et même un mouvement en faveur d'un « retour vers l'agriculture ». Certes, dès le début du XIXe siècle, la Suisse importait des quantités assez importantes de produits alimentaires, mais cette tendance ne s'est pas aussi fortement accélérée après 1860 que dans la plupart des autres pays industrialisés d'Europe. Ainsi, on peut estimer très approximativement que le déficit effectif du commerce extérieur des produits agricoles — qui devait représenter environ 3,5 % du produit national suisse vers 1840 — passe à 11 % vers 1880 et 1900, pour retomber à 9 % vers 1912-1913 [34]. Le déficit des échanges de produits alimentaires passe de quelque 4 dollars par habitant vers 1840 à 15 dollars vers 1913, alors qu'un calcul similaire pour la Belgique nous fournit, vers 1840, un chiffre deux fois inférieur à celui de la Suisse (environ deux dollars par habitant) mais vers 1913 un chiffre sensiblement plus élevé que celui de la Suisse (environ 18 dollars). Et la Suisse est peut-être le premier pays (avec le Danemark)à avoir eu une politique de soutien de l'agriculture.

Ce facteur, allié aux besoins plus restreints de matières premières qu'implique le haut degré d'élaboration des produits manufacturés exportés, explique en partie la perte de vitesse relative du commerce extérieur suisse durant le XIXe siècle. En effet, alors que vers 1830 les exportations suisses représentaient probablement quelque 4,6 % des exportations totales européennes, rappelons que, vers 1880, ce pourcentage n'était que de 3,6 %, vers 1910 de 2,6 % et en 1913 de 2,5 % seulement. On le voit, il s'agit d'une sérieuse perte de vitesse du commerce extérieur suisse, la part relative des exportations de ce pays dans le total européen se réduisant de moitié entre 1830 et 1913.

Aux facteurs explicatifs cités ci-dessus, il faut encore en joindre un autre probablement plus déterminant. Il s'agit d'un phénomène assez spécifique dans son ampleur à la Suisse : à savoir l'importance des capitaux suisses à l'étranger

33. Ce taux est le plus élevé du monde. Pour l'Europe occidentale, il est de l'ordre de 10 %, et pour l'ensemble des pays développés occidentaux de l'ordre de 9 %. En Allemagne, il est de l'ordre de 12 %. D'après : *Statistiques du commerce extérieur : échanges par produits*, OCDE, Paris.

34. Nos estimations sur base des données de A. Bosshardt et A. Nydegger (op. cité). Pour établir le déficit effectif, nous avons accru la valeur des exportations de 25 % pour 1840, de 20 % pour 1880 et de 15 % pour 1900 et 1912-1913. Les données du produit national sont très aléatoires.

et notamment un fort mouvement d'établissement d'entreprises suisses dans des pays étrangers. Ainsi, pour le secteur de la filature textile, la Suisse comptait, vers 1900, 1 500 000 broches, alors que les entreprises suisses en Italie, seulement, avait près de 800 000 broches [35]. Notons que, sur le plan méthodologique, cette importante émigration de l'industrie suisse pose des problèmes, car une fraction des entrepreneurs a également émigré. Dans une telle situation peut-on parler de capitaux suisses à l'étranger, même si, effectivement, il y a eu transfert vers l'étranger de ces capitaux ?

Il est regrettable qu'il n'existe pas d'estimations sur le montant total des capitaux suisses à l'étranger durant le XIXe siècle, ni même pour 1913 [36]. L'estimation de Kellenberger [37] se rapporte aux actions et obligations étrangères en Suisse et celles-ci auraient été, vers 1913, de l'ordre de 6 milliards de francs suisses, soit 1,2 milliard de dollars. Il existe également une estimation très détaillée (par secteurs et par pays) des investissements dans l'industrie qui, pour 1914, fournit un montant de 840 millions de francs [38]. Mais cette estimation apparaît comme très sensiblement sous-estimée [39]. Pour notre part, en nous basant sur ces données et sur l'estimation des recettes des capitaux à l'étranger [40], nous avons estimé [41] à quelque 2,1-3,3 milliards de dollars (11-17 milliards de

35. B. Veyrassat-Herren : « Le centre de gravité de l'industrialisation en Suisse au XIXe siècle : le rôle du coton », dans *L'Industrialisation en Europe au XIXe siècle*, op. cité, p. 481-495 (notamment p. 495). A propos des investissements directs suisses à l'étranger avant la première guerre mondiale, voir :
E. Himmel : *Industrielle Kapitalanlagen der Schweiz im Auslande*, Zürich 1922 ; A. Masnata : *L'émigration des industries suisses*, Lausanne 1924 ; W. Stauffaché : *Der Schweizerische Kapitalexport unter besonderer Berücksichtigung der Kriegs- und Nachkriegsperiode* (thèse, Lausanne), Glaris 1929.
Notons que le cas de la filature de coton n'est pas unique. Ainsi, d'après Masnata (*L'émigration des industries suisses*, op. cité), pour la filature de la soie les entreprises à l'étranger représentaient 45 % de celles du même secteur en Suisse pour 1900, et 99 % pour 1912 (p. 26).
36. Toutefois signalons l'existence d'une estimation (*Les Mouvements internationaux de capitaux entre les deux guerres*, Nations Unies, New York 1949, p. 2) qui fournit pour les trois pays Suisse, Belgique et Pays-Bas un montant de 5,5 milliards de dollars pour 1913. Mais cette estimation apparaît être un ordre de grandeur très approximatif, car les sources de bases indiquées ne permettent pas de retrouver des estimations valables ni pour la Suisse, ni pour la Belgique.
37. E. Kellenberger : *Kapitalexport und Zahlungbilanz*, Berne 1931 (notamment p. 116).
38. E. Himmel : *Industrielle Kapitalanlagen...*, op. cité (tableau annexé à la page 138).
39. C'est ainsi que, par exemple, ne figurent pas pour l'Italie les investissements dans la filature de coton. Or, si l'on suppose que celle-ci représentait, vers 1913, 1 760 000 broches (sur la base des chiffres de 1900 et de l'expansion générale de ce secteur en Italie de 1900 à 1914) et que le coût moyen d'une broche était de l'ordre de 70 francs, on arrive à 120 000 millions pour ce seul oubli (ou oubli de 20 %).
40. D'après A. Bosshardt et A. Nydegger : « Die Schweizerische Aussenwirtschaft im Wandel der Zeiten », dans op. cité, p. 312 (donnée qui fait la synthèse des travaux en la matière).
41. Chiffre qui découle de deux estimations : la première, très grossière, est basée sur l'estimation des investissements dans l'industrie. Nous avons simplement postulé que ceux-ci représentaient 12 % des investissements totaux. Rappelons (voir le chapitre V) que, pour l'ensemble de l'Europe, il s'agissait de 7-12 %. Cette première estimation a été utilisée uniquement pour tester la fourchette de la seconde estimation (l'estimation de Himmel ayant été ajustée de 50 %). La seconde estimation est basée sur l'estimation des recettes transférées en Suisse des capitaux à l'étranger et des deux paramètres suivants :
1. Le rendement des capitaux suisses à l'étranger pour lesquels nous avons retenu

francs suisses) le stock brut du capital suisse à l'étranger vers 1913-1914. C'est-à-dire un montant sept fois inférieur à celui du Royaume-Uni et trois fois à celui de la France. Mais, comme nous l'avons vu dans le chapitre V, en termes par habitant il s'agit du montant le plus élevé d'Europe. En effet, si l'on prend la moyenne de la fourchette, on obtient 700 dollars par habitant, contre 440 pour le Royaume-Uni, pays où ce chiffre est le plus élevé d'Europe après la Suisse. Même si l'on prend la limite inférieure de la fourchette, on obtient encore 550 dollars.

Or, comme nous venons de le voir, contrairement aux capitaux du reste des pays européens, les capitaux suisses à l'étranger étaient assez largement investis dans des secteurs de la production. D'ailleurs les entreprises suisses ayant des sièges de production à l'étranger (outre les textiles déjà mentionnés) étaient relativement très nombreuses [42]. Si, pour la Suisse, on effectue une estimation similaire à celle que nous avons effectuée pour l'ensemble des capitaux européens (voir chapitre V), on aboutit à la conclusion que le capital suisse à l'étranger a constitué un très important transfert de facteur de la production. En effet, nous avons vu que les capitaux suisses investis dans les secteurs de la production industrielle à l'étranger représentaient au moins quelque 250 millions de dollars. Sur ces bases et en adoptant les mêmes ratios que dans le chapitre V, on aboutit au résultat que les investissements suisses à l'étranger vers 1913 entraînèrent une production industrielle de l'ordre de 270 millions de dollars, c'est-à-dire un montant plus important que celui de l'ensemble des exportations suisses ; alors que, pour l'ensemble de l'Europe, il s'agissait d'un montant trois fois inférieur au total des exportations européennes. Certes, il faut se garder d'effectuer le même type de raisonnement pour la Suisse seule que pour l'ensemble de l'Europe. Car, dans le cas d'un pays représentant moins de 3 % des exportations de l'ensemble de l'Europe, mais dont les capitaux à l'étranger investis dans l'industrie représentent quelque 8-10 % de ceux de l'Europe, il est évident qu'il y a eu un glissement d'une importante fraction des effets négatifs des investissements vers le reste de l'Europe. Mais, malgré ce glissement, il est aussi évident que ces investissements à l'étranger de la Suisse ont dû affecter les exportations suisses. Donc, ce développement important des investissements suisses à dû très largement contribuer à ralentir le taux d'expansion des exportations.

Le volume des exportations suisses, qu'il est possible de suivre à partir de 1851 grâce à un indice annuel dont nous avons dirigé l'élaboration, montre une croissance assez rapide jusqu'en 1871-1873 : quelque 3,7 % par an [43]. Puis se

---

5-6 %. Ces pourcentages sont basés sur les taux correspondants d'autres pays, notamment celui du Royaume-Uni (voir notamment A. K. Cairncross : *Home and Foreign Investment 1870-1913*, Cambridge 1954) et de la France (voir notamment M. Lévy-Leboyer : *La balance des paiements et l'exportation de capitaux français* : *2e Congrès des Historiens Économistes Français*, Paris 1973 (ronéo).

2. La part des profits rapatriés en Suisse a été postulée entre 40 et 70 % des profits totaux. La fourchette inférieure de ces taux est justifiée par l'importance des investissements directs, ce qui implique qu'une importante fraction des profits a dû être réinvestie sur place.

42. Sur base des renseignements encore très partiels et provisoires d'une étude que nous avons entreprise sur l'histoire, avant 1939, des entreprises multinationales européennes

43. D'après A. Chappuis : *Le volume du commerce extérieur suisse, 1851-1913*, mémoire de licence, Université de Genève (dactylographié).

place une phase de stagnation de quelque vingt années, puisque fluctuations mises à part le niveau de 1889-1893 est pratiquement le même que celui de 1871-1875. Après 1891-1893 on constate une nouvelle phase d'expansion rapide du volume des exportations, celles-ci progressant de quelque 5,0 % par an jusqu'en 1913.

Mais la question essentielle qui se pose est celle de l'influence de l'évolution des échanges extérieurs sur le développement économique de la Suisse : celle du rythme de croissance par phases de politique douanière. Phases qui, rappelons-le, peuvent être caractérisées de la façon suivante : déjà relativement libéral dès l'instauration du premier tarif confédéral en 1850, le caractère libre-échangiste du système douanier se renforce, fin juin 1864, avec la signature du traité de commerce avec la France ; le retour à un protectionnisme — qui sera toutefois assez modéré — se place en 1887, mais il s'agit d'un protectionnisme tant agricole qu'industriel qui se renforce avec le tarif de 1891. Malheureusement on ne dispose pas de données suffisamment valables sur l'évolution quantitative de la production globale industrielle ou agricole suisse avant 1910 pour déterminer les rythmes de croissance durant chacune de ces phases. Très symptomatique de cette situation est la synthèse sur l'histoire conjoncturelle suisse de H. Böhi [44] qui est obligé de se baser presque uniquement sur les données de la valeur du commerce extérieur pour déterminer l'évolution conjoncturelle. Pour cet auteur, la période de 1872-1873 à 1894 est caractérisée par une conjoncture défavorable. Mais, étant donné la réserve émise ci-dessus, on ne peut pas en conclure que cette période largement libre-échangiste a été réellement défavorable. Les deux choses qu'on puisse avancer avec assez de certitude sont que, durant le XIXe siècle, la croissance économique globale a dû être dans l'ensemble assez rapide et que, à partir de 1892-1894, débute une phase plus favorable de l'économie.

Croissance assez rapide durant le XIXe siècle : en effet, si l'on étudie la situation au point d'arrivée, on est forcé de constater que le niveau du produit brut par habitant de la Suisse était très élevé. En effet, d'après nos calculs (voir le chapitre VI), ce produit se situait vers 1910, avec le Royaume-Uni et la Belgique aux premières places en Europe. La Suisse dépasse même ces deux autres pays, mais l'écart avec ceux-ci est inférieur à 5 %, ce qui est probablement inférieur à la marge d'erreur des données. Cette situation favorable est également confirmée par des indicateurs indirects du niveau de vie. Ainsi, vers 1910-1914, la Suisse occupait la troisième place (toujours en Europe, et la seconde en Europe continentale après le Danemark) pour la consommation de sucre par habitant, la quatrième place pour le nombre de téléphones par habitant (après les pays scandinaves). A part ces pays scandinaves, la mortalité infantile était en Suisse la plus faible d'Europe. Enfin, la Suisse occupait la seconde place en Europe continentale (après la France) en ce qui concerne le nombre de voitures par habitant.

Certes, dans l'hypothèse où, au début du XIXe siècle, le revenu par habitant de la Suisse aurait déjà atteint un niveau relativement élevé, ce haut niveau de vie de 1910 n'impliquerait par une croissance économique rapide. Mais cela paraît peu probable. En moyenne et dans l'ensemble, il n'apparaît pas, d'après

44. H. Böhi : « Hauptzuge einer Schweizerischen Konjunkturgeschichte », dans le numéro spécial de la *Revue Suisse d'Économie Politique et de Statistique*, 1964, nº 1-2, p. 71-105.

les renseignements disponibles, que vers le début du XIXe siècle le niveau de vie des Suisses ait été sensiblement plus élevé que celui de leurs voisins. Le contraire n'est même pas improbable. N'oublions pas que, traditionnellement et jusque vers 1890, la Suisse était un pays d'émigration, ce qui, comme le note J.-F. Bergier [45], « souligne les difficultés de la vie matérielle de nos ancêtres que l'on imagine trop souvent confortables et heureux dans un pays demeuré en général à l'écart des grandes guerres de l'Ancien Régime ou de l'époque contemporaine ». Niveau de vie pas trop élevé étant donné l'importance du secteur agricole, lequel, en raison des conditions géographiques, ne pouvait avoir alors un très haut niveau de productivité. Cette croissance économique rapide constitue donc une forte probabilité, mais non une certitude.

D'autre part, et ceci est un aspect important, dans le cas de la Suisse, cette croissance économique rapide n'implique pas nécessairement un rythme élevé d'industrialisation. Il est possible et même très probable que cette croissance rapide ait été surtout la résultante d'une évolution assez favorable du secteur agricole, d'une forte expansion du revenu des services (notamment du tourisme) ainsi que des revenus des investissements à l'étranger. L'absence de statistiques ne permet de répondre à la question du rythme de croissance du secteur industriel que par des éléments fragmentaires. Ainsi, il est certain que, dans le domaine de la filature de coton, on constate une très sensible perte de vitesse par rapport au reste de l'Europe, surtout après 1870-1880 [46]. Cette perte de vitesse est à mettre en rapport avec le phénomène d'émigration d'entreprises signalée auparavant et aussi avec une forme particulière de spécialisation de l'industrie suisse. L'industrie sidérurgique de base, handicapée par le manque de matières premières, stagne pratiquement et, par conséquent, régresse fortement en terme relatif, c'est-à-dire par rapport à la production européenne : 0,5 % environ de la production européenne vers 1820, 0,3 % environ vers 1850 et 0,03 % vers 1900. Par contre, l'industrie de fabrications métalliques et surtout de machines a dû connaître une très rapide expansion. Vers 1913, les exportations suisses de machines représentaient quelque 5,4 dollars par habitant, c'est-à-dire le montant le plus élevé du monde [47]. Dailleurs, si la production de produits sidérurgiques de base stagne et même régresse, il n'en est pas de

45. J.-F. Bergier : *Problèmes d'histoire économique de la Suisse*, op. cité, p. 10.

46. Décelable tant si l'on se base sur la consommation de coton brut que sur le nombre de broches à filer.

D'après nos calculs (voir le chapitre VI), l'industrie suisse consommait environ 2,0 % de la consommation totale de coton brut de l'industrie européenne vers 1870 ; ce pourcentage tombe à 1,2 % pour 1898-1902 et à 1,0 pour 1908-1912. En Suisse, vers 1834, les broches à filer le coton représentaient quelque 3,9 % du nombre total de broches en usage dans les sept pays suivants : Allemagne, Autriche-Hongrie, Belgique, France, Italie, Grande-Bretagne, Russie. Vers 1852, il s'agit de 3,4 %, vers 1877-1882 de 3,3 %, mais seulement de 2,2 % vers 1904 et de 1,5 % vers 1913 (d'après les chiffres rassemblés par B. R. Mitchell : « Statistical Appendix », dans C. Cipolla (ed.) : *The Fontana Economic History of Europe*, Londres 1973, vol. 4, Pt. 2, p. 782).

47. Toujours pour 1913, voici les exportations de machines par habitant (en dollars) :

Suisse	5,4	Suède	2,5	France	0,7
Royaume-Uni	4,2	Belgique	1,9	Italie	0,2
Allemagne	3,4	États-Unis	1,7		

Calculées d'après les données de A. Maizels : *Industrial Growth and World Trade*, Cambridge 1965, p. 476-487.

même de la consommation de fer de l'industrie suisse qui progresse très rapidement. En effet, cette consommation de fer par habitant de la Suisse passe de 10 kg en 1850 à 50 kg en 1875, à 100 kg en 1900 et à 126 kg en 1913 [48]. A titre de comparaison signalons que la France, dont la production sidérurgique était pourtant importante, ne consommait que quelque 130 kg de fer par habitant vers 1913, et que pour le Royaume-Uni ce chiffre était de l'ordre de 210 kg [49].

En ce qui concerne le retournement conjoncturel qui s'est produit vers 1892-1894, il est possible de mettre en relief sa réalité par une indication indirecte, mais assez valable. Depuis des siècles, la Suisse a été un pays d'émigration et, durant le XIXe siècle, la Suisse a participé aux grands courants migratoires vers les pays de peuplement européen. Or, d'après les données disponibles [50], on note nettement, à partir de 1893-1894, une baisse très sensible du nombre d'émigrants. D'ailleurs, sur le plan plus général du solde migratoire, comme le note Hagmann [51] : « C'est vers 1890 qu'un changement fondamental se produit dans l'histoire économique du pays : la Suisse, pays d'émigration chronique, devient une terre d'élection pour des centaines de milliers d'Européens. » On passe d'ailleurs d'un déficit migratoire annuel de l'ordre de 10 900 personnes de 1880 à 1888 à un excédent de 6 200 personnes de 1888 à 1900 [52]. Il est certain qu'une telle modification des flux migratoires ne peut que traduire une amélioration sensible des conditions économiques. Il est donc probable qu'en Suisse également la phase protectionniste ait été plus favorable que la phase libre-échangiste. Bien entendu, et ceci est valable pour tous les petits pays européens à fort taux d'exportations, le retournement de la conjoncture dans le reste de l'Europe peut expliquer, en partie ou en totalité, l'amélioration des conditions économiques locales.

C.3. *La Suède.*

Les données statistiques concernant la Suède sont infiniment plus nombreuses que celles portant sur la Suisse [53] ; il s'agit probablement d'un des pays de

48. W. Rahm : *Le marché suisse du fer et la construction de l'Europe*, Lausanne 1964, p. 47.
49. Sur la base des données de la consommation de fonte fournie dans la partie rétrospective de l'*Annuaire Statistique de la France de 1931*, Paris 1932, p. 416.
50. Statistiques d'entrées aux États-Unis à partir de 1869 et statistiques d'émigration outre-mer à partir de 1868 (incomplètes ; plus complètes à partir de 1887). Voir I. Ferenczi : *International Migrations*, vol. I, New York 1929 (section « États-Unis » et section « Suisse »).
51. H. M. Hagmann : « L'analyse causale de l'immigration étrangère en Suisse » (Résumé), *Ve Congrès International d'Histoire Économique*, Leningrad 1970 (ronéo).
52. Voici l'évolution du solde migratoire de la Suisse durant la seconde moitié du XIXe siècle (total pour les périodes considérées) :

1870-1880	— 22 990
1880-1888	— 87 140
1888-1900	+ 74 120
1900-1910	+ 79 240

53. Sauf indications complémentaires (voir les notes), les données, et notamment les données statistiques utilisées dans cette section, sont basées sur les sources suivantes : G. Fridliziuz : « Sweden's Exports 1850-1960 : A Study in perspective », *Economy and History*, vol. VI, 1963, p. 3-100 ; E. F. Heckshcr : *An Economic History of Sweden*, Cambridge (Mass.) 1963 ; *Historisk Statistik for Swerige*, 3 vol. et supplément, Stockholm 1955-1972 ; O. Johansson : *The Gross Domestic Product of Sweden 1861-1955*, Stockholm 1967 ; L. Jörberg : *Growth and fluctuation in the Swedish Industry 1869-*

faible taille pour lesquels celles-ci sont les plus complètes. Cependant, les calculs de comptabilité nationale ne remontent qu'à 1861. A cette époque, il est vrai que la Suède, contrairement aux deux autres pays que nous venons d'étudier, était encore très largement un pays à économie traditionnelle. N'a-t-on pas écrit que « jusqu'au milieu du XIXe siècle la Suède montrait beaucoup de ces symptômes qui caractérisent la plupart des pays sous-développés d'aujourd'hui » ? [54] Vers 1860, quelque 70 % de la population active étaient encore agricoles (Belgique et Suisse, 50 % environ) et le produit brut de l'industrie ne représentait que 34 % de celui de l'agriculture ; il faudra attendre 1904 pour que la valeur de la production industrielle dépasse celle de l'agriculture.

Cependant, il ne faut pas voir dans la Suède du milieu du XIXe siècle un pays sans tradition industrielle. En effet, il ne faut pas oublier que, durant les XVIIe et XVIIIe siècles, en raison de la richesse du sous-sol en minerais de fer (d'excellente teneur et d'excellente qualité) et des vastes disponibilités de bois, la Suède était un producteur important de fer. Au début du XVIIIe siècle, la Suède — dont la population représentait probablement moins de 2 % de celle de l'Europe — produisait quelque 50 000 tonnes de fer brut, soit environ 20 % du total européen [55]. De ce fait, quelque 60 % du fer suédois étaient exportés. D'ailleurs, le commerce international de fer a été, durant une grande partie des XVIIe et XVIIIe siècles, presque un « monopole » suédois. Mais, à partir de 1740-1750, à la suite de la révolution technique causée par l'utilisation de la houille dans la production de fer — procédé qui se généralisa rapidement en Angleterre à partir de 1740-1750 — les exportations de fer stagnent, l'Angleterre étant le principal débouché de la sidérurgie suédoise qui, elle, ne se modernisera que dans la seconde moitié du XIXe siècle. Et le volume des exportations de fer ne retrouvera que vers 1865-1870 le niveau atteint dès 1730-1735.

La forte demande de bois et de produits agricoles en provenance de l'Angleterre stimula, dès les années 1830, les exportations suédoises de ces produits et surtout du premier. L'instauration du libre-échange britannique et, par là, la disparition des préférences dont jouissait le bois canadien accélérèrent encore ce processus. Les exportations de bois triplent en volume de 1830 à 1850, pour être à nouveau multipliées par 5 entre 1850 et 1870 ; elles représentent 34 % des exportations totales de 1851-1855 et atteignent un sommet de 44 % en 1861-1865. Les exportations de céréales (au début d'avoine essentiellement) représentaient environ 20 % des exportations totales entre 1850 et 1880. Le fort excédent de la production de céréales (vers 1860, ces exportations représentaient environ 50 kg par habitant) est d'autant plus révélateur des rapides progrès

---

1912, Lund 1961 ; L. Jörberg : *The Industrial Revolution in the Nordic Countries*, op. cité ; G. Sunbarg : *Aperçus statistiques internationaux*, Stockholm 1908 ; et les diverses sources de statistiques internationales utilisées pour les divers chapitres de la première partie de cette étude.

54. G. Fridliziuz : « Sweden's Exports 1850-1860... », op. cité.

55. Il est probable que le chiffre de 100-150 000 tonnes généralement accepté comme étant celui de la production européenne de fer brut vers le début du XVIIIe siècle soit sensiblement sous-estimé. Pour notre part, nous ne serions pas surpris si, en réalité, celui-ci était deux à trois fois supérieur. Nous avons estimé à 650 000 tonnes la production de fonte brute de l'Europe vers 1800. Sur cette base, et en tenant compte de la forte croissance de la production anglaise, une production de l'ordre de 200-250 000 tonnes vers 1700 apparaît très plausible.

réalisés dans le secteur agricole si l'on sait que, jusqu'en 1830, la Suède était importatrice nette en la matière et que, de 1830 à 1860, la population s'est accrue de 33 %. Signalons ici que, sans atteindre le volume réalisé au Danemark, les exportations de beurre sont venues relayer, à partir de 1880, celles de céréales et ont atteint, pour 1896-1900, 12 % des exportations totales suédoises. Et c'est essentiellement à la Grande-Bretagne qu'étaient destinées ces ventes accrues : vers 1870 cette dernière absorbait 51 % du bois et 67 % des produits alimentaires exportés. Donc, comme nous le notions au début de cette section consacrée aux petits pays concurrentiels, la Suède fut — pendant de nombreuses décennies — une économie complémentaire de celle de la Grande-Bretagne, pays qui absorbait encore, en 1871-1875, 53 % des exportations totales de la Suède. Taux qui ne commença à baisser qu'après 1885, pour atteindre 38 % en 1901-1904 et 29 % en 1913.

Mais, parallèlement à cette expansion dans le domaine de la production de produits primaires ou semi-manufacturés axés sur des débouchés extérieurs, il ne faut pas négliger l'industrialisation de la Suède, dont les historiens distinguent trois phases, deux d'assez courte durée : 1850 et 1870, et celle qui a marqué réellement le caractère économique de la Suède : 1890. D'ailleurs, cette troisième phase marque le début de la présence de la Suède sur le marché international de biens manufacturés élaborés. Les exportations de biens d'équipement, et notamment de machines pour l'industrie laitière et d'équipement téléphonique, progressent très rapidement, passant de 2,6 % des exportations totales en 1881-1885 à 10,5 % en 1911-1913 et cependant que ses exportations totales doublaient en volume (+ 106 %). En même temps, l'industrie suédoise est a même de satisfaire une fraction croissante de la consommation locale d'articles manufacturés. C'est ainsi que, pour les textiles, la part de la consommation intérieure produite localement passe de 65 % à la fin des années 1880 à 80 % à la veille de la première guerre mondiale. Il est d'ailleurs significatif que le solde négatif des échanges extérieurs d'articles manufacturés — qui représentait quelque 88 % des importations de ces produits pour 1861-1865 et quelque 23 % pour 1881-1885 — disparaît à partir de 1910 pour laisser place à un solde positif.

Cette dernière phase d'industrialisation est à mettre en rapport avec la modification de la politique douanière. La Suède, qui, dès le début du XIXe siècle, avait un système douanier très protectionniste, le libéralisa en 1828. D'abord très relative, cette libéralisation fut activement poussée dans les années 1850 et 1860 (et notamment en 1857) — malgré l'opposition de la Riksdag (parlement) — par le Ministre des Finances Gripenstedt, duquel Hecksher a écrit qu'il se considérait probablement comme le Napoléon (III) de la Suède. Toutefois, on ne peut faire remonter la période à caractère réellement libre-échangiste qu'à la signature du traité de commerce avec la France en février 1865. La pression des protectionnistes se fit sentir fortement dès le milieu de 1880 et la seconde Chambre, d'origine rurale, était à majorité protectionniste. Dès 1888, on rétablit des droits de douane sur les céréales et en 1892 fut votée la loi donnant un caractère nettement protectionniste au régime douanier suédois, car protégeant également l'industrie. Un système de subventions aux exportations fut même introduit. Le tableau 75 nous permet de situer les grandes lignes de l'évolution économique pour les périodes à caractère libéral et pour celles à caractère protectionniste.

Tableau 75 : *Taux annuels de croissance du volume de la production.*

	1863-1867 à 1886-1890	1886-1890 à 1909-1913
Produit agricole	1,7 %	2,0 %
Produit industriel	2,8 %	6,4 %
Produit national brut	2,4 %	3,3 %
Population	0,6 %	0,7 %
Produit national brut par habitant	1,8 %	2,6 %

Sources : D'après O. Johansson : *The Gross Domestic Product of Sweden,* op. cité, p. 138-139.

On constate une forte accélération de la croissance industrielle ; d'ailleurs le taux de croissance de l'industrie suédoise durant cette phase protectionniste est un des plus rapides, sinon le plus rapide d'Europe. Notons également que la réintroduction du protectionnisme agricole permet une accélération (mais plus modérée) de la croissance de ce secteur, qui a cependant connu, durant la phase libérale, une croissance assez rapide. Il est vrai que l'agriculture suédoise a réussi à exporter des quantités assez importantes de produits laitiers et que les exportations d'avoine ont mieux résisté à l'avalanche de céréales d'outremer dont le blé constituait l'essentiel. Toutefois, par rapport à la période antérieure, la phase libérale a été marquée par un ralentissement de la croissance de la production et de la productivité agricoles. D'après nos calculs [56], la productivité agricole suédoise se serait accrue de 1,6 % par an entre 1840 et 1860, de moins de 0,5 % de 1860 à 1880, et de 1,2 % de 1880 à 1910, Et l'excédent de la production de céréales — qui était de l'ordre de 300 000 tonnes vers 1876-1880 — se transforma en déficit à partir de 1882, déficit qui atteignit les 200 000 tonnes avant 1890, c'est-à-dire qu'on passe d'un excédent de l'ordre de 17 % de la production à un déficit de l'ordre de 10 %.

L'amélioration des taux de croissance des deux secteurs pendant la phase protectionniste a évidemment entraîné celle de l'ensemble du produit national brut, dont la croissance durant cette phase a été une des plus rapides de l'Europe. A la fois cause et conséquence de cette croissance rapide, les investissements industriels ont connu une évolution très favorable. D'ailleurs, voici par périodes décennales, le taux que représentaient les investissements industriels par rapport au produit national brut (lui-même en croissance très rapide à partir de 1896) :

1866-1875	1,7
1876-1885	2,0
1886-1895	2,0
1896-1905	2,7
1906-1915	3,5

Et, pour terminer, signalons que, comme ce fut le cas pour pratiquement tous les pays pour lesquels on possède de telles statistiques, la croissance du

56. Dans « Niveaux se développement économique de 1810 à 1910 », dans op. cité. Les calculs pour la Suède comportent une marge d'erreur assez restreinte en raison de la qualité des statistiques.

volume des exportations a été nettement plus faible durant la phase protectionniste — pendant laquelle la production s'est accrue plus rapidement — que durant la phase libérale. C'est ainsi que le taux annuel de croissance du volume de ces exportations, qui s'était accru de 4,7 % par an de 1863-1867 à 1886-1890, n'a progressé que de 2,2 % de 1886-1890 à 1909-1913.

*

Ainsi le cas suédois, avec évidemment des modalités qui lui sont propres, recoupe très bien ceux des autres petits pays que nous venons de passer en revue. En règle générale, la période libérale est caractérisée par un ralentissement de la croissance économique. Dans l'ensemble, ce ralentissement est moins accusé que dans les grands pays, sauf en Belgique. La demande en provenance de la Grande-Bretagne de produits agricoles pour le Danemark, de bois pour la Suède, le protectionnisme agricole de la Suisse permettent à ces pays de mieux supporter les effets de l'avalanche de céréales américaines à bas prix. Plus significatif encore est le fait que la réintroduction du protectionnisme favorisa partout — selon des formes diverses, mais d'une façon certaine — l'industrialisation et, de ce fait, l'accélération de la croissance économique.

CHAPITRE XIV

Libre-échange et nivellement des niveaux de développement

Nous avons vu (dans le chapitre IX) que si l'école libérale classique n'était pas très explicite sur la répartition des gains résultant des échanges extérieurs, par contre les théories néolibérales attachaient une grande importance à la thèse selon laquelle une libéralisation des échanges, et surtout une intensification de ceux-ci, entraîne, entre autres, un nivellement des niveaux de développement économique des partenaires commerciaux. C'est évidemment un point très important dans la perspective contemporaine où l'économie internationale est caractérisée par des écarts énormes des niveaux de développement et par des efforts tendant à une intensification des échanges internationaux qui ont entraîné, ces trente dernières années, une expansion sans précédent du commerce mondial.

Le but du présent chapitre est de voir dans quelle mesure la période libérale au XIXe siècle en Europe a conduit à un tel nivellement. Cependant, comme la période libérale (*grosso modo* 1860 à 1890) n'est pas uniforme en matière du taux d'expansion du commerce extérieur, nous serons parfois amenés à distinguer deux périodes « libérales ». La première concerne l'ensemble de cette période, soit 1860-1890, la seconde la portion de la période libérale pendant laquelle les échanges extérieurs se sont accrus rapidement, à savoir 1860-1870. Mais cette seconde période n'est pas très significative, car elle est de courte durée : ce n'est qu'à partir de 1862-1863 que la grande majorité des pays d'Europe continentale est passée au libéralisme.

D'abord nous traiterons des niveaux d'industrialisation, puis des niveaux de développement proprement dits. Pour chacune de ces sections l'analyse se fera sur un double plan : Europe continentale par rapport au Royaume-Uni, et pays d'Europe entre eux. Car si le problème le plus important est celui du nivellement par rapport au pays le plus développé, c'est-à-dire le Royaume-Uni, il ne faut cependant pas oublier qu'à l'intérieur de l'Europe les niveaux de développement et d'industrialisation étaient très inégaux. Pour ce qui a trait à l'analyse du nivellement des pays européens, celle-ci sera effectuée sous forme d'analyse de la dispersion aux différentes périodes. Cette analyse de la dispersion consistera en un calcul des coefficients de variation, ce qui offre l'avantage « de permettre la comparaison de la dispersion de plusieurs séries statistiques exprimées en unités différentes » [1]. Rappelons que le coefficient de variation est simplement le quotient de l'écart type par la moyenne.

1. A. Piatier : *Statistique*, t. I : *Statistique descriptive et initiation à l'analyse*, Paris 1966, p. 359-360.

A. *Nivellement des niveaux d'industrialisation.*

Voyons d'abord le problème du nivellement des niveaux d'industrialisation de l'Europe continentale par rapport au Royaume-Uni. A ce propos il convient de rappeler que, pour ce qui a trait au niveau technologique, nous avons vu dans le chapitre VI (section D) que, dès les années 1860-1870, les principaux pays industrialisés d'Europe continentale avaient pratiquement rattrapé le niveau technologique du Royaume-Uni. C'est-à-dire que l'essentiel du rattrapage s'est effcctué durant la période fortement protectionniste qui a précédé la période libérale. D'autre part, il apparaît que non seulement la période libérale a été probablement caractérisée par un ralentissement du rattrapage technologique, mais que la période protectionniste qui a suivi a été certainement caractérisée par une accélération du rattrapage technologique de l'Europe continentale. Et, à partir de 1900 environ, on peut même considérer que, dans maints domaines, les pays avancés d'Europe continentale avaient dépassé le Royaume-Uni. Certes, comme nous le notions, cette accélération du rattrapage à partir des années 1880-1890 est due autant à une accélération des progrès techniques en Europe continentale qu'à un ralentissement de ces progrès au Royaume-Uni (voir le chapitre X, section D).

A présent venons-en au problème du nivellement du niveau d'industrialisation qu'il ne faut pas confondre avec niveau technologique, bien que les deux aspects soient souvent étroitement liés. En effet, on peut très bien concevoir des pays à niveaux technologiques très avancés mais ayant, pour des raisons multiples, un secteur manufacturier peu important en termes relatifs. C'est le cas notamment (tant actuellement qu'au cours de la seconde moitié du XIXe siècle) de pays tels que le Danemark, l'Australie, la Nouvelle-Zélande et le Canada. Ces pays, en raison du haut niveau de leur productivité agricole (et de la richesse du sous-sol dans le cas du Canada), avaient moins d'intérêt à pousser leur industrialisation, mais la technologie utilisée dans leur industrie était à un niveau élevé. C'est ainsi qu'actuellement au Canada l'industrie manufacturière fournit un pourcentage du produit intérieur brut plus faible que celui de pays tels que le Chili, le Mexique, l'Iran, le Portugal, l'Espagne, pays où le niveau technologique est sans conteste inférieur à celui du Canada. La tableau 76 nous fournit l'écart entre le Royaume-Uni et l'Europe continentale pour quatre indicateurs directs du niveau d'industrialisation (pour les données mêmes et les réserves qu'il convient de garder à l'esprit à propos du caractère relatif de ces indicateurs, voir le chapitre VI).

Avant d'analyser ce tableau il n'est pas superflu de rappeler que, durant la période qui va de 1846 au début des années 1860, les données se rapportant au Royaume-Uni — en ce qui concerne les indicateurs par habitant — sont biaisées dans le sens d'une surestimation de la croissance en raison de la forte baisse de la population irlandaise qui entraîna un ralentissement de la croissance démographique du Royaume-Uni. De 1840 à 1860, alors que la population de l'Europe continentale progressait de 13 %, celle du Royaume-Uni ne progressait que de 9 %.

Cette restriction faite, on peut retirer les deux conclusions suivantes du tableau 76. La première est que la période libérale n'apparaît pas être marquée

Tableau 76 : *Écarts entre le Royaume-Uni et l'Europe continentale pour quelques indicateurs du niveau d'industrialisation (niveau de l'Europe continentale sur la base Royaume-Uni = 100 ; moyennes annuelles quinquennales, sauf 1913 ; données par habitant).*

Années	Production de fonte	Production d'acier	Consommation de coton brut	Production de charbon
1830	13,1	—	5,6	3,1
1840	9,7	—	6,6	3,6
1850	6,9	—	6,8	3,8
1860	7,7	—	7,4	5,2
1870	8,0	(24,0)	8,2	6,3
1880	9,5	9,8	10,0	9,4
1890	13,5	14,6	12,7	8,8
1900	20,7	27,7	17,6	10,7
1910	29,2	45,5	20,5	12,2
1913	35,7	47,7	19,2	12,7

Sources : Voir la section E de l'annexe méthodologique et statistique.

par un rattrapage plus rapide de l'Europe continentale. En effet, si le nivellement est plus rapide de 1860 à 1880-1890 que de 1830 à 1850, il est plus lent que de 1850 à 1860. La décennie 1860-1870, qui est celle de la phase positive en matière d'expansion du commerce extérieur, n'est pas caractérisée par une accélération du processus de rattrapage. La seconde conclusion, qui vient renforcer la première, est que le nivellement est, sans conteste, plus rapide durant la phase protectionniste de la fin du XIXe siècle que durant la phase libérale. De 1880-1890 à 1913 les progrès sont deux à trois fois plus rapides que de 1860 à 1880-1890.

En ce qui concerne l'ensemble de la production industrielle nous avons vu, dans le chapitre VI (notamment le tableau 42), que la période libérale avait été marquée par un net ralentissement de la croissance en Europe continentale. Alors que de 1829-1831 à 1859-1861 la production industrielle s'est accrue à un taux annuel de 2,5 %, ce taux n'était plus que de 1,9 % pour la période 1859-1861 à 1889-1891, pour atteindre 3,8 % de 1889-1891 à 1913. Or, durant la phase libérale, la production industrielle s'était accrue de 2,3 % au Royaume-Uni et même de 2,6 % si l'on se limite à la Grande-Bretagne, agrégat plus significatif. En termes de croissance par habitant, on obtient 1,0 % pour l'Europe continentale et 1,4 % pour la Grande-Bretagne. Donc l'écart des niveaux d'industrialisation a dû s'accroître. En l'espace de trente ans, la différence entre le taux annuel de 1,0 % et celui de 1,4 % conduit à un écart de la production industrielle par habitant de 12,5 %. Dans le tableau 77 on trouvera les taux annuels de croissance de la production industrielle par habitant de quelques pays d'Europe continentale comparés à ceux du Royaume-Uni et de la Grande-Bretagne et ce par périodes douanières. Avant d'analyser ces données, il convient de rappeler les réserves que nous avons émises : le manque d'homogénéité de la construction des indices conduit à les rendre non strictement comparables.

Durant la phase libérale, la plupart des pays industrialisés d'Europe continentale ont connu un taux de croissance de la production industrielle par habitant voisin ou supérieur à celui de la Grande-Bretagne. Cependant, il convient

Tableau 77 : *Comparaison des taux annuels de croissance du volume de la production industrielle par habitant, par périodes douanières (pourcentages).*

	Durée de la période libérale	Période protectionniste précédant la période libérale	Période libérale	Période protectionniste suivant la période libérale
Royaume-Uni	1860-1890	2,7	1,4	0,9
Grande-Bretagne [a]	1860-1890	(2,0-2,4)	1,4	1,0
Allemagne [b]	1862-1879	2,7	2,5	2,6
Belgique	1861-1887	2,7	1,6	2,4
France	1860-1892	2,2	1,6	2,5
Italie	1861-1887	—	0,7	2,8
Suède	1865-1888	—	2,2	5,6

a. Pour la première période, il s'agit d'un taux basé sur celui du Royaume-Uni, auquel a été appliqué l'évolution de la population de la Grande-Bretagne.
b. Corrigé afin de tenir compte du changement de territoires.

Sources : Voir la section B de l'annexe méthodologique et statistique.

de noter que, durant la phase précédente, leur taux de croissance était également supérieur à celui de la Grande-Bretagne. Donc, pour ces pays, la phase libérale peut être considérée comme positive ou neutre sous l'aspect rattrapage du niveau britannique. Notons cependant que le caractère positif résulte surtout du fort ralentissement de l'expansion britannique, car comme nous l'avons vu dans le chapitre précédent (et aussi dans le tableau 77), la croissance industrielle s'est ralentie dans la quasi-totalité des pays européens. Mais si la phase libérale est probablement marquée par un rattrapage de la plupart des pays industrialisés, il convient de souligner que non seulement il y avait déjà eu, comme nous l'avons noté, rattrapage durant la phase précédant la période libérale, mais surtout que ce rattrapage fut beaucoup plus rapide durant la phase protectionniste qui suivit la période libérale. Et, dans ce dernier cas, ce rattrapage n'est pas seulement dû à une régression du taux de croissance britannique, mais aussi à une accélération de la croissance dans les pays d'Europe continentale. Si l'on se limite à l'Allemagne, la Belgique et la France (trois pays pour lesquels on possède des données à partir du début des années 1830), on peut calculer que, de 1830 à 1860, ces pays ont rattrapé quelque 12 % de l'avance (soit 0,4 % par an) qu'avait la Grande-Bretagne en matière de production industrielle par habitant ; de 1860 à 1890 ce rattrapage représente 19 % de cette avance (soit 0,6 % par an) ; mais, durant les vingt-trois ans suivants (de 1890 à 1913), il s'agit de 40 % (soit 1,5 % par an). Donc, le rattrapage est vraiment significatif durant la période protectionniste de la fin du XIXe siècle.

Il convient également d'insister sur le fait *très important* que, durant la période libérale où l'expansion des échanges internationaux a été la plus rapide (c'est-à-dire 1860-1872), la production industrielle s'est accrue annuellement en Grande-Bretagne de 2,1 % par habitant, contre 1,7 % pour les trois pays cités ci-dessus [2]

2. En raison de la guerre de 1870-1871, nous avons retenu la période 1873-1875 comme point d'aboutissement, car autrement le taux serait encore plus faible.

et probablement 1,0-1,2 % pour l'Europe continentale dans son ensemble. Autrement dit, la période libérale par excellence, celle qui a rempli les conditions en matériel de croissance du commerce extérieur, a été marquée par un accroissement significatif de l'écart des niveaux d'industrialisation entre le pays le plus industrialisé et les autres (en faveur du pays le plus industrialisé).

Avant de passer au nivellement des niveaux de développement proprement dit, il nous faut encore voir s'il y a eu nivellement des niveaux d'industrialisation sur le plan des pays individuels et sans tenir compte de l'opposition « pays le plus développé et restant de l'Europe ». A cet égard, on trouvera dans le tableau 78 les résultats des calculs des coefficients de variation (voir l'introduction du présent chapitre) pour trois indicateurs directs. Rappelons que plus faible est ce coefficient plus égale ou uniforme est la distribution des niveaux d'industrialisation des pays.

Tableau 78 : *Évolution des coefficients de variation * des indicateurs du développement industriel (données par habitant).*

Années	Production de fonte	Consommation de coton brut	Production de houille	Moyenne des trois indicateurs	
				Données	Variation décennale %
1830	125,6	188,0	217,0	176,2	
1840	129,2	179,4	212,3	173,6	— 1,5
1850	143,6	176,2	210,7	176,8	+ 1,8
1860	141,6	172,9	207,7	174,1	— 1,5
1870	150,6	164,2	189,1	168,0	— 3,5
1880	141,7	152,6	171,8	155,4	— 7,5
1890	127,3	134,7	170,3	144,1	— 7,3
1900	119,3	109,2	170,8	133,0	— 7,8
1910	113,1	99,1	150,9	121,0	— 9,0

* Exprimée en pourcentages.

Sources : Calculé d'après les données réunies pour le chapitre VI. Voir la section E de l'annexe méthodologique et statistique.

Dans l'ensemble, si la période libérale est marquée par une certaine accélération de la tendance à l'égalisation des niveaux d'industrialisation par rapport à la période précédente, il convient de noter que la période protectionniste qui a suivi est encore plus positive à cet égard. De même, on notera que si la décennie de 1860-1870 est la plus favorable de celles de la période 1830-1870, elle est aussi la plus défavorable de la période 1860-1910. Nous arrêtons ici cette analyse, car ces indicateurs ne sont pas suffisamment représentatifs du niveau d'industrialisation.

B. *Nivellement des niveaux de développement économique.*

Dans cette section nous répondrons à une des questions les plus importantes posées par cette étude. Y a-t-il eu nivellement des niveaux de développement économique durant la phase libérale ? Il s'agit d'une question dont les implications débordent largement le cadre géographique et temporal de cette étude, une grande fraction des pays dits sous-développés ayant explicitement ou implicitement opté pour un développement entraîné par le commerce extérieur. Comme nous l'avons noté et justifié [3], nous assimilons ici le niveau du produit national brut par habitant au niveau de développement économique, et la croissance de cet agrégat à la notion de croissance économique. La notion de croissance économique étant ici également assimilée à celle du développement économique, bien que ces deux notions ne soient pas synonymes.

Sous l'aspect du développement économique général, l'évolution a été encore plus défavorable que pour l'industrialisation seule, car le ralentissement de la production agricole a eu beaucoup plus d'impact en Europe continentale qu'au Royaume-Uni. Rappelons que nous avons vu dans le chapitre VII (tableau 48) que la période libérale avait été marquée par une progression du produit national brut par habitant beaucoup plus modérée pour l'Europe continentale que pour le Royaume-Uni : respectivement 0,7 % et 1,1 %. Par contre, durant la phase protectionniste de la fin du XIXe siècle c'est l'Europe continentale qui progressa plus rapidement que le Royaume-Uni : respectivement 1,5 % et 0,9 %. Sur cette base on peut considérer que, de 1860 à 1890, l'écart au point de vue niveau de développement entre l'Europe continentale et le Royaume-Uni s'est accru de quelque 13 %, alors que, au contraire, de 1890 à 1913, cet écart s'est amenuisé de quelque 15 %. Le tableau 79 en établissant la comparaison des niveaux du produit national par habitant du Royaume-Uni, de l'Europe continentale et de l'Europe continentale industrialisée nous permet de suivre l'évolution décennie par décennie de cet écart.

Tableau 79 : *Comparaison entre le produit par habitant du Royaume-Uni et celui de l'Europe continentale (dollars et prix des États-Unis de 1960).*

Années	Royaume-Uni Dollars	Europe continentale		Europe continentale industrialisée *	
		Dollars	Royaume-Uni = 100	Dollars	Royaume-Uni = 100
1830	346	(228)	(66)	(255)	(74)
1840	394	245	62	286	73
1850	458	264	58	323	71
1860	558	283	51	364	65
1870	630	330	52	434	69
1880	680	331	49	460	68
1890	785	344	44	531	68
1900	881	408	46	627	71
1910	904	455	50	707	78

* Allemagne, Belgique, France, Suède, Suisse.

Sources : Nos estimations. Voir le chapitre VII et la section D de l'annexe méthodologique et statistique.

3. Voir notamment le début du chapitre VII.

Contrairement à ce qui s'est passé pour le seul secteur industriel, la décennie 1860-1870 n'est pas plus négative pour le nivellement des niveaux de développement que les autres décennies de la période libérale. Au contraire, on constate même un léger rattrapage tant de l'ensemble de l'Europe continentale que de l'Europe continentale industrialisée, et, dans ce dernier cas, les données comportent une plus faible marge d'erreur. Ce léger rattrapage contraste avec l'élargissement de l'écart enregistré durant les deux décennies précédentes (mais dans ce cas la marge d'erreur est assez substantielle) et les deux décennies suivantes. Cependant, comme pour l'industrialisation, la période protectionniste après 1890 est marquée par un processus de rattrapage qui est beaucoup plus rapide que durant la décennie 1860-1870. Donc, globalement, durant la période libérale il y a eu dégradation ou, au mieux, stabilisation de la situation relative de l'Europe continentale par rapport au Royaume-Uni, alors que, durant la période protectionniste qui a suivi, l'amélioration de cette situation relative est très marquée (voir le tableau 79).

Le caractère négatif de la période libérale ressort d'ailleurs également de la confrontation des taux de croissance du produit national brut par habitant des divers pays européens. Dans la tableau 80 on trouvera ces taux de croissance pour les pays pour lesquels les données sont assez valables dès le début de leur période libérale.

Tableau 80 : *Comparaison des taux annuels de croissance du volume du produit national brut par habitant, par périodes douanières (pourcentages).*

	Durée de la période libérale	Période protectionniste précédant la période libérale	Période libérale	Période protectionniste suivant la période libérale
Royaume-Uni	1860-1890	1,6	1,1	0,8
Grande-Bretagne	1860-1890	1,0-1,2	1,0	0,8
Allemagne	1862-1879	1,9	1,4	1,6
Belgique	1861-1887	1,5	0,5	1,6
France	1860-1892	1,4	1,2	1,5
Italie	1861-1887	—	0,0	1,3
Norvège	1865-1888	—	0,8	1,4
Pays-Bas *	1860-1890	—	0,9	0,9
Suède	1865-1888	—	1,8	2,6

* Période libérale choisie en fonction de l'évolution générale, ce pays étant resté libéral jusqu'à la fin de la période qui nous intéresse ici.

Sources : Voir la section D de l'annexe méthodologique et statistique.

Durant la période libérale, quatre des sept pays d'Europe continentale repris dans ce tableau ont connu un taux de croissance du produit national brut par habitant plus faible que celui de la Grande-Bretagne ou du Royaume-Uni. Il s'agit de l'Italie, de la Belgique, des Pays-Bas et de la Norvège, pays qui, pourtant, n'ont pas connu une rapide progression démographique (inférieure en général à celle de la Grande-Bretagne). Un pays, la France, a connu un taux voisin de celui du Royaume-Uni en raison de la très faible progression démographique. Et deux pays, l'Allemagne et la Suède ont enregistré une croissance plus rapide. Notons que les trois pays qui ont enregistré durant la phase libérale une croissance égale ou supérieure à celle de la Grande-Bretagne ont connu durant la phase protectionniste précédant cette phase libérale une évolution encore plus positive. Ainsi le taux annuel de croissance du produit par habitant de l'Allemagne, qui a dépassé de quelque 40 % celui de la Grande-Bretagne durant la période libérale, l'a dépassé probablement de quelque 70 % durant la période précédente. Pour la France il s'agit respectivement de 20 et 27 %. Quant à la Suède, sur la base d'indications fragmentaires, il s'agissait respectivement de 80 et 100 %. D'après les indications partielles dont on dispose, parmi les onze pays européens non repris dans le tableau 80, huit ont probablement connu, durant la phase libérale, un taux de croissance inférieur à celui de la Grande-Bretagne (Autriche-Hongrie, Bulgarie, Espagne, Grèce, Portugal, Russie, Roumanie et Serbie), un pays (la Suisse) probablement un taux voisin de celui de la Grande-Bretagne, et deux pays des taux probablement supérieurs (le Danemark et la Finlande).

Par contre, durant la phase protectionniste de la fin du XIXe siècle, six des sept pays repris dans le tableau 80 ont enregistré une croissance beaucoup plus rapide que celle de la Grande-Bretagne. Seuls les Pays-Bas ont connu une croissance voisine, bien que légèrement supérieure, à celle de la Grande-Bretagne. Notons, au passage — sans qu'il faille pour cela en tirer trop d'implications — que les Pays-Bas sont, de tous les pays d'Europe continentale, le pays qui est demeuré le plus libéral. Parmi les onze pays non repris dans ce tableau, six ont connu probablement un taux de croissance supérieur à celui de la Grande-Bretagne (Autriche-Hongrie, Danemark, Finlande, Roumanie, Russie et Suisse), les autres ayant probablement enregistré une croissance un peu plus faible que la Grande-Bretagne.

Tableau 81 : *Évolution des coefficients de variation du produit national brut par habitant à prix constant des dix-neuf pays européens.*

Années	Coefficient de variation (en pourcentages)	Taux annuel de modification du coefficient de variation
1830	22,6	—
1840	25,8	1,34
1850	29,8	1,44
1860	34,6	1,51
1870	36,0	0,39
1880	39,4	0,90
1890	41,3	0,48
1900	41,7	0,09
1910	42,5	0,19

Sources : Voir le chapitre VI et la section D de l'annexe méthodologique et statistique.

Donc, pour la quasi-totalité des pays d'Europe, la phase libérale s'est traduite par une évolution défavorable, entraînant un élargissement de l'écart qui les sépare du pays le plus développé. Au contraire, la phase protectionniste a permis aux deux tiers des pays européens de réduire cet écart.

Enfin dernier et important élément qui fait ressortir le caractère négatif de la période libérale par opposition surtout à la période protectionniste qui l'a suivie : l'inégalité des niveaux de développement s'est accrue durant la phase libérale beaucoup plus rapidement que durant la phase protectionniste. Ainsi (tableau 81) le coefficient de variation du produit national brut par habitant s'accroît de 0,59 % par an en moyenne de 1860 à 1890, contre 0,14 % de 1890 à 1910[4]; ce dernier taux, vu la marge d'erreur des données, peut être considéré comme une stabilisation de la situation. Notons cependant que la période protectionniste qui a précédé la période libérale a été marquée, selon toute probabilité, par un assez fort accroissement de la dispersion des niveaux de développement.

Ainsi, tant en ce qui concerne l'industrialisation que le niveau de développement économique proprement dit, on peut conclure que la phase libérale n'a pas entraîné un nivellement des niveaux de développement. Si, sous certains aspects, cette phase a été un peu plus positive que la phase protectionniste qui l'a précédée, elle a été, au contraire, plus négative pour tous les aspects que la phase protectionniste qui l'a suivie. Nous ne poursuivrons pas ici cette analyse, car nous aurons l'occasion d'y revenir dans les conclusions qui suivent ce chapitre.

4. En raison de la guerre des Balkans, les données de 1913 sont sensiblement plus négatives que celles de 1909-1911. Entre ces deux dates, le coefficient de variation du produit national par habitant s'est accru de 0,58 % par an.

Conclusions de la deuxième partie

Il convient d'abord de noter que l'analyse par cas, effectuée dans cette deuxième partie, confirme entièrement les résultats acquis par la première partie dans laquelle l'approche est plus globale (voir les conclusions de la première partie). C'est ainsi que cette analyse a confirmé notamment le caractère nettement négatif de la période libre-échangiste, tant en ce qui concerne le rythme d'expansion des échanges extérieurs que surtout celui de la croissance économique ; le rôle moteur joué par la croissance vis-à-vis du commerce ; le ralentissement plus marqué de l'agriculture durant la phase libérale ; la performance plus positive du Royaume-Uni durant cette phase libérale, et, enfin, l'effet négatif sur l'économie européenne du fort mouvement de transfert des facteurs de la production qui a marqué la seconde moitié du XIXe siècle.

Dans ces conclusions nous allons d'abord présenter, dans la section A, les principaux résultats acquis dans les différents chapitres de la deuxième partie, résultats qui tentent de fournir le pourquoi des constatations faites dans la première partie. Dans la deuxième section de ces conclusions nous chercherons à tester (et à compléter) sur le plan de l'ensemble de l'Europe quelques conclusions retirées de l'analyse par cas.

A. *Principales conclusions retirées de l'analyse par cas.*

Il convient d'abord de parler d'un aspect qui peut sembler marginal, mais qui est essentiel dans l'explication du comportement des responsables des politiques économiques et aussi des économistes de l'Europe continentale durant la seconde moitié du XIXe siècle. La politique de libéralisation des échanges, et notamment la libéralisation des importations de produits alimentaires, pratiquée par le Royaume-Uni à partir de 1846, a été un succès économique indéniable et très substantiel. Non seulement on peut constater une accélération du taux, déjà rapide, d'expansion du commerce extérieur, mais aussi et surtout une très forte accélération de la croissance économique, qui, durant les 15 premières années de cette phase de libéralisme unilatéral, a été deux fois plus rapide que durant les deux ou trois décennies précédentes.

Outre la confirmation (ou l'infirmation) des conclusions de la première partie, un des objectifs majeures de la deuxième partie était de rechercher les causes du fort ralentissement de la croissance du secteur agricole constaté durant la phase libérale dans pratiquement tous les pays d'Europe continentale. Fort ralentissement dont il est d'autant plus important de connaître les causes qu'il est apparu que c'était là le facteur explicatif majeur dans le ralentissement général de la croissance et que la croissance économique était, comme nous l'avons rappelé, le moteur de l'expansion des échanges extérieurs. La cause essentielle du ralentissement de la croissance du secteur agricole apparaît être le fort afflux de céréales en provenance des pays de peuplement européen. En l'espace de 10-15 ans la plupart des pays européens, et surtout les pays industrialisés d'Europe continentale, passèrent d'un taux d'importations de produits alimentaires de 0-3 % à un taux de 10-25 %, ce qui entraîna une stagnation du pouvoir d'achat des classes rurales qui, à l'époque, représentaient encore 50-65 % de la population totale et, de ce fait, des consommateurs.

Cette stagnation du pouvoir d'achat est en grande partie responsable du ralentissement de la production industrielle qui s'est produit dans la plupart des pays. L'afflux de céréales a pu d'autant plus se matérialiser que c'est dans ce domaine que la libéralisation douanière de l'Europe continentale a été la plus complète, ne serait-ce qu'en raison du fait que c'est sur cet aspect du problème qu'il y avait un consensus tant des libéraux que de la plupart des protectionnistes. Mais, à côté de l'élément douanier, il ne faut pas négliger l'aspect modification des conditions de l'offre. La combinaison des trois facteurs suivants ayant entraîné la possibilité de vendre à de très faibles prix des céréales à l'Europe : vaste disponibilité de terres fertiles dans les pays de peuplement européen, baisse des coûts des transports, mise au point de machines agricoles pour la récolte des céréales et rentables justement sur de grandes superficies.

La contradiction apparente, entre les effets négatifs de ces importations accrues de produits alimentaires dans les pays industrialisés d'Europe continentale et les effets positifs de cette même politique dans le cas du Royaume-Uni quelque vingt-cinq années plus tôt, provient essentiellement des différences dans le stade de développement économique au moment où cette politique a débuté. Dans le cas de la Grande-Bretagne, la population active agricole ne représentait que quelque 22 % de la population active totale vers 1846, alors que celle occupée dans l'industrie manufacturière en représentait quelque 37 %. Pour l'ensemble de l'Europe continentale, vers 1860-1862, il s'agissait d'environ 63 % pour le secteur agricole et de quelque 18-20 % pour le secteur de l'industrie manufacturière. Même pour l'Europe continentale industrialisée [1], il s'agissait de quelque 52 % pour l'agriculture et de quelque 19-21 % pour l'industrie manufacturière. Ces fortes différences impliquent que le transfert des facteurs de la production de l'agriculture vers l'industrie aurait dû se faire en Europe continentale à un rythme deux fois plus rapide qu'en Grande-Bretagne et ce à un moment où les débouchés extérieurs ne pouvaient évidemment pas jouer le même rôle que pour la Grande-Bretagne en raison de l'avance déjà prise par ce pays. D'autre part, deux autres différences structurelles caractérisent les situations respectives des deux types d'économie et des deux périodes. Dès 1846, la Grande-Bretagne avait déjà un taux d'importations de produits alimentaires plus important que l'Europe continentale (et même que l'Europe continentale industrialisée) vers 1860 [2], et, ce qui est important, cette situation

1. Dans cette étude, quand nous parlons de l'Europe continentale industrialisée il s'agit des pays suivants : Allemagne, Belgique, France, Suède et Suisse.
2. Vers 1840-1845 le Royaume-Uni importait annuellement 530 000 tonnes de céréales, ce qui devait représenter 4-5 % de sa production. Vers 1860, l'Europe continentale dans son ensemble devait être excédentaire dans sa production de céréales, et il en était de même (mais moins nettement) de l'Europe industrialisée.

résultait d'une évolution très lente qui avait débuté dès 1770-1780, et qui avait donc déjà permis un transfert graduel des facteurs de la production. Deuxième élément : vers 1846, les céréales d'outre-mer n'étaient pas encore disponibles en quantités importantes et les prix des transports les rendaient d'ailleurs moins compétitives. Nous reviendrons sur ce dernier aspect un peu plus largement dans la section B de ces conclusions où nous aurons également l'occasion de montrer que les importations de céréales ont eu un impact différent en fonction de leur origine.

A présent, voyons brièvement les autres conclusions auxquelles nous a permis d'aboutir l'analyse par cas.

Il apparaît que, outre l'aspect négatif représenté par le ralentissement de la croissance économique dont nous venons de résumer les causes, la libéralisation des échanges ne s'est pas du tout traduite par des modifications telles qu'attendues par les théories libérales ou néo-libérales. En effet, cette libéralisation ne s'est traduite ni par une accélération de l'innovation, ni par un nivellement des coûts des facteurs de la production, ni par un nivellement des niveaux de développement. C'est le contraire qui s'est produit pour chacun de ces aspects. Certes, le ralentissement de la croissance économique permet d'expliquer largement ces autres évolutions négatives.

Pratiquement dans tous les pays la réintroduction d'une politique plus protectionniste s'est accompagnée d'une accélération de la croissance économique causée essentiellement par la reprise de la demande agricole et malgré une certaine stagnation du marché extérieur. Cette reprise de la demande agricole a été rendue possible par le sérieux freinage des importations de produits alimentaires amené par les mesures protectionnistes. D'ailleurs, dans la plupart des cas, les mesures protectionnistes se sont traduites d'abord par des mesures protectionnistes agricoles. Le fait que la réintroduction des barrières douanières se soit placée à des dates différentes dans les pays d'Europe continentale (surtout entre 1879 et 1892) et que malgré cela ces réintroductions se soient traduites dans chaque pays par des conséquences positives sur la croissance, confirme le rôle prépondérant joué par ces mesures douanières.

Tant pour les grands pays que, surtout, pour les petits pays d'Europe, la politique d'industrialisation — et, de ce fait, de concurrence à la Grande-Bretagne — a été généralement plus profitable que la politique de complémentarité à la Grande-Bretagne. Mais, dans le choix de ces options, il est évident qu'on ne peut pas négliger totalement les ressources naturelles et, en l'occurrence, la disponibilité de charbon et de minerai de fer. Toutefois, il ne faut pas oublier que le secteur textile, surtout basé, tant pour la Grande-Bretagne que pour l'Europe continentale, sur une fibre importée, donc disponible pour tous [3], a été prédominant durant une grande partie du XIXe siècle. D'autre part, les pays possesseurs de matières premières n'ont pas joué la carte monopolistique [4], ce

3. Vers 1860, les États-Unis produisaient environ les trois quarts de la production mondiale de coton brut. Les différentes colonies ne produisaient même pas le cinquième de cette production mondiale.

4. Au moment où la production de l'énergie et surtout du pétrole commence à faire l'objet d'une pratique monopolistique, il est intéressant de signaler que des pays dépourvus de riches filons de charbons, tels que la Suisse et l'Italie, importaient, vers 1913, près de 100 % de leur consommation de charbon (Italie, 98 %, Suisse 99 %) et que ce charbon ne venait pas des régions peu développées, mais surtout du Royaume-

qui, quand les conditions douanières et politiques étaient adéquates, a permis la création d'une sidérurgie basée sur les importations (c'est notamment le cas de l'Italie à partir des années 1890).

Cependant la politique de complémentarité n'a pas été un échec dans tous les cas. La réussite la plus marquante est évidemment celle du Danemark qui se trouve vers 1913 parmi les pays les plus riches d'Europe. Néanmoins, même dans ce cas, il faut tenir compte de la reconversion de l'agriculture danoise à des produits plus élaborés et aussi le fait que l'industrialisation a été un élément important de cette richesse. Une industrialisation qui s'est effectuée à l'abri de barrières douanières élevées et qui a permis une croissance plus rapide que celle entraînée par la période à dominance agricole.

D'ailleurs la réussite danoise peut susciter deux questions dont nous n'avons pas traité spécialement dans le corps de l'étude. La première de ces questions est de savoir si la disponibilité de céréales importées à bas prix ne peut pas être considérée comme une baisse de prix d'un facteur de la production tant sous l'aspect réduction du prix de revient d'une fraction de l'alimentation humaine (et, par là, réduction du prix de revient des articles manufacturés) que sous celui de l'utilisation de ces céréales — ainsi que cela se fait aujourd'hui pour le soya — comme input direct pour la production de produits agricoles plus élaborés. La seconde question suscitée est celle des raisons pour lesquelles d'autres pays n'ont pas suivi l'exemple danois dans leur reconversion agricole.

A propos de la première question, voyons d'abord l'utilisation des céréales importées comme input. Signalons d'emblée que même un pays comme le Danemark, qui avait poussé sa reconversion très loin, n'a pas utilisé largement les céréales importées pour réduire le prix de revient des produits agricoles élaborés ; même pour 1909-1913 ces importations ne représentaient que 27 % de la consommation totale de céréales [5]. D'autre part, et ceci est davantage valable pour les autres pays, l'utilisation de céréales importées pour l'alimentation du bétail et de la volaille n'a pas pu prendre une importance significative en raison de la combinaison des trois facteurs suivants. D'une façon générale la consommation animale de céréales était très faible eu égard aux normes actuelles des pays développés ; actuellement 75 % de la consommation nette (c'est-à-dire

Uni, pays qui, vers 1913, exportait 75 millions de tonnes de charbon, soit 26 % de sa production (en termes de valeur, vu la qualité supérieure du chabon exporté : 33 %). Ces 75 millions de tonnes sont également à rapprocher de la production totale de charbon et de lignite de l'Europe continentale qui n'a atteint un tel montant qu'après 1870 (vers 1860, cette région ne produisait que 37 millions de tonnes ; voir le tableau 39 du chapitre VI).

5. Il s'agit des céréales suivantes : froment, seigle, orge, avoine et maïs (y compris la farine de ces céréales traduite en équivalent de grains sur base du ratio farine = 1,333 de grains). Ce taux d'importations par rapport à la consommation était le suivant pour les principaux pays d'Europe (situation 1909-1913) :

Allemagne	16 %	France	11 %	Royaume-Uni	62 %
Autriche-Hongrie	2 %	Italie	19 %	Russie (excéd.)	18 %
Belgique	59 %	Pays-Bas	65 %	Suède	13 %
Espagne	23 %	Portugal	41 %	Suisse	78 %

Sources : Nos calculs sur la base des données de production et de commerce de ces céréales et des farines d'après *Annuaire International de Statistique Agricole, 1928-1929*, Rome 1929, p. 122 à 139 et 238 à 267.

semences déduites) de céréales sont utilisés pour la consommation animale ; vers la fin du XIXe siècle, ce taux était de l'ordre de 15 à 25 % selon le pays. Les prix des transports et les marges bénéficiaires des distributeurs augmentaient sensiblement le prix de revient des céréales au niveau de l'agriculteur. Enfin l'agriculture était encore dans son ensemble une agriculture polyvalente, c'est-à-dire qu'il y avait extrêmement peu d'éleveurs spécialisés.

En ce qui concerne l'aspect positif des importations de céréales en tant que réduction du prix de revient du secteur industriel, il s'agit en définitive d'un problème d'analyse de coûts bénéfices où les coûts sont représentés par la perte du pouvoir d'achat des agriculteurs et des effets indirects de cette perte. En somme, on retrouve ici le problème des stades de développement évoqué auparavant, car tout dépend alors de l'importance relative de deux secteurs : agricole et manufacturier. Dans le cas de la Grande-Bretagne, où vers 1846 le secteur manufacturier était, en termes relatifs, 1,7 fois plus important que le secteur agricole, il est probable que les bénéfices l'ont emporté sur les coûts [6]. Alors que dans le cas des pays d'Europe continentale où, vers 1860, le secteur manufacturier était, en termes relatifs, quelque 3,2-3,5 fois plus faible que le secteur agricole, ce sont les coûts qui ont certainement dépassé les bénéfices.

Un calcul théorique simpliste et comportant évidemment beaucoup de paramètres estimés peut être effectué. Si l'on prend la situation des pays d'Europe continentale vers 1860 (avec 63 % de la population active dans l'agriculture et 19 % dans le secteur manufacturier) et qu'on suppose qu'on passe d'une importation de céréales nulle à une importation représentant 50 % de la consommation et qu'on suppose que, de ce fait, le coût de l'ensemble des produits alimentaires se trouve réduit de 15 %, ce qui constitue une estimation probablement trop forte [7], on peut estimer de la façon suivante les bénéfices et les coûts. Dans une telle structure économique l'alimentation devait représenter quelque 50-60 % des dépenses des actifs du secteur manufacturier (ouvriers, cadres et patrons). Et si l'on postule que la totalité de cette baisse des prix constituait un profit net pour ce secteur, cela devait représenter quelque 1,8-2,9 % du produit national brut (en postulant que le revenu personnel représentait 70-80 % du produit du secteur et qu'avec 19 % des actifs ce secteur fournissait 35-40 % du PNB). Du côté des pertes le calcul est plus simple : une perte de 50 % de de la production céréalière devait représenter une perte de 15-20 % de la production agricole brute (les céréales représentaient 30-40 % du produit agricole), soit 5,2-9,0 % (du produit national brut, en postulant qu'avec 63 % des actifs l'agriculture fournissait 35-45 % du PNB). C'est-à-dire une perte trois fois plus importante que les bénéfices ou une perte nette de 3,4 à 6,1 % du PNB.

Par contre, un calcul similaire, mais pour la situation type de la Grande-Bretagne de 1847 (agriculture 22 %, industrie manufacturière 37 %) se solde

6. Cependant notons que, vers 1846, la baisse du coût de la vie ne s'est pas réellement matérialisée, comme nous avons pu le voir dans le chapitre X.
7. Ainsi, par exemple, entre 1840-1846 et 1870-1876, le prix du pain (article de consommation finale le plus influencé par la baisse des prix des céréales) n'avait baissé que de 7,4 % à Londres et cela à un moment où le niveau général des prix progressait de 5 à 15 % (selon les indices utilisés), soit une baisse réelle de 12 à 22 %. Et, entretemps, on était passé d'une importation de l'ordre de 3-4 % de la consommation à quelque 50 %.

par un profit pour l'industrie manufacturière de 3,0-5,0 % (du PNB) et une perte pour l'agriculture de 1,5-3,0 % (du PNB), soit un profit net de 1,5-2,0 % du PNB. Tout cela concerne évidemment les seuls effets directs.

A propos du peu d'effets positifs entraînés par la disponibilité de céréales à faible coût, il faut rappeler que le transfert des actifs de l'agriculture vers l'industrie — qui était un des éléments nécessaires pour retirer des bénéfices de cette situation — n'a certainement pas été facilité par les politiques adoptées par les principaux exportateurs de céréales. Aussi bien les États-Unis (dès 1865) que le Canada (dès 1879), que l'Argentine (dès 1870) ont délibérément opté pour des politiques d'industrialisation grâce à de fortes barrières douanières. Et nous avons vu que, effectivement, les importations d'articles manufacturés ont stagné aux États-Unis, qui, en 1913, avaient les droits de douane les plus élevés des pays industrialisés sur les articles manufacturés (par exemple plus de deux fois plus élevés que ceux de la France).

Quant à la seconde question — celle de savoir pourquoi la voie suivie par le Danemark (à savoir une reconversion de l'agriculture à des produits élaborés suite à la concurrence céréalière) n'a pas été imitée par le reste de l'Europe — la réponse est assez simple. Sans parler des conditions propres au Danemark qui expliquent la réussite de la transformation (niveau d'éducation, système coopératif, etc.), il faut bien se rendre compte que les possibilités offertes par une telle structure de production étaient limitées par les débouchés mêmes. Un calcul par l'absurde démontre les limites d'une telle reconversion. En effet, si chaque agriculteur d'Europe continentale (Danemark exclu) avait dû exporter, vers 1913, autant de beurre que l'ont fait les agriculteurs danois, chaque habitant de la Grande-Bretagne aurait dû consommer 530 kg de beurre par an. C'est-à-dire qu'en ne consommant que du beurre les Britanniques auraient ainsi disposé de quelque 11 000 calories par jour. En fait, la consommation de beurre par habitant de la Grande-Bretagne ne devait pas dépasser quelque 7 kg vers 1913 [8]. Autrement dit le rôle de fournisseur (même exclusif) de beurre de la Grande-Bretagne ne pouvait concerner que moins de 1,5 % des agriculteurs européens (les agriculteurs danois représentaient, vers 1913, quelque 0,4 % des agriculteurs européens).

Après cette parenthèse, revenons à l'exposé des conclusions permises par l'analyse de la deuxième partie.

La période de libéralisme unilatéral de la fin du XIXe siècle du Royaume-Uni, après le retour au protectionnisme de la plupart des pays d'Europe continentale, s'est soldée par un échec pour ce pays. Durant cette période, le taux de croissance tant du commerce extérieur que de l'économie britannique a été le plus faible de tout le XIXe siècle. Une des causes de cette évolution négative est à mettre en rapport avec la dissymétrie des tarifs qui a permis à l'Europe continentale d'accroître rapidement ses ventes d'articles manufacturés au Royaume-Uni tout en freinant ses achats de ces mêmes produits. Parmi les autres causes, retenons surtout les effets négatifs du transfert des facteurs de la production.

A propos de cet afflux au Royaume-Uni de produits manufacturés d'Europe continentale, signalons que, durant la phase de libre-échange de l'ensemble de

8. Pour 1905-1909 la consommation de beurre de la Grande-Bretagne s'élevait à 282 000 tonnes métriques (dont 246 000 importées), c'est-à-dire 7,2 kg par habitant. D'après *A Century of Agricultural Statistics : Great Britain 1866-1966*, Londres 1968, p. 58.

l'Europe, les produits manufacturés britanniques, malgré l'avance de ce pays, n'ont pas submergé les économies d'Europe continentale. La raison essentielle d'une telle situation est à rechercher également dans la dissymétrie des régimes douaniers : le désarmement douanier en Europe continentale étant loin d'être aussi poussé qu'au Royaume-Uni.

B. *Vérification de quelques conclusions sur le plan européen.*

Une des conclusions les plus importantes dégagées par les analyses par pays est que le ralentissement de la production agricole a été la principale cause du ralentissement de la croissance économique de l'Europe continentale et que la cause principale du ralentissement agricole a été l'afflux des céréales d'outre-mer. Dans la présente conclusion, il convient de vérifier ces faits sur le plan de l'ensemble de l'Europe.

Tableau 82 : *Indice du volume de la production agricole de l'Europe continentale (1898-1902 = 100, moyennes annuelles quinquennales).*

Années	Europe continentale sans la Russie et le Danemark		Europe continentale Russie et Danemark inclus	
	Données	Taux annuels de croissance	Données	Taux annuels de croissance
1848	63,61	—	—	
1850	64,91	1,02	—	
1860	70,40	0,82	65,74 *	
1870	75,44	0,69	69,65	0,83
1880	77,53	0,27	71,88	0,32
1890	84,11	0,81	78,43	0,88
1900	100,00	1,74	100,00	2,46
1910	111,45	1,09	116,53	1,54

* 1861-1865.

Sources : Nos calculs. Voir la section C de l'annexe méthodologique et statistique.

NB : Le faible degré d'arrondissement des chiffres n'implique nullement une marge d'erreur correspondante.

Le ralentissement de la production agricole d'abord. A cet effet, nous avons calculé un indice annuel du volume de la production agricole de l'Europe et de certaines sous-régions (pour les éléments méthodologiques et les sources, voir la section C de l'annexe méthodologique et statistique). Les données du tableau 82, où les résultats de ces calculs sont résumés, confirment que le ralentissement de la production agricole durant la phase libérale a été très substantiel. D'ailleurs ce ralentissement ressort encore mieux si l'on exprime le taux de croissance de ce secteur en données par habitant. Ainsi pour l'Europe continentale (sans la Russie et le Danemark) le taux annuel de la croissance du volume de la production agricole par habitant passe de 0,32 % pour la période de 1846-1850 à 1858-1862 à — 0,07 % pour la période de 1858-1862 à 1888-1892, pour remonter à 0,55 % de 1888-1892 à 1908-1912.

Toutefois, ce ralentissement de la production agricole ne se manifeste en fait qu'à partir du début des années 1870. Ce qui pose un problème, car la libéralisation pratiquement complète des importations de produits alimentaires en Europe continentale est intervenue dès le début des années 1860. Afin de résoudre ce problème et de mieux élucider les rapports entre les importations de céréales

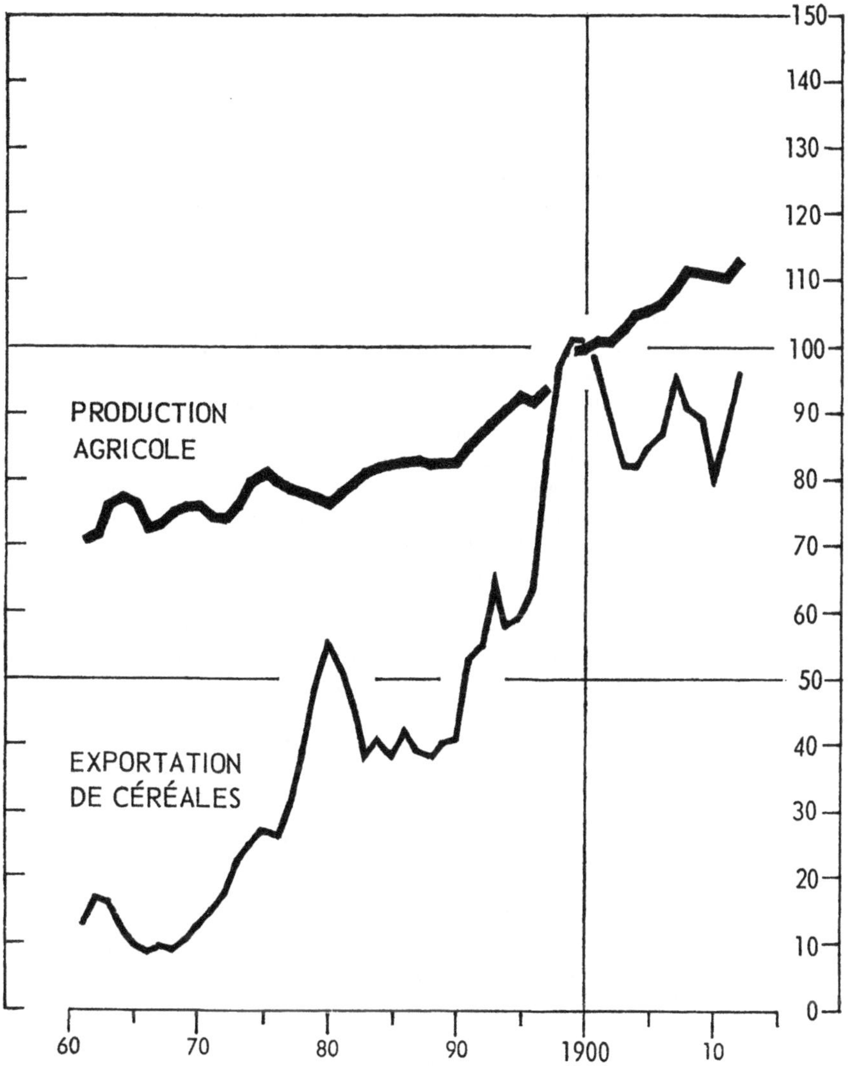

Graphique 4 : *Comparaison entre les volumes de l'évolution de la production agricole de l'Europe continentale et les exportations de céréales des pays de peuplement européen, 1898-1902 = 100 (moyennes mobiles de trois ans).*

Sources : Nos calculs. Voir les sections C et H de l'annexe méthodologique et statistique. La production concerne l'Europe continentale sans le Danemark et la Russie.

et la production agricole, nous avons été amené à calculer l'évolution annuelle du volume des exportations de céréales des pays de peuplement européen d'outre-mer [9]. Dans le graphique 4, on trouvera la courbe du volume des exportations de céréales et celle du volume de la production agricole européenne (moyennes mobiles de trois ans).

Comme on peut le constater, il y a généralement une corrélation inverse entre les deux courbes. Une corrélation inverse entre la production agricole et les exportations de céréales des pays excédentaires est évidemment un phénomène « normal » des mauvaises récoltes entraînant des besoins accrus d'importations. Mais, dans le cas présent, il faut insister sur le fait que la forte montée des exportations de céréales des pays de peuplement européen a précédé le ralentissement de la croissance de la production agricole européenne. En effet, dès 1868-1870, ces exportations commencent à croître très rapidement pour passer d'un niveau de 1,3 million de tonnes pour 1865-1867 à un premier sommet de 7,3 millions de tonnes pour 1877-1881, alors que le début de la véritable stagnation (et même un recul) de la production agricole européenne ne se place que vers 1876-1882.

Le fort accroissement des exportations de céréales des pays de peuplement européen après 1860 s'expliquant surtout par la libéralisation des politiques douanières des pays d'Europe continentale (libéralisation qui, en ce domaine, avait été totale), on peut s'étonner du temps de réaction assez long qui sépare cette libéralisation (1860-1862) du début de l'accroissement rapide des exportations (1868-1870). Ce temps de réaction s'explique par le rôle primordial joué par les États-Unis dans ces exportations jusqu'aux années 1890. En effet, les États-Unis représentaient vers 1856-1860 près de 80 % des exportations totales de céréales des sept principaux pays de peuplement européen [10]. Or la guerre de Sécession éclate dès avril 1861. Et il apparaît que, parallèlement à la chute de la production de coton du Sud, qui a entraîné la fameuse « famine de coton », on a assisté probablement à une sensible baisse de la production de céréales et certainement à une forte baisse des exportations de ces céréales.

On ne dispose malheureusement pas de séries annuelles de production des céréales aux États-Unis avant 1866. Mais il n'y a pas de doute que la production

9. Il s'agit des exportations de l'ensemble des céréales des sept pays suivants : États-Unis, Canada, Argentine, Chili, Uruguay, Australie et Nouvelle-Zélande. Pour des détails sur les aspects méthodologiques et les sources, voir la section H de l'annexe méthodologique et statistique.

10. Dans cette étude, nous avons omis en raison de sa nature particulière le cas de l'Inde qui, fait assez peu connu, a été entre les années 1880 et 1914 un exportateur très important de céréales (et principalement de blé au début). Pour 1868-1872, ces exportations de blé n'atteignaient annuellement que 16 000 tonnes (soit 0,8 % des exportations des pays de peuplement européen), mais dès 1878-1882 ce chiffre passait à 375 000 tonnes (soit 18 % des exportations des pays de peuplement européen). Pour 1909-1913, ces exportations atteignaient 1 100 000 tonnes, auxquelles il faut ajouter 2 290 000 tonnes de riz, soit un total de quelque 4,5 millions de tonnes de céréales (soit environ un quart des exportations de céréales des pays de peuplement européen).

Au moment où l'Inde, comme beaucoup d'autres pays sous-développés d'Asie et d'Afrique, est peut-être à la veille d'une grande famine, signalons que ces 4,5 millions de tonnes représentaient quelque 15 kg par an et par habitant. Ce qui, néanmoins, ne doit pas faire oublier les nombreuses famines justement concomitantes avec ces exportations. *Sources :* exportations céréales, Inde : d'après *Statistical Abstract for the Several Colonial and Other Possessions of the United Kingdom*, Londres (diverses livraisons).

agricole, et notamment la production céréalière, a enregistré soit un recul, soit un sérieux ralentissement durant la guerre de Sécession et les années d'immédiate après-guerre. Les données de 1866-1870, comparées à celles de 1859, laissent supposer un sérieux recul de la production de céréales [11]. Pour 1866-1867 la production est inférieure à celle de 1859, alors que la population totale a progressé de 20,4 %. Et même pour 1866-1871, la production ne dépasse celle de 1859 que de 18,9 %, alors que la population a progressé de 26,0 %. En fait, ce n'est qu'à partir de 1875-1877 que la production de céréales par habitant a probablement retrouvé le niveau d'avant la guerre. En effet, il ne faut pas oublier que la guerre de Sécession a été une des premières guerres totales modernes impliquant une mobilisation massive [12].

Ainsi la guerre de Sécession a retardé de quelque 8-12 ans le véritable afflux de céréales et explique le retard de la prise de conscience de ce problème. La reprise des ventes massives de céréales des États-Unis, à partir de 1870-1872, a d'autant plus défavorablement influencé l'économie européenne que la victoire des Nordistes sur les Sudistes était également la victoire des protectionnistes des milieux industriels du Nord sur les libre-échangistes exportateurs de produits tropicaux du Sud. Ce qui a conduit à une relative stagnation des achats de produits manufacturés européens malgré une progression des ventes et notamment des ventes de céréales qui passent de 0,9 million de tonnes par an pour 1867-1869 à 7,2 millions de tonnes pour 1879-1881.

Et ici il convient de s'arrêter un peu sur l'impact très différent qu'ont eu sur l'économie européenne les importations de céréales tant en fonction des régions géographiques d'origine de ces céréales que des périodes historiques. L'afflux des céréales durant la période libérale, et notamment durant les années 1868-1889, concernait surtout des céréales en provenance des États-Unis, alors que, durant la fin du XIXe siècle, les autres pays de peuplement européen prenaient une place de plus en plus importante (voir le tableau 83). De même, avant les années 1860 (et dans ce cas cela concerne essentiellement le Royaume-Uni), les États-Unis n'étaient pas encore prépondérants en tant que fournisseurs de céréales [13].

11. Cela évidemment dans l'hypothèse où la récolte de 1859 a été une récolte normale (ce que semblent confirmer les exportations de céréales). Voici l'évolution de la production de céréales (blé, maïs, avoine et orge) en millions de bushels :

1856	1 225	1869	1 385
1866	1 151	1870	1 776
1867	1 262	1871	1 747
1868	1 419		

Sources : d'après *Historical Statistics of the United States : Colonial Times to 1957*, Washington 1960, p. 297-298. Notons que certains chiffres ont été ajustés en raison de légères ruptures dans les séries.

12. Du seul côté des forces de l'Union (régions céréalières) 1,1 million d'hommes étaient sous les drapeaux en 1865, c'est-à-dire environ 10 % de la population active masculine de cette région des États-Unis. Le nombre de tués s'est élevé, pour l'ensemble des États-Unis, à quelque 750 mille — 1 million de personnes (contre 116 mille pour la première guerre mondiale, 405 mille pour la seconde guerre mondiale, 54 mille pour la guerre de Corée, et 46 mille pour la guerre du Vietnam).

13. Pour la période 1857-1861, les importations en provenance des États-Unis ne représentaient que 22 % des importations de céréales du Royaume-Uni. *Sources :* d'après *Statistical Abstract for the United Kingdom for each of the Last Fifteen Years from 1857 to 1871*, Londres 1872, p. 44-46. Il s'agit du total blé (et farine de blé), orge, avoine et maïs.

Tableau 83 : ***Répartition par origine des exportations de céréales des pays de peuplement européen (moyennes annuelles ; en pourcentages du total).***

	1856-1859	1865-1867 (creux)	1879-1881 (1er sommet)	1898-1900 (2e sommet)	1911-1913 (3e sommet)
États-Unis	77,4	60,7	88,7	76,9	28,6
Canada	18,2	26,7	5,4	4,7	17,9
Argentine	—	—	0,4	14,9	43,7
Chili-Uruguay	(1,0)	(8,0)	(1,4)	1,0	0,4
Australie	(2,6)	(4,4)	(2,5)	1,8	8,8
Nouvelle Zélande	(0,3)	(0,2)	1,5	0,7	0,4
Total (en pourcentages)	100,0	100,0	100,0	100,0	100,0
Total (1 000 tonnes) *	1 220	1 280	8 210	15 850	15 590

* Voici l'évolution du total par décennie (moyennes annuelles en 1 000 tonnes) :

1860-1869	1 640	1890-1899	10 100
1870-1879	3 880	1900-1909	13 350
1880-1889	6 320	1910-1913	14 750

Sources : Nos calculs. Voir la section H de l'annexe méthodologique et statistique.

La différence d'impact découlant des achats de céréales réside évidemment dans le fait que, en raison de leur politique douanière et aussi de leurs possibilités internes, les États-Unis ont très peu accru leurs achats d'articles manufacturés. Ce qui, d'ailleurs, a conduit à la création d'un énorme déficit commercial dans les échanges de l'Europe continentale avec ce pays (voir le chapitre IV, section E). Ainsi, pour les deux pays industrialisés d'Europe continentale pour lesquels on possède de bonnes statistiques de la structure géographique du commerce (France et Belgique), les importations en provenance des États-Unis sont passées de 37 millions de dollars annuellement pour 1867-1869 à 172 millions pour 1879-1881, alors que les exportations vers cette destination passaient de 32 à 48 millions. C'est-à-dire que chaque accroissement d'un dollar des achats n'a entraîné qu'un accroissement de 0,12 dollar des ventes [14]. Par contre, les politiques d'industrialisation des autres pays de peuplement européen aboutissant moins bien, l'accroissement de leurs ventes de céréales à l'Europe ont entraîné une demande supplémentaire d'articles manufacturés européens. Ainsi, entre 1886-1888 et 1909-1911, période durant laquelle l'Argentine a joué pour l'approvisionnement de céréales un rôle voisin de celui joué par les États-Unis auparavant, pour chaque dollar d'importations supplémentaires de cette origine l'Allemagne, la Belgique et la France ont exporté vers ce pays 0,49 dollar supplémentaire (pour la France et la Belgique ce taux est de 0,31). Il en était de même d'ailleurs des autres fournisseurs plus traditionnels de céréales des pays industriels européens (Russie, pays nordiques, Autriche-Hongrie).

Cette différence explique en partie l'effet très négatif de la première poussée

14. Pour le Royaume-Uni, durant cette période l'évolution a été encore plus défavorable : les importations sont passées de 205 à 490 millions de dollars et les exportations ont régressé de 110 à 83 millions. Notons que la forte croissance des importations en provenance des États-Unis tant pour le Royaume-Uni que pour l'Europe continentale ne provient pas seulement des achats accrus de céréales, mais aussi de coton.

(1867-1869 à 1879-1881) des exportations de céréales comparée à la seconde, à savoir de 1889-1893 à 1897-1901. A la provenance différente de céréales s'ajoute encore la progression plus modérée de cette seconde vague, puisque dans le premier cas, du sommet des années 1861-1865 à celui de 1879-1881, la progression a été de 7,3 % par an, alors que du sommet de 1879-1881 à celui de 1897-1901 il s'est agi de 4,0 % par an. En outre, entre les années 1880 et 1900, l'importance relative de la population active agricole européenne s'était sensiblement réduite. Donc à une pression beaucoup plus faible sur le pouvoir d'achat des classes rurales s'ajoute un impact plus réduit d'un éventuel ralentissement de la croissance du pouvoir d'achat des agriculteurs. Et à ces deux phénomènes s'allie encore une demande extérieure plus favorable.

Ainsi, il se confirme que l'afflux de céréales, en provenance surtout des États-Unis, a été la cause principale du très fort ralentissement de la croissance de la production agricole de l'Europe continentale dans les années 1870-1890. Ralentissement de la croissance agricole qui, en raison de l'importance de ce secteur, a entraîné un ralentissement de l'ensemble de l'économie. L'analyse sur le plan global apporte ainsi une preuve complémentaire aux conclusions déjà très nettes de l'analyse par pays.

Conclusions générales et implications pour une analyse plus globale

Afin de réduire les répétitions, le lecteur est instamment prié de lire les conclusions de la première partie et la section A des conclusions de la deuxième partie avant d'aborder ce qui suit. Nous nous bornerons ici à présenter l'essentiel des conclusions générales et à dégager de l'expérience européenne du XIXe siècle quelques implications qui peuvent être valables sur un plan plus général et notamment sur celui de la politique du développement économique.

L'accent sera surtout mis sur le problème des rapports entre commerce extérieur et développement économique. En effet, pour l'Europe du XIXe siècle l'analyse de ces rapports présente un intérêt assez exceptionnel. Car ce XIXe siècle est non seulement le siècle de transition par excellence entre l'économie traditionnelle et le monde industrialisé, mais également celui où l'importance relative du commerce extérieur a atteint un point culminant non retrouvé (en tout cas jusqu'à ces toutes dernières années). D'autre part, la période de 1860-1865 à 1879-1892 est la seule expérience de libre-échange entreprise dans un espace économique très vaste à stade non encore très avancé d'industrialisation, mais déjà caractérisé par des inégalités importantes de développement.

Sur le plan de l'analyse globale, de nombreuses séries nouvelles — élaborées par nos soins — nous ont permis de mieux préciser les tendances de l'évolution tant en ce qui concerne le commerce extérieur (chapitre IV), l'industrialisation (chapitre VI), la croissance économique (chapitre VII) que la production agricole (section B des conclusions à la deuxième partie). Si, incontestablement, il y a eu des relations assez étroites entre l'évolution du commerce extérieur et celle de la croissance économique, il apparaît que l'élément moteur de cette évolution a été, en règle générale, la croissance économique. Certes, dans certains cas et durant certaines périodes, c'est le commerce extérieur qui a été le moteur de l'expansion économique et cela a été notamment (mais pas uniquement) le cas du Royaume-Uni dans les deux ou trois décennies qui ont suivi la libéralisation des échanges de 1846.

Pour l'ensemble de l'Europe, la croissance économique s'est sérieusement ralentie dans les années 1867-1869 à 1889-1891 où le taux d'expansion du volume du produit national brut par habitant n'a progressé que de quelque 0,2 % par an, contre quelque 1,1 % durant le quart de siècle précédent et 1,5 % durant le quart de siècle suivant. Or cette « dépression » s'inscrit à l'intérieur de la phase libérale, ce qui rend la question de ses causes encore plus importante. Ce ralentissement de la croissance économique a été essentiellement la résultante d'une très forte réduction du taux de progression du secteur agricole. De 1866-1870 à 1888-1892 la production agricole par habitant régresse de quelque 0,3 % par an, contre une progression de l'ordre de 0,3 % durant les décennies précédant cette période et de l'ordre de 1,0 % durant les deux décennies suivant cette période. La stagnation de la production agricole a été causée surtout par un très fort afflux de céréales en provenance des pays de peuplement européen. Afflux favorisé notamment par la levée quasi totale des obstacles à l'importation de produits alimentaires et par la baisse des coûts de transports. Et comme cette stagnation a été accompagnée d'une baisse relative des prix agricoles, il s'en est suivi une stagnation, voire une régression du pouvoir d'achat des classes rurales qui, en Europe continentale, représentaient encore plus de 60 % de la population totale. La conjonction de ces facteurs a entraîné un affaiblissement très important de la demande intérieure et, par là, de la production industrielle.

La phase libérale a d'ailleurs été plus défavorable aux pays d'Europe continentale qu'à la Grande-Bretagne, pays alors nettement plus développé. En outre, au lieu d'assister à un nivellement des niveaux de développement, comme le laissaient prévoir les théories libérales et néo-libérales, on constate au contraire un élargissement des écarts tant entre la Grande-Bretagne et le reste de l'Europe qu'entre les divers pays européens.

Par contre, durant les phases protectionnistes et notamment durant celle de la fin du XIXe siècle, l'évolution a été plus défavorable pour les pays « moins développés ». La forte reprise de la croissance économique favorisée, sinon entraînée, par les mesures douanières (notamment en matière agricole) permit quelques années plus tard une reprise de l'expansion du commerce extérieur européen. Et la reprise économique, comme celle des échanges, a été beaucoup plus vigoureuse dans les pays redevenus protectionnistes que dans ceux demeurés libéraux. C'est ainsi que, pour l'Europe continentale, le taux annuel de croissance du produit national par habitant — qui était tombé à zéro de 1867-1869 à 1889-1891 (contre 1,2 % durant les trois décennies précédentes) — a atteint 1,6 % de 1889-1891 à 1911-1913. Pour la Grande-Bretagne, durant le dernier quart du XIXe siècle, cette croissance n'a été que de 0,8 % par an.

Encore une fois, ces conclusions ne peuvent présenter que quelques-uns des aspects de notre analyse : pour ne pas trop multiplier les répétitions le lecteur est prié de revoir les conclusions des deux parties. D'ailleurs nous allons poursuivre en nous contentant de relever seulement certaines implications et certaines conclusions valables sur un plan plus général.

La première de ces conclusions n'est pas propre à cette étude, et, en quelque sorte, devrait être, à notre sens, la conclusion générale de toute analyse d'histoire économique. D'ailleurs il s'agit d'un élément sur lequel nous insistons dans l'introduction générale. En effet, l'analyse du commerce extérieur et du développement de l'Europe au XIXe siècle confirme, si besoin en est, que les conséquences d'une mesure ou d'une politique économique dépendent étroitement et des structures générales de l'économie concernée et de l'environnement économique international de l'époque concernée. Ainsi, par exemple, la libéralisation de la politique douanière britannique en matière agricole, amorcée en 1846, a été un succès économique, alors que celle de l'Europe continentale, amorcée en 1860, a été un échec. Car dans le premier cas il s'agissait notamment du pays le plus industrialisé du monde à un stade de développement déjà très avancé et à un moment où les disponibilités de céréales des pays d'outre-mer ne jouaient pas encore réellement, alors que, dans le second cas, il s'agissait notamment de pays moins industrialisés à des stades moins avancés de développement et à un moment où les céréales d'outre-mer pouvaient affluer en masse en Europe.

C'est pour cette raison (et d'autres découlant de cette étude) qu'on peut conclure qu'il est certainement erroné de prétendre que le libéralisme en matière de commerce extérieur constitue nécessairement un facteur de développement. Il peut l'être à certaines conditions, mais il ne l'a pas été en tout cas pour la majorité des pays de l'Europe au XIXe siècle. Une politique d'ouverture sur les marchés internationaux doit non seulement tenir compte d'un calcul exhaustif des coûts bénéfices de l'opération, mais doit surtout ne pas négliger la lenteur des possibilités du transfert des facteurs de production d'un secteur à un autre de l'économie. Lenteur qui peut remettre totalement en question les bénéfices normalement attendus d'un tel transfert.

Et pour ces mêmes raisons, on peut aussi conclure que le protectionnisme ne constitue pas nécessairement un facteur de développement. Mais l'histoire économique de l'Europe du XIXe siècle démontre en tout cas que, dans le cadre d'une économie internationale caractérisée par des inégalités de développement, le protectionnisme constitue probablement une politique optimale pour des pays moins développés afin de pouvoir plus facilement procéder à un rattrapage. Toutefois, il va de soi que ce protectionnisme doit être modulé tant dans le temps que par secteurs. Cette histoire européenne, et notamment l'expérience libérale, tend à prouver qu'une libéralisation des échanges extérieurs conduit à renforcer les inégalités de développement économique car, généralement, elle profite davantage aux pays ou aux régions les plus avancés.

D'ailleurs on peut signaler ici que l'expérience des autres entités économiques confirme l'expérience européenne. Les pays non européens qui sont devenus de grandes puissances économiques ou, plutôt, qui ont atteint des niveaux avancés de développement, ont suivi, eux aussi, des politiques protectionnistes : nous pensons aux États-Unis (un des pays parmi les plus protectionnistes au monde jusqu'aux années 1950) et au Japon. Mais, naturellement, ce protectionnisme n'est pas la seule explication de leur réussite. Et, pour compléter cette courte digression hors du cadre spatial qui est le nôtre ici, rappelons que pratiquement tous les pays hors d'Europe qui avaient, au XIXe et au XXe siècles, des régimes douaniers libéraux, sont aujourd'hui des pays sous-développés. Mais, encore une fois, il va de soi que ce libéralisme n'est pas la seule cause de leur sous-développement, même s'il en constitue un élément très important.

D'ailleurs, sur un plan plus large encore, il apparaît, comme nous l'avons déjà noté, que le commerce extérieur dépend beaucoup plus de la croissance économique que la croissance économique ne dépend du commerce extérieur. Et si, comme les données du XIXe siècle le confirment, les pays développés ont en général un taux d'exportations (c'est-à-dire le ratio exportations sur PNB) plus élevé, cela n'implique pas, comme trop souvent on le pense, que le commerce entraîne le développement. Et cela ne constitue nullement une preuve que le niveau élevé de développement entraîne la nécessité d'un commerce extérieur important. L'Europe dans son ensemble ou des pays industrialisés ont connu des périodes de croissance économique rapide sans expansion accélérée des échanges, et des périodes d'expansion accélérée des échanges sans croissance économique rapide, ce qui a d'ailleurs parfois entraîné une régression du taux

d'exportations de l'économie, même sur le plan de l'ensemble de l'Europe. Ainsi de 1889-1891 à 1899-1901, alors que le volume du produit national brut européen s'accroissait de 2,5 % par an, les exportations européennes sont passées de 12,6 % à 11,4 % du PNB européen. Par contre, de 1869-1871 à 1879-1881, la croissance du PNB n'a été que de 1,0 % par an, mais le taux d'exportations de l'économie européenne progressait de 10,9 % à 12,5 %. Et puisque nous avons cité déjà une fois des exemples non européens, récidivons et rappelons que le pays le plus développé (c'est-à-dire les États-Unis) est un des pays (parmi les économies de marché) à plus faible taux d'exportations et ceci non seulement actuellement, mais durant toute son histoire [1].

A un moment où, probablement avec raison (car les conditions économiques et techniques sont très différentes), on insiste sur la taille du marché comme facteur de développement économique, il est bon de signaler que pour l'Europe du XIXe siècle ce sont les petits pays qui ont connu une croissance économique plus rapide que les grands pays. Et, à propos de petits pays, signalons que ce sont ceux qui ont opté pour la concurrence et non pour la complémentarité avec l'économie la plus développée qui ont en général mieux réussi. L'exemple du Portugal (et pas seulement celui-ci) d'un côté et l'exemple de la Suisse de l'autre sont les illustrations les plus frappantes de cette évolution. Cependant, une politique adéquate de complémentarité peut aussi se révéler efficace. Le cas du Danemark est là pour le démontrer, ce pays ayant connu au cours du XIXe siècle une croissance économique des plus rapides et s'étant retrouvé vers 1913 parmi les quatre pays les plus « riches » d'Europe. Toutefois, même dans ce cas (qui, comme nous l'avons vu, ne pouvait pas servir de modèle, tout comme

1. Ainsi, par exemple, pour 1869-1878 les exportations représentaient quelque 4,2 % du produit national brut américain, pour 1889-1891 il s'agissait de 6,3 %, pour 1899-1901 de 7,1 %, pour 1909-1911 de 6,0 %, pour 1913 de 6,2 % et pour 1969-1971 de 4,2 % (pour les taux d'exportations des pays européens, voir le tableau 20 du chapitre IV).

D'ailleurs, sur un plan plus général, il y a une question que nous nous sommes posée non seulement au cours de cette étude, mais aussi quand nous avons eu à nous préoccuper de la période contemporaine. Dans quelle mesure ne peut-on pas assimiler une importante fraction du commerce international des articles manufacturés à une espèce, sinon de dumping généralisé, du moins à ce que nous appelons du commerce extérieur « pervers ». Certes, on a souvent parlé de dumping, cependant si la pratique assimilable à un dumping représente disons 3 à 6 % du commerce extérieur, cela peut être considéré comme quelque chose de marginal et de non significatif du point de vue économique. Mais s'il s'agissait de 20 %, voire de 40 % ? Nous avons personnellement l'impression, et nous insistons sur le terme « impression », qu'une forte proportion, disons plus de 20 %, des exportations d'articles manufacturés est le fait de produits vendus à l'étranger non pour réaliser directement des profits, mais pour d'autres motifs. Parmi ces motifs, citons la meilleure utilisation de la capacité de production de certaines entreprises, le désir d'équilibrer la balance des paiements qui conduit à des mesures propres à favoriser le marché extérieur par rapport au marché national ; les relations personnelles ou commerciales hors du pays de localisation de certaines entreprises nationales de distribution (phénomène jouant encore davantage dans le cas d'entreprises multinationales de distribution) ; le désir d'offrir un choix plus large de marchandises en présentant des biens quasi identiques, mais produits dans des pays étrangers, comme étant substantiellement différents des biens locaux, etc.

D'ailleurs, dans l'hypothèse de deux pays et de deux produits à prix de revient identiques, on peut très bien concevoir un courant d'échanges importants dans lequel le produit serait exporté à un prix inférieur de 20 % au prix intérieur, sans que ceci soit ressenti par le pays importateur comme un dumping en raison du coût supplémentaire des transports et de la distribution qu'implique souvent le commerce international.

Hong-Kong ne peut pas servir actuellement de modèle à l'ensemble de l'Asie du Sud-Est) la période d'industrialisation a été plus positive que la période de pure complémentarité avec le Royaume-Uni. Le cas du Danemark et, bien entendu, encore davantage ceux de la Suède et des États-Unis démontrent aussi qu'un début de développement économique axé sur l'exportation de matières premières n'implique pas automatiquement un glissement vers un état de sous-développement. A condition, bien entendu, que des mesures adéquates soient prises assez tôt pour faciliter une industrialisation. Au XIXe siècle, la mesure par excellence apparaît être un protectionnisme douanier bien conçu.

Avant de terminer, venons-en à quelques implications que peut apporter cette étude pour le problème plus spécifique des pays sous-développés. Si la libéralisation des échanges a été négative pour l'Europe continentale, la raison en est qu'elle s'est produite à un moment où se trouvaient réunis les quatre éléments suivants : grande importance relative du secteur agricole ; faible coût des transports ; existence de régions à productivité agricole nettement supérieure ; existence d'une région à niveau de développement plus avancé. Or ces quatre éléments se trouvent également réunis pour le Tiers-Monde actuellement (et ceci d'une façon encore plus marquée). Une telle situation doit inciter à la prudence les responsables des politiques économiques de ces pays qui veulent s'engager dans un processus d'extension des échanges extérieurs avec des économies jouissant d'une productivité agricole ou industrielle très nettement supérieure. Bien entendu, la grande variété des conditions structurelles dans ces pays sous-développés implique l'impossibilité d'une règle générale. Sans parler des problèmes de taille, il suffit d'opposer les pays pétroliers et miniers aux autres pour se convaincre de l'énorme différence qui existe dans la problématique du développement du Tiers-Monde. Mais si l'on exclut les pays pétroliers, qui du point de vue numérique sont importants, mais qui du point de vue démographique ne représentent qu'une faible fraction du Tiers-Monde, les cas analysés ici peuvent avoir une certaine valeur d'expérience, car ils confirment que si la libéralisation des échanges conduit *peut-être* à une meilleure utilisation des ressources mondiales, cette libéralisation s'est faite par le passé et peut se faire aujourd'hui au détriment des pays les moins développés dans le cas où ceux-ci n'ont pas mis au point des mesures correctives [2].

Si les résultats négatifs de l'expérience libre-échangiste de l'Europe mettent en relief les dangers résultant d'une politique libérale, d'ailleurs déjà signalés pour les pays sous-développés notamment par Myrdal, Prebisch et Singer [3],

2. Pour les problèmes et les données ayant trait aux pays sous-développés, nous nous permettons de renvoyer le lecteur à nos études en la matière :
Révolution industrielle et sous-développement, Paris 1963, 4e éd., Mouton, Paris-La Haye 1974 ; *Diagnostic de l'évolution économique du Tiers-Monde, 1900-1968*, Gauthier-Villars, Paris 1967, 4e éd., 1970 ; *Le Tiers-Monde dans l'impasse : le démarrage économique du XVIIIe au XXe siècle*, Gallimard, Paris 1971.
3. Voir notamment : G. Myrdal : *Une économie internationale*, Paris 1958. Du même auteur : *Economic Theory and Underdeveloped Regions*, Londres 1959 ; R. Prebisch : « International Trade and Payment in an Era of Coexistence : Commercial Policy in the Underdeveloped Countries », *American Economic Review*, vol. XLIX, n° 2, mai 1959, p. 251-272 ; *Vers une nouvelle politique commerciale en vue du développement économique*, Conférence des Nations Unies sur le Commerce et le Développement, ONU, Paris, 1964, vol. II ; H. W. Singer : *International Development Growth and Change*, New York 1954.

ils n'impliquent cependant pas que les échanges internationaux doivent *toujours comporter* des effets défavorables pour les régions économiquement retardées. Une organisation des échanges internationaux, qui tiendrait compte et corrigerait les contraintes que font subir aux pays du Tiers-Monde les mécanismes de l'économie de marché, pourrait contribuer à favoriser leur croissance si elle s'insérait dans une stratégie globale du développement. Ce n'est qu'en l'absence de tels mécanismes, qu'ils soient pris sur le plan national ou, de préférence, international, qu'une certaine forme d'autarcie (pour les grands pays ou pour des groupements de pays) est préférable à des échanges internationaux plus massifs. Et c'est dans l'absence de tels mécanismes que l'intensification des échanges internationaux perpétue et accentue encore l'écart entre le niveau de développement des diverses nations.

Et, pour terminer ces conclusions, il n'est peut-être pas superflu de rappeler un élément de l'introduction générale. La place centrale accordée au commerce extérieur dans cette étude n'implique nullement que nous estimons qu'il s'agit là du seul facteur susceptible d'expliquer l'évolution économique de l'Europe au XIXe siècle, ni peut-être même du facteur le plus important. D'autres facteurs (tels que les finances, la démographie, la technique, etc.), qui n'ont pas été au centre de cette analyse, méritent peut-être une place plus grande que celle qui leur a été consacrée ici. Mais comme le XIXe siècle a été la période pendant laquelle, en terme relatif, le commerce extérieur a pris la plus grande place dans l'économie européenne, il était le cadre adéquat pour tenter d'élucider un certain nombre de questions essentielles que posait cette recherche empirique consacrée au rôle du commerce extérieur sur le développement économique.

Annexe méthodologique et statistique

Le but de cette annexe est d'alléger le texte des divers chapitres dans lesquels sont présentées des séries que nous avons élaborées et dont l'exposé des méthodes et des sources implique la nécessité d'un texte dépassant sensiblement la longueur d'une note en bas de page. Cela signifie donc que les présents détails ne concernent pas toutes les séries ou les données nouvelles que nous avons élaborées.

On trouvera dans les sections de cette annexe l'exposé de la méthodologie générale, des indications sur les marges d'erreur et les sources principalement utilisées. Dans le cas des indices annuels on trouvera également les résultats des calculs qui ont été souvent présentés sous forme de graphiques dans le texte. Nous commencerons cette annexe par les indices ; puis l'ordre de présentation sera plus ou moins en fonction de l'importance des séries.

Cette annexe n'étant pas destinée à un but pédagogique, on suppose connus les éléments méthodologiques classiques de base, tels la signification de la formule de pondération choisie, le raccordement des différentes parties de l'indice, etc.

Voici l'ordre dans lequel seront présentés les différents éléments :

A. Indice annuel du volume des exportations ;
B. Indice annuel de la production industrielle ;
C. Indice annuel de la production agricole ;
D. Séries du produit national brut ;
E. Production et consommation de certains produits de l'industrie ;
F. Population de l'Europe par décennies ;
G. Termes des échanges ;
H. Exportations de céréales des pays de peuplement européen ;
I. Tableaux statistiques complémentaires.

A. *Indice annuel du volume des exportations européennes.*

A.1. *Spécification de l'indice.*

L'indice que nous avons élaboré est une moyenne pondérée de divers indices annuels disponibles en la matière ou d'indices par pays que nous avons calculés quand ceux-ci n'existaient pas, mais qu'un indice des prix d'exportations était disponible. Nous avons utilisé une pondération variable ; il s'agit donc d'un indice du type Paasche. En règle générale, il s'agit du volume des exportations spéciales des marchandises, c'est-à-dire réexportations exclues et exportations d'or et de numéraire exclues.

Comme nous disposions de calculs sur l'évolution du volume des exportations par périodes décennales probablement plus représentatifs de l'évolution générale [1], nous avons rectifié les séries annuelles en tenant compte des taux de croissance moyens des séries décennales. Cependant, signalons que les écarts entre ces deux séries étaient assez faibles.

A.2. *Pondération.*

Le problème posé par la pondération de base a été très simple dans ce cas, car nous disposions des données sur l'importance des exportations de chacun des pays inclus dans l'indice. C'est donc la valeur 1899-1901 des exportations spéciales traduite en dollars selon les taux de change de l'époque qui a constitué la pondération de base.

A.3. *Couverture de l'indice.*

Pour la période 1829 à 1835 le taux de couverture de l'indice est assez faible puisqu'il s'agit en fait de la moyenne pondérée de la France et du Royaume-Uni, deux pays qui cependant devaient représenter environ 44 % des exportations totales européennes vers 1830. Comme il s'agit de deux pays déjà entrés dans le processus d'industrialisation, il est probable que la tendance décrite par l'indice ne soit pas pleinement représentative de l'évolution européenne de cette période. Mais comme nous avons rectifié la tendance décennale (voir le point A.1. ci-dessus) cela ne tire pas à conséquence. De 1836 à 1850, à ces deux pays s'ajoutent l'Allemagne et la Belgique (cette dernière déjà en 1835), ce qui porte le taux de couverture à quelque 67 %. D'autre part, l'inclusion de l'Allemagne, pays non encore rentré alors dans le processus d'industrialisation, améliore très sensiblement la valeur de cet échantillonnage. A partir de 1851 s'ajoutent la Suisse et la Suède, ce qui porte à 72 % le taux de couverture, mais n'améliore pas sensiblement la représentativité de l'échantillonnage. A partir de 1861 s'ajoutent l'Italie et la Finlande (1860 déjà), ce qui n'accroît pas sensiblement le taux de couverture qui, soulignons-le, atteint quand même pratiquement les 80 %, mais améliore nettement la représentativité. Enfin s'ajoutent encore la Norvège (à partir de 1865) et le Danemark (à partir de 1875).

A.4. *Marge d'erreur des données.*

Comme pour tous les indices composites, la marge d'erreur des données dépend de celle des indices individuels. L'analyse de ces indices individuels nous pousse à considérer que la marge d'erreur de l'indice général est assez faible en définitive. Au niveau des fluctuations annuelles, celle-ci est négligeable. Au niveau de l'expansion à moyen terme (disons par décennie) la marge d'erreur de l'indice dépend de celle de la série décennale du volume des exportations, puique les séries annuelles ont été ajustées en conséquence. Et, pour ces séries décennales, on peut considérer que telles qu'elles sont présentées ici [2], la marge d'erreur pour la période 1880-1913 est très faible, probablement inférieure à 3 %. Pour 1860 et 1870, cette marge d'erreur doit être de l'ordre de 5 %. Pour 1850, elle

1. En effet, les séries décennales tiennent compte de l'évolution des exportations des pays pour lesquels on ne possède pas de données en volume. Le postulat implicite est alors que l'évolution des prix d'exportations a été relativement homogène pour l'ensemble de l'Europe.
2. Rappelons que la série du volume (comme celle de la valeur des exportations européennes) a été revisée par rapport à sa première publication (P. Bairoch : « European Foreign Trade in the XIX Century : The Development of the Value and Volume of Exports (Preliminary Results) », *The Journal of European Economic History*, vol. 2, nº 1, Spring 1973, p. 5-36).

doit se situer vers les 6-8 % et être de l'ordre de 10 % pour 1840 et 15 % pour 1830.

Ces marges concernent l'indice de l'ensemble de l'Europe. Pour celles de l'indice de l'Europe continentale, il faut accroître de quelque 20 % la marge d'erreur (20 % et non 20 points, c'est-à-dire que dans le cas d'une marge d'erreur pour l'Europe de 10 %, celle de l'Europe continentale serait de l'ordre de 12 %).

A.5. *Sources.*

Voici ci-dessous par pays les sources des indices individuels incorporés dans notre indice général :

Allemagne : W. G. Hoffmann : *Das Wachstum der Deutschen Wirtschaft Seit der Mitte des 19. Jahrhunderts*, Berlin 1965, p. 530-532.

Belgique : Le volume des exportations a été obtenu en appliquant aux exportations spéciales belges l'indice des prix d'exportations calculé par D. Degrève (données non encore publiées communiquées par Monsieur Degrève et se rapportant notamment à l'article : D. Degrève : « Le commerce extérieur révélateur de l'économie nationale », dans *L'industrialisation en Europe au XIXe siècle : Colloque International du CNRS, Lyon, octobre 1970*, Paris1972, p. 155-169). Article dans lequel ces données figurent sous forme de graphiques.

Danemark : Le volume des exportations a été obtenu en appliquant aux exportations spéciales danoises l'indice implicite des prix d'exportations calculé par A. Ølgaard : *Growth Productivity and Relative Prices*, Amsterdam 1968, p. 242.

Finlande : E. Pihkala : *Finland's Foreign Trade 1860-1917*, Helsinki 1969, p. 63.

France : J.-C. Toutain : *Le commerce extérieur de la France de 1789 à 1970* (à paraître).

Italie : P. Ercolani : « Documentazione Statistica di Base », dans G. Fua (ed.) : *Lo Sviluppo Economico in Italia*, vol. III, Milan 1969, p. 422-423.

Norvège : J. Bjerke : *Langtidslinjer I Norst Økonomi 1865-1960*, Oslo 1966, p. 131. Et *Nasjonalrenskap 1900-1929 (National Accounts 1900-1929)*, Oslo 1953, p. 128.

Royaume-Uni : A. H. Imlah, *Economic Elements in the « Pax Britannica » : Studies in British Foreign Trade in the 19th Century*, Cambridge (Mass.) 1958, p. 94-98.

Suède : G. Fridliziuz : « Sweden's Exports 1850-1960. A Study in Perspective », dans *Economy and History*, vol. VI, 1963, p. 3-100 (notamment p. 88-89), pour la période 1850-1860, et O. Johansson, *The Gross Domestic Product of Sweden 1861-1955*, Stockholm 1967, p. 140-141, pour la période 1861-1913.

Suisse : A. Chappuis, *Le volume du commerce extérieur suisse, 1851-1913.* Mémoire de licence au Département d'Histoire Économique de l'Université de Genève, 1975 (dactylographié).

A.6. *Résultats.*

Le tableau 84 à la fin de cette annexe fournit, pour la période 1836-1913, les résultats annuels de l'indice tant pour l'Europe dans son ensemble que pour l'Europe continentale ; et, pour la période 1829-1836, uniquement les données pour l'ensemble de l'Europe.

B. *Indice annuel de la production industrielle de l'Europe.*

B.1. *Spécification de l'indice.*

L'indice que nous avons élaboré est une moyenne pondérée des divers indices disponibles pour les pays individuels. Nous avons utilisé une pondération variable ; il s'agit donc d'un indice du type Paasche. En règle générale, pour chaque pays nous avons retenu l'indice de la production industrielle comprenant l'industrie manufacturière et les industries extractives, mais excluant la construction.

B.2. *Pondération.*

Le problème essentiel de l'élaboration de cet indice a été la détermination des pondérations de base (vers 1900) pour chacun des pays. En définitive, nous avons utilisé une série de quatre approches différentes pour déterminer l'importance relative de chaque pays dans le volume probable de la production industrielle européenne.

La première de ces approches a consisté à comparer l'importance de la population active masculine [3] occupée dans l'industrie manufacturière et dans les mines. Cette pondération — qui a l'inconvénient de ne pas du tout tenir compte des différences de productivité — a été corrigée en appliquant aux actifs des différents pays un coefficient en grande partie arbitraire [4].

La deuxième approche à consisté à calculer la valeur de la production industrielle des principaux secteurs à partir de cinq indicateurs en volume qui sont : la production de charbon et de lignite, la production de fer ou de fonte bruts, la consommation de fer et d'acier bruts, la consommation de coton brut, et la consommation de fils de coton brut [5]. La pondération de chacun de ces cinq indicateurs a été basée sur les prix relatifs moyens de ces produits dans quatre pays : France, Royaume-Uni, Allemagne et Belgique [6].

La troisième approche a consisté à ramener à 1900 les estimations pour 1894 de Mulhall [7] de la valeur de la production industrielle des divers pays européens en utilisant soit les indices de production industrielle disponibles, soit des indicateurs indirects. La quatrième et dernière approche a été l'utilisation des calculs de Maizels sur la valeur nette de la production industrielle des princi-

3. Les critères de recensement pour la population active féminine sont, en général, moins homogènes que pour la population active masculine.
4. Pour le Royaume-Uni le coefficient utilisé a été de 1.6. Un coefficient de 1.5 a été utilisé pour les pays suivants : Allemagne, Belgique, France, Suède et Suisse. Un coefficient de 1.3 a été utilisé pour les pays suivants : Autriche-Hongrie, Danemark, Espagne, Finlande, Italie, Norvège, Pays-Bas. Pour le reste des pays européens on a utilisé le coefficient de 1.0.
5. Pour la production de charbon et de fer, et pour la consommation de coton, voir le chapitre VI et la section E de la présente annexe. Les données concernant la consommation de fer et d'acier ont été calculées en ajoutant à la production de fer brut le solde des échanges extérieurs de fer et d'acier. Le même procédé a été utilisé pour la consommation de fils de coton (*sources* pour les données du commerce extérieur : statistiques nationales et *Statistical Abstract for the Principal and Other Foreign Countries*, Londres, diverses livraisons).
6. En définitive, sur la base prix du charbon = 100, la pondération des autres produits s'établit comme suit : production de fonte ou de fer brut, 450 ; consommation de fer et d'acier, 2 500 ; coton, 13 000.
7. M. G. Mulhall : *Industries and Wealth of Nations*, Londres 1896, p. 386, 270 et 225.

paux pays européens en 1899 aux prix de 1955 [8]. La pondération utilisée a été la moyenne simple de l'indicateur basé sur l'emploi et la moyenne simple des trois indicateurs basés sur la valeur de la production. Signalons que chacune de ces approches a fourni des résultats assez peu divergents. Voici d'ailleurs les résultats de ces calculs (part relative de chaque pays en pourcentages du volume de la production industrielle de l'ensemble de l'Europe, situation 1898-1902) :

Allemagne	24,0	France	13,1	Roumanie	0,2
Autriche-Hongrie	9,3	Royaume-Uni	25,2	Russie	10,5
Belgique	3,7	Grèce	0,3	Serbie	0,2
Bulgarie	0,3	Italie	5,5	Suède	1,3
Danemark	0,5	Norvège	0,5	Suisse	1,2
Espagne	2,3	Pays-Bas	1,2	(États-Unis	31,8)
Finlande	0,2	Portugal	0,6		

B.3. *Couverture de l'indice.*

Dès 1829 l'indice est déjà assez représentatif de l'ensemble de la production industrielle de l'Europe, car basé sur les données de l'Allemagne, de la France et du Royaume-Uni, trois pays qui, vers 1830, devaient représenter entre les deux tiers et les trois quarts de cette production [9]. Dès 1831, s'ajoute la Belgique, ce qui, à l'époque, doit augmenter de quelque 5 % la couverture de l'indice. A partir de 1860 s'ajoutent l'Italie, la Russie et la Suède, ce qui doit porter aux environs de 85 % le taux de couverture de l'indice.

B.4. *Marge d'erreur des données.*

Comme pour tous les indices composites, la marge d'erreur dépend de celles des indices individuels. Et, dans le cas présent, la marge d'erreur des divers indices de la production industrielle est difficile à évaluer. Il faut d'abord signaler, comme nous l'avons noté dans le chapitre VI, que les divers indices sont loin d'être homogènes. D'autre part, la notion même de marge d'erreur dans le cas présent est assez relative, car l'agrégat appréhendé n'est justement pas strictement défini. Ces réserves étant émises, il faut se jeter à l'eau et admettre que l'estimation d'une marge d'erreur ne peut être, dans un tel cas, qu'assez arbitraire. Au niveau des fluctuations annuelles, cette marge d'erreur, pour notre indice composite, est probablement assez faible, de l'ordre de quelques pourcents seulement. Au niveau des taux de croissance à moyen terme (disons par décennies) nous pencherions pour une marge d'erreur de l'ordre de 10 %. Cela toujours au niveau de notre indice composite, car il est certain qu'au niveau des indices par pays cette marge d'erreur doit se situer entre 10 et 30 %. Mais, comme il s'agit d'estimations indépendantes, la marge d'erreur de l'agrégat est plus restreinte.

B.5. *Sources.*

Voici ci-dessous, par pays, les sources et indices individuels incorporés dans notre indice général :

8. A. Maizels : *Industrial Growth and World Trade*, Cambridge 1965, p. 535 (il s'agit des pays européens suivants : Belgique, France, Royaume-Uni, Italie, Norvège et Suède).
9. Ces trois pays produisaient à cette date 66 % du fer brut de l'Europe, 91 % du charbon et consommaient 86 % du coton brut importé en Europe.

Allemagne : W. G. Hoffmann, *Das Wachstum der Deutschen Wirtschaft Seit der Mitte des 19. Jahrhunderts*, Berlin 1965. (Pour la période 1829-1849, pour laquelle Hoffmann n'a pas calculé d'indice d'ensemble, nous avons élaboré celui-ci sur base des données fournies par cet auteur pour un grand nombre de secteurs.)

Belgique : J. Gadisseur, « Contribution à l'étude de la production agricole en Belgique de 1846 à 1913 », *Revue Belge d'Histoire Contemporaine*, IV, 1973, 1-2, p. 1-48.

France : F. Crouzet, « Essai de construction d'un indice annuel de la production industrielle française au XIXe siècle », *Annales, Économies, Sociétés, Civilisations*, nº 1, 1970, janv.-févr., p. 56-99. (Notons que nous avons utilisé la variante 8a, c'est-à-dire l'indice le plus complet, y compris le lin et le chanvre.)

Italie : Il s'agit ici du volume du produit industriel brut. P. Ercolani : « Documentazione Statistica di Base », G. Fua (ed.) : *Lo Sviluppo Economico in Italia*, vol. III, Milan 1969.

Royaume-Uni : 1900-1913 : K. S. Lomax : « Production and Productivity Movements in the United Kingdom since 1900 », *Journal of the Royal Statistical Society*, vol. 122, part 2, 1959, p. 185-210. Avant 1913 : W. G. Hoffmann : *British Industry 1700-1850*, Oxford 1955.

Russie : R. W. Goldsmith : « The Economic Growth of Tsarist Russia, 1860-1913 », *Economic Development and Cultural Change*, vol. 9, nº 3, avril 1961.

Suède : il s'agit ici du volume du produit industriel brut. O. Johansson : *The Gross Domestic Product of Sweden 1861-1955*, Stockholm 1967.

B.6. *Résultats.*

Le tableau 85 qui figure à la fin de cette annexe fournit, pour la période 1860-1913, les résultats de l'indice pour l'ensemble de l'Europe, pour l'Europe sans la Russie, pour l'Europe continentale et pour l'Europe continentale sans la Russie. Et, pour la période 1829-1859, uniquement les données pour l'Europe et l'Europe continentale.

C. *Indice annuel de la production agricole européenne.*

C.1. *Spécification de l'indice.*

L'indice que nous avons élaboré est une moyenne pondérée des diverses séries annuelles disponibles pour le volume de la production agricole. Nous avons utilisé une pondération variable ; il s'agit donc d'un indice du type Paasche. En règle générale, il s'agit de la production agricole totale, c'est-à-dire incluant, en plus de tous les produits alimentaires (végétaux ou animaux), les produits non vivriers (végétaux ou animaux). Toutefois, pour la Russie, il s'agit uniquement de la production végétale [10].

En raison de la problématique et, de ce fait, de l'évolution divergente de la production dans les pays européens exportateurs de produits agricoles, nous avons décidé de calculer deux séries d'indices tant pour l'Europe que pour l'Eu-

10. Étant donné que la production végétale fluctue plus fortement que la production agricole totale, nous avons lissé la série russe (en effectuant une moyenne pondérée de deux années dans laquelle l'année qui précède l'année considérée a une pondération d'un dixième de celle de l'année considérée).

rope continentale. Le premier exclut les pays exportateurs, le second les inclut. Parmi les pays pour lesquels on possède des indices annuels en matière de production agricole, seuls le Danemark et la Russie ont été considérés comme exportateurs de produits agricoles ; les autres (Allemagne, Belgique, France, Italie, Royaume-Uni et Suède) ont été classés dans l'autre groupe, malgré le fait que certains d'entre eux durant certaines périodes ont été des exportateurs nets de produits agricoles. Les critères finalement retenus ont été le solde des échanges de céréales et l'importance des produits agricoles (autres que le vin) dans les exportations.

C.2. *Pondération.*

Nous avons utilisé comme pondération des données que nous avons calculées il y a une dizaine d'années pour une étude sur la productivité agricole [11]. Il s'agit de la production agricole brute traduite en calories directes ; ce qui offre évidemment l'immense avantage de fournir des résultats entièrement comparables sur le plan international. Nous avons donc utilisé les données pour 1897-1903 comme pondération de base. Cependant, signalons que nous avons été amené à calculer cette donnée pour le Danemark, pays qui n'avait pas été inclu dans notre étude précédente.

C.3. *Couverture de l'indice.*

Étant donné que nous sommes en présence en fait de quatre indices différents, nous fournissons les taux de couverture sous forme d'un tableau de synthèse. Mais auparavant, notons que de 1846 à 1854 l'indice est basé sur les données de l'Allemagne (voir le point C.5 pour les données de 1846 à 1849), de la Belgique et de la France. A partir de 1855, s'ajoute le Royaume-Uni, à partir de 1861, l'Italie, la Suède et la Russie, et, enfin, à partir de 1870, le Danemark.

A présent, voici les taux de couverture approximatifs des indices (l'absence d'un chiffre implique le non calcul de cet indice pour la période considérée) :

	Pays exportateurs de produits agricoles exclus		*Pays exportateurs de produits agricoles inclus*	
	Europe continentale	*Europe*	*Europe continentale*	*Europe*
1846 à 1854	70	—	—	—
1855 à 1860	70	75	—	—
1861 à 1869	82	85	66	71
1870 à 1913	83	86	70	75

C.4. *Marge d'erreur des données.*

Il va de soi que la marge d'erreur de notre indice dépend de celles des divers indices individuels. Comme très peu d'auteurs fournissent une telle estimation, de ce fait les données ci-dessous sont très largement des suppositions. Il y a de fortes probabilités que la marge d'erreur des données ne soit pas très importante. En effet, dans la plupart des pays, un effort a été fait au cours du XIXe siècle pour rassembler des données aussi précises que possible sur la production agricole, l'agriculture étant le secteur le plus important. De ce fait,

11. P. Bairoch, « Niveaux de développement économique de 1810 à 1910 », *Annales, Économies, Sociétés, Civilisations*, 20e année, n° 6, nov.-déc. 1965, p. 1091-1117.

il est probable que la marge d'erreur de la plupart des indices individuels doit se situer entre 10 et 25 %. Comme il s'agit d'estimations indépendantes, cela laisse une marge d'erreur de l'ordre de 7-9 % dans notre indice et cela sans tenir compte des pays omis. Le biais introduit par l'omission de quelque 15-30 % de la production européenne (voir ci-dessus le point C.3) apparaît en définitive pas très important, car, dans leur ensemble, les pays omis devaient avoir enregistré (en raison de leur structure) une croissance pas très différente des pays inclus dans l'indice. Toutefois, pour l'ensemble de l'Europe et en raison de la croissance assez rapide de la production agricole russe, l'indice doit probablement un peu surestimer la croissance effective.

C.5. *Sources.*

Ci-dessous voici, par pays, les sources des indices individuels incorporés dans notre indice général :

Allemagne : W. G. Hoffmann : *Das Wachstum der Deutschen Wirtschaft Seit der Mitte des 19. Jahrhunderts*, Berlin 1965, p. 331-332. Pour la période 1846-1849, pour laquelle Hoffmann n'a pas calculé d'indice de l'ensemble de la production, nous avons effectué les calculs, cet auteur fournissant pour une large gamme de produits les données annuelles (céréales, pommes de terre, betteraves à sucre, tabac, vin et viande).

Belgique : J. Gadisseur : « Contribution à l'étude de la production agricole en Belgique de 1846 à 1913 », *Revue Belge d'Histoire Contemporaine*, IV, 1973, nº 1-2, p. 48.

Danemark : K. Bjerke et N. Ussing : *Studier over Danmarks National Produkt 1870-1950*, Copenhague 1958 (tableau II).

France : J.-C. Toutain : *Le produit intérieur brut de la France de 1789 à 1970* (à paraître).

Italie : P. Ercolani : « Documentazione Statistica di Base », dans G. Fua (ed.) : *Lo Sviluppo Economico in Italia*, vol. III, Milan 1969, p. 401-402.

Royaume-Uni : C. H. Feinstein : *National Income Expenditure and Output of the United Kingdom 1855-1965*, Cambridge 1972, p. T24-T25.

Russie : R. W. Goldsmith : « The Economic Growth of Tsarist Russia 1860-1913 », *Economic Development and Cultural Change*, vol. 9, nº 3, avr. 1961, p. 446-447.

Suède : O. Johansson : *The Gross Domestic Product of Sweden 1861-1955*, Stockholm 1967, p. 152-153.

C.6. *Résultats.*

On trouvera dans le tableau 86 les résultats de nos calculs. Pour la période 1846-1854, il s'agit uniquement de l'Europe continentale sans les pays exportateurs de produits agricoles, et de 1855 à 1860, de l'entité précédente et aussi de l'ensemble de l'Europe sans les pays exportateurs de produits agricoles. De 1861 à 1913, on trouvera les résultats pour quatre entités : l'Europe continentale et l'ensemble de l'Europe tant y compris qu'exclus les pays exportateurs de produits agricoles.

D. *Séries du produit national brut.*

Étant donné que les séries que nous avons élaborées font également l'objet d'une publication séparée sous la forme d'un article, nous réduirons à l'essentiel les indications fournies ici. Le lecteur intéressé par plus de détails méthodologiques pourra se référer à l'annexe méthodologique de notre article « Europe's Gross National Product 1800-1975 ». Étant donné qu'il s'agit de trois séries complémentaires mais à élaborations très différentes, nous examinerons séparément chacune de ces séries.

D.1. *Spécification des séries et des éléments du calcul.*

a) Série décennale du volume du produit national brut.

Il s'agit pour chaque dix années de la moyenne annuelle triennale du volume du produit national brut aux prix du marché exprimés en dollars et prix des États-Unis de 1960. L'élément central de cette série a consisté dans la détermination des niveaux du produit national brut des différents pays pour 1900 (donc 1899-1901) en dollars et prix des États-Unis de 1960. Cette détermination s'est faite, surtout, mais pas uniquement, selon deux principales approches différentes en fonction de la disponibilité des données. Pour le groupe le plus important [12] l'approche a consisté à calculer ces données en partant du niveau de 1960 et de l'évolution du PNB enregistrée entre 1900 et 1960. Les niveaux de 1960 traduits en dollars ont été rectifiés, afin de tenir compte des différences du pouvoir d'achat de la monnaie, en utilisant les différentes estimations disponibles en la matière. L'autre principale approche (en fait, pour certains pays il a été utilisé une combinaison de plusieurs approches) a consisté à déterminer le niveau du PNB de 1900 en se basant sur 12 indicateurs indirects du niveau de développement [13] et sur les estimations du revenu (earnings) de Mulhall pour 1894 [14] extrapolées à 1900.

En confrontant pour chacun des indicateurs la situation des pays avec celle des pays à structure voisine, mais pour lesquels on disposait de données estimées selon l'approche précédente, il a été possible de déterminer le niveau probable du produit national brut par habitant de ces pays. Pour un grand nombre de pays nous avons effectué des estimations complémentaires (soit sur base d'estimations isolées de comptabilité nationale, soit sur base de calculs de l'importance de la production agricole et industrielle).

A partir du niveau du PNB de 1900, celui des autres décennies a été calculé soit sur base des calculs existant sur l'évolution du volume du PNB (ou d'un agrégat proche de celui-ci), soit à l'aide d'estimations personnelles basées sur les diverses indications disponibles (notamment production agricole, production industrielle, commerce extérieur).

b) Série décennale de la valeur du produit national brut.

Il s'agit simplement de la conversion en dollars courants de la série précédente. Cette conversion a été effectuée en calculant pour l'ensemble des pays pour

12. Il s'agit des pays suivants : Allemagne, Belgique, Danemark, Espagne, France, Italie, Royaume-Uni, Norvège, Suède et Suisse.
13. Pourcentage de population active dans l'agriculture ; taux brut de mortalité ; mortalité infantile ; et les données suivantes par habitant : exportations ; nombre de lettres ; passagers des chemins de fer ; consommation de céréales, de sucre, de café et de thé, de cacao, de fer et de coton brut.
14. M. G. Mulhall : *Industries and Wealth of Nations*, Londres 1896, p. 272 et 391.

lesquels on possède des données tant en volume qu'en valeur du PNB (ou d'un agrégat proche de celui-ci) un indice implicite des prix. Cet indice a été appliqué aux séries du volume du PNB de l'Europe et des diverses sous-régions. La conversion en dollars courants des diverses estimations nationales du PNB en valeur locale a été effectuée sur base des taux de change de l'époque considérée.

c) Indice annuel du produit national brut.

L'indice que nous avons calculé est une moyenne pondérée des divers indices annuels disponibles en la matière. Nous avons retenu chaque fois l'agrégat se rapprochant le plus de celui du produit national brut aux prix du marché. Il s'agit d'un indice Paasche et la pondération de base découle des données élaborées dans la série décennale pour 1899-1901.

La disponibilité d'une série plus complète et très certainement plus représentative de l'évolution réelle enregistrée nous a tout naturellement amené à rectifier les tendances décennales de l'indice annuel d'après les tendances découlant de la série décennale.

D.2. *Couverture des séries.*

a) Série décennale.

Comme nous l'avons signalé, la couverture de cette série est totale. Toutefois il convient de distinguer les pays pour lesquels les données sont basées sur des calculs rétrospectifs de comptabilité nationale et ceux pour lesquels ces données sont basées sur nos propres calculs qui comportent probablement (mais pas nécessairement) une marge d'erreur plus importante.

De 1830 à 1850 les données basées sur des calculs rétrospectifs de comptabilité nationale ne concernent que la France, la Belgique et le Royaume-Uni, c'est-à-dire quelque 34 % du PNB européen. A ces trois pays s'ajoutent pour 1850 l'Allemagne et les Pays-Bas, ce qui fait passer ce groupe à 49 %. A partir de 1860 s'ajoutent le Danemark, l'Italie, la Norvège, la Russie et la Suède, ce qui porte ce groupe à 77 %. Enfin, en 1900, s'ajoutent encore l'Autriche-Hongrie et la Suisse, ce qui amène ce groupe à dépasser les 90 % du PNB européen (92 %).

b) Série annuelle.

La couverture de la série annuelle est très proche de l'importance relative du groupe de pays pour lesquels on dispose de calculs rétrospectifs de comptabilité nationale décrits ci-dessus. Toutefois les Pays-Bas n'y figurent pas (ceux-ci figurent ci-dessus à partir de 1850), ni l'Autriche-Hongrie et la Suisse (qui figurent ci-dessus à partir de 1900). De ce fait, de 1860 à 1913 le taux de couverture de l'indice est de l'ordre de 75-80 %. Mais rappelons que la tendance décennale de l'indice annuel a été ajustée grâce à la série décennale.

D.3. *Marge d'erreur des données.*

La série annuelle étant ajustée à la série décennale, nous pouvons ici traiter des deux séries confondues. En fait il convient de distinguer la marge d'erreur des données absolues proprement dites de celle contenue dans la courbe qui décrit ces données. En ce qui concerne, par exemple, le niveau de 1900 du PNB en prix et dollars des États-Unis, il est évident qu'en sus de la marge d'erreur des données mêmes se pose le problème de la comparaison des agrégats économiques sur la très large période (ou pour des types très différents d'économie). Certes le fait que nous avons corrigé ces données pour les différences du pouvoir d'achat des monnaies enlève une partie de la distorsion. Mais il va de soi que les structures de la consommation et de la production de 1900 (et, à fortiori, de 1830) sont très différentes de celles de 1960. Il convient donc de garder en mémoire ces réserves. Quant à la marge d'erreur de nos séries du PNB de l'Europe elle a été calculée en postulant par pays et par période une marge d'erreur en fonction de la nature des statistiques de base et des méthodes d'élaboration. Cette marge d'erreur individuelle varie entre un minimum de 12 % et un maximum de 30 %. Nous avons considéré nos estimations personnelles du PNB comme des estimations non indépendantes. Pour 1900 cela conduit à une marge d'erreur de l'ordre de 6 % pour l'ensemble de l'Europe et de 5 % pour l'Europe sans la Russie. A peu de chose près ces marges d'erreur sont également valables pour l'ensemble de la période 1880-1913. Pour 1860, au niveau de l'ensemble de l'Europe, la marge d'erreur est de l'ordre de 7,0 %, 6,5 % pour l'Europe sans la Russie. Et, pour 1830 et 1840, celle-ci doit être de l'ordre de 10 %, 9 % sans la Russie. Notons que, en raison des écarts plus faibles des niveaux de développement au fur et à mesure qu'on recule dans le temps, la marge d'erreur des données par pays n'a pas de tendance à s'accroître aussi fortement que le laisserait supposer le caractère relatif des données.

D.4. *Sources.*

Voir P. Bairoch : « Europe's Gross National Product, 1800-1975 », à paraître dans *The Journal of European Economic History*, vol. 5, n° 2, 1976.

E. *Production et consommation de certains produits de l'industrie européenne.*

Vu l'absence de séries valables, nous avons été amené à calculer pour quatre produits les plus importants des séries de production tant au niveau des pays individuels qu'à celui de l'ensemble de l'Europe ou de sous-régions. Il s'agit de la production de fonte, d'acier et de charbon et de la consommation de coton brut. Ici, nous allons fournir quelques spécifications complémentaires sur ces séries, des éléments sur les marges d'erreur ainsi que la liste des principales sources statistiques.

E.1. *Spécification des séries.*

Pour tous les produits il s'agit de moyennes annuelles quinquennales, sauf pour 1913 (où il s'agit de la donnée de l'année) et 1800 (où il s'agit selon la disponibilité des données, soit de la moyenne annuelle quinquennale, soit plus fréquemment d'un chiffre annuel ou d'une moyenne de quelques années représentatives de la production vers cette date).

Fonte. En règle générale il s'agit de la production de fonte et de fer bruts directs (ou de ferro alliages). Cette production ne comprend évidemment pas le fer résultant de la transformation de la fonte, mais comprend la fonte ou le fer brut qui, éventuellement, sont transformés par la suite en fer ou en acier.

Acier. En règle générale il s'agit de la production d'acier brut en lingots et moulages bruts. Le fer puddlé est généralement exclu.

Charbon. En règle générale il s'agit de la production de charbon et de lignite en équivalent de charbon. Les coefficients de correction pour passer de la lignite au charbon ont été basés sur ceux utilisés par la Société des Nations (voir *l'Annuaire Statistique de la Société des Nations*, Genève, diverses années).

Coton. En règle générale il s'agit de la consommation de coton brut. Notons cependant que, pour la majorité des pays, on ne possède pas pour les périodes précédant 1860-1870 de statistiques sur les stocks, de sorte qu'il s'agit alors de consommation apparente basée sur le solde du commerce extérieur de coton brut. Notons que pour les quelques pays où il y a des probabilités de production locale (Russie, pays des Balkans) nous avons tenu compte de celle-ci.

E.2. *Marge d'erreur des données.*

A partir de 1860 on peut considérer comme insignifiante la marge d'erreur des données, sauf pour l'acier. Au niveau de l'ensemble de l'Europe, celle-ci doit être inférieure à 2 %. Pour la production d'acier la marge d'erreur est nettement plus importante pour 1870, 1880 et 1890. Pour 1870, les chiffres doivent être considérés comme très approximatifs, la marge d'erreur étant probablement de l'ordre de 20 %. Pour 1880, cette marge est probablement inférieure à 10 % et pour 1890 celle-ci ne dépasse certainement pas les 3 %. Pour 1900 et les périodes qui suivent, la marge d'erreur (toujours de l'acier) doit être inférieure à 1 %.

Pour les autres données et pour la période 1840-1850, la marge d'erreur reste faible, probablement de l'ordre de 3 %. Pour 1830 et pour le coton et le charbon il doit s'agir de moins de 5 %, alors que pour la fonte il doit s'agir de quelque 5-6 %. Pour 1800, la marge d'erreur est beaucoup plus importante. Pour la fonte et pour l'ensemble de l'Europe, il doit s'agir d'une marge d'erreur de quelque 10 % (quelque 15 % pour l'Europe continentale). Pour le charbon et pour l'ensemble de l'Europe, la marge d'erreur doit être de l'ordre de 10 %, mais pour l'Europe continentale celle-ci doit être voisine de 25 %. Enfin, pour le coton la marge d'erreur doit être de l'ordre de 20 % pour les données de l'ensemble de l'Europe et de 50 % pour celles de l'Europe continentale.

E.3. *Sources.*

Vu la grande masse de publications (et notamment d'annuaires statistiques) utilisées, nous ne fournissons pas ici les références complètes de celles-ci : l'ensemble du processus du rassemblement des données ayant impliqué la consultation de plus de 150 volumes représentant plus de 80 titres.

En règle générale, ler assemblement des données a été effectué en dépouillant pour chacun des dix-neuf pays les trois séries de publications (si disponibles) suivantes :

1 Annuaires statistiques rétrospectifs ;
2 Annuaires statistiques généraux et parfois annuaires statistiques spécialisés (souvent des fédérations professionnelles) ;
3 Études sur les secteurs concernés (soit études par produits spécifiques ou ensemble de la production).

Cette recherche systématique a été complétée par l'utilisation des parties internationales de certains annuaires statistiques (notamment et principalement de l'*Annuaire statistique de la France*) et des sources secondaires citées ci-dessous :

Annuaire Statistique de la Société des Nations, 1927, Genève 1928.
T. Ellison : *A Handbook on the Cotton Trade*, Londres 1858.
M. G. Mulhall : *A Dictionary of Statistics*, 4e éd. Londres 1898.
Statistical Abstract for the Principal and Other Foreign Countries, Londres (à partir de 1873).
Statistics of the Iron and Steel Industries, National Federation of Iron and Steel

Manufactures (à partir de 1916), Londres (diverses années).
G. Sunbarg : *Aperçus statistiques internationaux*, Stockholm 1908.
I. Svennilson : *Growth and Stagnation in the European Economy*, Nations Unies, Genève 1954.
F. X. von Neumann Spallart : *Uebersichten der Weltwirtschaft*, Stuttgart 1881, et éditions suivantes.

F'. Population de l'Europe par décennies.

Devant l'absence de séries décennales calculées récemment de la population européenne nous avons été amené à effectuer nous-mêmes ce calcul. On trouvera ci-dessous les renseignements concernant ces calculs.

F.1. *Spécification de la série.*

Il s'agit de la population totale ajustée dans chaque cas au 30 juin de l'année considérée. Nous sommes parti de séries de population par pays pour la définition du territoire de chaque période. A l'intérieur du problème général de la recherche des séries les plus valables, il convient de s'arrêter ici au cas le plus délicat : la Russie. Cas délicat, mais aussi cas très important en raison de la forte taille de ce pays. Pour la période 1890-1913, nous avons retenu les chiffres généralement admis et basés sur le recensement de 1897. Les séries souvent utilisées pour la période antérieure à 1890 et qui ont leur source dans des calculs effectués au début de ce siècle [15] sont certainement erronées, car elles supposent pour la Russie de 1800 une population de 36 ou 37 millions (selon les sources), ce qui impliquerait un taux annuel de croissance de 1,3 % de 1800 à 1890 (pour les pays européens les taux de croissance les plus élevés sont ceux du Royaume-Uni : 1,0 %, du Danemark : 0,95 %, et de la Finlande et de la Norvège : 0,9 %). Pour l'ensemble de l'Europe, Russie exceptée, ce taux est de 0,6 %. C'est la raison pour laquelle nous nous sommes rallié en définitive à un chiffre proche de celui retenu par Biraben pour l'URSS [16] pour 1800 et 1850 en l'ajustant à la définition de la Russie. Pour l'évolution à l'intérieur de ces périodes, nous nous sommes basés sur celle des pays nordiques.

Nous avons été amenés à effectuer également des extrapolations pour un certain nombre de pays pour la période 1800-1830. Dans ce cas, nous avons utilisé des taux de progression démographique basés sur ceux de pays à structure économique et sociale voisine.

F.2. *Marge d'erreur.*

Nous ferons d'abord abstraction ici des données pour la Russie (voir ci-dessus). De 1840 à 1913 on peut estimer que la marge d'erreur des données est très faible. Selon toute probabilité elle n'est pas sensiblement plus forte que celle concernant la population de ces mêmes pays à l'heure actuelle. Autrement dit, une

15. Voir notamment *Annuaire statistique de la Russie, 1912*, Saint-Pétersbourg 1913, p. 121. Chiffres repris également par P. A. Khromov (*Ekonomicheskoe Razwitie Rossij v XIX-XX vekakh, 1800-1917*, Moscou 1950, p. 434, 438 et 452-454), où il s'agit de chiffres annuels.
16. J.-N. Biraben : « Essai sur l'évolution démographique de l'URSS », *Population*, 13, n° 2 bis, juin 1958, p. 29-62. Notons que J. D. Durand (« The Modern Expansion of World Population », dans *Proceedings of the American Philosophical Society*, vol. 111, n° 3, juin 1967, p. 136-159, notamment p. 137) reprend également les chiffres de Biraben.

marge d'erreur de 1-2 % [17]. Pour 1830, cette marge d'erreur est un peu plus importante, mais doit être inférieure à 3 %. De 1800 à 1820, la marge d'erreur est un peu plus conséquente sans toutefois dépasser les 4 %.

Pour la Russie et la période 1800-1840, la marge d'erreur est probablement encore de 15-20 %, ce qui conduit aux marges d'erreur approximatives suivantes pour la population de l'ensemble de l'Europe : 1800, 7 % ; 1810, 7 % ; 1820, 6 % ; 1830, 6 % ; 1840, 5 % ; et ces marges d'erreur sont les suivantes pour la population de l'Europe continentale : 1800, 8 % ; 1810, 8 % ; 1820, 7 % ; 1830, 7 % ; 1840, 6 %. De 1850 à 1890, la marge d'erreur des chiffres de la population russe doit être de l'ordre de 6-12 %. Ce qui conduit aux marges d'erreur suivantes pour la population de l'ensemble de l'Europe : 1850, 5 % ; 1860, 4 % ; 1870, 4 % ; 1880, 3 % 1890, 3 % ; (et pour l'Europe continentale : 1850, 5 % ; 1860, 5 % ; 1870, 4 % ; 1880, 3 % ; 1890, 3 %). De 1900 à 1913 la marge d'erreur de la population russe doit être de l'ordre de 5 %. Ce qui conduit aux marges d'erreur suivantes pour l'ensemble de l'Europe : 1900, 2,5 % ; 1910, près de 2 % (Europe continentale : 1900, moins de 3 % ; 1913, 2 %).

F.3. *Sources.*

Outre les sources indiquées ci-dessus, nous avons surtout utilisé les travaux récents sur l'histoire économique et notamment l'histoire économique quantitative des divers pays européens. A ce propos on pourra se référer aux notes des chapitres X à XIII. Ces nombreuses sources, qui ont fourni l'essentiel des données, ont été complétées par les titres suivants :

— *Annuaire Démographique des Nations Unies, 1952*, New York 1953 (Population dénombrées 1850-1952, p. 103-120).
— A. Armengaud : « Population in Europe 1700-1914 », dans C. Cipolla (ed.) : *The Fontana Economic History of Europe*, Londres 1973, vol. 3, p. 22-76 (notamment p. 29).
— M. Reinhard, A. Armengaud, J. Dupâquier : *Histoire générale de la population mondiale*, Paris 1968.
— G. Sunbarg : *Aperçus statistiques internationaux*, Stockholm 1908.

G. *Termes des échanges de l'Europe.*

G.1. *Spécification de la série.*

Comme nous l'avons noté dans le texte, il s'agit ici des termes des échanges nets, c'est-à-dire le rapport des prix d'exportations sur les prix d'importations. Sauf pour 1913, il s'agit de moyennes annuelles triennales.

Les indices des prix d'exportations et d'importations sont des agrégations d'indice des pays individuels. Mais comme l'échantillon des pays pour lesquels on possède des données (voir plus loin) comprenait une fraction un peu trop faible de pays exportateurs de produits agricoles, nous avons ajouté aux indices des pays les indices des prix d'exportations des produits agricoles et les indices des prix d'importations des articles manufacturés de la France et de l'Allemagne, en affectant toutefois à ces indices une pondération assez faible (variant de 4 à 8 %). Nous avons utilisé une pondération variable ; il s'agit donc d'indices du type Paasche.

17. Les services statistiques des Nations Unies postulent que, pour les pays où les recensements sont effectués au moins chaque dix ans, la marge d'erreur des données sur la population totale est de l'ordre de 1,0 %, et de 2,0 % pour les pays où les recensements sont effectués d'une façon plus sporadique (voir *Annuaire Démographique des Nations Unies*, 1970, New York 1971, p. 6).

G.2. *Pondération.*

Pour chaque période considérée, nous avons utilisé comme pondération la valeur en dollars courants des exportations pour l'indice des prix des exportations, et la valeur des importations pour l'indice des prix des importations. Pour les sources de ces données, voir la section A du chapitre IV.

G.3. *Couverture des indices.*

Dans les pourcentages qui seront fournis, nous ne tiendrons pas compte de la prise en considération des indices partiels allemands et français. Pour la couverture statistique des indices, nous nous baserons sur les exportations, la marge d'erreur de ces données étant plus faible que celle des importations.

De 1830 à 1840, les indices ne comprennent que les données de la France et du Royaume-Uni, soit quelque 45 % des exportations européennes. A partir de 1840 s'ajoute la Belgique, ce qui amène le taux de couverture à environ 53 %. A partir de 1860 s'ajoutent l'Italie et la Suède (couverture 59 %). Et, à partir de 1870, le Danemark, la Finlande et la Norvège (couverture pas sensiblement modifiée en raison du relatif déclin du Royaume-Uni et de la France). Plus importante est l'adjonction à partir de 1880 de l'Allemagne qui porte le taux de couverture à 75 %. Enfin, à partir de 1900, s'ajoute le Portugal, ce qui, évidemment, ne modifie pas sensiblement le taux de couverture.

G.4. *Marge d'erreur des données.*

Il est assez difficile de proposer des chiffres quant aux marges d'erreur des indices des différents pays. L'évolution assez homogène des indices selon la nature du pays nous incite à considérer que ces marges ne sont pas trop importantes. Par là nous voulons dire qu'au niveau des indices généraux, pour l'Europe la marge d'erreur ne dépasse probablement pas 5 % pour la période 1880-1913, 6-7 % pour la période 1860 et 1870, et 7-9 % pour 1840 et 1850. Par contre, pour 1830, cette marge d'erreur pourrait atteindre ou dépasser les 15 %.

H. *Exportations de céréales et de farines de céréales des pays de peuplement européen.*

H.1. *Spécification de la série.*

Par pays de peuplement européen, nous entendons ici les pays suivants : États-Unis, Canada, Australie, Nouvelle-Zélande, Argentine, Chili et Uruguay.

En règle générale il s'agit de l'ensemble des céréales et des farines de céréales. Ont été omis dans quelques pays quelques cas de céréales mineures pour lesquels nous n'avons pas pu trouver de séries (ou des séries homogènes). Toutefois cette omission ne représente en moyenne qu'environ 1 % des exportations retenues, et, afin de tenir compte de cette sous-estimation, nous avons ajusté en conséquence nos totaux (avec un coefficient variable selon les périodes).

La farine a été traduite en équivalent de grains en utilisant le coefficient de 1,333 [18]. Toutes les mesures non métriques ont été converties. La conver-

18. Ceci est le coefficient utilisé par l'Institut International d'Agriculture. Mais signalons que, par exemple, les services statistiques britanniques utilisaient dans la seconde moitié du XIXe siècle un coefficient de 1,25 (voir les tableaux concernant les importations de céréales dans les diverses livraisons du *Statistical Abstract for the United Kingdom*, Londres).

sion a été effectuée en utilisant par pays et par céréale le coefficient adéquat (pour ces coefficients voir notamment : « Sources, spécification statistique, coefficients de réduction, observations diverses », dans *Annuaire international de statistique agricole, 1917-1918*, Rome 1920, p. 660-747).

H.2. *Marge d'erreur.*

Pour l'ensemble de la période, la marge d'erreur des données est extrêmement faible. Cependant, on notera, comme nous l'avons signalé ci-dessus, que nous avons dû compléter les taux pour l'omission de certaines céréales mineures et que, d'autre part, faute de statistiques d'exportations pour certaines périodes, nous avons dû extrapoler celles-ci sur la base de statistiques d'importations. Mais, en termes relatifs, ces extrapolations sont assez marginales. De sorte que, même dans ces cas, la marge d'erreur reste très faible. Pour la période 1899-1913 cette marge d'erreur peut être considérée comme négligeable : probablement inférieure à 1 %. De 1892 à 1898, la marge d'erreur est de l'ordre de 2-3 %. De 1870 à 1891 cette marge est de l'ordre de 3 %. Et, enfin, avant 1869 celle-ci est probablement inférieure à 5 %.

H.3. *Sources utilisées pour les données de base.*

- *Annuaire international de statistique agricole*, Rome (diverses livraisons).
- *El Libro del Centenario del Uruguay 1825-1925*, Montevideo 1925.
- *Official Yearbook of the Commonwealth of Australia*, Melbourne (diverses livraisons).
- W. Page : *Commerce and Industry : A Historical Review of the Economic Conditions of the British Empire from the Peace of Paris in 1815 to 1914*, 2 vol., Londres 1919.
- *Statistical Abstract for the Principal and Other Foreign Countries*, Londres (diverses livraisons).
- *Statistical Abstract for the Several Colonial and Other Possessions of the United Kingdom*, Londres (diverses livraisons).
- *Statistical Abstract of the United States*, vol. 1902, p. 344-345, et vol. 1913, p. 508, Washington 1903 et 1914.
- E. Tornquist : *The Economic Development of the Argentine Republic in the Last Fifty Years*, Buenos Aires, 1919, p. 30.
- M. C. Urquhart (ed.) : *Historical Statistics of Canada*, Toronto, 1965 p. 363-364 et 376.
- V. Vazquez-Presedo : *El Caso Argentino : Migracion de factores, comercio exterior y desarrollo, 1875-1914*, Buenos Aires 1973, p. 151, 172-173.

H.4. *Résultats.*

Pour la période 1855-1913, on trouvera dans le tableau 87 ci-après les données annuelles des exportations de céréales de l'ensemble des pays de peuplement européen.

I. *Tableaux statistiques complémentaires.*

Ci-après on trouvera quatre tableaux statistiques complémentaires dont la présentation à l'intérieur des textes des divers chapitres a été jugée superflue, mais dont l'omission n'aurait pas été justifiée étant donné qu'il s'agit de tableaux inédits pouvant servir de base à des études complémentaires.

Pour ces quatre tableaux, notons que le faible degré d'arrondissement des chiffres n'implique nullement une marge d'erreur correspondante.

Tableau 84 : *Indice annuel du volume des exportations de l'Europe et de l'Europe continentale (1899-1901 = 100).*

Année	Europe Total	Europe continentale	Année	Europe Total	Europe continentale	Année	Europe Total	Europe continentale
1827	6,92		1856	24,55	21,03	1885	66,43	63,18
1828	7,44		1857	24,85	21,13	1886	70,85	68,36
1829	7,48		1858	24,27	20,50	1887	73,98	71,31
1830	7,43		1859	27,60	24,52	1888	76,02	71,34
1831	7,52		1860	28,75	25,38	1889	79,58	74,94
1832	8,08		1861	29,96	24,29	1890	81,54	77,34
1833	8,62		1862	27,81	26,57	1891	78,99	76,01
1834	8,37		1863	30,66	29,69	1892	77,87	75,92
1835	9,28		1864	31,94	31,48	1893	76,71	75,67
1836	10,06	9,81	1865	35,53	35,33	1894	79,33	77,59
1837	8,56	8,37	1866	38,27	37,46	1895	87,34	85,76
1838	10,35	9,84	1867	36,86	35,12	1896	89,84	86,53
1839	11,08	10,85	1868	39,20	37,27	1897	92,68	91,52
1840	11,20	10,51	1869	41,94	39,87	1898	92,37	91,12
1841	11,77	11,53	1870	43,11	39,74	1899	100,02	99,03
1842	10,84	9,56	1871	49,18	45,79	1900	99,52	100,04
1843	11,62	9,41	1872	52,38	49,48	1901	100,43	100,91
1844	12,72	10,69	1873	50,83	48,24	1902	106,37	106,81
1845	12,72	11,13	1874	51,28	49,06	1903	109,93	110,67
1846	12,31	10,79	1875	54,45	53,82	1904	113,20	114,31
1847	12,46	11,57	1876	54,00	53,77	1905	122,42	122,72
1848	12,30	11,29	1877	53,17	51,85	1906	132,47	133,13
1849	15,12	13,54	1878	55,26	54,76	1907	137,85	136,03
1850	16,66	14,89	1879	56,76	55,55	1908	131,08	131,32
1851	17,71	15,59	1880	60,18	56,90	1909	137,79	138,53
1852	18,70	16,37	1881	63,86	58,92	1910	150,92	151,95
1853	20,86	17,74	1882	65,65	61,30	1911	156,52	157,67
1854	20,98	18,60	1883	67,75	63,41	1912	164,95	166,15
1855	21,53	19,46	1884	68,84	64,81	1913	173,22	175,05

Sources : Voir la section B de l'annexe méthodologique et statistique.

Note : Le faible degré d'arrondissement des chiffres n'implique nullement une marge d'erreur correspondante.

Tableau 85 : *Indice annuel du volume de la production industrielle de l'Europe et de l'Europe continentale (1898-1902 = 100).*

Année	Europe Total	Europe continentale	Année	Europe Total	Europe continentale	Année	Europe Total	Europe continentale
1829	19,92	22,92	1857	39,70	38 45	1885	66,32	62,72
1830	20,25	22,91	1858	40,18	41,46	1886	65,86	62,93
1831	19,82	21,96	1859	40,90	39,87	1887	69,18	66,21
1832	20,60	23,24	1860	43,32	42,62	1888	72,07	67,43
1833	21,93	24,86	1861	42,91	42,44	1889	76,55	71,57
1834	22,06	24,99	1862	41,46	41,64	1890	76,66	72,12
1835	22,51	24,87	1863	42,70	42,34	1891	77,77	73,70
1836	23,37	25,11	1864	44,94	44,89	1892	78,00	76,15
1837	22,73	24,64	1865	46,35	54,40	1893	77,91	77,06
1838	24,27	26,08	1866	47,26	45,69	1894	81,59	80,14
1839	23,01	22,60	1867	46,51	44,98	1895	83,89	82,17
1840	24,85	26,19	1868	49,19	47,61	1896	87,73	85,66
1841	25,85	27,57	1869	50,73	49,55	1897	90,57	89,57
1842	26,20	28,74	1870	51,08	47,82	1898	94,67	94,01
1843	27,69	30,44	1871	52,52	47,89	1899	99,57	99,12
1844	28,83	30,58	1872	56,04	52,71	1900	102,17	102,94
1845	30,28	31,96	1873	57,49	53,77	1901	101,07	101,55
1846	30,83	32,96	1874	59,43	56,18	1902	103,04	103,09
1847	29,99	32,07	1875	59,17	56,43	1903	107,70	109,49
1848	29,21	28,80	1876	59,69	56,79	1904	109,54	111,99
1849	32,71	34,66	1877	59,74	55,76	1905	113,14	115,03
1850	33,59	36,09	1878	58,54	56,10	1906	119,35	122,41
1851	32,59	33,53	1879	56,93	55,23	1907	126,02	130,39
1852	35,71	37,51	1880	61,65	56,37	1908	125,43	130,75
1853	38,00	39,44	1881	64,76	61,30	1909	129,14	135,39
1854	36,88	37,05	1882	66,86	61,55	1910	135,15	142,34
1855	38,47	40,42	1883	68,23	62,66	1911	143,10	151,15
1856	40,48	41,24	1884	67,10	62,46	1912	152,05	161,90
						1913	157,57	166,78

Sources : Voir la section B de l'annexe méthodologique et statistique.

Note : Le faible degré d'arrondissement des chiffres n'implique nullement une marge d'erreur correspondante.

Tableau 86 : *Indice annuel du volume de la production agricole de l'Europe et des sous-régions (1898-1902 = 100).*

Année	Russie et Danemark exclus		Russie et Danemark inclus		Année	Russie et Danemark exclus		Russie et Danemark inclus	
	Europe Total	Europe continentale	Europe Total	Europe continentale		Europe Total	Europe continentale	Europe Total	Europe continentale
1855	69,20	57,97	—	—	1885	86,15	82,48	78,53	75,26
1856	71,81	62,82	—	—	1886	86,96	82,50	80,27	76,69
1857	76,67	70,24	—	—	1887	85,62	82,58	83,19	81,20
1858	79,02	73,73	—	—	1888	86,78	83,49	83,94	81,75
1859	74,12	65,90	—	—	1889	85,14	80,79	78,07	74,46
1860	78,19	72,37	—	—	1890	89,31	85,74	83,08	80,16
1861	74,02	65,30	66,06	59,36	1891	88,65	84,06	79,83	75,67
1862	80,65	74,68	71,89	66,83	1892	89,74	86,47	82,96	80,12
1863	81,98	76,34	73,79	69,14	1893	92,48	90,91	93,12	92,35
1864	82,97	77,70	72,88	67,85	1894	93,35	91,52	95,57	94,85
1865	81,64	75,63	71,26	65,50	1895	92,68	91,02	92,91	92,04
1866	81,53	75,23	72,08	66,55	1896	96,19	95,28	95,99	95,48
1867	75,75	68,34	68,95	63,46	1897	91,51	90,23	88,53	87,48
1868	83,75	76,82	76,01	70,68	1898	96,77	95,69	95,07	94,29
1869	83,66	78,12	75,89	71,43	1899	99,36	99,35	99,98	100,03
1870	81,43	73,83	75,69	70,48	1900	103,17	104,18	102,07	102,53
1871	82,37	76,16	74,06	68,97	1901	101,16	101,60	97,10	96,93
1872	78,16	72,25	71,27	66,70	1902	99,99	99,57	107,03	107,49
1873	79,28	72,79	73,34	67,42	1903	102,04	103,43	106,89	108,04
1874	89,03	83,32	81,50	77,01	1904	105,18	106,28	114,31	115,65
1875	89,53	83,75	79,09	73,73	1905	104,93	105,74	106,64	107,24
1876	82,10	75,94	73,80	68,72	1906	103,10	104,65	100,17	100,78
1877	81,90	78,57	76,10	73,38	1907	108,98	110,23	107,60	108,17
1878	84,41	79,54	78,63	74,99	1908	110,62	111,66	109,93	110,44
1879	75,57	73,77	70,51	68,83	1909	111,99	112,92	119,44	120,57
1880	82,43	77,79	74,25	70,18	1910	107,33	107,72	117,81	118,94
1881	80,95	75,87	74,41	70,44	1911	110,58	111,85	110,46	111,15
1882	83,56	80,69	77,43	74,94	1912	111,49	113,12	119,99	121,54
1883	85,54	81,45	79,61	76,41	1913	117,21	119,65	130,86	133,12
1884	86,44	82,01	81,50	78,30					

Sources : Voir la section C de l'annexe méthodologique et statistique.

Voici, pour l'Europe continentale (Russie et Danemark exclus), l'évolution de 1846 à 1854 : 1846 : 53,67 ; 1847 : 67,76 ; 1848 : 66,92 ; 1849 : 65,33 ; 1850 : 64,38 ; 1851 : 62,59 ; 1852 : 65,34 ; 1853 : 57,03 ; 1854 : 62,95.

Note : Le faible degré d'arrondissement des chiffres n'implique nullement une marge d'erreur correspondante.

Tableau 87 : *Volume annuel des exportations de céréales (et de farines de céréales en équivalent de céréales) des pays de peuplement européen*[a] *(en milliers de tonnes).*

Année	Quantité exportée	Année	Quantité exportée	Année	Quantité exportée
1856	1 334	1876	4 276	1896	9 500
1857	}	1877	4 067	1897	11 092
1858	} 1 180	1878	5 628	1898	15 825
1859	}	1879	7 482	1899	15 658
1860	741	1880	8 666	1900	16 070
1861	2 250	1881	8 476	1901	15 175
1862	2 701	1882	5 604	1902	11 010
1863	2 488	1883	6 214	1903	13 309
1864	1 682	1884	5 452	1904	12 142
1865	1 068	1885	6 324	1905	10 890
1866	1 465	1886	5 468	1906	14 645
1867	1 295	1887	6 720	1907	13 242
1868	1 349	1888	4 936	1908	14 252
1869	1 385	1889	5 340	1909	12 796
1870	1 980	1890	7 645	1910	12 213
1871	2 070	1891	5 091	1911	10 800
1872	2 520	1892	10 605	1912	16 022
1873	3 185	1893	8 790	1913	19 962
1874	4 202	1894	9 168		
1875	3 417	1895	7 583		

a. États-Unis, Canada, Australie, Argentine, Nouvelle-Zélande, Uruguay, Chili.

Sources : Voir la section H de l'annexe méthodologique et statistique.

Note : Le faible degré d'arrondissement des chiffres n'implique nullement une marge d'erreur correspondante.

Bibliographie des ouvrages et des articles cités

ALDCROFT, D. H. (éd.). *The Development of British Industry and Foreign Competition, 1875-1914 : Studies in Industrial Entreprise.* Londres 1968.

AME, M. *Étude sur les tarifs de douanes et les traités de commerce.* Paris 1876, vol. I.

Annuaire international de statistique agricole. Rome, diverses années.
— *international de statistique.* La Haye 1921, vol. VIII.
— *de la production de la FAO, 1972.* Rome 1973.
— *statistique de la Belgique, 1875 ; 1886 ; 1887.* Bruxelles 1876, 1887, 1888.
— *statistique de la France.* Paris, diverses années.
— *statistique de la Russie, 1912.* Saint-Pétersbourg 1913.
— *statistique international.* Genève 1927.
— *estatistico de Portugal.* Lisbonne, diverses années.

ANSTEY, V. *The Economic Development of India.* 4e éd., Londres 1952.

ARMENGAUD, A. « Population in Europe, 1700-1914 », *in* CIPOLLA, C. (éd.). *The Fontana Economic History of Europe.* Londres 1973, vol. 3, p. 22-76.

ARNAUNE, A. *Le commerce extérieur et les tarifs de douane.* Paris 1911.

ASHLEY, P. *Modern Tariff History.* 2e éd., Londres 1910.

AUSTRUY, J. *Le scandale du développement.* Paris 1968.

AXELROD, B. « Historical Studies of Emigration from the United States », *International Migration Review.* Vol. 6, nº 17, Spring 1972, p. 32-49.

BAIROCH, P. *Révolution industrielle et sous-développement.* Paris 1963. 4e éd., Paris 1974.
— « Niveaux de développement économique de 1810 à 1910 », *Annales Économies, Sociétés, Civilisations.* 20e année, nº 6, nov.-déc. 1965, p. 1091-1117.

BAIROCH, P. (sous la direction de), DELDYCKE, T., GELDERS, H., LIMBOR, J.-M. « La population active et sa structure ». Vol. I de *Statistiques internationales rétrospectives.* Bruxelles et New York 1968.

BAIROCH, P. et LIMBOR, J.-M. « Évolution de la population active dans le monde par branches d'activité et par régions, 1880-1960 », *Revue Internationale du Travail.* Vol. 98, nº 4, oct. 1968, p. 343-369.

BAIROCH, P. *Diagnostic de l'évolution économique du Tiers-Monde, 1900-1968.* 4e éd., Paris 1970.
— « Commerce extérieur et développement économique : quelques enseignements de l'expérience libre-échangiste de la France au XIXe siècle », *Revue Économique.* Vol. XXI, nº 1, janv. 1970, p. 1-33.
— *Le Tiers-Monde dans l'impasse : le démarrage économique du XVIIIe au XXe siècle.* Paris 1971.
— « Évolution de la structure de la population active mondiale de 1700 à 1970 », *Annales, Économies, Sociétés, Civilisations.* 26e année, nº 5, sept.-oct. 1971, p. 960-976.
— « Les écarts des niveaux de développement économique entre pays développés et pays sous-développés de 1770 à 2000 », *Tiers-Monde.* T. XII, nº 47, juil.-sept. 1971, p. 497-514.
— « Free Trade and European Economic Development in the 19th Century », *European Economic Review.* nº 3, 1972, p. 211-245.
— *La place de la France sur les marchés internationaux au XIXe siècle : présentation de quelques faits.* 2e Congrès des Historiens Économistes Français. Paris 1973 (dactylographié).

— *Tendances démographiques et développement industriel dans une perspective historique.* Symposium on Population and Development, Nations Unies. Le Caire 1973 (ronéo).
— « Commerce international et genèse de la révolution industrielle anglaise », *Annales, Économies, Sociétés, Civilisations.* 28e année, no 2, mars-avr. 1973, p. 541-571.
— « European Foreign Trade in the XIXth Century : the Development of the Value and Volume of Exports (Preliminary Results) », *The Journal of European Economic History.* Vol. 2, no 1, Spring 1973, p. 5-36.
— « Geographical Structure and Trade Balance of European Foreign Trade from 1800 to 1970 », *The Journal of European Economic History.* Vol. 3, no 3, Winter 1974, p. 557-608.
— « Europe's Gross National Product 1800-1975 », à paraître dans *The Journal of European Economic History*, vol. 5, no 2, 1976.
— « World's Gross National Product 1800-1975 (Computations Estimates and Guesses) ». A paraître.
— « Commerce extérieur du Tiers-Monde, 1800-1972 ». A paraître.

BALDWIN, R. E. « The Commodity Composition of Trade : Selected Industrial Countries, 1900-1954 », *Review of Economics and Statistics.* Vol. XL, no 1, Suppl. févr. 1958, part 2.

BANQUE MONDIALE. *Trends in Developing Countries.* Washington 1973.

BARRE, R. *Économie Politique.* Paris 1956, tome II.

BASTALLE, C. F. *The Theory of International Trade with some of its Applications to Economic Policy.* Londres 1897. 4e éd. revisée, Londres 1903.

BAUDHUIN, F. *Les placements.* Louvain 1943.

BEALES, H. L. « The Great Depression in Industry and Trade », *The Economic History Review.* Vol. V, no 1, 1934.

BECK, L. *Die Geschichte des Eisens.* Vol. IV, Braunschweig 1899. Vol. V, Braunschweig 1903.

BERGIER, J.-F. *Problèmes d'histoire économique de la Suisse.* Berne 1968.
— *Naissance et croissance de la Suisse industrielle.* Berne 1974.

BHAGWATI, J. « Les tendances récentes de la théorie pure du commerce international », *Les minutes de la Conférence de Brissago, in : Cahiers de l'ISEA.* P. 11, nov. 1965.

Bibliographie annuelle de l'histoire de France. Paris, diverses années.

BIRABEN, J.-N. « Essai sur l'évolution démographique de l'URSS », *Population.* 13, no 2 *bis*, juin 1958, p. 29-62.

BJERKE, J. *Langtidslinjer I Norst Økonomi, 1865-1960.* Oslo 1966.

BJERKE, K. et USSING, N. *Studier over Danmarks National Produkt, 1870-1950.* Copenhague 1958.

BLAINEY, G. « A Theory of Mineral Discovery : Australia in the Nineteenth Century », *The Economic History Review.* Vol. XXIII, no 1, 2, 3, 1970, p. 298-313.

BLAUG, M. « The Productivity of Capital in the Lancashire Cotton Industry during the Nineteenth Century, *The Economic History Review.* Vol. XIII, no 3, avr. 1961.

BLOOMFIELD, A. C. *Patterns of Fluctuations in International Investment before 1914.* Princeton 1968.

BODMER, W. *Schweizerische Industriegeschichte : Die Entwicklung der Schweizerischen Textilwirtschaft im Rahmen der übrigen Industrien und Wirtschaftsweige.* Zurich 1960.

BÖHI, H. « Hauptzuge einer Schweizerischen Konjunkturgeschichte », *Revue Suisse d'Économie Politique et de Statistique.* (Numéro spécial) no 1-2, 1964, p. 71-105.

BONOMO, V. « International Capital Movements and Economic Activity : the United States Experience, 1870-1938 », *Explorations in Economic History.* Vol. 8, no 3, Spring 1971, p. 321-341.

BOSSHARDT, A. et NYDEGGER, A. « Die Schweizerische Aussenwirschaft im Wandel der Zeiten », *Revue Suisse d'Économie Politique et de Statistique.* (Numéro spécial) no 1-2, 1964, p. 302-327.

BOURGEOIS-PICHAT, M. « Évolution générale de la population française depuis le XVIIIe siècle », *Population.* No 4, oct.-déc. 1951, p. 635-662.

BOUVIER, J., FURET, F., GILLET, M. *Le mouvement du profit en France au 19e siècle.* Paris 1965.

BOWLEY, A. L. *Wages in the UK in the Nineteenth Century.* Cambridge 1900.

BROWN, B. H. *The Tariff Reform Movement in Great Britain, 1881-1895.* New York 1943.

BROWN, E. H. P. et HOPKINS, S. V. « Seven Centuries of the Prices of Consumables compared with Builder's Wage Rates », *Economica.* Vol. XXIII, n° 92, nov. 1956, p. 296-314.

BRUNSCHWIG, H. *Le partage de l'Afrique Noire.* Paris 1971.

Bulletin de la Statistique générale de la France. Paris, diverses années.

BYE, M. *Relations économiques internationales.* 2e édition. Paris 1965.

CAFAGNA, L. « The Industrial Revolution in Italy, 1830-1914 », *in* CIPOLLA, C. (éd.). *The Fontana Economic History of Europe.* Londres 1973, vol. 4, part 1, p. 279-328.

CAIRE, G. « Industrialisation et échanges extérieurs », *Tiers-Monde.* T. VIII, n° 31, juil.-sept. 1967, p. 535-566.

CAIRNCROSS, A. K. *Home and Foreign Investment, 1870-1913.* Cambridge 1954.
— « World Trade in Manufactures since 1900 », *Economia Internazionale.* Vol. VIII, n° 4, nov. 1955, p. 716-737.

CALLENDER, G. S. *Selection from the Economic History of the United States.* Boston 1909.

Canada Year Book, 1922-1923 (The). Ottawa 1924.

CARBONNELLE, C. « Recherches sur l'évolution de la production en Belgique de 1900 à 1957 », *Cahiers Économiques de Bruxelles.* N° 3, avr. 1959, p. 353-377.

CARON, F. « Les commandes des compagnies de chemins de fer en France de 1850 à 1914 », *Revue d'Histoire de la Sidérurgie.* Vol. IV, 1965, p. 137-176.

Century of Agricultural Statistics : Great Britain, 1866-1966 (A). Londres 1968.

CHANDLER, T. et FOX, G. *3000 Years of Urban Growth.* New York 1974.

CHAPPUIS, A. *Le volume du commerce extérieur suisse, 1851-1913.* Mémoire de licence, Université de Genève. Genève 1975 (dactylographié).

CHEVALIER, M. *Examen du système commercial connu sous le nom de système protecteur.* Paris 1853.

CHIPMAN, J. S. « A Survey of the Theory of International Trade » (3 parties), *Econometrica.* Partie 3, janv. 1966.

CLOUGH, S. B. *The Economic History of Modern Italy.* New York et Londres 1964.

COLE, G. D. H. *British Trade and Industry : Past and Future.* Londres 1922.

Commerce extérieur de 1787 à 1837. Paris 1838.

CONSEIL SUPÉRIEUR DE L'AGRICULTURE, DU COMMERCE ET DE L'INDUSTRIE. *Enquête. Traité du Commerce avec l'Angleterre : Actes et documents.* Paris 1861.

COPPA, F. J. « The Italian Tariff and the Conflict between Agriculture and Industry », *Journal of Economic History.* Vol. 30, n° 4, déc. 1970, p. 742-769.

COPPOCK, D. J. « Mr Saville on the Great Depression : A Reply », *Manchester School Economic and Social Studies.* Vol. 31, n° 2, mai 1963, p. 171-184.
— « British Industrial Growth during the ' Great Depression ', 1873-1896 : A pessimist view », *The Economic History Review.* Vol. XVII, n° 2, déc. 1964, p. 389-396.

COQUERY-VIDROVITCH, C. et MONIOT, H. *L'Afrique Noire de 1800 à nos jours.* Paris 1974.

CORDEN, W. M. *Recent Developments in the Theory of International Trade.* Princeton 1965.

CORNEVIN, R. *Histoire de l'Afrique.* T. II, Paris 1966.

COURT, W. H. B., *British Economic History, 1870-1914 : Commentary and Documents.* Cambridge 1965.

COUSSY, J. « La politique commerciale du Second Empire et la continuité de l'évolution structurelle française », *in : Cahiers de l'ISEA.* P 6, n° 120, déc. 1961, p. 19-47.

CRISP, O. « The Pattern of Russia's Industrialization up to 1917 », *in : L'industrialisation en Europe au XIXe siècle.* Paris 1972, p. 435-470.

CROUZET, F. « Essai de construction d'un indice annuel de la production industrielle française au XIXe siècle », *Annales, Économies, Sociétés, Civilisations.* 25e année, n° 1, janv.-févr. 1970, p. 56-99.

CUNNINGHAM, W. *The Rise and Decline of the Free Trade Movement.* Londres 1904.

CURTIN, P. D. *The Atlantic Slave Trade : A Census.* Madison 1969.

DAUMAS, M. (éd.). *Histoire générale des techniques.* Vol. I, Paris 1962. Vol. II, Paris 1965. Vol. III, Paris 1968.

DAUMAS, M., et GILLE P. « Navires et navigation », *in* : DAUMAS, M. (éd.). *Histoire générale des techniques.* Vol. III, Paris 1968.

DAWSON, W. H. *Protection in Germany : A History of German Fiscal Policy during the 19th Century.* Londres 1904.

DEANE, P. et COLE, W. A. *British Economic Growth, 1688-1959.* Cambridge 1967.

DEANE, P. « New Estimates of Gross National Product for the United Kingdom, 1830-1914 », *The Review of Income and Wealth.* Série 14, n° 2, juin 1968, p. 95-112.

DEGRÈVE, D. « Le commerce extérieur révélateur de l'économie nationale », *in* : *L'industrialisation en Europe au XIXe siècle.* Paris 1972, p. 155-169.

DEPREZ, P. *The Causal Analysis of International Migration.* Rapport au Ve Congrès International d'Histoire Économique. Leningrad 1970 (ronéo).

DEROBERT, E. *La politique douanière de la Confédération Suisse.* Genève 1926.

DERRY, T. K. et WILLIAMS, T. I. *A Short History of the Technology.* Oxford 1960.

DESAI, M. « Demand for Cotton Textiles in Nineteenth Century India », *The Indian Economic and Social History Review.* Vol. 8, n° 4, déc. 1971, p. 337-361.

DESCHAMPS, H. (sous la direction de). *Histoire générale de l'Afrique Noire.* T. II, Paris 1971.
— *Histoire de la traite des Noirs de l'Antiquité à nos jours.* Paris 1972.

DESSIRIER, J. « Indices comparés de la production industrielle et de le production agricole en divers pays de 1870 à 1928 », *Bulletin de la Statistique Générale de la France.* T. XVIII, oct.-déc. 1928, p. 65-110.

Développement du commerce extérieur de la Suisse dans les années 1886 à 1912. Berne (sans date, probablement 1914).

DHONDT, J. et BRUWIER, M. « The Industrial Revolution in the Low Countries, 1700-1914 », *in* : CIPOLLA, C. (éd.). *The Fontana Economic History of Europe.* Londres 1973, vol. 4, Part 1, p. 229-366.

DUNHAM, A. L. *The Anglo-French Treaty of Commerce of 1860 and the Progress of Industrial Revolution in France.* Michigan 1930.

DUNNING, J. H. « The Study of International Direct Investment » (Introduction), *in* : DUNNING, J. H. (éd.). *Studies in International Investment.* Londres 1970, p. 2-3.

DURAND, J. D. « The Modern Expansion of World Population », *Proceedings of the American Philosophical Society.* Vol. 111, n° 3, 1967, p. 136-159.

DUTT, R. *Economic History of British India under the British Rule.* Londres 1956.

EASTERLIN, R. A. « Influences in European Overseas Emigration before World War I », *Economic Development and Cultural Change.* Vol. 9, n° 3, avr. 1961, p. 331-351.

EDWARDS, R. C. « Economic Sophistication in Nineteenth Century. Congressional Tariff Debates », *The Journal of Economic History.* Vol. 30, n° 4, déc. 1970, p. 802-838.

ELLISON, T. *A Handbook on the Cotton Trade.* Londres 1858.

ELLSWORTH, P. T. et LEITH, J. C. *The International Economy.* Londres 1969.

Encyclopedia Judaica. Jérusalem-New York 1971.

ERCOLANI, P. « Documentazione Statistica di Base », *in* : FUA, G. (éd.). *Lo Sviluppo Economico in Italia.* Vol. III, Milan 1969.

ERICKSON, C. *American Industry and the European Immigrants, 1860-1885.* New York 1957.

Estatisticas do Comercio Externo. Lisbonne, diverses années.

FAIRLIE, S. « The Corn Laws and British Wheat Production, 1829-1876 », *The Economic History Review.* Vol. XXXII, n° 1, 1969, p. 88-116.

FALKUS, M. E. *The Industrialization of Russia, 1700-1914.* Londres 1972.

FEINSTEIN, C. H. *National Income Expenditure and Output of the United Kingdom, 1855-1965.* Cambridge 1972.

FEIS, H. *Europe : The World's Banker, 1870-1914.* New York 1930. Nouvelle édition 1965.

FERENCZI, I. et WILLCOX, W. F. (éd.). *International Migrations.* Vol. I, New York 1929. Vol. II, New York 1931.

FLETCHER, T. W. « The Great Depression of English Agriculture, 1873-1896 », *The Economic History Review.* Vol. XIII, n° 3, 1961.

FORD, A. G. « Export Price Indices for the Argentine Republic, 1881-1914 », *Inter-American Economic Affairs.* Vol. 9, n° 2, automne 1955, p. 42-54.

— « Overseas Lending and International Fluctuations : 1870-1914 », *The Yorkshire Bulletin of Economic and Social Research.* Vol. 17, n° 1. 1965.

FRIDLIZIUZ, G. « Sweden's Exports 1850-1960. A Study in Perspective », *Economy and History.* Vol. VI, 1963, p. 3-100.

FUA, G. *Notes on Italian Economic Growth, 1861-1964.* Milan 1965.

FUA, G. (éd.). *Lo Sviluppo Economico in Italia.* Milan 1969, vol. III.

GADISSEUR, J. « Contribution à l'étude de la production agricole en Belgique de 1846 à 1913 », *Revue Belge d'Histoire Contemporaine.* IV, n° 1-2, 1973, p. 1-48.

GALLAGHER, J. et ROBINSON, R. E. « The Imperialism of Free Trade », *The Economic History Review.* Vol. VI, n° 1, 1953, p. 1-15.

GANGULI, B. N. (éd.). *Readings in Indian Economic History.* Bombay 1964.

GERSHENKRON, A. *Economic Backwardness in Historical Perspective.* Cambridge (Mass.) 1962.

GIDE, Ch. et RIST, Ch. *Histoire des doctrines économiques.* 5e éd., Paris 1926.

GILLE, B. « La sidérurgie française de 1860 à 1880 », *Revue d'Histoire de la Sidérurgie.* Vol. VI, 1965, p. 201-235.

— *La sidérurgie française au XIXe siècle.* Genève 1968.

GOLDSMITH, R. W. « The Economic Growth of Tsarist Russia, 1860-1913 », *Economic Development and Cultural Change.* Vol. 9, n° 3, avr. 1961, p. 441-475.

GONJO, Y. « Le ' plan Freycinet ' 1878-1882 : un aspect de la ' Grande dépression économique' en France », *Revue Historique.* N° 503, juil.-sept. 1973, p. 49-86.

GROSS, N. T. « Austrian Industrial Statistics, 1880/85 and 1911/13 », *Zeitschift für die Gesamte Staatswissenschaft.* Vol. 121, n° 4, févr. 1968, p. 25-69.

— « The Industrial Revolution in the Habsburg Monarchy, 1750-1914 », *in* : CIPOLLA, C. (éd.). *The Fontana Economic History of Europe.* Londres 1973, vol. 4, Part 1, p. 228-278.

GROSSMANN, G. « The Industrialization of Russia and the Soviet Union », *in* : CIPOLLA, C. (éd.). *The Fontana Economic History of Europe.* Londres 1973, vol. 4, Part 2, p. 486-531.

HABAKKUK, H. J. *American and British Technology in the 19th Century : The Search for Labor Saving Inventions.* Cambridge 1962.

HABERLER, G. *The Theory of International Trade with its Implications to Commercial Policy.* Londres 1936. 9e éd., Londres 1960.

— *A Survey of International Trade Theory.* Princeton 1961.

HAGMANN, H. M. *L'analyse causale de l'immigration étrangère en Suisse* (résumé). Ve Congrès International d'Histoire Économique. Léningrad 1970 (ronéo).

HALL, A. R. (éd.). *The Export of Capital from Britain, 1870-1914.* Londres 1968.

HALPERN PEREIRA, M. *Livre Câmbio e Desenvolvimento Economico : Portugal na segunda metade do seculo XIX.* Lisbonne 1971.

HANSEN, F. et SCHARLING, W. *Danmarks Statistik.* Copenhague 1872, 3 volumes.

HANSEN, S. A. *Early Industrialization in Denmark.* Copenhague 1970.

HARROD, R. F. *International Economics.* Cambridge 1939.

HAWKE, G. R. *Railways and the Economic Growth in England and Wales, 1840-1870.* Oxford 1970.

HECKSHER, E. F. *An Economic History of Sweden.* Cambridge (Mass.) 1963.

HENDERSON, W. O. « Prince Smith and the Free Trade in Germany », *The Economic History Review.* Vol. II, n° 3, 1950, p. 295-302.

— *Britain and Industrial Europe, 1750-1870.* 2e éd., Leicester 1965.

HILGERDT, F. *Industrialisation et commerce extérieur.* Société des Nations. Genève 1945 (publié sans le nom d'auteur).

HIMMEL, E. *Industrielle Kapitalanlagen der Schweiz im Auslande.* Zurich 1922.

Historical Statistics of the United States : Colonial Times to 1957. Washington 1960.

Historisk Statistik for Sverige. 3 vol. et supplément. Stockholm 1955-1972.

Historisk Statistikk, 1968. Oslo 1968.

HOBSON, C. K. *The Export of Capital.* Londres 1914.

HOFFMANN, W. G. *British Industry, 1700-1850.* Oxford 1955.

HOFFMANN, W. G. (avec la collaboration de GRUMBACH, F. et de HESSE, H.). *Das Wachstum der Deutschen Wirtschaft Seit der Mitte des 19. Jahrhunderts.* Berlin 1965.

HUGUES, J. R. T. *Fluctuations in Trade Industry and Finance : A Study of British Economic Development, 1850-1860.* Oxford 1960.

HUTCHINSON, K. *The Decline and Fall of British Capitalism.* Londres 1951.

IBRD. *World Bank Atlas.* Washington, diverses années.

IMLAH, A. H. *Economic Elements in the 'Pax Britannica' : Studies in British Foreign Trade in the 19th Century.* Cambridge (Mass.) 1958.

International Encyclopedia of the Social Sciences. New York 1967, 17 volumes.

ISSERLIS, L. « Shipping : Merchants Ships of the World », *in* : *Encyclopedia Britannica.* 14e éd., vol. 20, p. 548-551.

— « Tramp Shipping Cargoes and Freights », *Journal of the Royal Statistical Society.* Vol. CI, 1938, p. 53-134.

JOHANSSON, O. *The Gross Domestic Product of Sweden, 1861-1955.* Stockholm 1967.

JÖRBERG, L. *Growth and Fluctuation in the Swedish Industry, 1869-1912.* Lund 1961.

— « The Industrial Revolution in the Nordic Countries », *in* : CIPOLLA, C. (éd.). *The Fontana Economic History of Europe.* Londres 1973, vol. 4, Part 2, p. 375-485.

KELLENBERGER, E. *Kapitalexport und Zahlungbilanz.* Berne 1931.

Kelly's Customs Tariffs of the World. Londres (annuellement depuis 1905).

KHROMOV, P. A. *Ekonomicheskoe Razwitie Rossij v XIX-XX vekakh, 1800-1917.* Moscou 1950.

KINDLEBERGER, C. P. *The Term of Trade : A European Case Study.* Cambridge (Mass.) 1956.

— « Foreign Trade and Economic Growth : Lessons from Britain and France 1850 to 1913 », *The Economic History Review.* Vol. XIV, nº 2, 1961, p. 289-305.

— *International Economics.* 4e éd., Homewood 1968.

KLINCKOWSTROEM, C. von. *Nouvelle histoire des techniques.* Paris 1967.

KUMAR, D. (éd.). *The Indian Economy in the Nineteenth Century : A Symposium.* Delhy 1969.

LANDES, D. *The Unbound Prometheus. Technological Change and Industrial Development in Western Europe from 1750 to the Present.* Cambridge 1969.

LEBRUN, P. (assisté de DEGRÈVE, D., DESAMA, C., GADISSEUR, J., et PIRARD, J.). « L'industrialisation en Belgique au XIXe siècle : première approche et premiers résultats », *in* : *L'Industrialisation en Europe au XIXe siècle.* Paris 1972, p. 141-186.

LECOMTE, H. *Le coton (monographie, culture, histoire économique).* Paris 1900.

LEHFELDT, R. A. « The Rate of Interest and British and Foreign Investment », *Journal of the Royal Statistical Society.* Vol. 76, janv. 1913, p. 196-207.

LEVASSEUR, E. *Histoire du commerce de la France.* Vol. I, Paris 1911. Vol. II, Paris 1912.

LEVINE, A. L. *Industrial Retardation in Britain, 1880-1914.* Londres 1967.

LÉVY-LEBOYER, M. *Les banques européennes et l'industrialisation internationale dans la première moitié du XIXe siècle.* Paris 1964.

— « La croissance économique en France au XIXe siècle », *Annales, Économies, Sociétés, Civilisations.* 23e année, nº 4, juil.-août 1968, p. 788-807.

— « L'héritage de Simiand : prix, profits et termes des échanges au XIXe siècle », *Revue Historique.* Nº 493, janv.-mars 1970, p. 77-120.

— « La décélération de l'économie française dans la seconde moitié du XIXe siècle », *Revue d'Histoire Économique et Sociale.* Vol. 44, nº 4, 1971, p. 485-507.

— *La Balance des payements et l'exportation de capitaux français.* 2e Congrès des Historiens Économistes Français. Paris 1973 (ronéo).

Libro del Centenario del Uruguay, 1825-1925 (El). Montevideo 1925.

LIPSEY, R. E. *Price and Quantity Trends in the Foreign Trade of the United States.* Princeton 1963.

Lloyds Register of Shipping. Londres, diverses années.

LOMAX, K. S. « Production and Productivity Movements in the United Kingdom since 1900 », *Journal of the Royal Statistical Society.* Vol. 122, part 2, 1959, p. 185-210.

LUTFALLA, M. « Aux origines du libéralisme économique en France. Le ' Journal des Économistes '. Analyse du contenu de la première série, 1841-1853 », *Revue d'Histoire Économique et Sociale.* Vol. L, nº 4, 1972, p. 494-517.

McCLOSKEY, D. N. (éd.). *Essays on a Mature Economy Britain after 1840.* Princeton 1971.

McCLOSKEY, D. N. et SANDBERG, L. « From Damnation to Redemption : Judgments on the Late Victorian Entrepreneurs », *Explorations in Economic History.* Vol. 9, nº 1, Fall 1971, p. 89-108.

McCLOSKEY, D. N. « Britain Loss from Foreign Industrialization : A Provisional Estimate », *Exploration in Economic History.* Vol. 8, nº 2, Winter 1970-1971, p. 141-152.

McCORD, N. *Free Trade Theory and Practice from Adam Smith to Keynes.* Newton Abbot 1970.

McCULLOCH, J. R. *A Dictionary of Commerce and Commercial Navigation.* Londres 1844.

McDIARMID, O. J. *Commercial Policy in the Canadian Economy.* Cambridge (Mass.) 1946.

MADDISON, A. « Growth and Fluctuations in the World Economy, 1870-1960 », *Banca Nazional del Lavore Quarterly Review.* Nº 61, juin 1962, p. 127-195.

MAIZELS, A. *Industrial Growth and World Trade.* Cambridge 1965.

MARCY, G. *Économie internationale.* Paris 1965.

MARCZEWSKI, J. « Le produit physique de l'économie française de 1789 à 1913 (comparaison avec la Grande Bretagne) », *in* : *Cahiers de l'ISEA* (Histoire quantitative de l'économie française). Série AF 4, nº 163, juil. 1965.

MARCOVITCH, T. J. « L'industrie française de 1789 à 1964 », *in* : *Cahiers de l'ISEA* (Histoire quantitative de l'économie française). Série AF 4, nº 163, juil. 1965, Série AF 5, nº 173, mai 1966, Série AF 6, nº 174, juin 1966, Série AF 7, nº 179, nov. 1966.

— « Les cycles industriels en France (Essai d'élaboration préalable d'indices annuels de la production industrielle pour le XIXe siècle) », *Le Mouvement Social.* Nº 63, avr.-juin 1968, p. 11-39.

MARTIN, K. « Capital Movements, the Terms of Trade and the Balance of Payments », *Bulletin of the Oxford Institute of Statistics.* Nº 11, nov. 1949, p. 357-366.

MARX, R. *Le déclin de l'économie britannique (1870-1929).* Paris 1972.

MASNATA, A. *L'émigration des industries suisses.* Lausanne 1924.

MATHIAS, P. *The First Industrial Nation : An Economic History of Britain, 1700-1914.* Londres 1969.

MEADE, J. E. *The Theory of International Economic Policy.* Oxford 1955, volume II.

MILL, J. (STUART). « The Principles of Political Economy with some of their Applications to Social Philosophy » (1848) *in* : PRIESTLEY, F. E. L. (éd.). *Collected Works of John Stuart Mill.* Toronto 1965.

— « Of the Laws of Interchange between Nations ; and the Distribution of the Gains of Commerce among the Countries of the Commercial World », *in* : *Essay on some unsetled Questions of Political Economy.* 2e éd., Londres 1874. Réimprimé en 1968 à New York.

Mineral Statistics. Londres, diverses années.

MITCHELL, B. R. « Statistical Appendix, 1700-1914 », *in* CIPOLLA, C. (éd.). *The Fontana Economic History of Europe.* Londres 1973, vol. 4, part 2, p. 738-820.

MITCHELL, B. R. et DEANE, P. *Abstract of British Historical Statistics.* Cambridge 1962.

Moniteur Universel (Le) : Journal Officiel de l'Empire Français. Nº 15, 15 janv. 1860.

MORET, M. *L'échange international.* Paris 1957.

MORLEY, J. *Life of Richard Cobden.* Londres 1882.

MOSSE, E. *Marx et le problème de la croissance dans une économie capitaliste.* Paris 1956.

MULHALL, M. G. *Industries and Wealth of Nations.* Londres 1896.
— *A Dictionary of Statistics.* 4e éd., Londres 1898.

MUNDELL, R. A. « The Pure Theory of International Trade », *American Economic Review.* Vol. L, nº 1, mars 1960, p. 67-110.

MUSSON, A. E. « The Great Depression in Britain, 1873-1896 : A Reappraisal », *Journal of Economic History.* Vol. 19, nº 2, juin 1959, p. 199-228.

MYRDAL, G. *Economic Theory and Underdeveloped Regions.* Londres 1957.
— *Une économie internationale.* Paris 1958.

NADAL, J. « La Economia Espanola, 1829-1931 », *in* : *El Banco di España : Una Historia Economica.* Madrid 1970, p. 317-417.
— « The Failure of the Industrial Revolution in Spain, 1830-1914, *in* : CIPOLLA, C. (éd.). *The Fontana Economic History of Europe.* Londres 1973, vol. 4, part 2, p. 532-626.

Nasjonalrenskap, 1900-1929 (National Accounts, 1900-1929). Oslo 1953.

NATIONAL FEDERATION OF THE IRON AND STEEL MANUFACTURES. *Statistics of the Iron and Steel Industries.* Londres, diverses années.

NATIONS UNIES. *Annuaire Démographique, 1952.* New York 1953.
— *Annuaire Statistique.* New York, diverses années.
— *Bulletin Mensuel de Statistique.* New York, avril 1971.
— *Growth of World Industries (The), 1967 edition.* New York 1969.
— *International Flow of Long-Term Capital and Official Donation, 1951-1959* et *1960-1962.* New York 1961 et 1964.
— *Mouvements internationaux de capitaux entre les deux guerres (Les).* New York 1949.
— *Vers une nouvelle politique commerciale en vue du développement économique.* Conférence des Nations Unies sur le Commerce et le Développement. Paris 1964, volume II.

NEUMANN SPALLART, F. X. von. *Uebersichten der Weltwirtschaft.* Stuttgart, diverses années.

NORTH, D. C. « Ocean Freight Rates and Economic Development, 1750-1913 », *Journal of Economic History.* Vol. XVIII, nº 4, 1958, p. 537-555.
— *The Economic Growth of the United States, 1790-1860.* Englewood 1961.

« Note on Index Numbers of Term of Trade (A) », *Economic Bulletin for Europe.* Vol. 5, nº 3, second quarter 1953, p. 21-26.

OCDE. *Coopération pour le développement* (Rapport annuel). Paris, diverses années.
— *Statistiques du commerce extérieur : échanges par produits.* Paris, diverses années.
— *Statistique de population active, 1959-1970.* Paris 1972.

Official Year Book of the Commonwealth of Australia. Melbourne, diverses années.

OJALA, E. M. *Agriculture and Economic Progress.* Oxford 1952.

ØLGAARD, A. *Growth Productivity and Relative Prices.* Amsterdam 1968.

ORWIN, C. S. et WHETHAM, E. H. *History of British Agriculture, 1856, 1914.* Londres 1964.

PAGE, W. *Commerce and Industry : A Historical Review of the Economic Conditions of the British Empire from the Peace of Paris in 1815 to 1914.* Londres 1919, 2 vol.

PANTALEONI, M. « An Attempt to Analyse the Concepts of ' Strong and Weak ' in their Economic Connection », *Economic Journal.* Vol. VIII, nº 30, juin 1898, p. 183-205.

PAYNE, P. L. *British Entrepreneurship in the Nineteenth Century.* Londres 1974.

PERRY, P. J. (éd.). *British Agriculture, 1875-1914.* Londres 1973.

PIHKALA, E. *Finland's Foreign Trade, 1860-1917.* Helsinki 1969.

PIROU, G. *Introduction à l'étude de l'économie politique.* Paris 1939.

PLATT, D. C. M. « Further Objections to an ' Imperialism of Free Trade ', 1830-1860 », *The Economic History Review.* Vol. 26, nº 1, févr. 1973, p. 77-91.

POIDEVIN, R. « Protectionnisme et relations internationales : l'exemple du tarif douanier français de 1910 », *Revue Historique.* Nº 497, janv.-mars 1971. p. 47-62.

PORISINI, G. *Produttività e agricoltura : rendimenti del frumento in Italia dal 1815 al 1922.* Turin 1971.

PORTAL, R. « The Industrialization of Russia », *in* : HABAKKUK, H. J. et POSTAN M. (éds.). *The Cambridge Economic History of Europe*. Cambridge 1965, vol. VI, part 2, p. 801-872.

PREBISCH, R. « International Trade and Payment in an Era of Coexistence. Commercial Policy in the Underdeveloped Countries », *American Economic Review*. Vol. XLIX, n° 2, mai 1959, p. 251-273.

PRENTICE, A. *History of the Anti-Corn League* (1853). Nouvelle édition avec une introduction de W. H. CHALONER, Londres 1953.

RAHM, W. *Le marché suisse du fer et la construction de l'Europe*. Lausanne 1964.

REINHARD, M., ARMENGAUD, A. et DUPÂQUIER, J. *Histoire générale de la population mondiale*. Paris 1968.

Revue Suisse d'Économie Politique et de Statistique. Numéro spécial (consacré à un siècle d'économie suisse). N° 1-2, 1964.

RICHARDSON, H. W. « Bristih Emigration and Overseas Investment, 1870-1914 », *The Economic History Review*. Vol. XXV, n° 1, févr. 1972, p. 99-114.

RIST, M. « Une expérience française de libération des échanges au dix-neuvième siècle : le traité de 1860 », *Revue d'Économie Politique*. Nov.-déc. 1956, p. 908-961.

ROMEUF, J. (éd.). *Dictionnaire des sciences économiques*. Paris 1956-1958, 2 t.

ROSTOW, W. W. *British Economy of the 19th Century : Essays*. Oxford 1948.

RUBIN, E. « United States », *in* THOMAS, B. (éd.). *Economics of International Migrations*. Londres 1958, p. 133-145.

SAUL, S. B. *Studies in British Overseas Trade, 1870-1914*. Liverpool 1960.
— *The Myth of the Great Depression, 1873-1896*. Londres 1969.

SAUVY, A. *Théorie générale de la population*. Paris 1952 et 1954, 2 volumes.
— *Histoire économique de la France entre les guerres*. Paris 1967, vol. 2

SAVILLE, J. « Mr Coppock on the Great Depression », *Manchester School of Economic and Social Studies*. Vol. 31, n° 1, janv. 1963, p. 47-71.

SCHACHTER, J. « Net Immigration of Gainful Workers into the United States, 1870-1930 », *Demography*. Vol. 9, n° 1, févr. 1972, p. 87-105.

SCHLOTE, W. *Entwicklung und Struckturwandlungen des englischen Aussenhandels von 1700 bis zur Gegenwart*. Jena 1938.

SCHMIDT, P. H. *Die Schweiz und die Europäische Handelspolitik*. Zurich 1914.

SCHÖLLER, P. « La transformation économique de la Belgique de 1832 à 1844 », *Bulletin de l'Institut de Recherches Économiques et Sociales*. XIVe année, n° 3-5, déc. 1948, p. 525-589.

SCHUMPETER, E. B. *English Overseas Trade Statistics, 1697-1808*. Oxford 1960.

SEMMEL, B. *The Rise of Free Trade Imperialism : Classical Political Economy, the Empire of Free Trade and Imperialism, 1750-1850*. Cambridge 1970.

SIDERI, S. *Trade and Power. Informal Colonialism in Anglo-Portuguese Relations*. Rotterdam 1970.

SIMON, M. « The Pattern of New British Portofolio Foreign Investment, 1865-1914 », *in* : ADLER, J. H. (éd.). *Capital Movements*. New York 1967.
— « The United States Balance of Payments, 1861-1900 », *in* : *Trends in the American Economy in the Nineteenth Century*. Princeton 1960, p. 629-715.

SINGER, Ch., HOLMYARD, E. J., HALL, A. R. et WILLIAMS T. I. *A History of Technology*. Oxford 1954-1958, 5 vol.

SINGER, H. W. *International Development Growth and Change*. New York 1954.

SMITH, A. *The Wealth of Nation*. Londres 1776 (éd. Everyman's Library, Londres 1960, vol. I).

SOCIÉTÉ DES NATIONS. *Annuaire Statistique, 1927*. Genève 1928.
— *Mémorandum sur le commerce international et sur les balances des payements, 1912-1926*. Genève 1928, vol. II.
— *Industrialisation et commerce extérieur*. Genève 1941.

SOETBEER, A. *Edelmetallproduktion und Werth verhältniss zwischen Gold und Silber seit der Entdeckung Amerika's bis zur Gegenwart*. Gotha 1879.

Sommario di Statistiche Storiche Italiane, 1861-1955. Rome 1958.
Statistical Abstract for the Principal and other Foreign Countries. Londres 1883, vol. 10.
Statistical Abstract for the Several Colonial and other Possessions of the United Kingdom. Londres, diverses années.
Statistical Abstract for the United Kingdom for each of the Last Fifteen Years. Londres, diverses années.
Statistical Abstract of the United States. Washington, diverses années.
Statistisches Jahrbuch für das Deutsche Reich. Berlin, diverses années.
Statistisk Aorbog. Copenhague, diverses années.

STAUFFACHE, W. *Der Schweizerische Kapitalexport unter besonderer Berücksichtigung der Kriegs und Nachkriegsperiode.* Glaris 1929 (thèse, Lausanne).
Strukturwandlungen der Schweizerischen Wirtschaft und Gesellschaft Festschift für Fritz Marbach. Berne 1962.

SUNBARG, G. *Aperçus statistiques internationaux.* Stockholm 1908.

SVENNILSON, I. *Growth and Stagnation in the European Economy.* Nations Unies. Genève 1954.

Tableaux annuels du commerce de la France. Paris, 1902, 1912.

Tableaux décennaux du commerce général et de la navigation. Paris, diverses années.

Tableau général du commerce de la Belgique avec les pays étrangers. Bruxelles, diverses années.

Tariff Level Indices. International Economic Conference, Geneva, May 1927. Société des Nations. Genève 1927.

TAYLOR, G. R. *The Great Tariff Debate, 1820-1830.* Boston 1958.

TAYLOR, K. W. et MICHELL, H. *Statistical Contributions to Canadian Economic History.* Toronto 1931.

THOMAS, B. *Migration and Economic Growth.* Cambridge 1954.
— « Migration and International Investment », *in* THOMAS, B. (éd.). *Economics of International Migration.* Londres 1958, p. 3-16.
— « The Historical Record of International Capital Movements to 1913 », *in* : ADLER, J. H. (éd.). *Capital Movements.* New York, p. 3-32.

TORNQUIST, E. *The Economic Development of the Argentine Republic in the Last Fifty Years.* Buenos Aires 1919.

TOUTAIN, J.-C. « Le produit de l'agriculture française de 1700 à 1958 », *in* : *Cahiers de l'ISEA* (Histoire quantitative de l'économie française). Série AF 2, suppl. nº 115, juil. 1961.
— « La population de la France de 1700 à 1959 », *in* : *Cahiers de l'ISEA* (Histoire quantitative de l'économie française). Série AF 3, suppl. nº 133, janv. 1963.
— « Les transports en France de 1830 à 1965 », *in* : *Economies et Sociétés.* Cahiers de l'ISEA, Série AF 9, sept.-oct. 1967, p. 4-304.
— *Les structures du commerce extérieur de la France, 1789-1970.* 2ᵉ Congrès des Historiens Économistes Français. Paris 1973 (ronéo).
— *Le commerce extérieur de la France de 1789 à 1970.* A paraître.
— *Le produit intérieur brut de la France de 1789 à 1970.* A paraître.

TYSZYNSKI, Y. « World Trade in Manufactured Commodities, 1899-1950 », *The Manchester School of Economic and Social Studies.* Nº 3, sept. 1951, p. 273-304.
Universal Dictionary of Railways. Official and Railways Year Book, 1946/47. Londres 1946.

URQUHART, M. C. (éd.). *Historical Statistics of Canada.* Toronto 1965.

U.S. BUREAU OF ECONOMIC ANALYSIS. *Long Term Economic Growth, 1860-1970.* Washington 1973.

USELING, P. « Conjectural Estimates of Gross Human Capital Inflows to the American Economy : 1790-1860 », *Exploration in Economic History.* Vol. 9, nº 1, Fall 1971, p. 35-61.

VAZQUEZ-PRESEDO, V. *El Caso Argentino Migracion de factores, comercio exterior y desarrollo, 1875-1914.* Buenos Aires 1973.

VEYRASSAT-HERREN, B. « Le centre de gravité de l'industrialisation en Suisse au XIXᵉ siècle : le rôle du coton », *in* : *L'industrialisation en Europe au XIXᵉ siècle.* Paris 1972, p. 481-495.

VINCES VIVES, J. (avec la collaboration de NADAL, J). *An Economic History of Spain.* Princeton 1969.

VITALI, O. *La populazione attiva in agricoltura i censimenti italiani.* Rome 1967.
— « La Stima del valore aggiunta a prezzi costanti per rami di attività », *in* : FUA, G. (éd.). *Lo Sviluppo Economico in Italia.* Milan 1969, volume III.

WAGENFUHR, R. « Die Industriewirtschatf Entwicklungstendenzen der Deustchen und internationalen Industrieproduktion 1860 bis 1932 », *Vierteljahrshefte zur Konjunkturforschung*. Vol. 31, Berlin 1933.

WEILLER, J. *Problèmes d'économie internationale*. Paris 1946 et 1950, 2 volumes.
— « L'étude des échanges internationaux », *in* : JAMES, E. (éd.). *Histoire de la pensée économique au XXe siècle*. Paris 1955, Volume I.
— « Les relations économiques internationales (depuis la théorie générale) », *in* : JAMES, E. (éd.). *Histoire de la pensée économique au XXe siècle*. Paris 1955, vol. II.
— *L'économie internationale depuis 1950*. Paris 1965.
— « Du protectionnisme traditionnel aux nouvelles politiques industrielles », *in* : *Économies et Sociétés*. T. III, n° 10, oct. 1969, p. 1745-1878, t. III, n° 11, nov. 1969, p. 1883-1933 (Cahiers de l'ISEA, Série P 16 et P 17).

WIBAIL, A. « L'évolution économique de la sidérurgie belge de 1830 à 1913 », *Bulletin de l'Institut de Recherches Économiques et Sociales*. T. V, nov. 1933, p. 3-30.

WILLIAMS, J. B. *British Commercial Policy and Trade Expansion, 1750-1850*. Oxford 1972.

WILLIAMSON, J. C. « The Long Swing : Comparison and Interaction between British and American Balance of Payments, 1820-1913 », *The Journal of Economic History*. Vol. XXII, n° 1, mars 1962, p. 21-46.

WILSON, Ch. « Economy and Society in late Victorian Britain », *The Economic History Review*. Vol. XVIII, n° 1, août 1965, p. 183-198.

WILSON, R. *Capital Imports and the Terms of Trade*. Melbourne 1931.

WOOD, G. H. « The Statistics of Wages in the Nineteenth Century : The Cotton Industry », *Journal of the Royal Statistical Society*. Vol. 73, juin 1910, p. 598-599.

WOODRUFF, W. *Impact of the Western Man : A Study of Europe's Role in the World Economy, 1750-1960*. New York 1966.

WOYTINSKY, W. L. *Die Welt in Zahlen*. Berlin 1925-1928, 7 vol.

YATES, P. L. *Forty Years of Foreign Trade*. Londres 1959.

YOUNG, G. M. et HANCOCK, W. D. (éds.). *English Historical Documents, 1833-1874*. Londres 1956, volume XII.

ZIMMERMANN, A. *Geschichte des Preussishe-Deutschen Handelspolitik*. Leipzig 1892.
— *Die Handelspolitik des Deutschen Reiches*. Berlin 1901.

Liste des tableaux statistiques

1. Indicateurs du niveau de développement économique du monde, 1700-1970. 15
2. Part relative de l'Europe (Russie incluse) dans l'économie mondiale sur base de quelques indicateurs, 1800-1970. 18
3. Évolution du taux d'exportations de l'Europe (millions de dollars courants). 20
4. Évolution de la population européenne (en millions), ajustée au milieu de l'année. 24
5. Évolution de la population urbaine et du nombre de villes en Europe. 25
6. Évolution de la structure par activités de la population active de l'Europe (en pourcentages par rapport à la population active totale). 26
7. Évolution de la longueur du réseau des chemins de fer (en fin d'année et en kilomètres). 32
8. Évolution de la flotte marchande mondiale (en milliers de tonnes de jauge nette). 34
9. Évolution du coût des frets (moyennes annuelles triennales, sauf 1913 ; 1899-1900 ; = 100). 36
10. Production mondiale d'or et d'argent (moyennes annuelles). 37
11. Droits de douane pour un choix d'articles manufacturés ou semi-manufacturés en 1875 (en shillings et en fractions décimales de shilling par CWT ou en pourcentage de la valeur). 48
12. Droits de douane pour un choix d'articles manufacturés ou semi-manufacturés en 1895 (en shillings et en fractions décimales de shilling par CWT ou en pourcentage de la valeur). 53
13. Évolution des exportations spéciales européennes en valeurs courantes (moyennes annuelles triennales, sauf 1913). 63
14. Exportations spéciales européennes : évolution de la valeur, des prix et du volume (moyennes annuelles triennales, sauf 1913). 65
15. Évolution de la valeur et du volume des exportations spéciales de l'Europe continentale comparée à celle du Royaume-Uni (moyennes annuelles triennales, sauf 1913). 73
16. Taux annuels de croissance de la valeur en dollars des exportations spéciales (en % sur base de moyennes annuelles triennales). 74
17. Évolution du taux annuel de croissance du volume des exportations spéciales de quelques pays européens (en % sur base de moyennes annuelles triennales). 76
18. Évolution de la part relative des exportations de chaque pays européen par rapport au total de l'Europe (pourcentages, sur base de moyennes annuelles triennales). 77
19. Évolution du taux d'exportations de l'économie européenne (valeurs courantes, millions de dollars, moyennes annuelles triennales, sauf 1913). 78
20. Taux d'exportations de différents pays européens (moyennes annuelles triennales sur la base des valeurs courantes, pourcentages). 79
21. Structure géographique des exportations européennes (en millions de dollars courants et en pourcentages, moyennes annuelles triennales). 82
22. Origine géographique des importations européennes (en millions de dollars courants et en pourcentages, moyennes annuelles triennales). 84
23. Structure par régions économiques des échanges extérieurs européens (en pourcentages du total). 86
24. Comparaison de la structure géographique des échanges de l'Europe, du Royaume-Uni et de l'Europe continentale (en pourcentages du total, moyennes annuelles triennales). 88
25. Balance commerciale de l'Europe (en millions de dollars courants, moyennes annuelles triennales). 89

26. Balance commerciale de l'Europe par régions (en millions de dollars courants et pourcentages, moyennes annuelles triennales). 91
27. Structure par produits du commerce européen (en pourcentages du total). 92
28. Structure par produits des exportations des principaux pays européens en 1913 (en millions de dollars courants et en pourcentages). 94
29. Prix et termes des échanges nets du commerce extérieur européen, 1899-1901 = 100 (moyennes annuelles triennales, sauf 1913). 95
30. Évolution historique des investissements internationaux et du flux de capitaux à long terme (données pour l'ensemble du monde en milliards de dollars courants). 99
31. Valeurs des investissements bruts à l'étranger (en millions de dollars courants). 101
32. Structure géographique des investissements à l'étranger, par origine et destination vers 1913. 104
33. Répartition géographique des investissements et du commerce extérieur européen vers 1913 (en pourcentages du total). 105
34. Comparaison entre la structure géographique des investissements et du commerce vers 1913. 106
35. Estimations de la valeur comparée des exportations d'articles manufacturés vers les pays extra-européens et de la valeur de la production d'articles manufacturés induite par les investissements de l'Europe dans ces pays (en millions de dollars courants). 109
36. Émigration intercontinentale en provenance de l'Europe (en milliers de personnes et moyennes annuelles pour les périodes considérées). 113
37. États-Unis : commerce avec l'Europe et importations d'articles manufacturés finis (moyennes annuelles triennales). 117
38. Évolution de quelques indicateurs du volume de la production industrielle de l'ensemble de l'Europe (moyennes annuelles quinquennales, sauf 1800 et 1913, et coton : 1860 = 1857-1861). 129
39. Évolution de quelques indicateurs du volume de la production industrielle de l'Europe continentale (moyennes annuelles quinquennales, sauf 1800 et 1913, et coton : 1860 = 1857-1861). 132
40. Indice de la production industrielle de l'Europe et de l'Europe continentale (1898-1902 = 100, moyennes annuelles triennales (sauf pour 1913) et taux annuels de croissance). 133
41. Évolution de quelques indicateurs de la production industrielle par habitant de l'Europe (kilogrammes par habitant, moyennes annuelles quinquennales, sauf 1800 et 1913, et coton : 1860 = 1857-1861). 135
42. Tableau de synthèse sur les taux annuels de croissance globale et par habitant de quelques indicateurs de l'industrialisation et de la production industrielle (pourcentages). 136
43. Indicateurs du niveau d'industrialisation des pays européens. 138
44. Taux annuels de croissance de la production industrielle (en pourcentages). 139
45. Indicateurs des zones géographiques d'innovations techniques (nombre d'innovations technologiques répertoriées). 141
46. Évolution de la production de fonte brute par haut fourneau en activité (moyennes annuelles quinquennales, sauf 1913 ; en tonnes). 142
47. Évolution du volume du produit national brut de l'Europe (aux prix et en dollars des États-Unis de 1960, moyennes annuelles triennales, sauf 1913). 149
48. Taux annuels de croissance du volume du produit national brut par périodes douanières. 151
49. Évolution du produit national brut total (en millions de dollars et prix des États-Unis de 1960, moyennes annuelles triennales). 154
50. Évolution du produit national brut par habitant (en dollars et prix des États-Unis de 1960, moyennes annuelles triennales). 155
51. Taux annuels de croissance du volume du produit national brut (pourcentages). 156
52. Poids économique relatif du Royaume-Uni et des États-Unis au moment de leur prédominance économique (pourcentages par rapport au total mondial). 169
53. Quelques indicateurs de la puissance industrielle et population des pays européens vers 1860. 171

54. Quelques indicateurs du niveau de développement des principaux pays européens vers 1860. 173
55. Quelques indicateurs de l'évolution du niveau de vie du Royaume-Uni. 190
56. Évolution du commerce extérieur (commerce spécial) britannique en fonction des périodes douanières. 192
57. Taux annuels de croissance du produit national brut et de la population du Royaume-Uni (pourcentages). 194
58. Comparaison des taux annuels de croissance de la période de la Grande Dépression avec ceux de la période précédente (pourcentages). 205
59. Commerce extérieur du Royaume-Uni avec l'Europe industrialisée pour les articles manufacturés (moyennes annuelles en millions de livres courantes). 206
60. Évolution du commerce du Royaume-Uni avec le reste du monde séparé en deux groupes à caractère douanier dominant (moyennes annuelles en millions de livres courantes). 207
61. Contribution directe des exportations additionnelles à la production nationale brute additionnelle (en pourcentages). 209
62. Évolution du commerce extérieur par grandes périodes douanières (moyennes annuelles). 222
63. Évolution de la croissance par périodes douanières (taux moyens annuels). 224
64. Croissance du volume du produit français après élimination des facteurs exogènes (taux annuels). 226
65. Incidences du solde des échanges extérieurs sur le produit brut de l'agriculture et de l'industrie (millions de francs courants, moyennes annuelles). 231
66. Commerce extérieur d'articles manufacturés de la France (moyennes annuelles en millions de francs courants). 236
67. Taux annuels de croissance du volume de la production et des exportations allemandes. 242
68. Taux annuels de croissance du volume des exportations et de la production d'articles manufacturés en Allemagne (pourcentages). 244
69. Investissements nets en pourcentage du produit national net. 245
70. Taux annuels de croissance du volume de la production italienne. 248
71. Évolution des exportations par groupe des pays classés selon la taille (moyennes annuelles triennales, sauf 1913, en millions de dollars courants et pourcentages). 259
72. Comparaison des taux annuels de croissance des exportations et du PNB selon la taille et le type de pays pour la période de 1859-1861 à 1909-1911 (pourcentages). 261
73. Taux annuels de croissance par périodes décennales des exportations et du produit national (pourcentages sur la base de moyennes annuelles triennales). 262
74. Évolution du commerce extérieur des textiles en Belgique durant la période libérale (en millions de francs courants, moyennes annuelles). 275
75. Taux annuels de croissance du volume de la production. 285
76. Écarts entre le Royaume-Uni et l'Europe continentale pour quelques indicateurs du niveau d'industrialisation (niveau de l'Europe continentale sur la base Royaume-Uni = 100 ; moyennes annuelles quinquennales, sauf 1913 ; par habitant). 289
77. Comparaison des taux annuels de croissance du volume de la production industrielle par habitant, par périodes douanières (pourcentages). 290
78. Évolution des coefficients de variation des indicateurs du développement industriel (données par habitant). 291
79. Comparaison entre le produit par habitant du Royaume-Uni et celui de l'Europe continentale (dollars et prix des États-Unis de 1960). 292
80. Comparaison des taux annuels de croissance du volume du produit national brut par habitant, par périodes douanières (pourcentages). 293
81. Évolution des coefficients de variation du produit national brut par habitant à prix constant des dix-neuf pays européens. 294
82. Indice du volume de la production agricole de l'Europe continentale (1898-1902 = 100, moyennes annuelles quinquennales). 302
83. Répartition par origine des exportations de céréales des pays de peuplement européen (moyennes annuelles ; en pourcentages du total). 306

84. Indice annuel du volume des exportations de l'Eurorpe et de l'Europe continentale (1899-1901 = 100). **331**

85. Indice annuel du volume de la production industrielle de l'Europe et de l'Europe continentale (1898-1902 = 100). **332**

86. Indice annuel du volume de la production agricole de l'Europe et des sous-régions (1898-1902 = 100). **333**

87. Volume annuel des exportations de céréales (et de farines de céréales en équivalent de céréales) des pays de peuplement européen (en milliers de tonnes). **334**

Liste des graphiques

1. Indice annuel du volume des exportations de l'Europe et de l'Europe continentale, 1899-1901 = 100 **67**

2. Indice annuel du volume de la production industrielle de l'Europe et de l'Europe continentale, 1898-1902 = 100. **134**

3. Indice annuel du volume du produit national brut de l'Europe, de l'Europe continentale et du Royaume-Uni, 1899-1901 = 100 **150**

4. Comparaison entre les volumes de l'évolution de la production agricole de l'Europe continentale et les exportations de céréales des pays de peuplement européen, 1898-1902 = 100 (moyennes mobiles de trois ans) **303**

Table des matières

Introduction générale 5

PREMIÈRE PARTIE. COMMERCE EXTÉRIEUR ET DÉVELOPPEMENT ÉCONOMIQUE DE L'EUROPE : ANALYSE GLOBALE 9

Introduction 11

Chapitre I. La place du xixe siècle et de l'Europe dans le processus du développement 13

A. La place du xixe siècle dans le processus du développement économique 13
B. La place de l'Europe dans l'économie mondiale au cours du xixe siècle 17
C. La place du commerce extérieur dans le processus du développement économique européen du xixe siècle 20

Chapitre II. La démographie, la technique, les transports et les métaux précieux 22

A. L'environnement démographique 22
B. L'environnement technique 26
C. Les transports : évolution générale et coûts 31
C.1. L'extension du réseau des chemins de fer et de la navigation à vapeur 32
C.2. Évolution des prix des transports durant le xixe siècle 34
D. Les métaux précieux : le bouleversement du xixe siècle 36

Chapitre III. Un siècle d'histoire douanière de l'Europe : 1815-1914 39

A. 1815-1846 : adoption graduelle du libre-échange au Royaume-Uni, mais maintien ou renforcement du protectionnisme en Europe continentale 40
B. 1846-1860 : efforts du Royaume-Uni et de nombreux groupes de pression nationaux pour étendre la politique libérale à l'Europe continentale 44
C. 1860-1879 : adoption et phase libre-échangiste de la plupart des pays européens 46
D. 1879-1892 : retour au protectionnisme de la plupart des pays d'Europe continentale 48

E. 1892-1914 : accentuation de la pression des groupes protectionnistes au Royaume-Uni et renforcement du protectionnisme en Europe continentale 51
F. Annexe : quelques textes significatifs en rapport avec l'histoire douanière de l'Europe au XIXe siècle 54

CHAPITRE IV. ÉVOLUTION DU COMMERCE EXTÉRIEUR EUROPÉEN 62

A. Évolution de la valeur et du volume des exportations européennes 62
B. Évolution des exportations de l'Europe continentale et par pays 73
C. Importance relative du commerce extérieur 78
D. Structure géographique des échanges 80
E. Balance commerciale 88
F. Structure par produits du commerce extérieur européen 92
G. Termes des échanges 95

CHAPITRE V. DÉPLACEMENTS DES FACTEURS DE LA PRODUCTION : INVESTISSEMENTS A L'ÉTRANGER ET MIGRATIONS INTERNATIONALES 98

A. Les investissements à l'étranger de l'Europe 98
A.1. Évolution générale des investissements à l'étranger et commerce extérieur 100
A.2. Structure géographique des investissements à l'étranger 104
A.3. Les investissements à l'étranger : transfert important de facteurs de production ? 107
B. Les migrations intercontinentales 111
B.1. Évolution générale et répartition géographique des migrants 112
B.2. Les migrations intercontinentales : transfert important de facteurs de production ? 115
C. Conclusion : tentative (incomplète) d'évaluation des effets globaux des déplacements des facteurs de production 122

CHAPITRE VI. L'INDUSTRIALISATION 127

Introduction 127
A. L'industrialisation de l'Europe et de l'Europe continentale 127
B. Niveaux d'industrialisation et croissance industrielle par pays 137
C. Éléments sur le rattrapage technologique de l'Europe continentale 140

CHAPITRE VII. LA CROISSANCE ÉCONOMIQUE 146

A. La croissance économique de l'Europe au XIXe siècle : évolution générale 148
B. Croissance par pays 153
C. Croissance économique et commerce extérieur : relations conjoncturelles 159

CONCLUSIONS DE LA PREMIÈRE PARTIE 162

DEUXIÈME PARTIE. LIBRE-ÉCHANGE, PROTECTIONNISME ET DÉVELOPPEMENT ÉCONOMIQUE : ANALYSE PAR CAS 165

Introduction 167

CHAPITRE VIII. LES PROTAGONISTES EN PRÉSENCE VERS 1860 168

A. Le Royaume-Uni : une puissance économique super dominante 168
B. L'Europe continentale : une constellation de petites puissances économiques très inégales 170
C. Le reste du monde : des puissances en déclin et des puissances en devenir 175

CHAPITRE IX. PRÉSENTATION DES RÉSULTATS ESCOMPTÉS PAR LES TENANTS DU LIBRE-ÉCHANGE 179

A. Points de vue libre-échangistes au XIXe siècle 179
B. Bref aperçu des positions récentes des libéraux sur les conséquences du libre-échange 184

CHAPITRE X. COMMERCE ET DÉVELOPPEMENT ÉCONOMIQUE DU ROYAUME-UNI 188

A. Commerce extérieur et premières phases de la révolution industrielle en Angleterre 188
B. 1800-1860 : protectionnisme (1800-1846) et libre-échange unilatéral (1846-1860) 190
B.1. Le commerce extérieur 191
B.2. La croissance économique et la formation du capital 193
C. 1860-1879 : libre-échange largement partagé 196
C.1. Le commerce extérieur 196
C.2. La croissance économique 197
C.3. La formation intérieure du capital et les exportations de capitaux 199
C.4. L'innovation 200
D. 1880-1914 : libre-échange unilatéral et problème de la Grande Dépression 201
D.1. Évolution générale de la période 1880-1914 202
D.2. La Grande Dépression, le commerce extérieur et le protectionnisme des partenaires commerciaux du Royaume-Uni 203

CHAPITRE XI. COMMERCE ET DÉVELOPPEMENT ÉCONOMIQUE DE LA FRANCE 219

A. Le commerce extérieur 220
B. La croissance économique 224

C. L'innovation et l'équipement 226
D. Nivellement des coûts des facteurs de la production 229
E. Conclusions et essai explicatif de l'exemple français 230

CHAPITRE XII. COMMERCE ET DÉVELOPPEMENT ÉCONOMIQUE DANS LES AUTRES GRANDS PAYS D'EUROPE CONTINENTALE 239

A. L'Allemagne 239
A.1. Le commerce extérieur 240
A.2. La croissance économique 241
A.3. Les investissements 245
B. L'Italie 246
B.1. Le commerce extérieur 247
B.2. La croissance économique 248
B.3. Les investissements 251
C. Bref aperçu de l'évolution dans les autres grands pays 252
C.1. L'Autriche-Hongrie 252
C.2. L'Espagne 253
C.3. La Russie 254

CHAPITRE XIII. COMMERCE ET DÉVELOPPEMENT ÉCONOMIQUE DANS LES PETITS PAYS D'EUROPE 258

A. Analyse globale 258
B. Petits pays complémentaires du Royaume-Uni 262
B.1. Le Danemark 263
B.2. Le Portugal 266
C. Petits pays concurrentiels du Royaume-Uni 270
C.1. La Belgique 270
C.2. La Suisse 275
C.3. La Suède 282

CHAPITRE XIV. LIBRE-ÉCHANGE ET NIVELLEMENT DES NIVEAUX DE DÉVELOPPEMENT 287

A. Nivellement des niveaux d'industrialisation 288
B. Nivellement des niveaux de développement économique 291

CONCLUSIONS DE LA DEUXIÈME PARTIE 296

A. Principales conclusions retirées de l'analyse par cas 296
B. Vérification de quelques conclusions sur le plan européen 302

CONCLUSIONS GÉNÉRALES ET IMPLICATIONS POUR UNE ANALYSE PLUS GLOBALE 309

ANNEXE MÉTHODOLOGIQUE ET STATISTIQUE 315

A. Indice annuel du volume des exportations européennes 315

B. Indice annuel de la production industrielle de l'Europe 318
C. Indice annuel de la production agricole européenne 320
D. Séries du produit national brut 323
E. Production et consommation de certains produits de l'industrie européenne 325
F. Population de l'Europe par décennies 327
G. Termes des échanges de l'Europe 328
H. Exportations de céréales et de farines dc céréales des pays de peuplement européen 329
I. Tableaux statistiques complémentaires 330

BIBLIOGRAPHIE des ouvrages et des articles cités 335

LISTE DES TABLEAUX STATISTIQUES 346
LISTE DES GRAPHIQUES 349

P. DEYON, *Amiens, capitale provinciale : étude sur la société urbaine au XVIIe siècle.* 1967, 616 p.

C. ALASSEUR, *La Comédie Française au XVIIIe siècle : étude économique.* 1967, 206 p.

C. CARRÈRE, *Barcelone, centre économique à l'époque des difficultés, 1380-1462.* 1967, 2 volumes, 993 p.

T. MANTEUFFEL, *Naissance d'une hérésie : les adeptes de pauvreté volontaire au Moyen Age.* 1969, 116 p.

A. MIQUEL, *La géographie humaine du monde musulman jusqu'au milieu du XIe siècle après J.-C.* Tome I : *Géographie et géographie humaine dans la littérature arabe (des origines à 1050).* Nouvelle édition, 1973, 426 p.

E. CASSIN, *La splendeur divine : introduction à l'étude de la mentalité mésopotamienne.* 1968, 159 p.

C. BEC, *Les marchands écrivains : affaires et humanisme à Florence, 1375-1434.* 1967, 489 p.

J. LE GOFF (sous la direction de), *Hérésies et sociétés dans l'Europe préindustrielle, XIe-XVIIIe siècles : colloque de Royaumont, 1962.* 1968, 484 p.

J.-P. VERNANT (sous la direction de), *Problèmes de la guerre en Grèce ancienne.* 1968, 320 p.

J.-P. BRISSON (sous la direction de), *Problèmes de la guerre à Rome.* 1969, 196 p.

L. WHITE, *Technologie médiévale et transformations sociales.* 1969, 190 p.

W. G. L. RANDLES, *L'ancien royaume du Congo, des origines à la fin du XIXe siècle.* 1969, 275 p.

W. KULA, *Théorie économique du système féodal : pour un modèle de l'économie polonaise, XVIe-XVIIIe siècles.* 1970, 173 p.

F. FURET (sous la direction de), *Livre et société dans la France du XVIIIe siècle.* Tome II. 1970, 230 p.

EL KORDI, *Bayeux aux XVIIe et XVIIIe siècles : contribution à l'histoire urbaine de la France.* 1970, 369 p.

G. DEVAILLY, *Le Berry, du Xe siècle au milieu du XIIIe siècle : étude politique, religieuse, sociale et économique.* 1973, 637 p.

L. STOUFF, *Ravitaillement et alimentation en Provence aux XIVe et XVe siècles.* 1971, 509 p.

F. PIPONNIER, *Costume et vie sociale : la cour d'Anjou, XIVe-XVe siècles.* 1970, 431 p.

R., GASCON, *Grand commerce et vie urbaine au XVIe siècle : Lyon et ses marchands (env. de 1520-env. de 1580).* 1971. 2 volumes, 1001 p.

F. VENTURI, *L'Europe des Lumières : recherches sur le XVIIIe siècle.* 1972, 304 p.

Ph. CONTAMINE, *Guerre, Etat et société à la fin du Moyen Age : études sur les armées des rois de France, 1337-1494*. 1972, 758 p.

F. LEBRUN, *Les hommes et la mort en Anjou aux XVIIe et XVIIIe siècles : essai de démographie et de psychologie historiques*. 1971, 562 p.

M. LOMBARD, *Monnaie et histoire d'Alexandre à Mahomet. Etudes d'économie médiévale*, tome I. 1971, 235 p.

A. DAUMARD (sous la direction de), *Les fortunes françaises au XIXe siècle*. 1973, 605 p.

J.-P. ARON, P. DUMONT et E. LE ROY LADURIE, *L'anthropologie du conscrit français, d'après les comptes numériques et sommaires du recrutement de l'armée, 1819-1826 : présentation cartographique*. 1972, 263 p.

J.-P. DESAIVE, J.-P. GOUBERT, E. LE ROY LADURIE, J. MEYER, O. MULLER et J.-P. PETER, *Médecins, climat et épidémies à la fin du XVIIIe siècle*. 1972, 255 p.

B. BACZKO, *Rousseau : solitude et communauté*. 1974, 423 p.

M. PERROT, *Les ouvriers en grève : France 1871-1890*. 1974, 2 vol., 901 p.

C. FURTADO, *La formation économique du Brésil, de l'époque coloniale aux temps modernes*. 1973, 221 p.

M. I. FINLEY (sous la direction de), *Problèmes de la terre en Grèce ancienne*. 1973, 331 p.

F. MAURO, *Des produits et des hommes : essais historiques latino-américains, XVIe-XXe siècles*. 1973, 175 p.

J.-N. BIRABEN, *Les hommes et la peste en France et dans les pays européens et méditerranéens*. Tome I : *La peste dans l'histoire*. 1975, 456 p.

J.-N. BIRABEN, *Les hommes et la peste en France et dans les pays européens et méditerranéens*. Tome II : *Les hommes face à la peste*. 1976.

A. MIQUEL, *La géographie humaine du monde musulman jusqu'au milieu du XIe siècle*. Tome II : *Géographie arabe et représentation du monde : la terre et l'étranger*. 1975, 707 p.

M. LOMBARD, *Les métaux dans l'Ancien Monde, du Ve au XIe siècle. Etudes d'économie médiévale*, tome II. 1974, 296 p.

A. THUILLIER, *Economie et société nivernaises au début du XIXe siècle*. 1974, 484 p.

A. BESANÇON, *Education et société en Russie dans le second tiers du XIXe siècle*. 1974, 168 p.

E. LE ROY LADURIE, *Les paysans de Languedoc*. Réimpression, 1974, 2 vol., 1034 p.

J.-C. PERROT, *Genèse d'une ville moderne : Caen au XVIIIe siècle*. 1975, 2 vol., 1159 p.

W. G. L. RANDLES, *L'empire du Monomotapa, du XVe au XIXe siècle*. 1975, 168 p.

Conjoncture économique, structures sociales : hommage à Ernest Labrousse. 1974, 548 p.

Ch. HUETZ DE LEMPS, *Géographie du commerce de Bordeaux à la fin du règne de Louis XIV*. 1975, 663 p.

P. GOUBERT, *Clio parmi les hommes*. 1976, 310 p.

L. AURIGEMMA, *Le signe zodiacal du Scorpion dans les traditions occidentales, de l'Antiquité gréco-romaine à la Renaissance*. 1976, 143 p.

IMPRIMERIE NATIONALE

5 565 114 6

Bei Fragen zur Produktsicherheit wenden Sie sich bitte an:
If you have any questions regarding product safety,
please contact:

Walter de Gruyter GmbH
Genthiner Straße 13
10785 Berlin
productsafety@degruyterbrill.com